LES SEINS A L'ÉGLISE

Par le Docteur G.-J. WITKOWSKI

OUVRAGE ILLUSTRÉ DE 265 GRAVURES

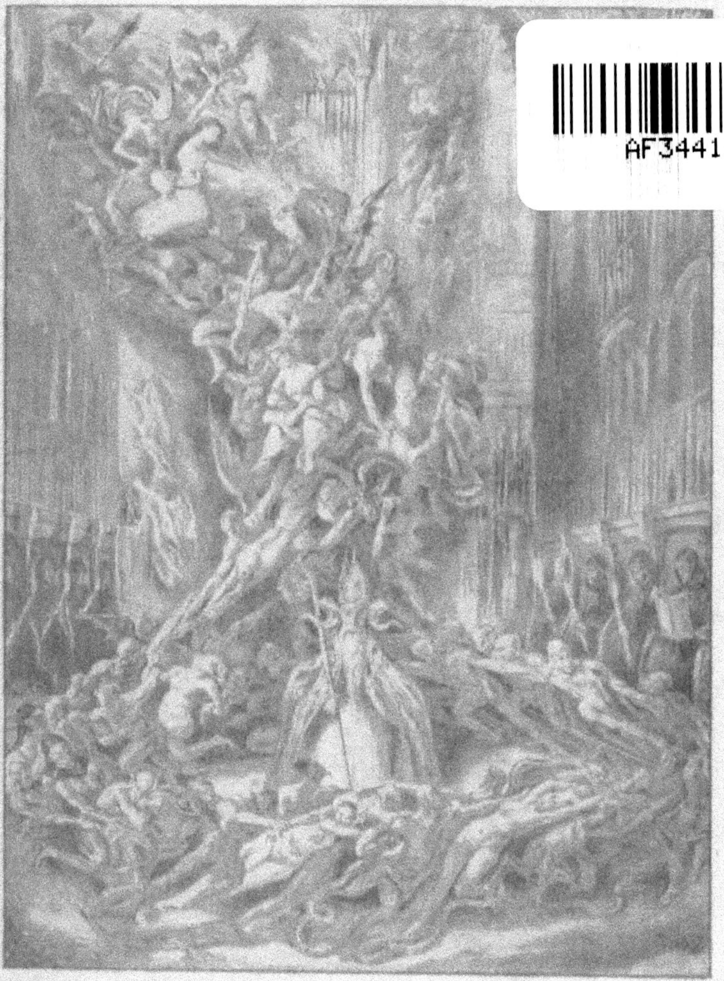

PARIS

A. MALOINE, ÉDITEUR

25-27, RUE DE L'ÉCOLE-DE-MÉDECINE, 25-27

1907

LES SEINS A L'ÉGLISE

ESSAI HISTORIQUE

LES SEINS A L'ÉGLISE

PAR

Le Docteur G.-J. WITKOWSKI

OUVRAGE ILLUSTRÉ DE 205 GRAVURES

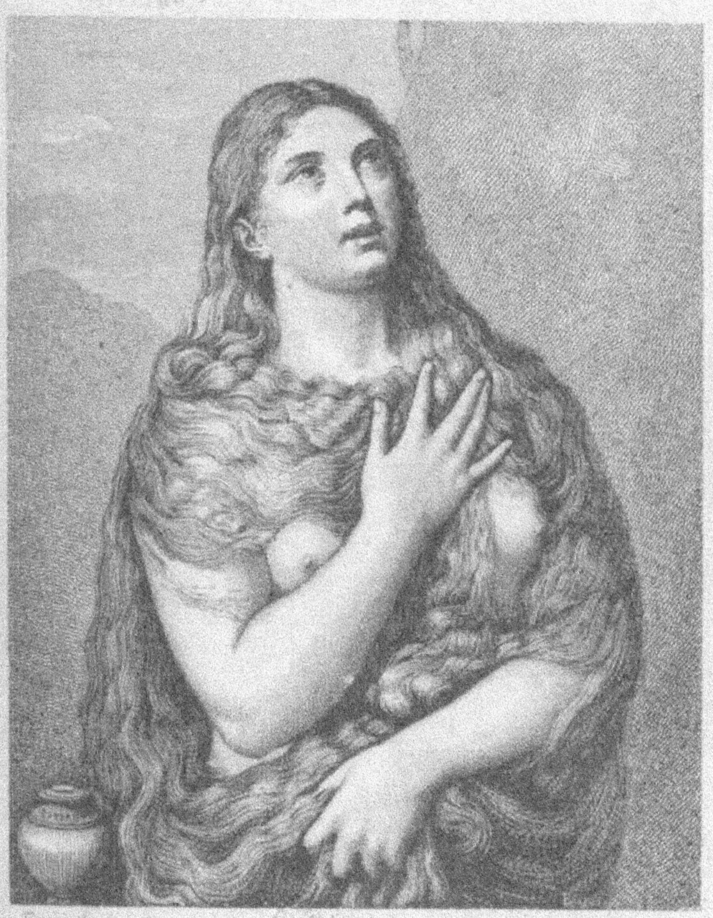

PARIS

A. MALOINE, ÉDITEUR

25-27, RUE DE L'ÉCOLE-DE-MÉDECINE, 25-27

1907

AVERTISSEMENT

Notre but ?

Signaler aux « croyants », aux « poires de bons chrétiens », les nudités, les polissonneries, les *obscena* qui souillent les murs de l'Église, ainsi que les œuvres d'art, les lectures ou les sermons qui pourraient choquer leurs yeux ou leurs oreilles.

Rien n'est plus moral assurément.

Pour faire aimer la vertu, n'a-t-on pas, de tout temps, représenté le vice sous son aspect le plus hideux? A Lacédémone, on inspirait aux jeunes Spartiates le goût de la sobriété en exposant à leurs yeux un ilote ivre. Excellent procédé démonstratif, substantielle leçon de choses, contrairement à ce qu'en pense Mme de Ville-Dieu :

> C'est un méchant moyen d'enseigner la vertu
> Que de la faire voir par le portrait du vice (1).

(1) Désolé mille fois d'être en désaccord avec cet honorable représentant du sexe auquel nous devons nos belles-mères et dont tous les membres aspirent à devenir des Philaminte; sexe qui, par euphémisme, se qualifie de « faible », bien qu'il mène, d'une façon ostensible ou occulte, le « fort » par le bout... du nez; mais *amica femina, magis amica veritas* et, d'autre part, moins pessimiste que le général Soult, nous ne répéterons pas, avec lui : « Si les femmes s'en mêlent, nous sommes f... »

Au risque de subir le sort d'Orphée, déchiré par les Ménades, il nous faut verser une carafe frappée sur les ardentes aspirations du féminisme, qui tendent à faire de la femme l'égale de l'homme. A quelques anomalies près. Elle doit se résigner au second rang intellectuel. Quoi que fassent et disent ses apologistes, ses thuriféraires, ils n'empêcheront pas que son jugement soit et restera faux, parce qu'Elle juge et jugera toujours avec son sentiment et non avec sa raison. Ses courtisans auront beau répéter, par condescendance, que le poids de son cerveau est égal et même supérieur à celui de l'homme; cela prouve, si le fait est exact, que l'intelligence n'est pas proportionnelle au poids de la matière. Est-il besoin d'être phrénologue pour constater que ce ne sont ni les bosses ni les protubérances qui lui manquent? Mais toutes sont matérielles! Il faut reconnaître qu'Elle n'a jamais eu la suprématie dans les arts, les lettres, les sciences, la musique — bien

De même, le clergé suggérait l'aversion du vice en le personnifiant sous ses formes les plus abjectes et les plus ridicules, sur les murs et sur les vitraux des églises.

Dans le cas qui nous occupe, la formule spartiate, — devenue celle de l'homœopathie — est la bonne : guérir le mal par le mal. Nous nous y conformons en tout point dans notre entreprise de salubrité morale, d'ordre iconographique et littéraire, contre la licence sacrée.

Pourquoi la « Ligue contre la licence des rues » l'a-t-elle négligée ? Elle nous sera certainement reconnaissante de notre collaboration. Nous lui laissons le soin de mettre à profit nos « tuyaux » pour la confection de ses « fiches » ; qu'elle les adresse à *Qui de droit*, si bon lui semble !

qu'Elle prenne des « bains de son », au sortir du maillot — ni même dans la chicane, malgré sa loquacité proverbiale. Qui opposera-t-Elle aux Raphaël, Michel-Ange, Rubens ; aux Voltaire, Hugo, Zola ; aux Lavoisier, Cuvier, Berthelot ; aux Mozart, Beethoven, Meyerbeer, Rossini, Wagner, Berlioz ; aux Malesherbes, Berryer, Lachaud, Gambetta, etc., etc. ? Devant la barre, nous ne voyons à citer que Calpurnie, la Phryné callipyge, qui, vexée d'avoir perdu sa cause, tourna le dos au tribunal et, en signe de mépris, lui montra son derrière, — la fulgurante éloquence de la chair, dont Elle détient le record. Après cette sortie sensationnelle, a posteriori le barreau fut interdit aux femmes. Quoi qu'il en soit, « le geste est beau ».

Sans parler de la supériorité de ses attraits physiques, propres à l'animalité et à la reproduction de l'espèce, sur un seul point Elle lui dame le pion : Elle a le dé sur lui en libertinage. Nos Don Juans les plus dépravés, dans le monde de la galanterie, ne sauraient disputer la palme aux Laïs qui livrent leur corps ou plutôt le prêtent à un taux usuraire. À tel point qu'un chercheur de petite bête et d'homonymes a pu dire : « La femme nous est chère et coûteuse, à cause de sa chair. » Sur un seul terrain aussi, Elle peut rivaliser avec lui : le Théâtre. Là, Elle est dans son élément : la femme, en effet, naît et meurt comédienne ; ses relations mondaines et sexuelles l'obligent à jouer la comédie du mensonge à perpétuité. De plus, son esprit de lucre et son habileté dans l'art de tromper, lui donnent une supériorité incontestable pour le petit commerce, placé sous la protection de Mercure, le dieu des voleurs.

Il faut donc qu'Elle en prenne son parti : en dehors de toute autre considération sociale ou individuelle, son organisme la condamne, nous le répétons, à un rôle intellectuel secondaire ; Elle sera toujours une constipée intestinale et cérébrale. Comme fiche de consolation, dût son esprit ancestral de domination en souffrir, qu'Elle continue à user jusqu'à l'abus, pour la satisfaction de ses caprices, des innombrables privilèges que lui octroie généreusement le sexe adverse, non adversaire, mais galant et débonnaire ; qu'Elle jouisse de l'illusion de sa supériorité sur lui, même lorsque ses devoirs d'épouse l'obligent à accepter le dessous, momentanément : alors seulement Elle le domine par les sens, mais jamais par le bon sens. Qu'on nous passe cette digression intempestive, où nous nous étendons peut-être trop longuement sur la Femme ; le sujet s'y prête d'ailleurs, et — au moral s'entend — rien de plus naturel et de plus agréable.

Quant à nous, étranger à toute coterie, à toute congrégation autorisée ou non, à toute franc-maçonnerie rouge ou noire, notre indépendance est absolue : nous l'avons toujours placée au-dessus de nos intérêts, n'admettant, nous l'avons déjà dit, qu'un culte, celui de la vérité. *Vitam impendere vero.*

Le sujet est des plus scabreux, mais en notre qualité de médecin, nous sommes habitué à considérer de près les ordures de l'humanité, d'où qu'elles viennent ; est-ce que, pour notre corporation, les *excreta* de la guenille humaine ne sont pas « matière louable » ? Nous en prévenons les lecteurs vertueux — en existe-t-il de sincères ? — et pusillanimes, notre écriture n'est pas, à proprement parler, de l'écriture sainte : et nous serions au désespoir qu'elle fut assimilée à celle du livre le plus immoral, le plus pornographique qui existe — la Bible — pour ne pas la nommer, et dont saint Augustin défendait la lecture dans son diocèse d'Hippone.

Je sçay bien, écrit Montaigne, que fort peu de gens rechigneront à la licence de mes Escrits, qui n'ayent plus à rechigner à la licence de leur pensée... *Non pudet dicere, quod non pudet sentire.* Eh Messieurs, n'ayez pas honte de dire ce que vous n'avez pas honte d'éprouver !

Fidèle à nos habitudes, nous n'avons pas négligé le mot pour rire et en cela nous sommes encore en communion d'idées avec l'auteur des *Essais* ;

Je hay un esprit hargneux et triste, qui glisse par dessus tous les plaisirs de sa vie, et s'empoigne et paist aux malheurs, comme les ventouses qui ne hument et appent que le mauvais sang.

Nous sommes avec Paul Louis Courier et Mme de Girardin quand ils disent, l'un : « Il n'y a de bonnes gens que ceux qui rient » ; l'autre : « Il n'y a que les sots qui ne savent pas rire » ; mais nous conspuons Bourdaloue et Bossuet qui clament, en larmoyant, le *ceto* biblique : « Malheur à ceux qui rient ! »

Au vieux Crassus « qu'on ne veit jamais rire », assure Pline, nous préférons les bons vivants, fussent-ils papes.

Il est vrai que parmi les souverains pontifes, amis d'une certaine gaieté, nous avons l'embarras du choix.

Alexandre VI (1), père de cinq bâtards qu'il eut de Vanozzia, conduira, par droit de conquête, la farandole pontificale. Viendront ensuite dans l'ordre chronologique :

Jean II, dont un mari, au front et à l'esprit biscornus, cassa la tête ;

Jean X, amant de Théodora, marquise de Toscane, qui fut étranglé dans son lit par ordre de la sœur et rivale de celle-ci, Marozie, à l'époque où le sceptre pontifical tomba en quenouille, et le Saint-Siège en bain de siège ;

Boniface VI, « monstre dégoûtant », écrit le cardinal Baronius dans ses *Annales ecclésiastiques*, déposé pour adultère et homicide, et qui mourut d'une attaque de *delirium tremens*; au moral, il eût mérité le surnom, peu protocolaire, de « Gueule de cochon », réservé au pontife Serge ;

Jean XII qui fut assassiné chez une de ses maîtresses ;

Benoît IX, « lequel, dit Jean de Bonnefon, fit asseoir le libertinage sur la chaire de Pierre et que les Romains chassèrent de Rome » ;

Boniface VIII qui, à son lit de mort, refusa les sacrements ;

Jean XXII, dont la cour, d'après Paul de Musset, n'entendait parler « que d'amour et de galanterie » ;

Benoît XII, le vaniteux pontife, expert en simonies et saturnales, comme Clément VI, qui ajouta une troisième couronne à la tiare, sous un prétexte symbolique de Trinité, et composa un proverbe bachique : *Bibamus papaliter* ;

Boniface IX, auteur d'un recueil joyeux : *Bonifacii historiæ ludicræ*, où figure, en bonne place, au rapport d'Amelot de

<hr>

(1) Sous le pontificat de cet infâme Borgia, Alexandre Six ou *Sextus*, on disait que Rome avait toujours été perdue par des *Sextus* :

Sextus Tarquinius, Sextus Nero, Sextus et iste :
Semper sub Sextis perdita Roma fuit.

la Houssaye, la *Dispute facétieuse entre les femmes, sur la beauté des fesses* (1), contre-partie de l'*Éloge du sein des femmes*, par Mercier de Compiègne ;

Innocent VIII, auquel on attribue la paternité de seize rejetons, ce qui valut à cet « innocent » le surnom ironique de « Père de son peuple » ;

Jules III, dont les blasphèmes habituels ne peuvent être rapportés, même en italien, et auprès de qui le juron favori de Benoît XIV, *il cazzo*, est un langage fleuri (2) ; etc. Nous en passons et des pires.

Piquons dans ce bouquet blanc papal quelques fleurs de pourpre cardinalice. D'abord, un franc ami de la dive bouteille, le cardinal de Bourbon, joyeux convive qui, « muguettant et grenouillant », prisait fort le culte de la fillette et de la feuillette, et « faisait, dit V. Hugo, l'aumône aux jolies filles plutôt qu'aux vieilles femmes » ; ensuite, Pompée Colonna, vicieux cardinal, avant d'être vice-roi de Naples, qui eut publiquement plusieurs maîtresses, entre autres Victoria Colonna, sa cousine, dont il peignit les charmes les plus secrets, dans son livre des *Louanges des femmes*, (de *Laudibus mulierum*).

Ajoutons encore : Fléchier, pour qui l'*Art d'aimer* était le livre de chevet ; Fénelon qui, pleurant La Fontaine, regrettait qu'avec lui fussent morts « les jeux babillards et les rires lascifs » ; l'abbé de Saint-Aignan, évêque de Beauvais, « qui, écrit Barbier dans son *Journal*, eut pour prison

(1) Léon XIII célébra, en vers latins, le kyste qui, au mois de mars 1893, fut extirpé de sa région fessière, par le docteur Mazzoni, — un franc-maçon. Fends-toi, Drumont ; signe-toi, Coppée !

(2) On raconte qu'un jour, un de ses confidents lui reprochait d'employer ce mot grossier : « Cazzo, cazzo, répondit-il, je le répéterai si souvent qu'il ne le sera plus ». Ce jurement des Italiens est à celui des Français, ce que l'instrument est à l'action, dit Voltaire, dans la préface de la *Pucelle*. Dubois abusait des f... Un Espagnol irrité s'écrie : carajo (verge) ou cojones (testicules). Les noms qui autrefois, sous le culte du phallus, étaient vénérés, sont aujourd'hui des termes de mépris : cono, en Espagne ; cazzo, en Italie et en France... Les dieux s'en vont !

le noviciat des Jésuites, en punition de débauche de femmes ! » Et la princesse de Sainte-Croix — nom prédestiné aux huit béatitudes — ne se vantait-elle pas « d'avoir rendu heureux » le galant cardinal de Bernis ? Que voyons-nous, en partie carrée incestueuse ? Le cardinal de Tencin et sa propre sœur, Mme de Tencin, qui se glorifiait de son inconduite, faisant vis-à-vis au cardinal de Soubise, en tête-à-tête avec sa parente au même degré, la princesse de Marsan (1) ! Tandis que ce pauvre Robert, roi de France, fut excommunié pour avoir épousé sa cousine Berthe, puis subit sa répudiation et sept ans de pénitence.

Toutefois, avant de clore cette liste déjà longue quoiqu'incomplète, n'oublions pas le cardinal Dubois, le pervers pourvoyeur du Régent, que Barbier cribla d'épigrammes, non d'agneau ; par exemple : « Le pape a fait d'un maquereau un rouget ». Réservons de même une mention peu honorable au prince-évêque de Liège ou cardinal Jean Théodore, de Bavière, qui fonda la roulette de Spa, en 1762, et fit placer dans les splendides salons de la Redoute, assure J. Janin, les statues de la famille *Vénus* : son fils *Cupidon*, ses filles les *Grâces* et sa bru *Psyché*. Nous ne dirons rien des *évêques* dissolus, la liste en serait trop longue.

Mais à tous ces prélats et papes papillons, qui se seraient bien gardé de prendre leur mouchoir pour couvrir le sein de

---

(1) Autre exemple, entre mille, de liaison cléricale quasi incestueuse. L'archevêque de Narbonne vivait au château de Hautefontaine avec sa nièce, Mme de Rothe, « dans une intimité fort complète, qu'ils prenaient peu le soin de dissimuler », disent les *Mémoires* de Mme de Boigne. Le jour de l'enterrement de son amie, ce prélat déjeuna chez la comtesse anecdotière ; il parla de son estime pour Voltaire et, en guise de *de profundis* — était-ce pour donner le change ? — il récita un chant tout entier de la *Pucelle* !

À Hautefontaine, d'après le récit de la même indiscrète, résidence habituelle, sinon épiscopale, de l'archevêque, — où « les paroles étaient libres jusqu'à la licence » et où « l'amour conjugal, au dire d'un vieux vicaire, était le seul qu'on n'y tolérât pas », — on allait à la messe le dimanche, par respect pour le caractère du maître du château, mais « personne n'y portait de livre de prières, c'étaient toujours des volumes d'ouvrages légers et souvent scandaleux, qu'on laissait dans la tribune du château à l'inspection des fidèles, libres de s'en édifier à loisir ».

Dorine et dont plusieurs — véritables souteneurs de l'Église — ont fait de la tiare une casquette à trois ponts, nous préférons encore le divin Jésus, protecteur des femmes adultères, des pécheresses repenties et qui, à l'occasion, bien qu'INRI *in,* privatif ne fut pas l'*Homme qui rit,* n'était pas ennemi des jeux de mots : « Tu es Pierre et sur cette pierre je bâtirai mon église. » A la bataille de Bosworth, Richard III offrait son royaume pour un cheval et c'est un calembour qui donne à Pierre le royaume des cieux !

Écoutons notre confrère Rabelais, le bon curé de Meudon, — où il ne résida jamais — médecin du corps et de l'âme : « Vivez joyeux ! » et mettons à profit la devise épicurienne du peintre moine, Sebastiano del Piombo : « *Bene vivere et lætari !* » qui est sœur de la nôtre : « Longue et bonne ! » D'ailleurs, « le rire est le propre de l'homme » et aussi de la Femme, comme le susurre cet alexandrin flagorneur :

Un des reflets du ciel, c'est le rire des femmes.

De tous les êtres animés, seules les bêtes ne rient pas.

Notre conception n'a peut-être rien d'immaculé, sans doute notre parole n'est pas d'Évangile, notre œuvre moralisatrice n'est pas une œuvre de foi, mais elle est au moins une œuvre « de bonne foy »; aussi, avec Pantagruel, répéterons-nous : « Ne cherchons honneur ny applaudissement, mais la Vérité seule ».

P.-S. — Cette nouvelle série de *Tetoniana* se compose de deux volumes, indépendants en quelque sorte l'un de l'autre :

Les Seins à l'Église, comprenant les *Faits divers :* la *Littérature et l'éloquence religieuses;* l'*Iconographie mythologique, biblique et catholique,* relatifs aux seins et à l'allaitement.

Le Nu à l'Église, c'est-à-dire les nudités artistiques, — sculptures et peintures, — des édifices du culte, où le *Mysticisme* s'allie à *l'Érotisme*.

En dernier lieu, et comme complément de cette étude, viendront les **Seins au Théâtre**, qui attendent depuis longtemps leur entrée en scène. Le Théâtre, ce fils aîné de l'Église, offre, suivant la loi d'hérédité, plus d'un trait de ressemblance avec sa mère, bien que « cabotins » et « calotins », à la fois frères jumeaux, utérins et de lait, ont trop longtemps vécu en frères ennemis ; tous nos efforts tendront à les réconcilier.

Dans notre copieuse compilation des **Seins à l'Église**, nous retrouverons des sujets déjà traités ; mais nous les complétons, sans nous répéter.

Pour cette seconde série, les illustrations seront plus nombreuses encore que dans nos précédents ouvrages ; nous nous conformons à la formule de Nicolet : *De plus fort en plus fort !* et surtout au précepte d'Horace : « C'est par les yeux plus que par les oreilles qu'on arrive à l'âme ».

LES SEINS A L'ÉGLISE

LIVRE PREMIER

FAITS DIVERS

CHAPITRE PREMIER

PRATIQUES PIEUSES RELATIVES AUX SEINS

1. Ex-voto. — De tout temps, chez les païens et chez les chrétiens, les esprits crédules ou timorés ont offert, en actions de grâces, à la divinité, après l'accomplissement d'un vœu ou l'éloignement d'un danger, maladie, naufrage, etc., des sacrifices et des ex-voto de reconnaissance (fig. 1).

Le musée de Cluny, sous le n° 434, possède une statuette en marbre, un ex-voto, originaire d'Aix, en Provence, représentant Jeanne de Laval, la femme du bon roi René, agenouillée, comme la Vierge, devant un ange tocologue qui lui diagnostique son état de grossesse.

Vu, en 1871, à Clermont-Ferrand, par Mgr. Barbier de Montault, un curieux ex-voto gallo-romain sculpté en bois, de la longueur de la main, offert par une parturiente à une source thermale, qui lui a facilité l'accouchement ou l'a guérie de ses suites; il présente le sexe de la femme ouvert et encadrant la tête du nouveau-né.

Souvent ces figures votives rappellent l'incident ou l'accident dont fut menacé le fidèle reconnaissant. Le plaisant président de Brosses a remarqué, à la cathédrale de Pavie, une pieuse baraboehade figurant un moine Augustin en détresse, monté sur une jument et surmonté par un « coquin » de mulet qui avait les deux pieds de devant sur les épaules du moine; « il est aisé, continue le malicieux voyageur, de voir à la mine du bon père qu'il ne prend pas tant de plaisir à l'aventure que le mulet ; mais saint Augustin descendant du ciel sur un nuage vient tirer le moine de peine, en précipitant l'opération. »

On a découvert, en Grèce, des ex-voto, en terre cuite (1), sous la forme d'Aphrodite se pressant les seins, à la façon de ses similaires orientales. Nous avons vu à Nagh-Hamadi, en Égypte, dans une collection particulière, un ex-voto, en terre cuite, tiré d'un tombeau de l'époque gréco-romaine et montrant une égyptienne morte en couches, nue, avec son nouveau-né accroché à son sein (fig. 2).

Autrefois, les sacrifiées et les offrandes se faisaient en nature, animaux, fruits ou fleurs ; qui ne connaît l'exclamation dépitée du Calchas de la *Belle-Hélène* : « Trop de fleurs ! Trop de fleurs !! ». L'oracle grec eût préféré l'oiseau de Cypris, pour l'accommoder aux petits oignons ou aux petits pois, ou encore le mouton, pour y tailler des gigots réconfortants. Nos prêtres sont mieux partagés : avec les offrandes en numéraire que reçoivent saint Antoine de Padoue et autres divinités secondaires du panthéisme catholique, ils peuvent satisfaire leurs fantaisies.

A la cérémonie des relevailles, les Athéniennes rendaient un culte à Artémis ou Diane χιτώνη ou Εἰλείθυια : elles lui offraient la défroque qu'elles avaient portée, dès les premières douleurs de l'enfantement (2). Une métope du Parthénon (fig. 3) rappelle cette coutume dans un groupe gracieux : à droite de la statue de la déesse « aux longs vêtements », la prêtresse ; à gauche, une jeune femme qui a fait heureusement ses couches vient de détacher de l'épaule gauche son vêtement de dessus ou πέπλος ; elle découvre ainsi son sein et tient, de la main gauche, le vêtement qui glisse à ses pieds ; sa main droite s'appuie sur la tête de la statue. Une vieille garde-robe, ce n'était pas encore un riche présent pour les prêtresses.

Aux *Tithénidies* de Sparte, les nourrices venaient mettre leur nourrisson sous la protection d'Artémis Corythallia et sacrifiaient des cochons de lait à la déesse. De nos jours, on se contente, comme à Bruxelles, d'offrir à la divinité protectrice des animaux, des plaques en argent représentant le quadrupède en danger de mort, un cochon, un mouton, etc. ; il y a même, dans le Brabant, des pèlerinages pour chevaux. Dans la Ville Éternelle, à la fête de saint Antoine, en souvenir de son « fidèle compagnon », on amène devant l'église les

(1) Louvre, Salle 4, Armoire E.

(2) En France, à Saint-Séverin de Paris, dans la même cérémonie, la mère recevait à l'autel un manteau fourré.

animaux domestiques et on les asperge d'eau bénite... de basse-cour ;
on emploie, à cet office, un énorme goupillon, trempé dans un baquet
d'eau lustrale.

Les ex-voto sont surtout des plaques commémoratives en marbre
ou la reproduction des organes guéris par l'intercession de la divinité
invoquée. Les anciens ne craignaient pas de pendre aux murs du

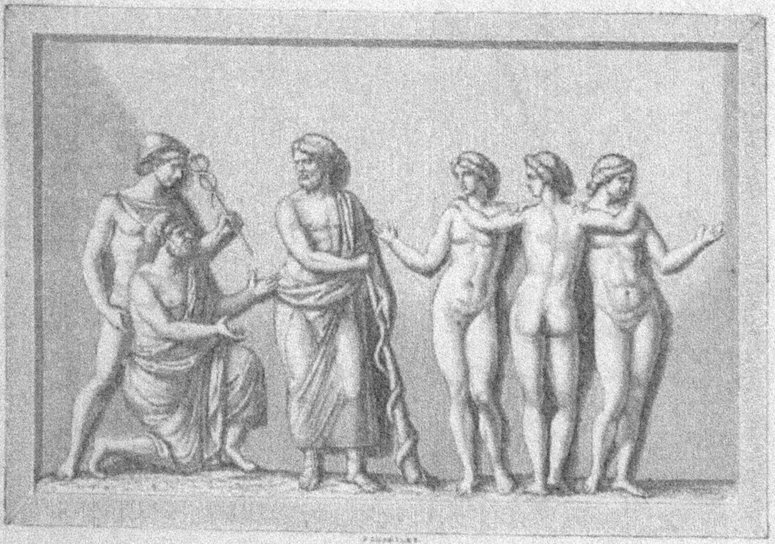

Fig. 1. — *Actions de grâces à Esculape*, remarquable bas-relief du Musée Pio-
Clémentin du Vatican.

temple les organes de la génération et leurs annexes: phallus, utérus et mamelles (fig 5), voire placentas (H. Meige) (1) « Tous ces
organes étaient, en général, figurés à leur état normal, tels que les
avait rendus le dieu, et non tels que les avait faits la maladie ». Pourtant le mal lui-même était parfois représenté : par exemple, une her-
nie, dont avait souffert le patient. Certains ex-voto étaient des plus
suggestifs: l'un d'eux, conservé au musée du Vatican, a l'aspect
d'une poitrine décharnée ; Taine a signalé, dans une église d'Italie,

(1) Consulter l'intéressante étude de cet auteur sur les ex-voto pathologiques dans
les temples. *Journal des connaissances médicales*, 15, 22, et 29 août, 1895.

un tableautin extra réaliste, figurant un bourrelet d'hémorroïdes turgescentes. Nous avons vu à la chapelle Sainte-Anne, de Saint-Jean-Baptiste, de Naples, un ex-voto en argent (fig. 4), offert par une

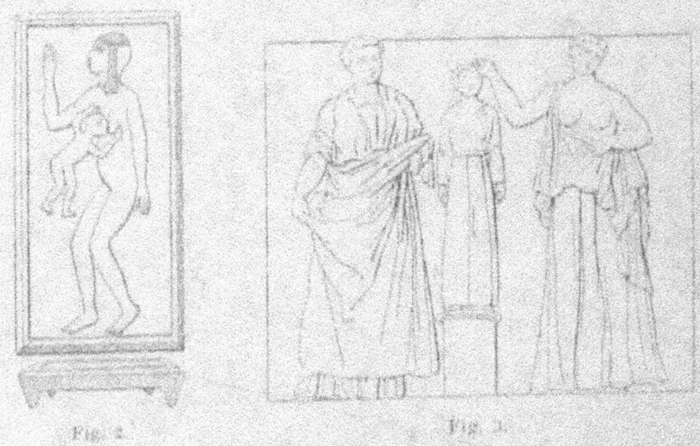

Fig. 2. Fig. 3.

hydropique, dont le ventre avait la forme d'un sein immense, surmonté de deux mamelles normales et vigoureuses.

Nos vertueux contemporains ont supprimé, dans les temples, l'exposition des organes génitaux ; ils s'en tiennent aux yeux, aux mem-

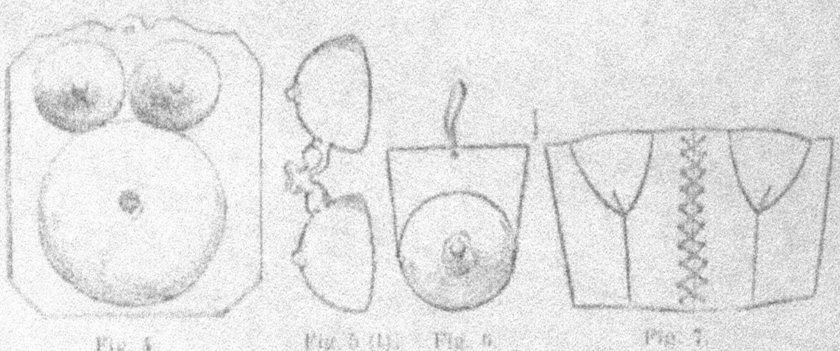

Fig. 4. Fig. 5 (1). Fig. 6. Fig. 7.

bres et aux mamelles. A l'église Sainte-Claire, de Naples, nous avons relevé le croquis d'un sein, grandeur nature, en carton-pâte coloré (fig. 6) et dans une chapelle de Rome, celui d'un petit corset en

(1) Tirée du *Dict. des antiquités grec. et rom.* Paire de seins antiques offerts au temple d'Esculape.

argent qui nous a rendu rêveur (fig. 7). A l'île des Princes, en Turquie, un religieux de la chapelle grecque consacrée à saint Georges, grâce à « l'argument irrésistible », a bien voulu détacher de la corde où étaient suspendus de nombreux ex-voto, un buste de femme en argent (fig. 8), que nous reproduisons dans ses dimensions. Chez un bijoutier de Constantinople, nous avons trouvé un choix de mamelles en argent (fig. 9), destinées aux offrandes des chapelles

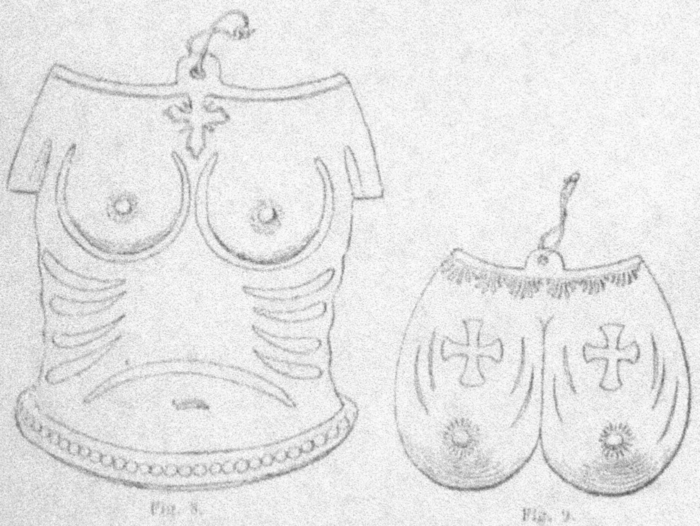

Fig. 8.
Fig. 9.

orthodoxes de la région. Dans l'église de Sainte-Catherine, à Bruxelles, on peut voir un sein en stuc rosé, au mamelon exagéré, pendu par une faveur bleue, à la chapelle de la Vierge noire, la Sulamite, descendante d'Aphrodite Melænia ou Cérès Mélanie. Au dessous de la Vierge des ramoneurs, on lit : *Nigra sum, sed formosa*. Ne prenez pas cette inscription pour une prétention esthétique ; ce sont les premiers mots du 2ᵉ psaume des vêpres de l'office de la Vierge-Mère, emprunté, en grande partie, comme le fait remarquer le Dʳ Guillermet, au *Cantique des Cantiques* : *Nigra sum sed formosa, filiæ Jerusalem, ideo dilexit me Rex et introduxit in cubiculum suum.* D'où le nombre considérable des *Vierges noires* (1).

(1) Pour plus de détails, voir *Étude sur les Vierges Noires*, sans nom d'auteur, Clermont-Ferrand, 1883, et la *Chronique Médicale* du Dʳ Cabanès.

Un tableau de François Michetti, les *Estropiés*, — du corps et de l'esprit — qui a figuré à l'Exposition rétrospective de 1900, déroule une longue théorie d'éclopés italiens, des deux sexes, se rendant à un pèlerinage en renom, un rival transalpin de la Lourdes de Bernardette qui a enfoncé la Salette de Mélanie, — l'une et l'autre piscines non probatiques, mais problématiques, quoiqu'en dise le sensuel-mystique, auteur des *Foules de Lourdes*. De ce cortège

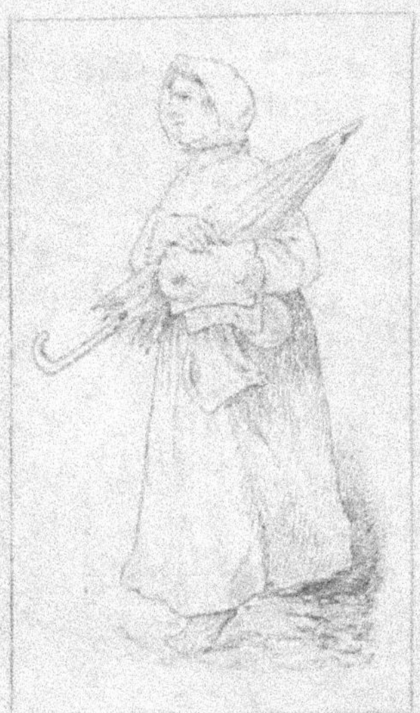

Fig. 10   Fig. 11

pathogénique, nous détachons une paysanne (fig. 10), portant son parapluie et une gorge féminine en carton enluminé.

En France, les ex-voto sont généralement des cœurs en argent, en or ou simplement dorés, suivant les ressources des fidèles, ou encore des plaques votives. Nous en connaissons une, dont il nous serait facile de donner le numéro, qui figure dans l'église la plus renommée pour ses miracles à jet continu; elle porte cette inscription ambiguë : POUR UNE HEUREUSE DÉLIVRANCE. On pourrait croire qu'elle provient d'une femme en travail, échappée à un grand danger, ou d'un auteur en mal d'un ouvrage laborieux; que nenni, c'est le cri du cœur, l'hosanna de soulagement d'un gendre, élevé chrétiennement, qui venait de perdre sa belle-mère et fêtait l'ascension de son âme angélique au céleste séjour ; coût 22 fr.

Louis XIV, pour payer les frais de la guerre, fit fondre, en 1690, les trésors des églises ; parmi les ex-voto qu'il enleva à Notre-Dame-de-Liesse, en Picardie, se trouvait le sein, en or, que la reine de Pologne y avait déposé, après une guérison, prétendue miraculeuse (11 juin 1675) (1).

Sans anticiper sur les saints protecteurs des seins, dont nous allons parler, nous rapporterons un fait que les partisans du surnaturel mettront à l'actif d'un saint qui n'a jamais existé ; et cependant, quelle renommée, dans le monde où l'on prie ! Mais il ne s'appelle pas pour rien saint Expédit (2).

Une cliente, sur le point de convoler en justes noces, vint nous demander de l'aider à remplir son corsage, pour remédier à la négligence de la nature. Elle voulut connaître notre opinion sur les pommades, eaux et laits mamillaires, tant vantés à la quatrième page des journaux, et comme notre réponse ne satisfaisait pas la jouvencelle, elle nous pria en grâce de lui donner une recette propre à combler le vide — dont la nature a horreur — en même temps que la joie et les mains de son fiancé. Nous proposâmes la suralimentation qui développerait tout le tissu adipeux et par suite celui de la région visée ; mais on ne voulait engraisser que de la poitrine et non de la taille ni d'ailleurs où le capitonnage était plus que suffisant. De guerre lasse, nous l'envoyâmes, en riant, non au diable mais à saint Expédit, un saint dont le domicile ou la chapelle est 27 rue de Sèvres ; ce n'est pas précisément un spécialiste, mais il se charge volontiers « des affaires qui menacent de traîner en longueur » (3).

Nous apprîmes, plusieurs mois après le mariage, que la crédule coquette avait pris notre conseil au sérieux : saint Expédit l'avait exaucée incontinent et mise « en bon point ». Elle lui offrit, en ex-voto, une plaque de marbre avec cette inscription équivoque :
« RECONNAISSANCE POUR UNE ACTIVE CROISSANCE. »

(1) Annot. hist. et relig. sur les Seins. Accouchem. à la Cour ; A. France, le Mannequin d'osier.

(2) L'abbé d'Hulst s'est révolté contre le grossier fétichisme des pèlerinages et en particulier contre le culte « qui fait qu'on charge un saint, nommé Expeditus, de toutes les affaires embarrassantes ».

(3) Pour activer l'accouchement, par exemple, on y vend des cordons de soie, (0,25 c. à 0,75 c.) et une médaille (2 fr.), offrant d'un côté le portrait du saint qui délivre vite — cito, cito et jucunde — et de l'autre, la Vierge Marie sous le vocable : N.-D. de bonne Délivrance.

Jean de Bonnefon, particulièrement documenté sur les dessous de la religion, nous a fait connaître les vertus et l'adresse de ce saint. Avec cet érudit et spirituel publiciste, nous dirons, en concluant, que « cette chapelle fait plus à elle seule contre la religion que toutes les œuvres des athées, que toutes les lois des ennemis. Ce ne sont pas les gouvernements qui tuent l'Église. Ce sont les chapelles mondaines ou modernes, les boutiques de faux roman et de fausse piété, les bazars opulents et les opuscules indigents qui menacent de laisser finir dans le ridicule une religion qui commença dans le sublime. »

II. Saints guérisseurs des seins (1). — La Vierge et les saints ont nécessairement le pouvoir de guérir toutes les maladies, compris celles des seins ; ces organes, sous forme d'ex-voto, accrochés à tant de chapelles en sont autant de témoignages, sans compter les reconnaissances anonymes, traduites par des aumônes ; mais nous ne nous occuperons ici que des spécialistes avérés qui doivent leur notoriété à leur genre de martyre, à l'ablation mammaire, ou simplement à une maladie des seins.

Du côté des satellisés, nous avons Mammert (2) et Mammard ou Mammès, martyr à Langres ; ils doivent leur réputation à leur nom, en vertu de la médecine des signatures. Siméon II, le stylite, au rapport des Bollandistes, accomplit un nombre prodigieux de miracles, entre autres le suivant : un paysan l'ayant supplié de guérir sa femme qui avait un cancer à la poitrine, le solitaire lui ordonna de lui couper le sein en prononçant son nom ; et la femme guérit miraculeusement, comme Siméon l'avait annoncé (Lachâtre). Nos chirurgiens n'opèrent pas autrement et ils ne sont pas auréolés.

Les protectrices des seins sont plus nombreuses. Sainte Macrine, atteinte d'un ulcère cancéreux du sein, préféra supporter son mal plutôt que de réclamer les secours d'un homme de l'art ; elle ne put se résigner à montrer l'organe malade. Répulsion pudique qui justifie l'aphorisme de Trousseau : « La pudeur a tué plus de femmes que la maladie ». Ce fut le sort de sainte Aldégonde, aussi invoquée pour la guérison des cancers du sein ; ce qui s'accorde peu avec le pouvoir que les vieilles commères lui attribuent, mais la logique et la

---

(1) Amer. hist. et relig., p. 101.

(2) Ce saint est un couillard, comme tant d'autres : « il guérit toutes les maladies abominables », lisez abdominales, disent les bonnes femmes ; celles qui font passer le lait des chattes avec un collier de bouchons, alors que le seul moyen d'empêcher la secrétion lactée féline serait de fourrer l'un d'eux où vous savez.

superstition sont deux antagonistes. Sainte Agathe est la doctoresse en chef des maux de sein ; les saintes Maure, Laurence, Marguerite, Anne, Concorde, protectrices des nourrices, ne sont que des sous-ordres. Les « remplaçantes » nivernaises, depuis si longtemps renommées, s'adressent aussi à la première, en cas de besoin : à Corbigny, elles vont boire à la source de Sainte-Agathe, persuadées que l'onde bienfaisante « donne du lait aux mamelles taries, ou l'entretient abondant et sain ». Dans les environs de Morlaix, les nourrices portent une bouteille de lait à l'autel de sainte Enora ou Honora, pour obtenir que leur sein ne se tarisse pas.

Sainte Catherine ne s'occupe que des « laits répandus », parce que, au moment de sa décollation, de son cou se répandit à flot du lait et non du sang. Sainte Célinie guérit une cécité, qui se serait guérie d'elle-même, par son lait, en guise de collyre. Sainte Blandine passe dans les campagnes pour donner aux vaches le lait, dont son nom rappelle la blancheur. Le cadavre « incorruptible » de la carmelle Archangèle Girlani, prieure de la maison de Mantoue, guérit, d'après l'auteur de *Sainte Lydvine*, les femmes atteintes de chancre de la gorge.

La guérison des crevasses mammaires de la seconde nourrice de Louis XIV, Perrette ou Pierette Dufour, due à une intervention surnaturelle, est rapportée par Jal, dans son *Dictionnaire critique* et reproduite par Cabanès, dans son *Cabinet secret de l'histoire* :

Sa Majesté (la reine, mère de Louis XIV), pour faire paroître la crédule vénération avec laquelle elle révère la sainte relique que V. E. (le grand-maître de Malte) lui a envoyée, me raconta comment par miracle la nourrice de Monseigneur le Dauphin (Louis, né le 5 septembre 1638, à Saint-Germain-en-Laye), nommée Perrette, femme d'un charretier de Poissy, ayant eu des duretés dans les mamelles, ulcérées des dents de S. A. R., elle avait recommandé sa guérison à sainte Anne (patronne de la Reine) qu'avec dévotion on fit toucher la relique aux parties incommodées, ce qui ne fust pas plus tost faist que par miracle, — ainsi l'appela la Reine — les douleurs estant cessées, ces duretés se dissipèrent et l'intempérie de chaleur qui causoit des douleurs au bout et environ du teston se modérant, la consolée nourrice continua de donner le lait à S. A. R.

L'eau du Jourdain a longtemps joui d'une grande réputation lactogène ; écoutons cette nouvelle « contasserie », de la prolixe marquise de Créquy, descendante du marquis de Craque :

Le Grand Prieur me contait, un jour, que les Suisses de l'hôtel d'Angoulême (rue Pavée dans le Marais), avaient eu l'industrie de gagner une fortune énorme en vendant de l'eau du Jourdain, pour faire venir le lait aux nourrices en abondance; mais comme on découvrit que c'était de l'eau de la rivière des Gobelins, qui est malsaine, on les attaqua devant la Tournelle, et le dernier des Valois fut tellement choqué des poursuites exercées contre ses gens qu'il envoya mettre le feu à la maison du premier Président, M. Molé. Les valets de M. le Duc d'Angoulême avaient barré les rues voisines, afin d'empêcher qu'on y portât remède, et la maison du Président fut brûlée tout doucement, à petit feu. L'on pourrait dire et sans nulle opposition des capucins ni des pompiers du guet, leurs émules.

Sous Louis XV, à Compiègne, au mois de mai,

On promenait le S. Suaire dans la ville ; les nourrices apportaient leurs nourrissons malades; on faisait passer le S. Suaire sur ces enfants dans l'espoir de les guérir. Cette procession était appelée la procession des petits poulets, parce que, dit-on, les nourrices en présentaient en offrande.

Par extension, nous pouvons introduire dans notre clinique les guérisseurs sanctifiés qui, comme saint Arnou ou Arnould, de Soissons, saint Expédit et saint Antoine de Padoue, font retrouver les objets perdus et, dans le nombre, le lait des nourrices qui ont tendance à sécher. A la même catégorie appartient ce saint de Thiezac, dont la statue, raconte sous toutes réserves P. Mérimée (1838), guérit les maladies, à condition de lui jeter, d'une certaine distance, des pelotons de laine et de toucher la région correspondant à la partie malade. Il n'est pas permis de ramasser les pelotons qui s'égarent ; ce sont les petits bénéfices du desservant du lieu. La pelote, ici, peut avoir quelque rapport avec les organes qui jouent si souvent le même rôle, dans l'intimité de l'alcôve. Il va sans dire, qu'avec l'auteur de *Volupté*, nous n'acceptons que « sous réserves » les cas de guérisons ou de lactation dus aux saints guérisseurs, d'autant plus qu'en émettant un doute sur l'efficacité de leur intervention, nous ne courons plus le risque de subir le sort de Van Helmont, qui fut jeté en prison, en 1634, par l'archevêque de Malines, parce qu'il refusait de croire à l'influence salutaire des saints guérisseurs.

III. LE LAIT DANS LA RELIGION — 1° **Mer de lait** — Des seins de Maya, divinité indoue, est sortie la *Mer de lait* (1), matière pre-

(1) *Anecd. hist. et relig.* Fig. 39.

mière de toutes choses. Nous retrouvons la même mer lactée à la naissance de Brahma. Ce dieu (A, fig. 11) sort d'une fleur de lotus, dont la tige, en guise de cordon ombilical, se rattache au nombril de Vichnou. On voit en B, le pénitent Markandeya, ayant obtenu l'immortalité, nager dans la *Mer de lait* pour sauver le monde près d'être submergé : encore un Rédempteur.

2° Principes culinaires de l'Ancien Testament. — L'*Exode* défend « de cuire le chevreau dans le lait de sa mère », par un faux sentiment de respect filial. En raison du même principe, il est interdit d'égorger le même jour une vache et son veau, une chèvre et ses petits et ainsi des autres.

Les Israélites évitent de boire du lait ou de manger du fromage immédiatement après la viande; par ce motif, les ustensiles de cuisine ne peuvent servir également au lait ou au fromage et à la viande; les couverts même doivent être changés.

3° Usages religieux du lait. — Le Dieu d'Abraham promet à son peuple, dans la terre de Chanaan, comme une récompense de premier ordre, des ruisseaux de lait et de miel.

Dans les premiers temps du Christianisme, alors qu'on n'employait ni sel ni salive dans le baptême, on offrait une collation de lait et de miel aux nouveaux catéchumènes, *melle et lacte infantabant*, dit Tertullien.

A l'*Abichejam*, cérémonie religieuse indienne, on versait du lait sur le lingam, l'analogue du priape grec et du phallus latin, et ce liquide était réservé, en liturgie, pour administrer l'extrême-onction aux moribonds.

Les Malakanys ou *mangeurs de lait* apparurent au commencement du XVIIIᵉ siècle, dans le gouvernement de Tambow. On les appelle ainsi parce qu'ils se permettent le laitage pendant les jours de fête et le carême; mais le véritable nom de cette secte est celui d'*Istinie Christiane* ou vrais chrétiens (1).

Les Mongols, qui vivent presqu'exclusivement du lait de vaches, de chèvres, de juments et de chamelles, le plus souvent mélangé, en offrent au Génie du Kentel, près du lac de Kentel. Ils versent leur offrande dans un bassin de métal, gardé par deux dragons de terre

(1) Basile Verestchaguine, *Voy. dans les pays du Caucase*, trad. par M. Le Barbier.

cuite, au milieu de tumulus couverts de branchages et renfermant des flèches et des invocations au Dieu tutélaire de ces forêts, à l'endroit où reposeraient Djenguiz-Khan et ses lieutenants. De même, Tibulle recommanda à sa mère, avant de mourir, d'arroser sa tombe avec du lait, dont la douceur est l'image de l'exquise et mélancolique sensibilité de ses *Élégies*. C'est une coutume touchante : nous l'avons signalée chez les indiennes qui arrosent de leur lait la tombe de leur nouveau-né (fig. 49 des *Cur. sur les seins*).

4° **Interdiction du lait**. — Sous le pape Eutychien, mort en 283, s'éleva la fameuse hérésie de Manès ; il engageait ses disciples à ne boire ni lait ni vin, qu'il appelait « le fiel du démon ».

L'Église n'interdit le lait qu'en carême :

Dans le bon vieux temps, à Rome, dit A. Moylan, un étranger entrait-il dans une pâtisserie pour absorber un café à la crème, le pâtissier venait lui annoncer qu'il était défendu de servir du laitage un vendredi, dans une salle exposée à la vue des passants, et on faisait passer le client dans l'arrière-boutique.

La marquise de Créquy consulta le cardinal Paolucci, archevêque d'Ostie, sur cette grave question : l'usage des boissons rompt-il le jeûne ? Son Éminence lui répondit :

Si l'altération est trop forte, il n'est permis d'user que de boissons purement désaltérantes et nullement nourrissantes, à raison de ce qu'il ne s'agit que de se préserver d'une inflammation d'intérieur. L'emploi du sucre et du miel est tolérable pour cet effet, mais non pas celui du *lait* ou du *vin*, de la cervoise et autres boissons fermentées.

La jacassière marquise s'empressa de communiquer ce *distinguo* à une autre bigotte de ses amies, l'abbesse de Panthemont, qui avait toujours étranglé de soif en carême et les jours de jeûne : elles se réjouirent toutes deux de la consultation et burent à discrétion de l'eau d'orange ou d'épine vinette, en répétant : « *liquidum jejunium non frangit* ». Et les clystères d'eau, bénite ou non, qui ne franchissent pas l'*ileum*, rompent-ils le jeûne ?

5° **Dispenses de carême**. — L'Église exempte du jeûne et de l'abstinence les nourrices et les femmes grosses : pour elles seules c'est de droit ; mais il y a des accommodements avec le ciel, et elle accorde la même faveur aux fidèles qui la sollicitent, moyennant salaire. Toutes les églises ont des troncs à cet effet (fig. 12

Au beau milieu de la nef de la cathédrale d'Anvers, se dresse un trône monumental qui obstrue, à dessein, le passage, avec cette inscription : VOOR HET ZUIVEL (pour le droit du laitage, pendant le carême). On donne ce qu'on veut et ce qu'on peut. Il n'en était pas de même sous le pape Jean XXII, qui, vers 1320, avait tarifé la vente des indulgences et des dispenses comme un ordre du droit canon. Pour la viande et les œufs, douze carlins ; pour le laitage, dix carlins par personne et six ducats pour toute une famille et plusieurs parents. Il en coûtait moins
pour obtenir l'absolution à

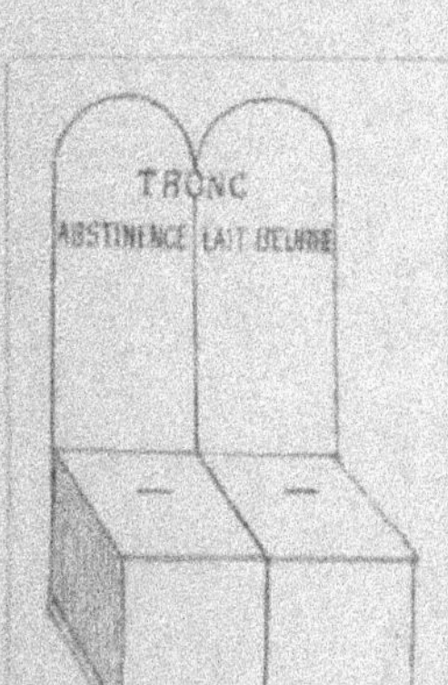

Fig. 12. — Tronc de Saint-Jean l'Évangéliste (Montmartre).

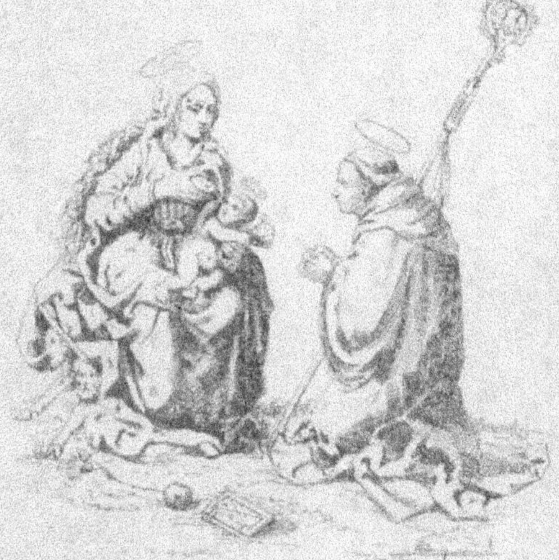

Fig. 13. — Reproduit dans l'*Étude archéologique* de M. l'abbé X. Barbier de Montault.

celui qui avait « connu charnellement » sa mère, sa sœur ou quelque autre parente ou alliée ou pour avoir défloré une vierge ; dans le cas d'inceste, l'absolution était taxée à cinq ducats ; dans l'autre, à trois ducats et cinq carlins.

A la fin du xv° siècle, rapporte Millin :

On trouvait encore à la porte de Notre-Dame de Mantes, un marguillier, placé à l'entrée de l'église, devant un banc, demandant aux fidèles l'aumône ordonnée pour la permission de l'usage du beurre pendant le carême, qui était autrefois interdit, excitant le peuple à cette aumône par ces mots : *Payez vos beurres !*

6° **Tours de beurre**. — Autrefois, comme aujourd'hui, le pape recevait volontiers le denier de Saint-Pierre, mais ne déliait jamais les cordons de sa bourse pour la construction des églises ; force était alors aux communautés de recourir à d'autres moyens. On réservait, par exemple, les aumônes des fidèles qui achetaient la permission de faire usage du beurre, durant le carême, pour l'édification de *Tours de beurre*, qui eussent été mieux dénommées *Tours de gourmandise* : de là l'expression « faire son beurre ». La construction de ce monument, subordonnée à la consommation d'un aliment, ne pouvait être que très lente ; la tour méridionale de la cathédrale de Rouen dura vingt-deux ans et représente l'absorption d'une monstrueuse motte de beurre. Nous avons déjà parlé des tours du Nord (1) de Bourges et de Saint-Étienne. Ajoutons quelques détails. C'est le pape Pie III qui accorda la permission du beurre et du lait en carême, « à la condition que chaque chef de famille donnerait à la fabrique de la cathédrale, cinq deniers pour la reconstruction de la tour ». L'archevêque de Bourges autorisa, de plus, le fromage, et Urbain VIII renouvela ces dispenses pour sept ans. Mais par une fatalité qui eût pu consterner les croyants, s'ils avaient l'ombre de jugement, cette malheureuse tour, à peine terminée, s'écroula en 1506 — un *tour* de la Providence (2) — comme l'atteste l'inscription placée en haut de l'escalier de la nouvelle tour :

> Ce fut l'an mil cinq cent et six,
> De décembre le dernier jour,
> Que par des fondemens mal pris
> De Saint-Étienne chut la tour.

« Dieu protège la France », lit-on encore sur nos pièces de monnaie, mais non ses cathédrales, car toutes ont eu à souffrir du feu du ciel, avant l'installation des paratonnerres : la science, malgré sa « faillite » protégerait donc les maisons de Dieu ?

Pour accélérer la construction de Saint-Eustache, au XVI° siècle, les marguilliers obtinrent de l'évêque la permission d'employer, au payement des ouvriers, les aumônes des paroissiens, gent taillable et corvéable à merci, pour dispenses de beurre et de lait et du jeûne quadragésimal du carême.

(1) *Anecd. hist. et relig. sur les Seins*, p. 121.

(2) Elle en joua un autre, mais de mauvais goût, à sainte Radana, servante en Souabe : celle-ci portait aux malheureux un baquet, rempli de lait, où ils ne trouvèrent que de la lessive : les voies de la Providence sont impénétrables !

En Bretagne, dans certaines localités, existe encore la coutume de la consécration du beurre, qu'on vend ensuite à l'encan, au profit de la chapelle de la commune.

7 Prime à l'allaitement. — Les nourrices ne jouirent pas seulement du privilège de manger à discrétion et sans bourse délier, lait et beurre en carême; le pape Nicolas Ier (858-867) imposa aux ambassadeurs bulgares, venus à Rome, des coutumes spéciales, entre autres celle-ci : « Lorsqu'une mère nourrit son enfant, elle peut entrer dans l'église après ses couches ; mais elle doit en être chassée, si elle confie l'allaitement de son enfant à des femmes mercenaires. »

Le professeur Pinard a fait inscrire à l'Amphithéâtre de la clinique Baudelocque : « Le lait de la mère appartient à son enfant » ; cette maxime, inspirée par le même esprit humanitaire, est moins exclusive que le *veto* de l'idole du Vatican.

8 Nourrissons issus de démoniaques. — Au temps où l'Église infaillible croyait à la démonomanie et exorcisait ou brûlait les possédés du démon — tout au plus atteints de démence — ses docteurs affirmaient, comme le rappelle l'auteur d'*En dehors*, que la procréation était possible avec un incube, c'est-à-dire une femme qui reçoit la semence masculine ou celle du démon, en songe, et que les enfants issus de ce commerce « sont plus pesants que les autres et peuvent tarir trois nourrices sans engraisser ». Et voilà les balivernes que des inspirés répandaient dans le public, pour la sanctification des âmes !

9 Les âmes du purgatoire. — D'après Tissot, dans les villages voisins du Tyrol, on croit que les âmes du purgatoire, la nuit de la Toussaint, obtiennent la permission de dix heures et en profitent pour venir faire un tour sur la terre. A leur intention, on laisse les portes ouvertes pour les âmes, en ballade, qui voltigent autour de la maison. On met à leur disposition, sur les tables, des gâteaux spéciaux, où sont figurées les flammes du Purgatoire, à l'aide du safran ; à côté, on place un bol de lait « pour qu'elles puissent se rafraîchir » ; les chats du voisinage doivent se pourlécher les babines cette nuit-là et « se rafraîchir » à gogo et grâce aux gogos, au lieu et place des âmes immatérielles.

10° **Le lait de la Vierge**. — On montre dans certaines églises
la ceinture, la chemise, des cheveux et du lait de la Vierge, mais
nulle part de son sang menstruel. C'est la réponse négative à l'indiscrète question, posée en plein concile : la Vierge avait-elle ses règles ?
Marie d'Agreda affirme aussi qu'elle fut exempte des « misères féminines ». La pureté de Marie n'a point non plus trouvé grâce devant
les investigations du R. P. Thomas Sanchez, directeur du noviciat
de Grenade, vers la fin du xvi° siècle ; ce casuiste extravagant demandait gravement : *Utrum virgo Maria semen emiserit in copula-
tione cum spiritu sancto ?* (Si la Vierge Marie émit de la semence,
dans son commerce avec le Saint-Esprit ?)

Quant aux dépôts de lait de la Vierge, nous avons indiqué les
principaux (1) et nous n'y reviendrons pas ; que ceux qui en doutent
aillent y voir. Contentons-nous de rappeler, avec Mgr Mislin, que
ces fioles contiennent seulement de la poudre calcaire de la *Grotte du
lait* (2), à Bethléem, où, selon la tradition, quelques gouttes du lait
virginal seraient tombées sur une pierre. Cette poudre de perlimpinpin
est exploitée avec succès par les franciscains de l'endroit ; ils la vendent
sous forme de galettes — galette contre galette — fort indigestes, d'ailleurs, auxquelles sont attachées des vertus spéciales : par exemple,
elles développent les seins et entretiennent la lactation, chez les
nourrices menacées de perdre leur lait et doutant de l'efficacité galactogène des feuilles de galega ou des graines de cotonnier.

Marie d'Agreda, déjà nommée et citée par Huysmans, entre autres
insanités — mot composé des mêmes lettres que saintetés — assure
que le lait de la Vierge ne pouvait tourner. Nous ne savons si cette amé-
nique eut recours pour ses expériences à des échantillons frais, car
les anciens sont tournés depuis longtemps, au moins en dérision.

Plusieurs bienheureux affirment avoir eu le rare privilège d'être
aspergés du lait de la Vierge (3), pour la guérison d'une plaie ou
la purification de leur langue. D'abord saint Bernard, l'abbé de
Clairvaux : un jet de lait gicla du sein de Marie sur ses lèvres,
pour donner à sa parole la plus exquise douceur ; ainsi le représentent Murillo, à Madrid (4), et divers autres tableaux ou estampes.

(1) *Anecd. hist. et relig.*, p. 109.
(2) *Ibid.*, p. 110.
(3) *Hagiolagium Lugdunense*, etc., p. 367, inédit, par Théophile Raynaud, de la
Société de Jésus, Lyon, 1662.
(4) *Anecd. hist. et relig.*, Fig. 14.

Un fragment de gravure de Dirck van Staren (fig. 13) montre agenouillé devant la Vierge, un abbé, avec ces mots sur un phylactère qui se déroule au-dessus de sa tête : MONSTRA TE ESSE MATREM ; une verrière du chœur de l'église Sainte-Foy, de Conches (Eure), semble la copie de cette gravure. Au lieu de *doctor mellifluus*, dont on qualifie habituellement cet abbé, ne serait-il pas plus logique de l'appeler *lactofluus* ?

Saint-Fulbert, de Chartres, et bien d'autres dévots des deux sexes furent honorés de cette douche mammaire. Sainte Catherine de Ricci, à Florence, de l'ordre de Saint-Dominique, reçut un jet du lait virginal dans la bouche ; Catherine Klauber en fit le sujet d'une estampe, gravée par elle : *invenit et fecit* (1). Dominique lui-même, patriarche des Jacobins, s'étant retiré dans une caverne, pour y faire pénitence au sujet des hérétiques de Toulouse, vit la Madone. « Sa divine amante, d'après le récit d'Alain de la Roche, religieux du même ordre, le reçoit dans son sein virginal, le baise tendrement et amoureusement, et se découvrant ensuite le sein et les mamelles, elle lui donne à téter de son lait et le guérit entièrement. »

Alain de la Roche eut aussi une apparition, ou plutôt une hallucination analogue. Une nuit que le vertueux Jacobin était tenté du péché de la chair, il prit un couteau pour s'égorger, afin d'être certain de ne pas succomber à la tentation du démon ; la Madone lui apparut aussitôt et le réconforta de bonnes paroles ; puis « elle tira de ses mamelles du lait qu'elle versa sur les plaies que le diable lui avait faites, — c'est l'halluciné qui parle, — et le guérit. » Elle lui mit au doigt une alliance tressée « de ses cheveux vierges » et devint son épouse. La Madone, après lui avoir donné un baiser, lui offrit « à sucer ses tétons vierges » ; le nourrisson ne se fit pas prier et il lui semblait que « tous ses membres étaient arrosés d'une douce liqueur ». Cette faveur lui fut, dans la suite, souvent accordée par « sa bien aimée ».

Ces mariages mystiques avec Jésus ou sa mère sont des plus fréquents, chez les encéphales détraqués par la prière et les macérations ; le cas le plus typique est la passion de sainte Thérèse, la Vierge d'Avila, pour le Sauveur.

D'après les Jésuites, Marie, qui tenait en réserve pour eux des grâces spéciales, aida, vers 1581, un de leurs novices à lutter contre

<hr>

(1) V. son œuvre et l'*Iconographia sancta*, bibl. Mazarine, n° 4775 (6).

les tentations de la chair, *il peccato di lussuria*, en lui donnant à goûter « la douceur de ses propres seins. » Gautier de Coinsy, bénédictin de Saint-Médard de Soissons, poète du XIIIᵉ siècle, raconte les *Miracles de Nostre-Dame qui guari un clerc et un moine de son let* (1). Nous donnons l'analyse des 318 vers de la cure miraculeuse du frocard. Un moine qui, chaque jour, travaillait, chantait et veillait plus que tout autre, continuait, « après que toute la communauté était couchée », à prier dans une chapelle,

> Ou une ymage avoit moult bele
> De ma Dame sainte Marie.

Mais à ce régime, il tombe dans une grande maladie. Un « rauncles » ou chancre, non spécifique, nous l'espérons, le tourmente et le ronge si cruellement, qu'il ne peut mot dire. Il invoque souvent la mère de Dieu.

> Hydeux est et les (laid) com un mostre,
> Tout le vis (visage) a covert de blostres (taches)
> De grans boces, et de grans cleus (clous);
> Et si a tant plaies et treus (trous),

« qu'il est beaucoup plus puant qu'une espèce de loutre fort puante ».

Il fut si bas qu'il reçut l'extrême-onction, invoquant toujours « la mère de Dieu » ; on commença la prière pour les morts, après avoir tiré son capuchon sur le visage. Marie vint à son secours : la « piteuse » Dame.

> Toutes ses plaies li essuie.

Le moine la remercie de tant de bonté. Elle veut lui prouver « combien elle l'aime » et le met au traitement lacté, à l'usage externe :

> Atant de son savoroz sain
> La douce Dame, la piteuse, (pieuse)
> Trait sa mamelle savoureuse,
> Se li boute dedenz la bouche,
> Et puis moult doucement li touche
> Par sa dolor et par ses plaies.

Quand on vint pour le mettre en bière, on le vit

> Remuer et estendillier (s'étendre)
> Moult se prennent a merveillier.

<hr>

(1) *Anecd. hist. et relig.*, p. 118.

Et le « rescapé » raconta

> Comment de son savoureux lait
> La Mère Dieu l'avoit guéri.

Soudain, les écailles de la lèpre tombent de son visage, mais non de ses yeux. N'oublions pas le mot de la fin, épigrammatique et obligatoire, contre les Facultés de médecine de l'époque :

> En Salerne, n'a Montpellier
> N'a si bonne fisicienne.

Le théâtre s'empara de ces légendes et en tira le *Miracle de Nostre-Dame, d'un Eesque à qui N-D s'apparut et lui donna un jouel d'or, où quel avoit du lait de ses mamelles.* Nous n'en rapporterons qu'un court extrait, le seul passage d'ailleurs où il soit question des seins ; c'est Notre-Dame qui parle :

> T'ay je apporté ce vaissel d'or
> Des cieulx ; or en fay un tresor,
> Car ce sont reliques moult beles !
> Plain est du lait de mes mamelles,
> Dont le fils (de) Dieu vierge alaittay.

En plus du lait de la Vierge, l'église Saint-Étienne, de Bologne, posséderait une précieuse relique : une bandelette de Marie, « qui paraît fort authentique », dit le croyant et crédule Trombelli. Est-ce une de ces bandelettes mammaires servant de corset dans l'antiquité ou une bande ayant servi à emmailloter le divin bambino ? Cruelle énigme !

11° Fontaines de lait. — Elles se trouvent surtout dans les pays arriérés, comme la Basse-Bretagne ; telle la superbe fontaine en pierre de taille, située près du porche de l'église de Bulat ou Bulat.

Ces fontaines, dit le Dr H. Legeard (1), sont la plupart du temps sous l'invocation de la Vierge ou de sainte Gwen Teirbronn, la sainte aux trois mamelles, mère de Gwénolé, Gwener et Jacut.

Une aubergiste de Goüarec, à qui deux sous d'eau vulnéraire avait délié la langue, m'initia au rite galactogène :

« J'ai eu, Monsieur, trois enfants. A chaque accouchement, dès que je pouvais me lever, c'est-à-dire deux ou trois jours après, je me rendais à Féchamp, commune de Saint-Ygeaux. Il y a là deux fontaines : c'est la

(1) Thèse inaugurale : *Les Saints guérisseurs de la Basse-Bretagne.* In-8. Paris. Jouve, édit. 1903.

plus petite qui est la fontaine du lait. J'y allais donc, munie d'une écuelle, je vidais la fontaine, je me rendais ensuite à l'église où j'égrenais mon rosaire, puis m'en retournais à la maison. Pendant que là-bas la fontaine se remplissait de nouveau, mes seins se gonflaient peu à peu d'un lait excellent, et c'est à ce procédé que je dois d'avoir toujours été une excellente nourrice. Ma mère, d'ailleurs, qui l'avait employé avant moi s'en est bien trouvée, et je connais aux environs plusieurs personnes qui lui doivent sans doute la vie de leurs enfants. »

À Edern, *Notre-Dame de Trégueron* possède aussi une « fontaine du lait ». Au lieu de la vider, il suffit d'y jeter quelques épingles. La même Notre-Dame de Tréguron est encore invoquée à Gomézée et voici la coutume locale, d'après les *Éphémérides anticléricales* :

Faire trois fois le tour de la chapelle, corsage déboutonné. Après chaque tour s'arrêter à la fontaine, s'y laver les seins, puis rentrer à l'église, dire cinq *pater* et cinq *ave* et verser dans un tronc *ad hoc* quelque monnaie.

Tel est le procédé dans toute sa simplicité. Vous doutez de son efficacité ? Écoutez l'histoire qu'on raconte aux environs :

Un jeune homme de Spézet, légèrement incrédule, ne pouvait admettre que Notre-Dame de Tréguron pût donner du lait à qui n'en avait pas. Il résolut, pour se moquer d'elle, de suivre, le jour du pardon, la théorie des nourrices sèches. Il imita tous leurs gestes, marmotant des prières et se lavant les seins comme elles à la fontaine. Mais le soir, en rentrant chez lui, légèrement ivre, il s'aperçut, ô terreur, que ses seins grossissaient à vue d'œil. ils étaient le lendemain si extraordinairement exubérants qu'il ne pouvait plus boutonner son gilet. Il fallut un an de messes et de prières à la Vierge pour faire disparaître cette étrange métamorphose.

Le Dr Félix Regnault, dans son *Étude de l'influence du moral sur le physique*, explique cette anomalie physiologique par l'action vaso-motrice de la suggestion.

12° **Le pardon des nounous**. — Nous avons puisé les détails qui suivent dans la *Vie heureuse* (1). Il s'agit du « pardon » de Kergornel, le plus singulier de la Bretagne, fertile en singularités mysti-comiques. C'est le « pardon » des nourrices ; elles y vont en foule pour demander du lait et, au besoin, pour en offrir. Un « pardon » est à la fois un pèlerinage et une foire, nouvel exemple de l'affinité

(1) 2e année, n° 19, édit. Hachette et Cie.

entre la foi et la foire. Donc, des théories de bretonnes bretonnantes, les femmes de Sein comprises, dont le nom, semble-t-il, devrait les dispenser du voyage, viennent prier Notre-Dame de Kergornet, de leur donner du lait pour leurs petits, présents et futurs. Elles font à genoux le tour du sanctuaire et, pour se concilier les bonnes grâces de la vieille statue de la Madone, elles posent, dans un baquet, devant l'autel, leur modeste offrande : une motte de beurre, proportionnée

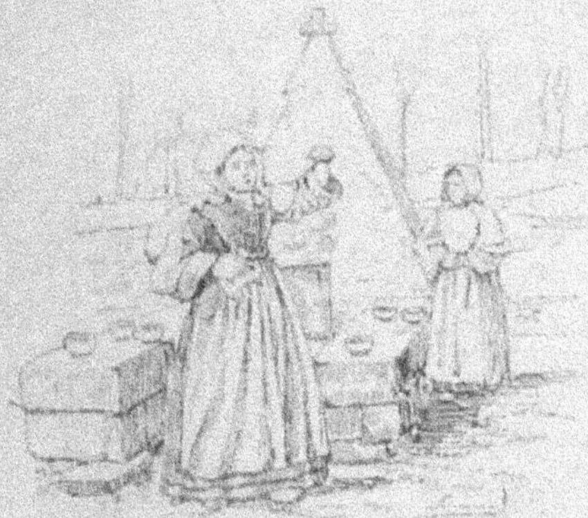

Fig. 14. — La Fontaine miraculeuse.

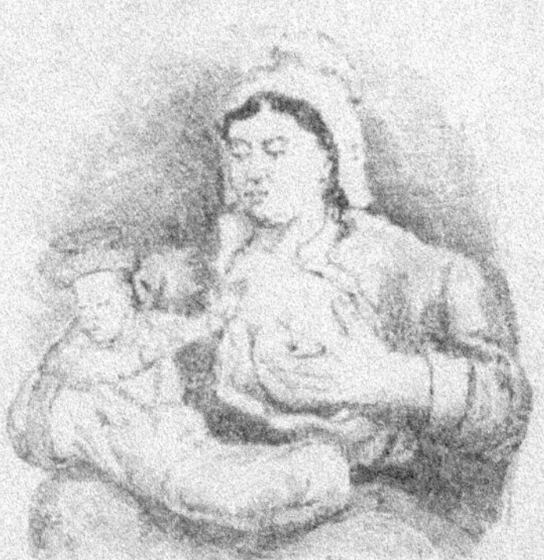

Fig. 15. — D'après la *Vie de la bique des Saints*.

à leur dévotion. Or l'on n'a jamais entendu le Calchas du temple s'écrier : « Trop de beurre ! », pour la bonne raison que le beurre, si on le sale, se conserve et se vend mieux que les fleurs.

Le tour de l'église terminé, les culs-de-jatte enjuponnés se lèvent et le pèlerinage descend, mais alors entre une double haie de strumeux, de rachitiques et de vrais culs-de-jatte, jusqu'à la fontaine miraculeuse (fig. 14).

La fontaine même est gardée par de vieilles femmes, qui font commerce de l'eau fatidique. Pour un sou, elles en vendent une écuelle. Dans cette écuelle, les femmes consultent l'oracle ; elles apprennent ainsi tout de suite si leurs prières et leurs dons ont été exaucés. Elles se lavent d'abord dans l'eau miraculeuse la figure et les mains ; elles en avalent ensuite une gorgée. Mais ceci n'est qu'une préparation. Le geste décisif est de plonger la main dans l'eau et de lever ensuite le bras. L'eau ruisselle, descend et, si une goutte touche la poitrine, la femme aura du lait. On peut d'ailleurs recommencer l'épreuve, qui avec beaucoup d'eau finit toujours par réussir. Alors, joyeuses, les filles s'en vont danser. Car les gars les attendent. Auras-tu du lait? demandent-ils en raillant. Quant aux nourrices, cette attestation providentielle de leur performance est le meilleur des certificats. On les engage sur place.

Et ceci se passe, non pas au temps où la reine Berthe filait, mais au XX⁰ siècle, en octobre 1904! Tout s'explique : en décomposant Biaor, ne trouve-t-on pas Bis-Gor, c'est-à-dire deux fois Gor ou Go-Go? ; G — Q. E. D.

13⁰ **Biches et saints.** — Les ermites ont une prédilection marquée pour le lait de biche. Ainsi furent nourris saint Ivan, en Bohême ; saint Mammès, martyr à Césarée ; un solitaire d'Asie, Siméon Polirona, ne prenait pas d'autre nourriture, en hiver. L'un des bas-reliefs de l'*urna*, placée au-dessus du maître-autel du dôme de *Massa di Maremma*, renfermant les reliques de saint Cerbon, évêque de Massa, montre le saint en train de boire le lait d'une biche, à l'arrivée des messagers du pape. Saint Gilles, abbé, fut découvert dans sa retraite, à cause d'une biche qui le nourrissait ; percée d'une flèche elle se réfugia près de lui. C'est du lait de sa biche que le généreux saint Maxime, évêque de Turin, offrit à son persécuteur, pour calmer sa soif ; de même, saint Goar arrête trois biches pour donner du lait à ses calomniateurs altérés. Saint Mammès, non content de vivre du lait des biches, en faisait des fromages qu'il portait en ville pour les pauvres. Enfin saint Kervin, abbé, trait une biche pour nourrir un enfant, quand un corbeau étourdi renverse de ses vastes ailes le vase plein de lait ; incontinent, l'oiseau noir est « maudit dans sa postérité » et ne se nourrira que de charognes. Ainsi soit-il !

14⁰ **Saints et Nourrices** (1). — La pudeur et l'esprit de pénitence se sont révélés, dès l'âge le plus tendre, chez plusieurs petits saints qui refusèrent de prendre le sein d'une femme ou n'acceptèrent d'y accoler leurs lèvres que sous certaines conditions orthodoxes. Une des lumières de l'Église, qui fut aussi un pécheur repentant, assurait que personne n'est exempt de péché, pas même l'enfant qui vient de naître, *cujus est unius diei vitam super terram*. Lui-même, disait-il, avait, au maillot, commis le péché de gourmandise, car il avait tété avec trop d'avidité!

(1) *Anecd. hist. et relig.* p. 107.

Saint Mathurin, prêtre du IVe siècle, n'avait que six mois lorsqu'il déclara à ses parents qu'il ne voulait plus téter sa nourrice et qu'il se laisserait mourir de faim s'il n'était baptisé à l'instant même.

Saint Louis de Gonzague, d'après la *Vie des Saints*, était tellement prédisposé à la chasteté que, dès sa plus tendre enfance, il refusait, par pudeur, le sein de sa nourrice (fig. 15). Plus tard, par crainte des femmes et des mauvaises pensées, il n'osait même pas, contre Huysmans, regarder sa mère. Quelle nature vicieuse!

L'auteur, ni-frac, ni-froc, de la *Cathédrale*, exalte aussi les vertus de Catherine de Suède et de Robert de la Chaise-Dieu, qui, à peine nés, réclamaient des nourrices sans péchés — donc pas de filles-mères — et « ne voulaient sucer que des pis pieux ».

Le même bollandiste pince-sans-rire raconte encore que Satan, pour réduire Christine de Stumbèle, imagine de se métamorphoser en un énorme crapaud et il s'installe entre ses seins.

Du coup, Christine s'évanouit de peur; mais alors Dieu intervient; sur son ordre, elle s'enveloppe la main avec sa manche, la glisse entre sa poitrine et le ventre du crapaud, arrache violemment la bête et la jette sur le pavé! Elle s'y écrasa « en résonnant », dit la sainte sans raisonner, ainsi qu'un vieux soulier.

Et voilà comme les béatifiés bêtifient !

Saint Roch, précoce dévot, refusait le sein les mercredis et vendredis : les hagiographes le certifient; inclinons-nous. « Pendant les jours de jeûne, dit Gœthe au sujet du même anachorète, sa mère ne lui donnait le sein qu'une fois par jour; plus tard il jeûnait aussi souvent que ses parents ». Son émule saint Étienne s'abstenait de téter les jours de jeûne.

La *Vie drôlatique des Saints* donne des détails, sinon authentiques, du moins « drôlatiques », sur la nourrice de saint François de Sales; en tout cas, ils ne sont ni plus ni moins véridiques que ceux du recueil de Bolland :

Le plus grand soin de sa maman fut de lui choisir une nourrice très dévote et surtout très catholique, afin de lui faire sucer du lait orthodoxe. Avec de telles précautions le diable aurait été bien malin s'il avait fait de François un hérétique. La nourrice était obligée d'aller deux fois par jour dans la maison de Dieu et de maintenir son nourrisson dans un continuel état d'édification. Un pieux manuscrit, appartenant aux Visitandines de Nevers, nous apprend que cette femme considérait déjà son nourrisson comme un saint et vénérable poupon; elle nous dit que la première fois qu'elle le porta à l'église, lorsqu'il était encore au maillot, elle connut qu'il se plaisait dans le lieu saint ; il ne parut jamais chagrin ni ennuyé aux offices ; il tenait les mains jointes, inclinait le corps et avait toujours les yeux fixés sur l'autel ou sur le prêtre qui officiait. Lorsqu'il commença à marcher, sa piété, loin de s'arrêter, n'en marcha que mieux, *et c'est toujours du côté de l'église qu'il entraînait sa nourrice.* Il faut dire aussi que monsieur le curé, pour encourager d'aussi édifiantes dispositions, avait toujours ses poches pleines de dragées qu'on lui donnait pour les baptêmes.

Cette nourrice bien pensante ne devait pas être une Munichoise, car Maïer, de Munich, rapporte que les catholiques de la Souabe, considérant l'allaitement comme un acte indécent, s'en abstiennent (1).

Nous réservons, pour la fin, un exemple de macération scatologique peu ordinaire. Au contraire des saints qui refusaient d'ouvrir la bouche pour prendre de la nourriture, certains jours consacrés, sainte Philomène s'obstinait à fermer... la bouche inférieure ; à elle la palme de l'ascétisme !

D'après la *Légende des Saints*, raconte Laferrière, dans ses *Mémoires*, sainte Philomène répugnant aux cérémonies terrestres, qui réclament chaque matin les digestions régulières, avait obtenu de Notre-Dame-de-Délivrance, de n'y vaquer que tous les ans, une fois à la Saint-Michel. Eh bien ! les vrais disciples de l'Église lisent la légende de sainte Philomène et ils n'en sont point scandalisés. La bonne sainte, éprouvant, lors de ses anniversaires miraculeux, quelques difficultés douloureuses, avait coutume de s'écrier : « Mon Dieu ! je vous l'offre ! » ce qui activait le dénouement.

Nous avons connu des intestins féminins qui ne fonctionnaient que tous les huit jours ; mais serrer ses fèces une année durant nous paraît « philoménal », — qu'on nous passe ce *lapsus calami* — même pour le sexe constipé au moral et au physique.

15° Le corset et la religion. — Dans les couvents de religieuses, l'exubérance des mamelles est réprimée par différents procédés, mécaniques ou médicamenteux ; on a surtout recours à la compression, à l'aide de bandes. Les pensionnaires trop « poitrinées » des sœurs de Bellevue prennent, à chaque repas, une certaine quantité de poudre jaune, de nénuphar, sans doute, qui fait tomber les « estomacs », parce que « c'est immodeste. » Cette plante aquatique, en contact continuel avec l'eau *froide*, doit, en

(1) Cf. *La Quinzaine thérapeutique.*

vertu de la médecine des signatures, produire la *frigidité* sexuelle (1) et, par ricochet, l'atrophie mammaire ou amazie.

Lors des poursuites exercées, le 20 mai 1903, contre les religieuses du Bon-Pasteur d'Annonay (Isère), l'enquête révéla l'existence d'un corset spécial, sorte de camisole de force, employé, comme punition, par les bonnes sœurs.

« Un jour, dit une des victimes dans sa déposition, on me mit en chemise dans la cour. Il pleuvait à verse.

» Si par hasard en dormant, nos bras n'étaient point croisés sur la poitrine, et sous prétexte qu'avec les mains on faisait des saletés, on nous mettait le *corset de force*. Une sœur était chargée de cette surveillance-là.

» Je me rappelle bien qu'une pauvre fillette de cinq ans, attachée avec le *corset de force*, et ayant un besoin naturel à satisfaire, tirait, avec les dents, son pot de nuit, plus ou moins propre ».

On sait que les sœurs furent condamnées par le tribunal de Tournon.

Quelques douces toquées, par esprit de pénitence, ont imaginé des corsets faisant l'office de véritables instruments de torture. Marie Marguerite, qui se désaltérait avec de l'eau de vaisselle, se ceignait la poitrine de chaînes hérissées de pointes (3) ; à sa mort, on trouva dans son foie trois clous, qu'elle avait dû y enfoncer comme saint François d'Assise. *Ejusdem farinæ*, sainte Colette, la patronne de Corbie (Somme), portait une ceinture de fer qu'elle ne quittait ni jour ni nuit et qui lui entrait dans les chairs. Rappelons qu'elle naquit le 13 janvier 1381, « par l'intercession de saint Nicolas » ; sa mère, alors âgée de soixante ans, avait été stérile jusque là, malgré un double mariage. « Ce corset avait tellement usé, déchiré les chairs, dit le Père Henri, son directeur de conscience, qu'il s'y était incrusté et en était recouvert en partie. » Le saint homme se crut obligé d'en arrêter les ravages et d'en prévenir les funestes effets. Aussi obéissante que mortifiée, sainte Colette se mit en devoir de l'enlever ; mais il était tellement adhérent, qu'elle fut obligée d'en attacher une extrémité à la muraille et de tirer à l'opposé. « Elle l'arracha avec des lambeaux de chair et au prix de souffrances indicibles ». Mais privée de cet instrument d'immolation, elle sut en imaginer d'autres et « continuer sa mission réparatrice ».

(1) Les *Mémoires* de Jean de Laval rapportent que Rabelais fut forcé de s'enfuir du couvent de Maillezais, en Poitou, « pour avoir *accusé* se messire l'abbé ».

(2) *Ephém. antisécler.*

(3) *La Cathédrale*, p. 112.

L'abbé Doaillet nous en narre une « bien bonne », sur cette moniale maniaque et bien que l'historiette s'écarte un peu de notre sujet, nous ne résistons pas au désir de la rapporter :

Sa délicate pureté a réagi, ce semble, d'une manière particulière sur son chaste corps et l'a préservé de toute corruption. Malgré les nombreuses et violentes souffrances qu'elle endurait, elle n'éprouva jamais certains effets désagréables produits ordinairement par les maladies naturelles. On ne ressentit jamais auprès d'elle aucune mauvaise odeur ; au contraire, toujours du lieu où elle habitait, s'échappait une senteur délicieuse et un air embaumé qui fortifiaient ceux qui les respiraient et même les guérissaient.

Ainsi elle n'attendait pas d'être morte pour être « en odeur de sainteté » ; ses flueurs, de son vivant, exhalaient le parfum des fleurs !

Autre variété de busc mortifiant. Jeanne de France, après son divorce avec Louis XII, se retira à Bourges, pour y fonder l'ordre des Annonciades et honorer le mystère de l'Incarnation ; elle portait sur l'estomac un « éclat de bois de luth », en forme de croix, hérissé de cinq petits clous d'argent — en souvenir des cinq plaies du Christ — qui la piquait sans cesse (1). La seconde épouse du « père du peuple » n'était pas moins superstitieuse et confite en dévotion : elle couvrait ses nourrices de reliques et d'amulettes ; malgré tout, ses enfants n'étaient pas viables.

(1) Lacroix, *Louis XII et Anne de Bretagne*.

CHAPITRE II

INDÉCENCES MYSTIQUES

I. Nudités dans les temples. — En Égypte, sous la domination hellénique, on célébrait, d'après Hérodote, les fêtes de Dionysos, à la façon des Grecs; le costume des femmes était dans le plus grand négligé et en rapport avec la solennité :

Au lieu des phalles, ils ont inventé des statuettes hautes d'une coudée, que des cordons font mouvoir; les femmes les promènent dans les villages avec leur membre viril, à peine moindre que le corps, qui s'agite et s'incline.

D'ailleurs, la nudité chez les Égyptiennes était un hommage rendu à l'Être générateur : elles faisaient tomber leurs vêtements en présence du dieu Apis (Diodore de Sicile) et les danses sacrées, comme dans l'Inde, s'effectuaient, au milieu du sanctuaire, en complète nudité.

Devant le Veau d'or, les Juives dansaient nues (Rolle) et nues elles paraissaient dans les sacrifices nocturnes qu'elles offraient à Priape, dont Maacha, mère d'Asa, roi de Juda, était grande prêtresse; nues aussi, dans l'ancienne Bretagne, les femmes se présentaient à certaines fêtes religieuses (Pline).

J. Collin, dit de Plancy, depuis sa conversion — en arrière — sur le chemin de Damas, raconte l'histoire, à la façon du Père Loriquet. Cet ex-libre-penseur repenti, dans son zèle de néophyte, veut démontrer que les anciens étaient pudiques et n'admettaient pas même de nudités artistiques dans leurs temples. Mais qui veut trop prouver ne prouve rien. L'auteur, autrefois estimé, du *Dictionnaire critique des reliques*, de la *Taxe des parties casuelles de la boutique du pape*, etc., oublie que l'*Impudeur*, personnifiée par Ἀναίδεια, avait un temple à Athènes même. Toutes les divinités grecques étaient nues, à l'exception parfois de Héra, d'Athéna et d'Artémis quand elle n'est pas au bain ou dans les bras d'Endymion. Étrange contradiction ! En Grèce, les statues d'Illythie, la déesse des accouchements, étaient couvertes jusqu'aux pieds d'une draperie légère. D'abord les Grâces furent voilées, il est vrai, mais bientôt elles se montrèrent et restèrent entièrement nues.

Joachim von Sandrart, au XVIIIe siècle, a eu la singulière distraction de représenter « Zeuxis peignant une *Junon* drapée (fig. 16),

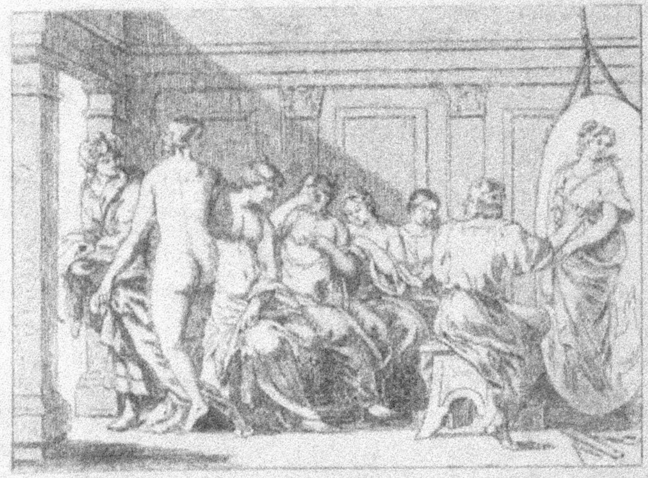

Fig. 16. — Reproduite dans l'*Hist. de l'art en tableaux*. (E. A. Seemann.)

d'après les cinq beautés d'Agrigente » ; pourquoi le peintre ancien aurait-il établi un concours de beauté esthétique et choisi un modèle — et non cinq — entre les plus belles académies de la ville, après avoir fait tomber les voiles ? C'était, sans aucun doute, pour figurer, non pas l'épouse de Zeus, ce qui est encore une erreur, mais *Hélène courtisane*, vêtue de l'air du temps. Notre peintre Vincent, mieux inspiré, l'a ainsi compris et est resté dans la tradition, avec Cicéron *de invent, lib. 2*, en plaçant l'incident à Crotone (1). A Cnide, à Chypre, à Paros, Aphrodite n'avait que sa main pour cacher « le sanctuaire des plaisirs ». Si les habitants de Cos refusèrent à Praxitèle une statue de cette déesse, à cause de sa nudité, et lui en préférèrent une autre du

(1) *Les Seins dans l'Histoire*, p. 117.

même sculpteur, moins belle, mais voilée, les Cnidiens se montrèrent plus artistes : ils acceptèrent l'œuvre de Praxitèle et la placèrent dans leur temple. C'est cette statue qui, au dire de Pline, inspira un tel amour à un individu qu'il « se cacha la nuit dans le sanctuaire, saisit la statue dans ses embrassements voluptueux et laissa sur son corps un témoignage de sa passion. »

Et que de nudités n'offrent pas aussi les bas-reliefs extérieurs du Parthénon, du temple d'Apollon, à Phigalée, (British Museum), etc., comme traits caractéristiques de la religion et de la vie sociale de l'Attique !

Mais le rite grec moderne n'admet plus de sculptures, ni découvertes ni couvertes ; il s'en tient à la lettre du précepte religieux : « Tu ne feras pas d'images taillées »; les canonistes grecs autorisent seul l'usage de la peinture. Nous savons que le Coran interdit la reproduction d'aucune image d'être vivant, aussi bien en sculpture qu'en peinture.

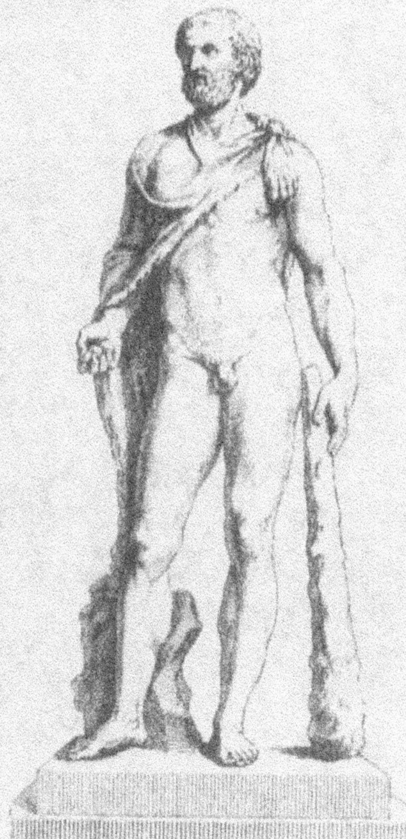

Fig. 17. — Commode, en Hercule, marbre de Paros

Les divinités romaines étaient empruntées aux Hellènes ; leurs statues étaient identiques et pour la plupart privées de voiles. Le plus vertueux des empereurs, Marc-Aurèle, et son fils, le cruel Commode (fig. 17), ne furent-ils pas statufiés dans le costume primitif du Voltaire (1), de Pigalle ; du Napoléon, de la cour Bréa, à Milan (fig. 137 *ter*) ; du « duc de fer » Wellington, élevé par les dames de Londres et représenté en Achille, c'est-à-dire dans le plus complet état de nudité ? (2). Collin-Maillard, de Plancy, a les yeux bandés ou bien il a été si vivement touché de la grâce et ébloui par elle qu'il en a perdu la vue.

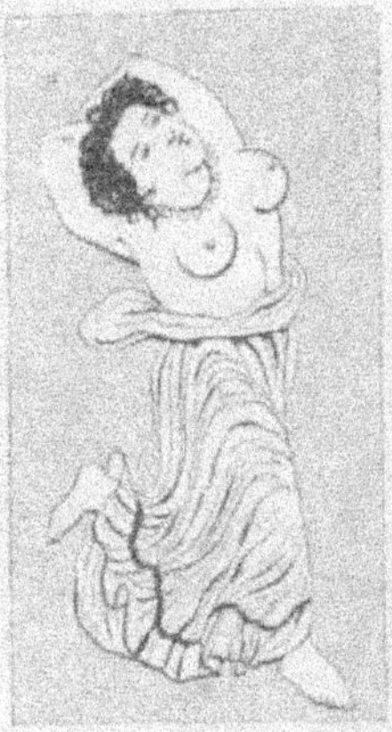

N'en déplaise à l'auteur du *Dictionnaire infernal*, le nu s'observait non seulement sur les images des dieux et des déesses, comme le montrera amplement notre iconographie mythique, mais dans le culte de plusieurs divinités, Dionysos, Cronos, Adonis, Pan, Priape, Flora, Aphrodite, etc.; « la débauche introduite dans les temples était devenue à peu près un *acte de foi* », *muliebre pudendum colebatur* (3).

Les danses sacrées des *Parthénies* (fig. 18), des *Dionysiaques* (4) (fig. 19) etc., s'exécutaient, comme dans les temples égyptiens, à l'état de nature; quoi d'étonnant dans le pays des gymnopédies ?

Aux fêtes de *Cérès*, les Athéniennes couvraient leurs seins de

Fig. 18. — Jeune fille Spartiate dansant les *Parthénies*. D'après un vase du musée d'Athènes. Reproduit dans l'*Hist. de la danse*, par F. de Ménil.

(1) On connaît le couplet satirique que l'on fit à cette occasion, sur l'air *O Pater et Filiæ* :

> Voici l'auteur de l'*Ingénue*,
> Pigalle le montre tout nu...
> Monsieur Frérom le drapera :
> Alléluia !

Et pourquoi ne représenterait-on pas symboliquement le patriarche de Ferney, dans l'attitude de saint Sébastien, percé des flèches empoisonnées de ce Jean Fréron, l'ennemi des philosophes ?

(2) Sévère, dans *Polyeucte*, fait allusion à cette coutume :

> Nous remplissons le ciel de tous nos empereurs.

Le *Répertoire de la Statuaire*, par Salomon Reinach, reproduit de nombreuses statues impériales dévêtues.

(3) Castell, et *Mém. de festis Græc. In Thesmoph.* Lire aussi la xxxie lettre de saint Boniface au pape Zacharie.

(4) Dans ces fêtes, à Lampsaque, les phallophores portaient une statue de Dionysos, munie du bâton mystique, traversé de trois phallus. On sait que dans la religion indienne, le culte du lingam, le priape grec, est consacré à Shiva et celui de l'yoni ou ctéis, à Bhavani. Le gland était le phallus des Druides, leur emblème de la fécondité.

feuilles de lunexine, « de peur que la jeunesse s'arrestast trop à les caresser » ; les prêtresses se donnaient à Dionysos, comme époux.

Pendant les *Adonies*, célébrées en l'honneur d'Adonis, les femmes paraissaient dans la procession les cheveux épars, les robes flottantes, le sein découvert.

Dans les sacrifices humains du culte des Hellènes et aussi des Gaulois, les victimes étaient dépouillées de leurs vêtements ; telle est représentée *Iphigénie*, victime expiatoire, dans une fresque de Pompéi, (Casa dei Vetti), et *Séréna délivrée par un chevalier*, par William Hilton (National Gallery).

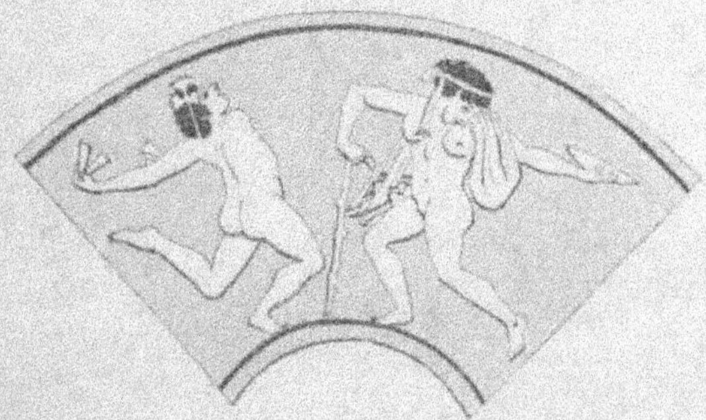

Fig. 19. — Danses Dionysiaques, d'après une coupe du Musée de Cracovie.

En Lydie, en Perse, en Scythie et autres contrées d'Orient, on consacrait à Anitis les plus belles filles du pays et elles se prostituaient à ceux qui faisaient une offrande à la déesse hospitalière. Montaigne va plus loin :

Cinquante Deïtez estoient au temps passé asservies à l'office de la volupté : Et s'est trouvée Nation, où pour endormir la concupiscence de ceux qui venoient à la dévotion, on tenoit aux Temples des garses à jouyr : et estoit acte de cérémonie de s'en servir avant venir à l'office ; c'est que l'incontinence est nécessaire à cause de la continence, et qu'un incendie est éteint par le feu.

À Lacédémone, la flagellation des adolescents, devant l'image d'Artémis, Orthia ou Λυγοδέσμα, qui se pratiquait encore au deuxième siècle de notre ère, obligeait les patients au costume de nature. De même à Rome, le grand-prêtre, selon Plutarque, fustigeait les vestales indociles ou qui avaient laissé éteindre le feu sacré, et ces vierges n'étaient voilées que de leur pudeur.

Aux *Lupercales*, les prêtres de Pan couraient nus dans la ville, frappaient avec des lanières de peau de chèvre les mains ou le ventre des femmes qui se pressaient sur leur passage, pour devenir fécondes ou obtenir des couches faciles (Juven. *Sat.* II. D'autres fêtes religieuses, en l'honneur de Flore, d'Ariane, de Bacchus, etc., donnaient lieu aux scènes du dévergondage le plus débridé.

II. SECTES RELIGIEUSES. — Vers le xie siècle, des hérétiques instituèrent la secte des *Adamiens* ou *Adamistes*, nommés encore *Nicolaïtes*, en France, et *Frérots*, *Fraticelli*, en Italie. Comme les disciples de Priscillien, ils paraissaient nus dans leurs assemblées et, sous prétexte de chasteté, ne se drapaient que de leur vertu ; ils prétendaient revenir à l'état d'innocence du père Adam, pour émousser et dompter leurs sens. Saint Épiphane commit le péché de médisance en relevant les fables et commérages populaires sur ces impudiques fêtés : il les accuse, entre autres méfaits, de se livrer, après le repas liturgique, à la fornication, *coram populo*, tandis que des lévites recueillaient dans le calice la liqueur séminale et le sang menstruel, pour offrir ce répugnant mélange en communion ! D'après saint Augustin, les *Catharistes* humectaient aussi de semence virile l'Eucharistie qu'ils recevaient.

En mars 1723, rapporte le *Journal* de Barbier, on a découvert à Montpellier une « plaisante » secte d'hérétiques, appelée les *Condormants*, c'est-à-dire dormant ensemble, ou les *Multipliants*.

Il y avoit deux cents personnes qui s'assembloient chez une dame de Montpellier. Il y avoit dix ou douze hommes qui étoient les ministres, habillés comme on dépeint les lévites de l'Ancien Testament, avec des étoles sur lesquelles il y avoit des caractères hébreux, et d'autres qu'on ne connoît point. Ils s'assembloient le soir, disoient une espèce d'office ; dans la salle, il y avoit trois ou quatre lits de repos. Pendant l'office, il y avoit des intervalles où l'on souffloit les lumières, les hommes prenoient les femmes et alloient chevaucher sur les lits, chacun à son tour, ensuite de quoi chacun s'en retournoit chez soi. On en a arrêté dix ou douze, et on a envoyé une commission extraordinaire pour les juger.

Une secte analogue aux *Adamiens*, à la recherche de l'Éden, tentait, en 1906, de se constituer en Amérique, sous la direction de M. John Sharp d'Oklahoma-City, communément surnommé le *prophète Adam*, en raison de son costume peu encombrant ; car pour guérir ses compatriotes de la soif immodérée du dollar, il a décidé de vivre nu et prêche à ses concitoyens l'Évangile de la nudité. Déjà il avait réussi à réunir autour de lui une cinquantaine de disciples convaincus, qui parcouraient, sans le moindre vêtement, les rues de sa cité natale, quand les policemen et détectives intervinrent, au nom de la morale publique.

La secte des *Andronyciens* considérait la nudité à un autre point de vue : ces illuminés croyaient que la partie supérieure de la femme était l'œuvre de Dieu et la partie inférieure, celle du diable ; aussi autorisaient-ils la dénudation de « l'œuvre divine », pendant le jour ; « l'œuvre diabolique » ne devait être découverte que la nuit.

Les *Ansariens*, du pays de Tripoli, au dire de Gérard de Nerval, font monter leurs prêtresses sur la sainte table pour représenter la Vierge ou *Kadra* : « Bien entendu qu'elles sont là dans la tenue la plus simple, sans robe ni rien sur elles et le prêtre fait la prière, en disant qu'il faut adorer l'image de la maternité. » Une semblable religion obtiendrait en Occident un réel succès de curiosité et les athées, eux-mêmes, accourraient en foule aux pieds des autels de la Vierge, en Vénus.

Mais reprenons l'ordre chronologique. Au XIIIe siècle, la secte des *Béguards et Béguines* eut, en Allemagne, de nombreux adeptes ; on le comprend aisément, quand on songe qu'entre autres hérésies aimables, ils admettaient « que c'est un péché d'exercer l'acte charnel, surtout quand celuy qui l'exerce est tenté, parce que la nature nous a donné un penchant à cette action ». N'est-ce pas de là qu'est venue l'expression « avoir un béguin » pour une personne d'un sexe différent ?

Vers l'an 1411, les dogmes d'une société établie à Bruxelles, *Homines intelligentiœ* (les *Intellectuels*) — déjà ! — étaient encore plus épicuriens ; convaincus qu'un tien vaut mieux que deux tu l'auras, ils n'admettaient que les joies du paradis terrestre. On jugera du degré de leur libertinage, en rappelant quelques-unes de leurs croyances et de leurs pratiques.

... Ils souffroient la paillardise comme indifférente, et parce qu'une femme de leur société ne se vouloit pas prostituer, toutes les autres l'injurioient... Sur le sujet de la jonction de l'homme avec la femme, ils avoient imaginé quelque chose de si sale que cela ne se peut pas dire, non pas mesme par périphrase... Ils s'étoient formé un certain langage qui n'estoit entendu que de la société pour parler des choses obscènes... Les femmes mariées admettoient indifféremment dans leur lit tous les hommes.

Le phalanstère religieux des Mormons, fondé en 1827 sur les bords du lac Salé, — salé est de circonstance — semble s'être inspiré de ces précurseurs en polygamie; mais un bill voté en 1887 la leur a interdite.

Au xiv° siècle, les *Turlupins*, affectant la dévotion la plus excessive, défilaient nus dans les villes et villages de la Savoie et du Dauphiné.

Vers la même époque, des bandes de *Flagellants* (fig. 20), hommes et femmes, « tous nus, jusqu'à la ceinture », dit Mézeray, parcouraient la Hongrie, la Pologne, l'Allemagne et les Pays-Bas, en se labourant le corps avec une discipline :

Ils portoient une croix à la main et un capuchon sur la teste, se fouettoient deux fois le jour et une fois la nuit, avec des cordes noüeuses et semées de pointes, et se prosternoient en terre en forme de croix criant miséricorde; chaque bande avoit son chef. Ces commencemens pieux degenererent en heresie par leur orgueil propre, et par le mélange des *Begards* des *Fripons* et des *Vaut-riens*.

Clément VI défendit les flagellations publiques ; mais, au début du XV° siècle, des fanatiques reparaissent à Dresde et préconisent le baptême du sang. Ils furent poursuivis et même brûlés, ce qui n'empêcha pas la constitution de nouvelles confréries masochistes de *Flagellants*, *Pénitents* ou *Battus*, tant est contagieuse la folie religieuse sur les foules ignorantes.

La *Chronique flamande* raconte qu'en 1365, le Jeudi-Saint, environ cent cinquante Espagnols et Italiens parcouraient les rues, le torse nu, en se flagellant jusqu'au sang avec des cordes, « au bout desquelles il y avoit des estoiles d'argent » : ces étourneaux mettaient à honneur d'ensanglanter le seuil de la demeure de leur maîtresse.

En décembre 1574, Henri III, couvert de têtes de mort, s'enrôle dans une confrérie d'Avignon, non par piété, mais pour y trouver de nouvelles satisfactions des sens : la flagellation est, en effet, conseillée, en médecine et dans « les maisons Letellier » (1), comme un excitant génésique par excellence.

L'une de ces processions « des battus », organisée dans l'ancien siège de la papauté, le jour des Rameaux, rappelle le Dr Muller, resta dans l'histoire parce que le cardinal de Lorraine, Charles de Guise,

(1) J. Meibomius, *Utilité de la Flagellation dans les plaisirs de l'amour et du mariage*, Sacher-Masoch, *La flagellation passionnelle*, *La Vénus à la fourrure* (1905); A. Dubarry, *Les Flagellants* (1906); etc.

qui la conduisait, y contracta une pneumonie dont il mourut. Encore un exemple de l'aberration du « doigt de Dieu ».

Pendant la Ligue, à Paris, Pierre de l'Estoile signale le 30 janvier 1589 une procession de six cents personnes toutes nues; le 3 février, autre procession; puis, le lendemain, dans la paroisse de Saint-Nicolas-des-Champs, une « monstre » où figuraient plus de mille personnes et particulièrement le curé François Pigenat, un des six

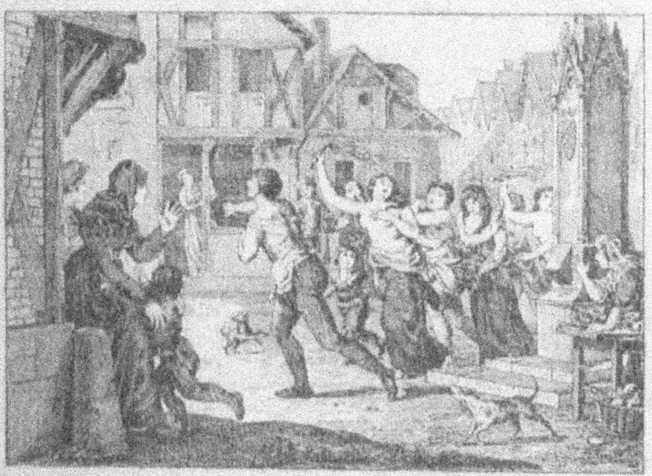

Fig. 20. — *La secte des Flagellants* (année 1814), d'après une estampe de Moreau. Tirée du *Correspondant Médical*.

prédicateurs gagés par la Ligue « qui estoit tout nud et n'avoit qu'une *guilbe* (guimpe) de toile blanche sur luy. »

Il y avait aussi des processions nocturnes où les deux sexes se trouvaient en contact. Et quoiqu'elles se fissent en Carême, souvent elles donnaient lieu à des scènes de carnaval; « Tout était Carême-prenant, dit l'Estoile, c'est assez dire qu'on en vit des fruits. »

Il fallait bien être une fanatique déséquilibrée, comme la duchesse de Montpensier, pour lancer la mode nouvelle des promenades publiques, en chemise; « Dames et demoiselles, écrit Michelet, y passent. Les seigneurs aussi, forts dévôts à ces sortes de processions, lançaient par des sarbacanes des dragées aux belles qu'ils reconnaissaient sous ce léger costume. » Le chevalier d'Aumale, un des chefs de la Ligue, se distinguait entre tous par son adresse et son ardeur à lancer des dragées *musquées* ; sa cousine, sous le nom de sainte Beuve, présidait à ces jeux innocents. Elle assista à l'une de ces ridicules processions, vêtue « d'une toile très transparente et la gorge couverte d'*un point coupé* », dentelle d'un tissu très léger. Elle parut ainsi dans l'église de Saint-Jean, « où elle se laissa mener sous le bras, dit le *Journal* de Henri III, et muqueter et attoucher au scandale de plusieurs, qui allaient de bonne foi à ces processions. »

A part quelques snobs et dévergondés de l'époque qui s'amusaient de ces édifiantes momeries expiatoires, la plupart semblait croire que c'était arrivé, se flagellait avec conviction et hurlait de lugubres refrains, dont voici un fragment :

> Or avant ! entre nous tuit frère,
> Batons noz charoingnes bien fort ;
> Batons nos pis, batons no face.

C'était une scène renouvelée de l'*Enfer*, du Dante ! « Je vis des âmes toutes nues, le visage en fureur. Elles se frappaient entres elles, des mains, de la tête, de la poitrine et des pieds. Elles se déchiquetaient pièce à pièce, à belles dents. »

L'expression de *tout nuds*, si souvent employée par les auteurs qui ont décrit ces processions fantastiques, ne doit pas être prise à la lettre ; ils voulaient dire en chemise ; mais, le vent aidant, c'était tout comme. Cependant il y a nombre de fanatiques qui retiraient ce vêtement, lui-même, par excès de dévotion. Et bien avant ces saturnales catholiques, en 1224, au moment de combattre les Anglais, Louis X, pour gagner la protection du ciel, sur l'instigation de trois bigotes, les reines Isemberg, Blanche et Marguerite, organisa à Paris une procession, dans laquelle plusieurs personnes allaient en chemise et même *sans chemise*, assure le chroniqueur Guillaume Guiard.

> De gens prevés et d'estranges,
> Par Paris, nuds pieds et en langes,
> Que nul de trois n'a de chemise.

La ville de Cambrai célébrait chaque année, par une procession, un fait miraculeux, consigné par les R. P. Jésuites Cyri et Ribadeneiria, dans leurs récits légendaires. L'épouse de Jean Goule n'était pas d'une fidélité exemplaire, loin de là ! Un jour, on vint lui dire que son mari, confit en dévotion, opérait des prodiges : « Oui, répondit-

elle, il fait des miracles comme mon c… pète! » A l'instant, affirment
les R. P., elle péta et ne fit que péter le reste de ses jours. En souvenir de cette sacrée tympanite abdominale, passée à l'état chronique,
deux chars figurent dans la procession du patron de Cambrai: le
premier destiné au bienheureux Jean Goule, qui tient une pancarte où
sont écrits ces vers bachiques:

> J'avais cru que ma femme
> Aimait la chasteté, é, é, é,
> Je vois bien que Madame
> Aime la volupté, é, é, é;
> Pour en perdre la mémoire
> Dans le fleuve de l'oubli
>   Biribi
> Je vais boire! Je vais boire!

Madame Goule trône au milieu du second char, « représentée par
une jeune fille chargée de gros tétons flamands, qui font la beauté et
le saillant de la procession ». A ses pieds sont dissimulés deux tuyaux
de fer blanc, où passe le vent de deux soufflets qui simulent les
bruits éoliens et inodores de l'Infidèle; entre temps, un chœur dis-
cordant braille ce couplet à double entente:

> Triomphez, ô grand Saint,
> Madame pette, ô quel destin!
>   Ce bruit sournois
> Annonce votre gloire,
>   Et dans l'histoire,
>   On dira mille fois:
> Ce bruit vaut mieux que le son des *haut-bois* (1).

A Vérone, le premier jour de carême, Dante (2) fut témoin de
courses d'hommes nus; un morceau de drap vert était le prix de la
course; le nom de la porte de Palio — aujourd'hui porte de la Stupa —
rappelle à la fois la course et le prix. « Cet usage, dit Ampère,
remontait probablement au paganisme, comme les courses de femmes
nues, qui eurent lieu assez tard dans le midi de la France. » En
effet, à la foire de la Madeleine, à Beaucaire, en l'honneur de la
sainte prostituée, on faisait courir les filles publiques sans vêtements

<hr>

(1) Cf. les Us dans les Cérémonies et dans les Mœurs, 1788.

(2) *Enfer*, XVe chant. En parlant de Brunetto Latini, rejoignant ses compagnons
de supplice, qui marchent sous la pluie de feu… « Il semblait, dit-il, être parmi
ceux qui courent le drapeau vert dans la campagne près de Vérone ».

et les premières arrivées recevaient pour prix un paquet d'aiguillettes. De là vint, le dicton : « Cette femme court l'aiguillette », pour dire qu'elle se prostitue. Nous savons que, dans certaines provinces, les courtisanes étaient tenues de porter une aiguillette rouge. Appliquée à l'homme, l'expression « couper l'aiguillette » était synonyme d'impuissance.

Quelquefois même, à celles de ces fêtes qui tombaient au printemps ou en été, hommes et femmes paraissaient presque aussi peu vêtus qu'aux bains publics et aux étuves. Cela arrivait, par exemple, à la procession du Saint Sacrement d'Aix, en Provence, qui plaisait tant au bon roi René. Or, ce costume léger et ce mélange de déguisements favorisaient les attouchements les plus libres et les caresses les plus accentuées.

On dansait, on festoyait dans la nef des églises (1). « Quelquefois ces ballets, exécutés à l'intérieur du temple, dégénéraient en scènes d'une licence qui allait jusqu'à l'obscénité. »

En 1373, d'après Mézeray aux danses de la Saint-Jean, « les Français furent saisis d'une telle fureur de danser, que nombre d'entre eux, dépouillant leurs habits, s'en allaient nus, hommes et femmes, sauter dans les cloîtres et dans les églises. »

Les processions bizarres, parodies sacrées, connues sous les noms de *Fêtes des sous-diacres ou diacres souls*, des *Cornards*, de l'*Ane*, des *Fous*, etc., kermesses de la foi naïve transformées en véritables mascarades, où prêtres et laïques des deux sexes échangeaient leurs vêtements, donnaient lieu à de nombreuses scènes licencieuses qui les firent supprimer.

A l'étranger également processions et exhibitions indécentes : l'Espagne avait ses *Disciplinants* ; à Venise, dans la procession du Rosaire, des filles en anges dansaient avec des garçons en démons et

(1) A l'église Saint-Étienne, d'après Millin, ce ne fut qu'en 1538 que cessa la coutume de jouer à la *pelote*, dans la nef. Le dernier chanoine fournissait la pelote et la présentait au doyen, qui la renvoyait à ses confrères : « le tout finissait par une danse et par un banquet, où le vin n'était pas épargné ». Nous verrons bientôt que, dans l'obscurité des basses-fêtes, quelques fidèles de l'ordre des Passionnistes, sous prétexte de recueillement, se livraient, en toute sécurité, aux jeux de « la pelote » et de « boules », en entonnant l'*adoremus in æternum* et l'*Introit*. C'est qu'alors les cathédrales, en dehors du culte, étaient un lieu de rendez-vous et de réunion, où l'on traitait des affaires commerciales et galantes. A Rio-Janeiro, d'après Max Radiguet, les Brésiliennes se rendent dans la chapelle impériale, où se donne un concert instrumental et vocal, avec l'aide des *soprani* italiens; les femmes, accroupies sur leur carré de tapisserie, prennent des sorbets en compagnie des jeunes gens, qui viennent flirter avec elles dans le lieu saint.

faisaient le diable-à-quatre. A la procession de Rosson, dans le pays de Liège, en souvenir du meurtre de saint Evermarus, pendant un pieux pèlerinage, « dit la pudeur publique en souffrir, dit E. du Méril, les assassins étaient des sauvages et comme tels, ils se couvraient à peine de quelques feuilles. »

Ludovic Naudeau rappelle qu'au Japon, avant la Révolution de 1868, pendant les *matsuri* ou processions religieuses, des jeunes filles portaient solennellement sur leur dos d'immenses phallus. Il y avait à Uji, près de Kioto, des temples consacrés au plus naturaliste de tous les cultes.

Là, autour des cippes d'une forme significative, s'ébattaient des milliers de couples, en d'amoureuses bacchanales. Le nouveau régime a interdit ces cérémonies qui, assure-t-on, réuniraient encore clandestinement quelques fidèles. Sans doute, tout cela, c'est le vieux Japon; mais le vieux Japon n'est mort qu'il y a trente ans. Et il n'est pas indifférent de savoir que de nos jours encore le temple du grand aigle, qui s'élève dans ce magnifique mais infâme quartier du Yoshiwara, où flambe la prostitution et où chante la luxure, devient une fois par an un lieu de pèlerinage où se rue la moitié de la population masculine et féminine de Tokio, en une extraordinaire saturnale où je me suis naturellement mêlé.

En Perse, la secte musulmane des *Schites*, en l'honneur de l'anniversaire des martyrs Hussein et Hassan, descendants du prophète, s'inflige des supplices volontaires : les *Balafrés* se tailladent le front avec leurs sabres ; les *Martyrs* fixent dans les chairs de la poitrine des couteaux et des bâtons pointus et les *Pénitents* s'écrasent la poitrine à coups de briques.

Des momeries, des folies analogues se retrouvent dans les huit mille religions ou sectes différentes qui se partagent l'immense troupeau des croyants cosmopolites; chacun est convaincu appartenir à la bonne, à celle qui « n'est pas au coin du quai ». Les mouches disparaîtront peut-être du globe, mais jamais les gobe-mouches. « Dieu, en effet, dit M. Harduin, souverainement bon, a réparti une égale couche de bêtise et de crédulité sur tous les peuples. Juste comme il l'est, il n'a voulu favoriser aucun aux dépens des autres. »

Après les frères *Fouettards* et les exhibitionnistes, toute naturelle est la transition avec les *Convulsionnaires*, autre variété de névrose religieuse.

Nous tirons ce passage de la *Relation de M. Dudoyer-Duqastel touchant les Convulsionnaires et la séance de ces Jansénistes, le*

Vendredi Saint de 1760, adressée à M. le Président Nicolaï. La scène se passe au mois de mars, chez M. de la Barre, rue Philipeaux :

... Nous avons une sœur, dit M. de la Barre, qui avale de la cendre et des excréments délayés dans du vinaigre, et elle rend du lait... — Je le sais, lui dis-je, et on voit plusieurs fioles de ce lait chez M. Le Paige, avocat, un de ceux que le Parlement a choisis pour examiner l'*Encyclopédie*...

Le même rapport décrit le *Secours de Marie* de ces fanatiques :

Pendant ce temps, était entrée sœur Marie ; c'est une grande fille vigoureuse, âgée de trente à trente-cinq ans... M. de Vaudeville étendit à terre un matelas, dans un coin de la chambre ; sœur Marie s'y coucha sur le ventre ; M. de Vaudeville lui piétina le dos assez légèrement, mais avec vigueur ; elle se tourna et se coucha sur le dos, on lui piétina le ventre ; on lui administra sur la poitrine et sur le sein un grand nombre de coups d'une bûche, d'un pied et demi de hauteur sur cinq pouces de largeur. « Les coups, disait M. de Vaudeville ne blessent pas son sein, pour marquer que le sein de l'Église est toujours intact, quelques persécutions et quelques traverses qu'elle éprouve... » — « Soyez sûrs, criait la sœur Sion, qu'elle ne souffre pas ; personne ne peut mieux vous en répondre que moi. On me donne souvent de pareils coups et je ne sens aucune douleur. » Plusieurs personnes engagèrent la princesse de Kinski à examiner le sein de la sœur ; elle le fit et nous dit, d'une voix basse, qu'elle n'avait point de gorge.

Dans une séance des *Convulsionnaires*, à l'intérieur d'un grenier de la rue Saint-Mery, en face l'entrée du cloître, « sœur Marianne », suivant le récit du marquis de Créquy, reçoit d'un père de l'Oratoire, en guise de « secours », une cinquantaine de coups, avec une grosse bûche, sur les mamelles et sur la tête, à tour de bras... « On aurait cru que la poitrine de cette vilaine femme allait se défoncer et la tête se fendre, mais elle ne cessait de crier : *Secours ! donc Secours !* » Le procédé homœopathique de la bûche, traitant et maltraitant une autre cliente du Diacre guérisseur, ne fut pas toujours suivi de succès ; la marquise de Créquy signale un échec dans ses *Souvenirs* :

M. Le Paige, conseiller au Parlement, ayant administré une soixantaine de coups de bûche, sur le ventre et les seins de madame son épouse, qui se trouvait enceinte, et ceci pour lui procurer par les secours et les mérites du saint Diacre une délivrance moins laborieuse, elle en mourut, en accouchant d'un enfant mort avant terme.

Ce sont les mêmes sauvageries que nous avons signalées chez les fanatiques musulmans, à l'anniversaire du martyre d'Hussein, le second fils d'Ali et de Fatime. Chez les dévots de Syrie, même spectacle hideux, mêmes atrocités sur leur corps qu'ils rôtissent et lacèrent de toutes parts.

III. La flagellation chez les religieux. — Le fouet, chez les ecclésiastiques, était et est encore employé à deux usages : sous le nom de discipline, pour la mortification de la chair (fig. 21) et comme

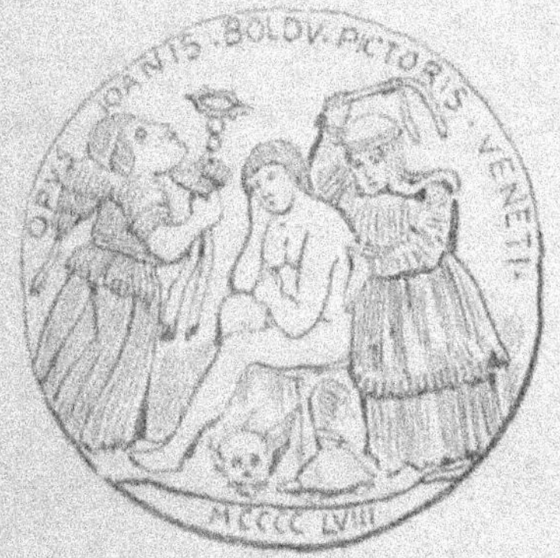

Fig. 21. — Flagellation mystique. Médaille gravée par Jean Boldu, pictoris Veneti, 1457.

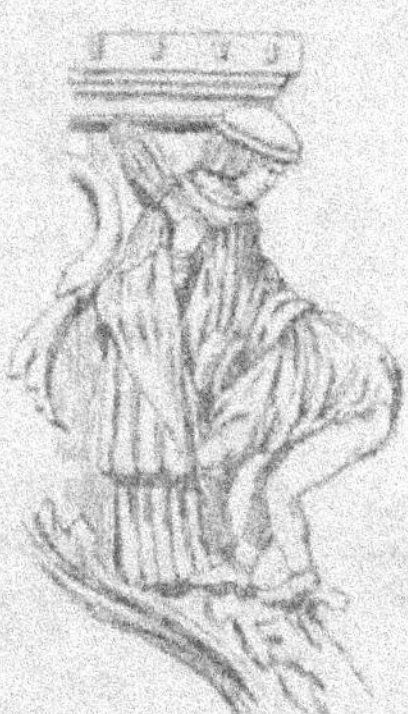

Fig. 22.

instrument d'expiation de ses propres fautes ou de celles des mécréants.

Sœur Marie du Saint-Sacrement qui avait, sans doute, la peau de saint Dominique, surnommé le *Cuirassé*, ou celle de Carol, « l'homme à la peau d'acier », du cirque Métropole, se servait d'une crémaillère de cheminée pour se discipliner. Cet acte de foi et de fouet n'est pas aussi héroïque qu'il paraît tout d'abord, car la sensibilité cutanée, comme celle du goût, est émoussée chez les piaux hystériques. Cette anomalie des sens permettait à sainte Élisabeth de lécher les ulcères des lépreux, de boire de l'urine « par humilité chrétienne » et à d'autres névrosées, de savourer les crachats de leurs consœurs, de ramasser avec leur langue les déjections de malade (Marie Alacoque), ou de garder dans leur bouche des souris mortes [1]. Le prophète

Ezéchiel, moins insensible que ces sujets dignes de la Salpêtrière, refusa d'obéir à l'ordre du Père Éternel — toujours en colère, comme le Père Duchêne — qui lui signifiait de manger des excréments humains ; *proprio motu*, il commua sa peine en une tartine de bouse de vache (1).

Passons à la flagellation expiatoire ou pénale. Le 13 juin 874, le concile de Douzi convainquit d'inceste une religieuse, Duda, qui avait péché avec un prêtre, nommé Huntbert. Celui-ci, précurseur d'Avilain, nia le cas ; mais la grossesse convainquit Duda ; de plus, deux religieuses, Berthe et Ecprède, furent reconnues ses complices. Voici la pénitence à laquelle fut condamnée Duda :

Pendant trois ans, elle sera frappée de verges sur le dos, en présence de l'abbesse et des religieuses, afin d'expier, par la douleur de la chair, les fautes que le plaisir de la chair lui a fait commettre

Les disciples de Loyola passaient, à tort ou à raison, pour avoir élevé cette peine corporelle à la hauteur d'une institution pédagogique ; de là le refrain populaire que Béranger — pas le sénateur — leur mettait dans la bouche :

C'est nous qui fessons et qui refessons
Les jolis petits, les petits garçons !

Dans les cloîtres, la punition était infligée en présence de tous les reclus ou recluses ; la personne préposée au fouet recevait la tête de la victime dans son giron, de façon à ne voir qu'à vol d'oiseau la partie fustigée. Une sculpture de stalle d'église donne l'attitude de l'exécuteur des basses-œuvres et du patient (fig. 22). Parfois, dans les écoles religieuses, on plaçait le ou la coupable sur le dos d'un ou d'une de ses camarades. On apprenait d'ailleurs aux novices à jouer de la discipline avec décence ; pour la macération individuelle, elles

atteinte de la même hydrophobie mystique, ne changea jamais de cilice. Le catholicisme n'a-t-il pas glorifié la malpropreté dans Job, sur son fumier, et dans d'autres jobards crasseux, comme saint Hilarion, saint Labre, béatifié en 1859, et le bienheureux cordelier Jean Discalcéat, un concurrent de saint Antoine de Padoue à la cathédrale de Quimper. Albert le Grand rapporte de ce déchaussé « qu'il ne vouloit purger et nettoyer ses habits de la vermine qui s'y engendroit, et ne se trouvoit jamais avec les autres frères à la récolte ; voire si quelque bestion domestique, gris ou noir, se promenoit en son habit, il le remettoit en sa manche ou en son capuchon. » Même aberration du goût chez les fidèles Indous de la secte des Vallababas qui, d'après le *Père Sapac*, honorent leur dieu Krisna dans ses prêtres, les Maharadja, et boivent l'eau qui a servi à laver leurs pieds. Ils la nomment « Ambroisie des pieds ! » c'est à vous dégoûter de la sainteté. Pouah !

(1) *Ezéch.* Ch. IV, 14.

laissaient tomber leur robe jusqu'à la ceinture; pour la punition corporelle, elles relevaient leurs cottes par dessus la tête. La règle de Fontevraud, d'après l'*Encyclopédie monastique*, recommande aussi aux moniales de replier la robe noire sur la tête, mais de laisser couler les robes de dessous, afin de mettre à nu ce qu'il fallait offrir aux verges vengeresses de la supérieure.

D'après Gavin, l'inquisiteur Pedro Guerrero obligeait les religieuses à se découvrir devant lui, pour les fustiger de sa propre main. Ce raffiné de la discipline, ce friand de croupes et de croupions, n'a pas manqué d'imitateurs. La fille de la comtesse d'Aiguemont, racontent les *Nouvelles* de la reine de Navarre, reçut d'un Cordelier, son confesseur, la pénitence de porter sur sa chair nue la corde de saint François, que le confesseur avait autour des reins, et il exigeait qu'elle fût attachée par les mêmes mains qui allaient lui donner l'absolution; mais la demoiselle repoussa cette singulière pénitence et le capucin lui refusa l'*absolvo te*.

Au XVIe siècle, à Bruges, le moine Corneille Adriansen, raconte J. Meibomius, persuada à plusieurs de ses pénitentes flamandes de se laisser fouetter, nues, de ses mains. Le Père Louis de Sanlecque était encore un patineur de ce genre, si l'on en croit ce distique :

> Ce confesseur zélé qui, pour les moindres fautes,
> La discipline en main, fustigeait ses dévotes.

Manuel s'inspira de ces faits et gestes monastiques pour l'une des illustrations du *Jenny*, de Voltaire, gravée par Deny et reproduisant la scène où le R. P. Caracucarudor administre le fouet à ses dociles pénitentes (1).

La flagellation, en public, a joué aussi un rôle important dans les guerres de religion : heureux ceux qui s'en tiraient à si bon compte, car c'était alors de toutes les peines la plus douce. On avait alors une étrange façon de mettre en pratique les préceptes du Christ, le pardon des offenses, la pitié et l'amour du prochain ! D'un assassin, le fanatisme faisait « un saint ». Au carnage de Béziers, ordonné par l'abominable castillan et bancal saint Dominique, ceux d'entre les habitants que la soldatesque avinée — soudards et soulards — épargnait, à cause de leur jeunesse ou de leur beauté, furent réservés à de nouvelles scènes d'horreur. Laissons la parole à Maurice Lachâtre :

(1) Reproduite par *le Rire et la Galanterie*, de J. Grand-Carteret.

Les jeunes filles et les jeunes garçons, amenés entièrement nus devant le tombeau de Pierre de Castelnau, étaient frappés par des moines avec des lanières plombées ; et lorsque leurs corps n'offraient plus aucune place qui ne fût couverte de sang, les uns et les autres étaient abandonnés à la brutalité des croisés, puis égorgés, puis les cadavres pollués par d'horribles luxures.

A Carcassonne, comme à Béziers, le même « saint » sadique fut inflexible : il fit sortir de la ville les habitants des deux sexes, *sans vêtements*, qui durent se retirer dans une plaine voisine, jusqu'à ce que ce pleutre et féroce justicier eût décidé de leur sort.

Au siège de Rome par les Impériaux, en 1527, les reîtres catholiques espagnols, unis aux luthériens allemands de Charles-Quint, traînèrent les religieuses des monastères, « entièrement nues », sur les places publiques et « assouvirent sur elles leur lubricité ; ils poursuivaient et violaient les femmes jusqu'aux pieds des autels ». Conduite ignoble et en contradiction avec l'indulgente opinion de Jules Lemaître, sur l'essence de la morale chrétienne : « Ce qui lui est propre, dit ce sceptique pince-sans-rire, et la distingue de la morale naturelle, c'est assurément le mépris du corps, la haine et la terreur de la chair ». Lemaître est singulièrement documenté sur les mœurs du clergé, en général, et des papes, en particulier !

En 1591, pendant les guerres de la Ligue, d'après Dulaure, Pierre de Brie, dit *Basse-Maison*, le chef des catholiques, pilla un bourg proche de Monthion et porta l'impudeur « jusqu'à faire dépouiller les femmes qui se trouvèrent alors dans l'église » ; elles retournèrent chez elles toutes nues, mais sans avoir reçu le fouet.

Continuons le récit des exploits édifiants des croyants civils et militaires, ces fanfarons de vertu, ces « faux-monnoyeurs de dévotion », ces « mas-tu-vus » de la théomanie. Le 3 juin 1702, lors des massacres de Vauvert, les femmes furent déshabillées et fouettées, *coram populo*, devant le château. Au retour des Bourbons, le 16 août 1815, les momières catholiques des Verdets, excitées par les prédications de l'Assomption, se répandirent dans les rues de Nîmes, arrêtèrent les protestantes et, après les avoir dépouillées de leurs vêtements — toujours au nom du dieu d'amour et de miséricorde — les fouettèrent avec des planches où l'on avait fixé des clous en forme de fleurs de lys et que ces mégères, en furie religieuse, appelaient les « battoires royales ».

Jusqu'au milieu du xixe siècle, les États du Pape avaient encore recours à la flagellation, comme peine judiciaire. La signora Maria Biagi, de Cita-di-Castello, conseillait de ne pas fumer, parce que l'impôt sur le tabac rapportait gros au Saint-Père ; elle fut condamnée à être mise à nu, en place publique, et à recevoir vingt coups de fouet ; la sentence fut exécutée à Pérouse, le 9 juin 1851. La courtisane Isabella di Luna — nom prédestiné — fut aussi fessée en public : un des soldats la prit sur ses épaules ; un autre, mieux partagé, appliqua le châtiment, sur la *bella luna*.

Chez les Allemands, cette punition est encore en vigueur dans les établissements scolaires ; la nature a du reste généreusement favorisé les Teutons du côté de la région, que Rabelais compare à un « magdaléon d'entrait », et désignée depuis sous le vocable de « prussien ». Quelle ample surface aux évolutions des lanières de fouet ! De même en Angleterre, la commission des écoles du gouvernement a récemment résolu dans le sens de l'affirmative la question de la fessée pour les deux sexes : les misses seront battues par battoires féminins. « Elles s'en moquent, objecte le malicieux Groselaude, la fessée ne peut avoir de sanction :

  Ell's n'en ont pas en Angleterre ! »

Pour en finir avec le fouet spirituel, citons encore quelques exemples de fustigations macératoires, appliquées par des religieux, *in anima* — ou plutôt *corpore* — *vili* ; combien vil ! En 1552, le Père Godin, recteur de Coïmbre, sur le point d'être chassé de la ville avec ses confrères, court « tout nu » dans les rues, un fouet à la main et se fustige en criant : « Seigneurs et vous, peuple de Coïmbre, pardonnez le scandale que vous a donné la compagnie ! » Cette amende honorable, en public, fut suivie d'une procession où les Jésuites « entièrement nus », se fustigent à l'envi et les Coïmbriens apaisés s'écrient, à leur tour : « Miséricorde ! Miséricorde ! »

C'est surtout en Italie que la manie fustigatoire s'exerçait avec le plus d'ardeur. En 1671, dans un voyage à Rome, le marquis de Seignelay raconte :

J'ai vu, presque dans toutes les églises où j'ai été, des pénitens qui se fouettent jusqu'à se mettre tout en sang et d'une façon si rude, qu'on ne saurait les regarder qu'avec peine. Ce sont la plupart du temps des personnes de qualité et surtout des Espagnols, qui font cette sorte de dévotion.

En 1730, à Naples, dans l'Église de Santa-Anna-del-Palazzo, M.

de Vougny assista à une cérémonie aussi grotesque, exécutée par le Père Cachiotti, missionnaire jésuite. Un contemporain, Marcellin Pollet, vit un Liguoriste déboutonner sa soutane, en pleine église de Villanova, et se faire fustiger, à coups de bâtons, par quatre acolytes vigoureux ; les fidèles, entraînés par son exemple, se découvraient le torse et s'administraient réciproquement la discipline. Le même Liguoriste, qui venait de prêcher sur le vol, jeta sa calotte au nez d'une grosse fille, une blanchisseuse, assise au premier rang :

« Toi, la belle, cria-t-il, fais-nous montrer tes jambes, tes épaules, voyons tes bas, voyons ta chemise ; je parie que tu portes le linge qui ne t'appartient pas. » Et les fidèles mis en joie hurlaient : « Oui, qu'elle se retrousse, qu'elle montre ses mollets ; il faut voir ! » Tandis que des jeunes gens, sans respect pour le saint lieu, serrant de près la belle rousse, essayaient de retirer sa jupe, au milieu des éclats de rire.

On se serait cru au temps, de joyeuse mémoire, des libres prêcheurs.

Mais en octobre 1906, en Engadine, à Zein, à Muldein et autres villages très catholiques d'Obervaz, nous avons mieux. Jacob Balterni, âgé de soixante-six ans, sacristain honoraire de cette paroisse, fut mis en état d'arrestation pour avoir fouetté jusqu'au sang quantité de pénitentes de l'endroit. Il ne s'adressait, bien entendu, qu'aux croupes les mieux capitonnées et les plus affriolantes. D'après le *Matin*, qui raconte les frasques de ce vieil amateur de chair fraîche, il sommait telle jeune suissesse candide de se rendre à un lieu désigné, pour y subir la flagellation, en rémission de ses péchés. Cette sommation était envoyée par lettre paraissant provenir de l'autorité ecclésiastique... On chuchotait encore bien d'autres choses ; mais le monde est si méchant !

Nous en avons fini cette fois avec ces cas de folie érotico-religieuse qui sont plutôt du ressort de la médecine légale.

Le secret d'ennuyer est celui de tout dire.

Aussi bien en avons-nous dit assez — et peut-être trop — sur une pratique que le Père Debreyne qualifie d' « indécente et dangereuse pour les mœurs » et que les horizontales et les homœopathes appliquent aux « gens affaiblis » : verges contre... impuissance ; dans ces dernières années, on a publié de nombreux ouvrages qui envisagent et dévisagent cette « question » *a posteriori*, sous toutes ses faces, soit dit sans jeu de mots ; nous y renvoyons les curieux insatisfaits.

IV. Cérémonies religieuses nécessitant la dénudation. — 1° **Sacre**. — Au sacre des rois et des reines, l'archevêque fait une onction sur la poitrine dénudée. La figure 23, empruntée au *Costume et la Mode* de L. Roger-Miles, nous montre la reine Jeanne de Bourbon recevant l'onction des mains de l'archevêque de Reims, Jean de Craon ; son corsage est amplement ouvert.

Au sacre de Charles X, les cardinaux de La Fare et de Clermont-Tonnerre ont défait les ouvertures de l'habillement de Sa Majesté.

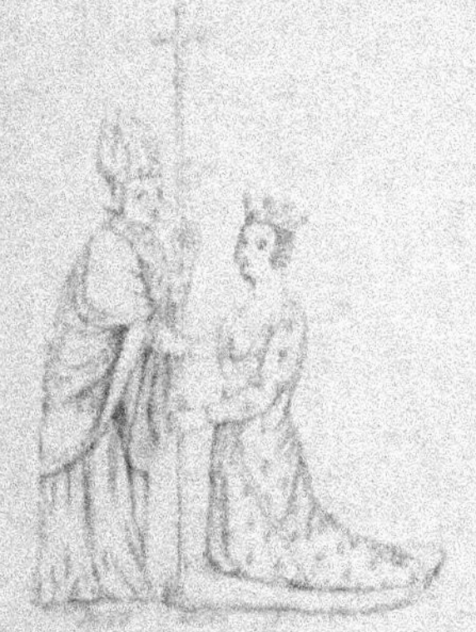

Fig. 23. — Couronnement de Charles V et de Jeanne de Bourbon (XIVe siècle).

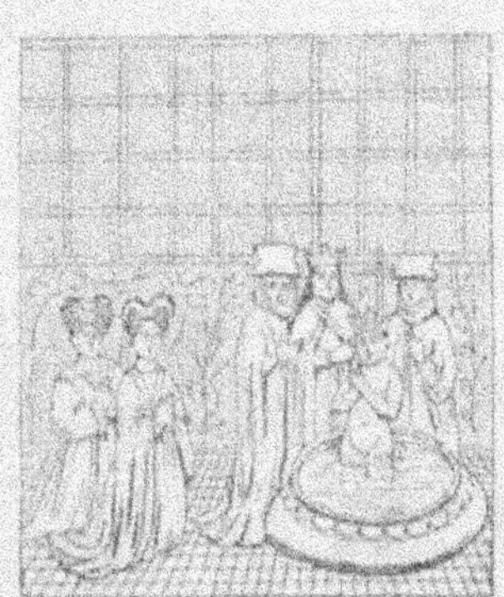

Fig. 24

L'archevêque de Reims a procédé aux onctions saintes sur la tête, sur la poitrine, entre les deux épaules, sur l'épaule droite, sur l'épaule gauche, au pli du bras droit et au pli du bras gauche ; nous préconisons. Chaque onction était accompagnée du signe de la croix et de la même prière : *Ungo te in regem de oleo sanctificato*, etc. Puis, le grand chambellan rhabilla Sa Majesté ; il lui mit sa tunique, sa dalmatique et le manteau royal ; l'archevêque fit ensuite les onctions aux paumes des mains ; les pieds sont privés de ce privilège, pourquoi pas ?

Dans l'extrême-onction — le coup du lapin donné aux moribonds (1)

(1) N'en déplaise à M. Fiessinger qui a, dit-il, été maintes fois témoin de l'action curative des derniers sacrements « ; nous avons, au contraire, toujours constaté, comme notre confrère Calhumaud, « que la simple venue du prêtre était souvent malfaisante ou néfaste » et nous pensons aussi qu'il serait humain d'épargner aux mourants la suprême angoisse de cette cérémonie. Quand M. Fiessinger en sera là,

— suivant l'ordre adopté par le rituel romain, le prêtre touchait les paupières, les oreilles, le nez, les lèvres, la poitrine, les mains et les pieds ; un distique mnémonique rappelle cet ordre liturgique :

> *Hinc oculos, aures, nares, loca post labiorum*
> *Pectus, utrasque manus unguas, postremo pedesque.*

L'onction sur la poitrine, considérée comme indécente, surtout pour la femme, a été supprimée dans la dernière communion et remplacée, pour l'homme, par celle des reins, le centre génésique.

Après avoir été administrée par l'abbé Olivier, de Saint-Roch, la curieuse Mlle Bourgoin, en 1833, voulut se faire expliquer le frottement des saintes huiles dans le creux des mains : elle ne demanda rien pour les pieds : la moribonde comprenait qu'on « graissait ses bottes » pour l'éternité.

2° Exorcisme. — Cette cérémonie, pour la guérison des possédés du démon, s'effectuait souvent en plongeant le malade dans une cuve d'eau bénite ; c'est à une scène de ce genre que Rabelais fait assister Pantagruel, en l'île des Papefigues.

3° Baptême. — La Circoncision, chez les juives, est remplacée par un bain liturgique. C'est le baptême des temps primitifs. La piscine où s'accomplit cette cérémonie traditionnelle se trouve rue de Willehardouin. Les anti-juifs ont-ils réfléchi à cette contradiction orthodoxe : baptême ? la Vierge, la mère du fondateur du Christianisme, n'en a pas reçu d'autre. De plus, Jésus ne baptisa jamais personne, pas plus que saint Paul, lequel circoncit, au contraire, son disciple Timothée !

Jusqu'au XII° siècle (1), on donnait le baptême par immersion (2), seulement aux fêtes de Pâques et de la Pentecôte, non pas que la saison fût plus favorable aux bains froids, mais en raison des deux grands mystères célébrés ce jour-là.

il partagera certainement notre opinion, car la foi est la fille de la « frousse ». Mais la demonie n'a rien de commun avec l'humanité, à telle enseigne que le concile de Latran et plusieurs pontifes ont défendu aux médecins de visiter un malade qui a refusé de se confesser dans les trois premiers jours de sa maladie. Le Talmud n'est pas moins inhumain en empêchant de faire venir un médecin le jour du sabbat, le samedi.

(1) En Auvergne, on l'administrait encore au xv° siècle.

(2) Une secte de chrétiens, les *Marconites*, d'après saint Épiphane, imaginèrent le baptême *post mortem*. On plaçait une personne sous le lit du mort et on demandait à celui-ci s'il voulait être baptisé ; le compère répondait affirmativement et le cadavre était immergé ; de là l'origine des parrains.

A cet effet, les cathédrales possédaient des piscines ou cuves baptismales, octogones, circulaires ou cruciformes.

Plusieurs de ces cuves sont parvenues jusqu'à nous : à l'extérieur était figurée la cérémonie du baptême. Le plus curieux spécimen de ces fonts baptismaux est conservé dans l'église Saint-Barthélemi, à Liège ; cette cuve, en cuivre jaune, exécutée à Dinant, par Pierre Patras, en l'année 1112, est supportée par douze taureaux, en l'hon-

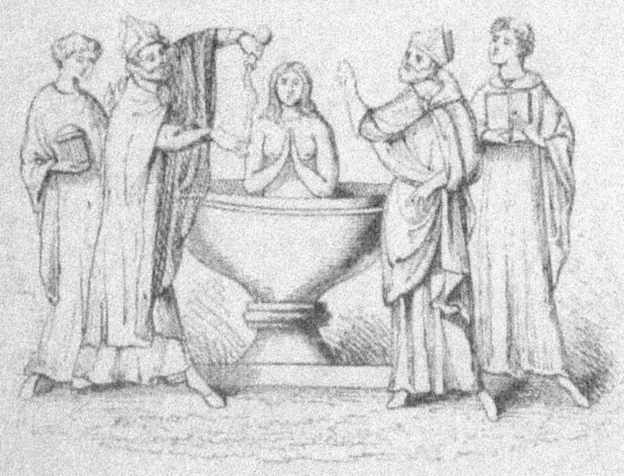

Fig. 26.

neur des douze apôtres ; le Christ est nu jusqu'aux cuisses, dans les eaux du Jourdain (1), et saint Jean-Baptiste, au lieu de verser de l'eau sur la tête, presse sur elle, pour immerger trois fois le corps.

La basilique d'Amiens possède une antique cuve, en marbre, où se pratiquait, au XIIᵉ siècle, le baptême par immersion. Un bas-relief de la même église montre le baptême de la noble Attile, par saint Firmin, avec cette inscription, en caractères gothiques :

Fanstinen, la noble Attile.   Feme agrippin, famille entans.
Baptisa avec trois fois mille,   Pour ung jour la foy confessane.

La noble Attile est plongée, nue, dans la cuve baptismale, ses mains jointes sur la poitrine, sans chercher à cacher ses seins, à l'opposé des Aphrodites païennes sortant de l'onde ; l'évêque, calme et digne

(1) Souvent le niveau s'élève pour masquer le pubis (cath. de Bamberg)

devant ce spectacle « ondoyant et divers », verse sur la tête de la
catéchumène l'eau régénératrice, contenue dans une coquille : de
sorte qu'elle reçoit un double baptême, par immersion et par infusion.
Sur les côtés, les nouveaux convertis se dépouillent de leurs vêtements et attendent leur tour. En effet, malgré la sainteté du lieu, les
néophytes étaient plongés au fond des fonts, dans un état complet de
nudité ; c'est ainsi que des miniatures anciennes représentent, entre
mille, l'empereur Constantin, baptisé par le pape Sylvestre, en présence de sainte Hélène, sa mère (fig. 24), et le baptême de la mère
de Thomas Becket (fig. 25). A ce bain liturgique fait allusion un passage de l'*Ermite*, conte de La Fontaine :

> Puis le galant vous la mit toute nue,
> Comme s'il eût voulu la baptiser.

La XIV⁰ des *Cent nouvelles nouvelles*, imitées de Boccace et attribuées à Louis XI, d'où notre immortel fabuliste a tiré son conte, dit
de même :

> Comme s'il la voulsist rebaptiser,
> Toute nue, la fist depouiller.

Jean Chrysostôme, dans une lettre à Innocent Iᵉʳ, enjoint aux
Syriennes, qui viennent recevoir le baptême, d'être nues.

D'après M. Paléologue, c'est à cause de cette nudité absolue,
imposée même aux femmes, que, de tous les rites du christianisme
naissant, le baptême fut le plus odieux aux païens et provoqua le plus
d'accusations et de plaisanteries.

Une image, conservée dans un vieux manuscrit, nous représente saint
Paul, baptisant une vierge patricienne. Sur le jeune corps sans voiles,
l'Apôtre verse l'eau sainte. Cependant au dehors les païens, scandalisés,
se pressent contre la porte et regardent par les fentes du bois, le mystère
dont la signification spirituelle leur échappe.

Les diaconesses assistaient les femmes et les diacres présentaient
les hommes à l'évêque qui se tenait au bord de la piscine et les y
plongeait, lui-même, par trois fois : au nom du Père, la première
fois ; du Fils, la seconde, et du Saint-Esprit, la troisième. Ainsi fut
baptisée Thaïs : « Sur l'ordre de l'évêque Vivantius, l'esclave Nitida
dépouilla Thaïs de tous ses vêtements. L'enfant était nue, une amu-
lette au cou. Le pontife la plongea trois fois dans la cuve baptismale, puis fit les onctions avec l'huile et posa un grain de sel sur...

les lèvres de la catéchumène. » Au Musée de Reims, dans un tableau de haute allure et d'une heureuse composition, J. Rigo, en 1859, a représenté le *Baptême de Clotilde, Clovis et ses soldats*, après Tolbiac, tous frétillant dans la même piscine ; réservant cependant un côté du vivier aux femmes (fig. 26) et l'autre aux hommes, mais sans rideau ni cloison de séparation. La belle néophyte Florippe fut

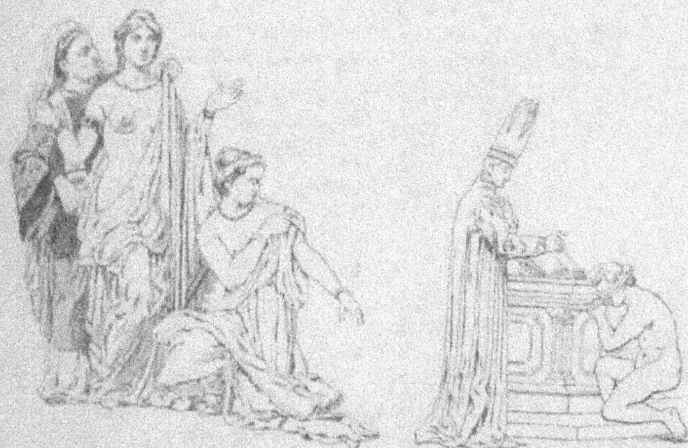

Fig. 26. — Groupe tiré du tableau de J. Rigo.   Fig. 27. — Baptême des Marmous.

baptisée devant Charlemagne, qui avait pris grand plaisir à la considérer dans la cuve de marbre.

> Car avoit plus blanche que n'est flour en esté,
> Petites mameletes, le corps grant et plané[1].

Un manuscrit du xv⁰ siècle, du roman de Renaud de Montauban, l'un des quatre fils d'Aimon, prince des Ardennes, contemporain de Charlemagne, contient une vignette, attribuée à Jean Eyck, qui représente le baptême de Darandart, des quatre rois Gloriant, Mandaptin, Drogoes et Aquilant et de la noble damoiselle Englantine, « adonques furent belles cuves et aultres beaux verseaulx et nets apprestés » ; la jouvencelle, en costume sommaire, sourit aux cinq baigneurs.

Sait-on à quelle circonstance bizarre, Constantin V doit le nom

1. Cf. *Les Vestales de l'Église.*

de *Copronyme*, qui lui fut donné par Germain, chef du clergé de Constantinople ? Pendant la cérémonie du baptême par immersion, en 744, le pauvre enfant, intimidé, s'oublia et eut une fuite intestinale qui souilla l'eau régénératrice. « L'irascible prélat prétendit que la religion était outragée par le jeune prince ; il le retira brutalement des fonts baptismaux, lui donna son surnom ignominieux, qui signifie souillure ; prédit qu'il serait le précurseur de l'Antechrist et qu'il troublerait la paix de l'Église, comme il avait troublé les eaux du baptême ». Tout cela pour une émotion inséparable d'un premier début !

L'Église d'Orient a conservé le baptême par immersion, où le néophyte se dépouille de son dernier vêtement ; il peut se pratiquer à domicile ; ainsi, une comtesse, qui devait épouser l'héritier d'une des plus anciennes familles des îles Ioniennes, embrassa — avant son époux — la religion grecque et se fit baptiser... dans sa baignoire. Les popes de l'Église russe confessent aussi à domicile ; mais y donnent-ils l'immersion du baptême ? A titre de curiosité, nous reproduisons une lettre versifiée, adressée au comte Strogonoff, seigneur russe, sur le baptême de sa fille, au XVIIIe siècle :

LE BAPTÊME A LA GRECQUE

Oui, vous baptisez mieux que nous,
Cher Comte, il faut que j'en convienne :
Le Diable est mieux chassé par vous
Que dans notre Église Romaine.
Que peuvent quelques gouttes d'eau
Contre la tache originelle ?
Chez nous à peine elle ruisselle,
Vous y plongez l'enfant nouveau :
Voilà, Comte, ce qui s'appelle
Envoyer le Diable à vau-l'eau.
Quand Pierre, dans son eau lustrale
Trempant son triste goupillon,
Croyoit, par son aspersion,
Donner la grâce baptismale
A mainte et mainte Nation,
A coup sûr plus d'un Néophite
Dût, échappant à l'eau bénite,
Garder sa tache et son Démon.
Jean Baptiste était bien plus sage,
Il conduisoit dans le Jourdain
Hommes et femmes de tout âge,
Accompagnés de leur parrain
Là baignant ses catéchumènes

Et par-dessus et par-dessous,
Les Diables, comme des hiboux,
De leurs corps sortoient par douzaines,
Et s'échappoient par tous les bouts.
Il n'est point d'esprit plus rebelle
Que celui qui se fit serpent
Pour tenter la femme d'Adam.
Ève, sans doute, était très-belle :
Lucifer en fut plus ardent
Pour se bien cantonner chez elle.
Depuis toute beauté femelle
N'a point dans son corps de parcelle
Où ne se loge le méchant.
Joli minois, taille élégante,
Pieds délicats et faits au tour,
Tettins arrondis par l'amour,
Bras potelés, bouche charmante,
Par-dessus tout, un œil fripon,
Tous ces appas ont leur démon.
Lisez Bougeant[1] sur ce chapitre,
Et vous plaindrez à juste titre
Notre souci, notre embarras,
Quand d'une immonde fourmilière
Nous voulons purger tant d'appas
Par notre Baptême ordinaire :
Il faut le vôtre en ce cas-là ;
Surtout pour fille de Comtesse,
Qui dans quinze ans nous offrira
L'esprit, la grâce enchanteresse
De la Maman qui la forma.
Je ne dis rien de son Papa,
Que le plus mince éloge blesse.
Mais pourtant, si je connaissois
Quelque mot qui rimât en *Eque*,
Sans le flatter, je m'écrierois :
Vive le Baptême à la Grecque !

Le baptême des Mormons, comme le montre la figure 27, d'après le *Tour du monde*, se donne dans une nudité complète ; il en est de

[1] Le père Bougeant, Jésuite, est l'auteur d'un petit Traité *Sur l'âme des bêtes et sur celle des femmes*, qu'il prétend animées par des Démons. L'« enfant malade », l'« éternelle blessée » ; le « monstre féminin » a toujours eu mauvaise presse dans cette [illegible] : « N'oublions pas, écrit saint Paul, que la femme a perdu l'humanité ! » « La femme, avance d'autre part saint Basile, est un laboratoire de douleurs » etc. Ces objurgations concordent avec le vers d'Homère que Auguste se plaisait à citer :

Heureux qui n'a d'aucune autre femme et sans enfants.

mème du baptême du feu purificateur, chez les Gaures (1). Mais la liturgie baptismale fut modifiée chez les Mormons : « cette sorte de conseil de révision, dit Henri Rochefort, mettait la pudeur des femmes à une telle épreuve que la propagation de la foi finissait par en souffrir ». On a pris le parti de revêtir l'initié d'une robe blanche, « à la fois symbole de candeur et costume de bain. »

4° Baptême du sang. — Madagascar possède une coutume particulière, appelée le *fattidrah* ou *alliance du sang* ; c'est une sorte de contrat entre deux personnes qui s'engagent à se venir en aide en toute circonstance et à rester *frères du sang*. Marius Cazeneuve qui prit cet engagement avec la reine Ranavalo Manjaka, en 1886, donne tous les détails de cette cérémonie religieuse : un prêtre, armé d'une longue épine d'acacia, fait découvrir la poitrine des contractants et enfonce la pointe sous la mamelle gauche, jusqu'à l'apparition du sang, qu'il recueille et mélange dans un verre de corne.

V. — SUPERSTITIONS. — 1° Pour obtenir la pluie. — Les Gaulois recherchaient une herbe, appelée *balisa*, consacrée à Apollon *belinuncia*. On en opérait la cueillette, avec certaines cérémonies rituelles : les femmes choisissaient une jeune vierge qui marchait, complètement nue, en tête du cortège.

2° Le Jugement de Dieu. — Dans l'épreuve de l'eau froide, pour découvrir la sorcellerie, la magie ou le maléfice, on dépouillait l'accusé de ses vêtements, puis on lui attachait la main droite au pied gauche et la main gauche au pied droit. Ainsi ficelé, on le jetait à l'eau : s'il enfonçait, ce qui était la règle, il était absous ; s'il surnageait, il était déclaré sorcier et puni de mort. C'était, en réalité, une épreuve de douceur.

3° Le jeûne obligatoire du nouveau-né. — Un pieux préjugé défend à la mère de donner le sein ou même un baiser à son enfant, avant que les eaux baptismales l'aient régénéré, car jusque là il est « entaché du péché originel et sous le pouvoir du diable ». Les sages-

(1) Les sectes des *Séleuciens* et des *Herminiens* baptisaient en appliquant un fer rouge à la peau du catéchumène, parce que, d'après saint Luc, saint Jean-Baptiste aurait dit : « Je baptise par l'eau, mais celui qui viendra après moi baptisera par le feu ».

femmes ou les gardes ne manquent jamais de dire à la mère, en
ramenant le bébé de l'église : « Madame, vous nous avez donné un
païen et nous vous rapportons un chrétien ». Si la mère doit le
nourrir, nos bonnes commères ajoutent : « Vous pouvez lui donner
le sein ». Si non : « Voulez-vous l'embrasser, Madame ? » On prive
ainsi l'enfant du lait de sa mère, un jour ou deux, et tout cela pour
laver l'innocent d'une faute qu'il n'a pas commise (1). Bel exemple
de mansuétude chrétienne ! Les Juifs, non moins injustes, mais plus
logiques, font subir à l'enfant la peine du talion et le punissent par
où Adam a péché, en lui enlevant l'anneau nuptial, que Ricord appelait symboliquement la *couronne d'épine*.

4° **La fontaine sacrée, contre les rhumatismes.** — Près de
Plouégat, la chapelle de Saint-Laurent-du-Pouldour, c'est-à-dire
« de la fontaine », est le but d'un pèlerinage annuel, dans la nuit
du 9 au 10 août. Une foule de dévots rhumatisants, raconte M. Pol
de Courcy, après avoir fait, à genoux, le tour du cimetière, passent dans le four pratiqué sous l'autel de Saint-Laurent, puis :

Se dépouillent complément de leurs vêtements et se plongent à l'envi
dans une fontaine construite en forme de niche, avec un siège en pierre
pour asseoir les baigneurs. L'eau de source, s'échappant avec abondance
par un canal supérieur, pour retomber dans le bassin de la fontaine,
jaillit en cascade sur leur tête, et chaque baigneur, avant de céder la
place à un autre, prononce ces paroles sacramentelles : « *Sant Loraus hon
preservé hay a brao diganécunp ar boan ésli.* » Que saint Laurent nous pré-
serve et nous guérisse des rhumatismes !

La vertu de ces ablutions est, comme nous l'avons vu, de préserver
ou de guérir des rhumatismes ; quelques-uns des pèlerins, moins fervents
et plus frileux, se font remplacer par des mendiants qui s'offrent, moyennant une légère rétribution, à recevoir coup sur coup plusieurs douches
pour le compte d'autrui.

Quand le soleil se lève, les femmes, qui n'avaient pas encore paru,
remplacent les hommes à la fontaine ; seulement leur costume est moins
léger que celui de ces derniers ; elles passent derrière une haie pour
quitter la chemise, qu'elles y reprennent ensuite ; mais elles conservent
leur jupe et les cheveux épars, la gorge couverte d'un mouchoir sous
lequel personne ne songe à jeter des regards indiscrets. elles viennent à
leur tour coucher la tête sous les flots de l'eau lustrale.

(1) « Oui, dit Bossard, pour ce péché, le diable pénètre jusqu'au ventre de nos
mères, et là, tout impuissants que nous sommes, il nous rend ennemis de Dieu ».
Et c'est un « aigle » qui débite pareilles billevesées !

5° **La glissade fécondante** — Voici un épisode de Tunisie qu'Alexandre Dumas père raconte, dans le *Véloce*, avec sa verve coutumière. Le marabout de Sidi-Fathallah (Dieu ouvre les portes du bonheur) a la spécialité de rendre fécondes les femmes stériles. Pour obtenir cette grâce de Mahomet, elles se laissent glisser, vingt-cinq fois, du haut d'un rocher de soixante-pieds de haut : cinq fois sur le ventre, cinq fois sur le dos, cinq fois sur le côté gauche, cinq fois sur le côté droit, enfin cinq fois la tête en bas, avec les vêtements sur le chef. « Puis les glisseuses passent une heure en prière... avec le marabout et, si elles sont jeunes et jolies, il est rare que le charme ne soit pas rompu et qu'elles ne rentrent pas chez elles enceintes ».

En Égypte, les épouses infécondes vont à Tentah et se donnent aux magnoûns. Mᵐᵉ Olympe Audouard a vu au Caire plusieurs de ces déments érotico-mystiques et a constaté leur succès auprès des femmes qui les entourent et recherchent leur faveur. « Toutes sont prêtes et jalousent celle qui est choisie. Cet accouplement monstrueux se passe en plein air. La police ne dit rien et, ce qui est pire, le mari non plus. »

Il y a aussi dans l'Inde des fakirs qui reçoivent maintes caresses de la gent féminine en quête de maternité. Une gravure de Picard, *Mœurs et Usages*, représente un de ces heureux mortels, debout, tout nu et à l'écart, ayant à ses pieds une fidèle agenouillée qui lui lèche, avec une impudeur inouïe, ce que les conservateurs des musées recouvrent d'une feuille de vigne.

6° **Contre la stérilité**. — D'après les *Siestes d'Afrique*, du docteur P. Vigné d'Octon, les prêtres d'Ifa, pour remédier à la stérilité, oignent d'huile de palme la poitrine des femmes Sousous et versent le sang des poules noires sur leur tête ; ceux du temple d'Elegbar recommandent de se frotter les seins avec du lait de chèvre et de garder, pendant un mois, une peau de serpent autour des reins. Chez la même peuplade, le cortège de la célébration de la fête de Nianghi, dieu de la fécondité, qui menace le ciel de son phallus provocant, est formé en tête, par les vierges de la tribu, « au buste nu, aux seins rigides caressés par la lune », et, en queue, par le troupeau désolé des femmes infécondes, portant entre leurs mamelles inutiles, deux rangs de cauris, des plumes de flamants et des poils de bêtes immondes « témoignages de leur stérilité et du mépris de la tribu. » Elles implorent Oghe, mère d'Edoum, patron des nouveau-nés :

Pourquoi rougir nos pagnes tous les mois, puisque la main serre nos flancs et les rend inféconds ?

Pourquoi nous avoir donné des mamelles, si des mains d'enfants ne doivent jamais les caresser ?

Chez les Ballantes, d'après le même auteur, la femme qui allaite se rend Obbat-Ala favorable, en prononçant, chaque fois que son enfant prend le sein, la formule sacrée :

Que Dada, patron des nouveau-nés, fasse dans tes entrailles couler mon lait plus rouge que du sang.

7° **Cérémonie du feu sacré à Jérusalem**. — Nous empruntons à Robert de Flers quelques détails sur cette cérémonie grecque, qui a lieu le samedi-saint à l'église du Saint-Sacrement ; ils viennent grossir le dossier de la folie religieuse.

... Une lucarne creusée dans le mur sert, le jour du samedi-saint, à la cérémonie grecque du feu sacré. Le patriarche, « l'évêque du feu » s'enferme à l'intérieur du Saint-Sépulcre, et supplie Dieu de faire descendre le feu sacré sur la terre. De tous les coins de l'Orient, les Grecs affluent vers Jérusalem pour assister à la sainte cérémonie ; l'église se remplit de fanatiques, hommes et femmes plusieurs jours à l'avance, ils s'installent dans le saint lieu avec leurs provisions. Lorsqu'approche le moment où le feu doit descendre sur la terre, les soldats turcs, armés de sabres et de fusils, forment une haie pour prévenir tout désordre ; mais c'est souvent en vain ; l'agitation grandit, chacun veut être proche de la lucarne, objet de l'attention générale, et allumer le premier un cierge à la flamme sacrée. Les chevaux encombrent les abords de l'Église tout sellés, attendant leurs cavaliers qui doivent rapporter dans les villages une parcelle du feu Divin. Soudain la lucarne s'éclaire et un falot apparaît, que tient le facétieux patriarche ; c'est alors du délire, de la frénésie. On s'écrase, on se bouscule ; des femmes arrachent *leurs corsages et se battent le sein*, en hurlant qu'elles ne sentent rien ; les barbes des vieillards flambent comme paille. Le feu se propage, éclairant les visages de ces possédés, dont quelques-uns sont venus des bords de la mer Noire où, dès leur retour, ils permettront à leurs coreligionnaires, moyennant un bon prix, d'allumer un cierge au feu qu'ils auront rapporté.

En 1833, 300 personnes périrent étouffées. Ces horribles saturnales tendent à disparaître ; mais la cérémonie subsiste quand même, et est encore, chaque année, une cause de désordre.

8° **Les sacrifices au bord de la mer, à Alger**. — Le Dr Prosper Viro, dans une narration versifiée d'un *Voyage en Algérie* (1845), décrit ainsi une cérémonie de purification en plein air : la prêtresse, une vieille et sale négresse, prend des mains d'une jeune juive, en déshabillé, sa cassolette remplie de poudres odorantes et tourne autour d'elle pour l'encenser :

> Et la prêtresse soulevant
> Sa cassolette parfumée,
> Du nuage de sa fumée,
> Et par derrière et par devant,
> Entoure la Juive embaumée.
> Celle-ci même en ce moment,
> Ouvrant son corsage et ses manches,
> Expose au feu dévotement
> Son sein, ses deux bras et ses hanches ;
> Et qui plus est, les yeux baissés,
> Rougissant, pourquoi ? je ne sais,
> Jusque sous sa robe réclame
> L'encens que dégage la flamme.

7° La poche sur la poitrine. — C'est un usage biblique, conservé en Orient, sur lequel le R. P. Jullien nous donne les détails suivants. Les robes de cotonnade bleue des Bédouines sont beaucoup plus longues que la hauteur du corps ; l'excès de longueur retombe au-dessus de la ceinture et forme sur la poitrine une grande poche où les Bédouines mettent de tout, même la mesure de grain qu'elles ont reçue pour le salaire de la journée. En les voyant ainsi chargées, elles font penser aux paroles du Sauveur : « Donnez et vous recevrez ; c'est une mesure bonne, serrée, tassée et comble qu'on mettra dans votre sein. » (Luc VI, 38).

Les hommes aussi, en Orient, mettent bien des choses au-dessus de la ceinture, entre leur poitrine et leur robe de couleur ou kombase. De là ce geste, si commun chez les Orientaux, de saisir leur vêtement sur la poitrine entre le pouce et l'index de chaque main et de le secouer pour dire : « Je n'ai rien, tu le vois. » Ou bien : « Je ne suis pour rien dans l'affaire dont tu parles ; elle ne me concerne pas. »

Au XIIIe siècle, l'abbesse sainte Claire d'Assise, en Ombrie, comptait ses péchés avec de petites pierres qu'elle jetait dans son sein virginal, suivant un pieux usage que l'Occident tenait des premiers solitaires de l'Orient. Les jours où elle avait beaucoup péché, ces cailloux jouaient le rôle de postiches et exagéraient le volume et la fermeté des protubérances naturelles, de telle sorte que l'abbesse eût pu dire avec fierté, comme plus tard la chanson : « C'est pas d'la chair ça, c'est du marbre ! »…

10° L'Ourson sacré. — Chez les Aïnos, race en train de disparaître et dont les derniers représentants, au nombre de trois mille, habitent la grande île de Yéso, au Nord du Japon, l'ours est un animal sacré, sans doute à cause d'une vieille légende qui donne à ce peuple une origine animale : la fille exilée d'un Empereur du Japon, se serait accouplée avec un ours.

Depuis les temps les plus reculés, l'ours est élevé par les femmes et nourri *à la mamelle* par les nourrices sacrées. L'ourson est enfermé dans une cage à claire-voie, suspendue sur pilotis, et les femmes Aïnos viennent lui donner le sein jusqu'à ce qu'il soit assez fort pour manger de la viande ; si l'on tardait trop à changer son régime, il dévorerait contenant et contenu (1). Plus tard, on le tue en grande pompe, et ce sacrifice est le signal d'une fête générale dans tout le village. Beaucoup de voyageurs anglais ont noté ce détail curieux. — « J'ai vu moi-même, nous dit le Dʳ Michaut, de qui nous tenons ces renseignements, en 1892, ces oursons vénérés, enfermés dans des cages, à l'entrée des villages d'Aïnos ». Chacune y met du sein, dirait Calino.

11° Une succursale de Lourdes au Japon. — Pèlerins et pèlerines qui célèbrent le culte du Dieu de la force, dans les montagnes, à l'Est de Matsumoto, se tiennent debout sous la nappe d'eau de la cascade, dans le plus simple appareil : c'est un peu le costume national japonais. « Les bras levés vers la chûte d'eau, ajoute l'abbé G. Bruley des Varennes, témoin de cette scène paradisiaque, ils invoquaient le dieu, criant à tue-tête, soutenus et renforcés par des bonzes qui hurlaient plus haut encore ».

VI. — Suppllices religieux. — **1° Mutilations volontaires de la région pectorale** — Le délire mystique, qui commence à l'extase de la prière — folie douce — pour aboutir aux autodafés et aux massacres — folie furieuse — en passant par l'intermédiaire des austérités, macérations, jeûnes, infligés par esprit de pénitence, et le martyre enduré pour la foi, pousse de pieux délirants à se retrancher certaines parties du corps. Les prêtres de Cybèle et d'Artémise étaient assu-

(1) Le mot japonais *tibi-tibi*, qui veut dire mamelle, signifie aussi lait.

jetés au célibat, comme ceux du culte catholique, mais, pour être plus certains de résister aux tentations de la chair, ils supprimaient les organes de la virilité, à l'exemple d'Origène, qui prit à la lettre ce conseil de l'Évangile : « Faites-vous eunuque pour mériter le royaume des cieux ». A Éphèse, les prêtres des déesses de la Fécondité — aux multiples mamelles — se vouaient à la stérilité ; c'était peu conforme à l'esprit de leur sacerdoce. La même critique ne s'adresse-t-elle pas à ceux qui proclament le *Crescite et Multiplicamini*, mais prêchent si peu d'exemple, à part les rabbins, les popes et les pasteurs protestants qui rendent hommage aux vues du Créateur.

On ignore généralement pourquoi Léon III a introduit l'usage de faire baiser ses pieds à la place des mains ; le cardinal Baronius va nous l'apprendre : « c'est que, affirme le prélat, le pape ressentit, un jour, des sensations charnelles, sous l'impression des lèvres d'une dame romaine... Rare exemple d'humilité chrétienne, ajoute-t-il, et moyen excellent de prévenir les mouvements de la concupiscence, sans avoir besoin de recourir à la mutilation recommandée par Origène ». Depuis que l'on n'élève au pontificat que des cardinaux sexagénaires, ce danger n'existe plus : d'ailleurs un simple salut ne serait-il pas plus digne ?

Sainte Oliva, vierge et martyre du XI⁰ siècle, pour vaincre les suggestions libidineuses du démon, employait un procédé plus radical : elle s'enfonçait des griffes de fer dans la poitrine ; il est vrai qu'elle avait contre elle l'ardeur de la jeunesse et de son tempérament.

Marie l'Égyptienne, l'émule de la Madeleine repentie, après une vie de débauche, se retira dans les solitudes du Jourdain, où elle vécut avec les trois pains de la légende, imitant la frugalité du dromadaire qui, dit-on, « vit une année entière, dans le désert, avec une boulette de pain dans le derrière ». Comme dans sa prime jeunesse, elle se passa de vêtements (1) ; elle n'avait que sa chevelure pour couvrir sa nudité, ce qui n'empêcha pas l'ermite Zozime de lui porter des consolations et la sainte communion. A la mort de cette détraquée, le saint homme fut surpris de lire sur sa poitrine le nom de Marie ; quoi d'étonnant, au pays où les femmes ont le corps couvert de tatouages ? Les annales hagiographiques abusent quelque peu de

---

(1) Sainte Théoctiste resta aussi cinq ans, dans une masure, sans le moindre vêtement. Le beau mérite ! N'est-ce pas aussi la tenue de rigueur des recluses profanes de nos maisons closes ? Celles à qui l'on disait, du temps des croisades :

Vos restes de l'abbaye
Des s'offre à tous.

ces stigmates. A la naissance de saint Roch, en 1295, sa mère, Libéra, remarqua, entre les deux seins de son nouveau-né, une petite croix rouge ; « le jugeant consacré à Dieu par ce signe extraordinaire, dit A. Michiels, elle prit un soin tout particulier à son éducation ». A quoi tient la destinée ! A un vulgaire nævus pris pour « un signe extraordinaire » !

Madame de Chantal, « l'épouse spirituelle de saint François de Sales, se tatoua le sein du nom de Jésus » (Michelet). D'habitude, c'est le nom de l'objet aimé que l'on fait graver sur sa peau. Elle choisit, paraît-il, le sein gauche, voisin du cœur, et se servit d'un fer rouge. Une autre hystérique est la créatrice du Sacré-Cœur, Marguerite — et non Marie — Alacoque, religieuse Visitandine, morte le 17 octobre 1690, au couvent de Paray-le-Monial ; elle s'était éprise directement de Jésus que, dans ses hallucinations, elle croyait voir sous toutes ses formes et « qui se montrait avec elle d'une familiarité plus qu'étrange » ; un jour, durant un accès plus violent que les autres, elle saisit un canif et se grava aussi sur le sein, comme une vulgaire amoureuse sur le tronc d'un arbre, le nom du bien aimé.

Au XVIIe siècle, raconte J. J. Bouchard, à Naples, lors de la procession des *Battenti*, ces fervents se fouettaient le milieu du dos :

On leur aide est frotter tout exprez, sur la chair nue, avec de grosses poignées de cordelettes, munies au bout de petites pointes de fer qui entrent dans la peau et font couler le sang ; ils redoubloient en passant devant quelque dame favorite... Il y en avoit mesme qui, avec certains morceaux de liege pleins de piquants se battoient les mamelles jusques en faire passer le sang ; on y voit aussi quelques femmes.

D'après B. Saint-Edme, en 1731, quelques convulsionnaires, sur le tombeau du diacre Pâris, dont nous avons déjà parlé, variaient leurs plaisirs et joignaient aux contorsions monotones de ce pèlerinage, des distractions plus délicates. Par exemple, des jeunes filles se faisaient tordre les mamelles avec des pinces en fer, jusqu'au point de briser les branches de cet instrument.

Il a déjà été question de la secte russe des Skopski (1) qui, par ascétisme, se mutilent les seins, pour enlever à la femme l'un de ses attraits les plus puissants et éloigner de l'homme la tentation de la chair.

Les Brahmes de l'Inde, adorateurs de Vichnou, se font tatouer sur

(1) *Anat. hist.*, fig. 9, 10 et 11.

le front et sur la poitrine (fig. 28) le *nahman*, emblème hiérogly-
phique de sa religion. C'est une sorte de trident dont la ligne médiane
est rouge et représente le flux menstruel; les lignes latérales sont
d'un gris cendré et figurent la semence virile.

A Téhéran, pour exciter la compassion des croyants, au moment des
fêtes religieuses du moharem, durant le premier mois de l'année musulmane, les Derviches martyrs se labourent la poitrine de plaies, avec

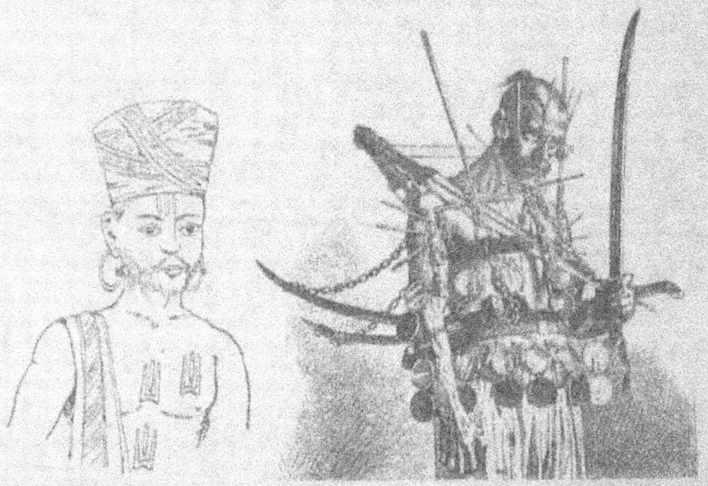

Fig. 28.   Fig. 29. — Dessin de B. Vereschaguine, d'après le
                        Tour du Monde et les *Beaux-Arts illustrés*.

le fer et le feu, à la grande gloire d'Allah, dont Mahomet est le
prophète.

Il y a même, assure Racinet, à qui nous empruntons ces détails et
ces figures, des raffinés qui, à l'exemple des balafrés du Caucase,
(fig. 30) s'enfoncent dans la poitrine, par des crochets en fer, un certain nombre de chaînettes auxquelles sont suspendus de petits miroirs.
Ces fanatiques font de leur poitrine une devanture de quincaillerie,
à la façon de nos belles impures qui transforment la leur en vitrine de
joaillerie, mais sans endommager la peau, leur gagne-pain.

Le chef des derviches, de l'ordre fondé par Saad-Eddin, un santon
très pieux et faiseur de miracles, s'avance solennellement à cheval
sur un sentier humain, composé de fanatiques couchés à plat ventre,

côte à côte. Sur le parcours de cette singulière cavalcade, à laquelle a assisté Maxime du Camp, hurlent et gesticulent une foule d'hallucinés dont quelques-uns se sont passé, dans les muscles *pectoraux* ou dans les lèvres, des broches de fer, alourdies d'une orange aux deux extrémités.

Basile Vereschaguine, le célèbre peintre russe, a étudié au crayon et à la plume les *balafrés* de Schoucha (Perse), qui marchent, la peau tailladée, la figure couverte d'un masque de sang coagulé par le soleil (fig. 29), avec des chaînes et des poignards passés dans leur peau saignante, tandis que le peuple, devant cette procession sanglante, en commémoration de martyrs célèbres, s'écrie : « Voici les justes ! » Ne ferait-il pas mieux de clamer : « Voici les fous ! » L'aliénation mentale sévit aux quatre points cardinaux de toutes les religions : rappelons seulement les momeries et les supplices des néophytes de la Colombie et du Haut Missouri (1).

Parmi les suppliciés volontaires, par esprit de pénitence, saint Macaire a droit à une mention plus qu'honorable. Ce religieux, écrit le P. Caussin, dans la *Cour sainte*, « pour avoir tué un moucheron qui le piquait, comme s'il eust commis un grand acte d'impatience, s'en alla six mois durant exposer son corps tout nud à toutes les mouches et moucherons du désert, pour se venger de soy-même ». D'après la *Légende dorée*, la bestiole sacrifiée était une puce et il se pourrait que Molière ait fait allusion à cet incident, quand Orgon raconte que Tartufe se vint accuser

> D'avoir pris une puce en faisant sa prière
> Et de l'avoir tuée avec trop de colère.

2° Martyrs chrétiens. — A. Exposition publique. — A l'exception de la décapitation simple, qui pouvait être regardée comme une faveur, tous les autres supplices étaient généralement très compliqués et se prolongeaient jusqu'à ce que mort s'ensuive ; ils nécessitaient l'exposition en public, dans une nudité complète. Nous choisirons, dans le martyrologue des saints, les cas où les mamelles étaient dénudées ou arrachées, et ils sont nombreux si l'on en juge par la variété des supplices infligés à *Dix mille chrétiens, en Perse, sous le roi Sapor*, et qu'Albert Dürer a consignées, en grande partie, dans sa fameuse toile du musée de Vienne. Quant à la tradition des

(1) *Les Sens dans l'Histoire*, fig. 12.

Onze mille vierges, dont les reliques sont conservées dans une chapelle particulière, à Cologne, on l'attribue à la fausse interprétation
d'une inscription ainsi conçue : XIMV, c'est-à-dire *undecim martyres
virgines*, onze vierges martyres et non *undecim millia virgines*.

Un supplice moral, fréquent chez les Romains, était l'exposition

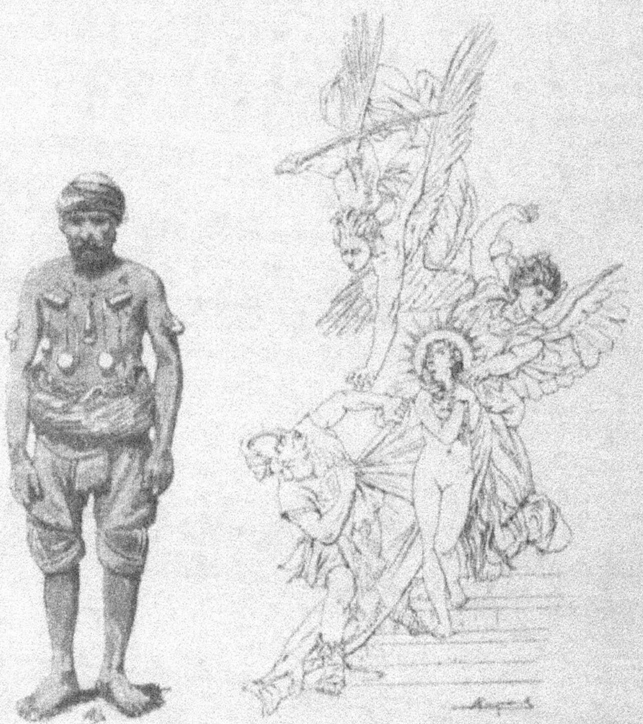

Fig. 30.

Fig. 31. — Sainte Agnès. Motif central du tableau
de G. Ferrier.

des victimes dans un mauvais lieu. Au IIe siècle, sainte Lucie y fut
attachée avec des cordes. Irène, en 304, refusa de manger de la
chair offerte aux idoles ; le juge la fit dépouiller de ses vêtements et
ordonna au bourreau de la déflorer, en sa présence ; après quoi, elle
fut livrée pendant un mois aux habitués d'une maison de débauche.
« Et cependant, ajoute le pieux légendaire, elle ne cessa point d'être

vierge, car un ange s'était prostitué à sa place et l'avait rendue invisible ! » Sainte Agnès, vers la même époque, sur l'ordre du préfet de Rome, Symphronius, fut exposée au lupanar ; mais sa vertu ne courut aucun danger : un homme leva les mains sur la jeune vierge et l'imprudent fut aussitôt frappé de mort. Elle invoqua le Christ qui fit croître soudain sa chevelure, devenue un « vêtement de miséricorde. »

Une autre version veut qu'un ange la couvrît d'une draperie. A l'emplacement de l'église Sainte-Agnès, à Rome, sur la place Navone, on voit un bas-relief de l'Algardi qui représente l'accroissement subit des cheveux.

La créature est nue comme la main ; c'est une jeune fille de quatorze à quinze ans, avec de longs cheveux, de petits seins naissants, tout un corps plein de morbidezza et très palpable qui est conduite au lieu de prostitution par un grand coquin de houzard. Ce n'est point du marbre mais de la chair molle et flexible sous les doigts[1].

Ce sujet a été traité magistralement par G. Ferrier (fig. 31). Le martyre de cette sainte, qui finit par être égorgée, est une des plus belles pages du Dominiquin, au musée de Bologne. « On se sent frémir, écrit Paul de Musset, en voyant le geste furieux de ce bourreau qui enfonce le poignard dans le sein virginal d'une enfant de seize ans ! » Notons le rôle protecteur joué par le système pileux : nous le retrouvons chez sainte Wildegeforthe, à qui une longue barbe poussa incontinent et contribua à la conservation de sa virginité.

La *Légende dorée* — oh ! combien ! — par Jacques de Voragine, archevêque de Gênes, raconte que sainte Perpétue, toute nue, aux prises avec un polisson, devint tout à coup un homme vigoureux et terrassa son audacieux adversaire.

Enfin, en 310, la vierge Théodora fut condamnée par le juge Proculus à la même peine infamante. Un jeune seigneur d'Alexandrie, Didyme, à la vue de sa beauté, acheta au bourreau le privilège de la posséder le premier ; mais à peine eût-il assouvi sa passion, qu'il se sentit pris de remords: il se jeta à genoux, demanda pardon de sa faute, puis il obligea Théodora à prendre ses habits pour s'évader.

Elle était à peine sortie du lieu infâme, qu'un soldat ivre entra dans la chambre où Didyme était resté. Dans sa surprise mêlée d'effroi, celui-ci appela ses camarades, qui attendaient dans une pièce voisine. « Accourez,

[1] P. de Musset, *Voyage en Italie.*

vous autres, et regardez, balbutia-t-il, j'avais bien ou dire que Jésus-Christ changeait l'eau en vin; mais non qu'il changeait les filles en garçons. » Proculus, instruit de cette singulière circonstance, se fit amener Didyme, reconnut la supercherie et donna l'ordre de trancher la tête au coupable. Théodora accourut alors pour sauver son généreux protecteur. « J'ai consenti à fuir l'infamie, lui dit-elle, mais je ne souffrirai pas que votre dévouement aille plus loin et que vous périssiez à ma place. »

Pour les mettre d'accord, le juge fit décapiter Théodora et le jeune godelureau.

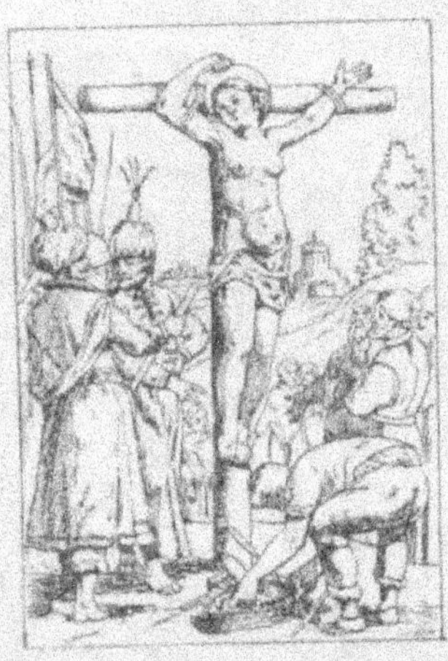

Fig. 32.

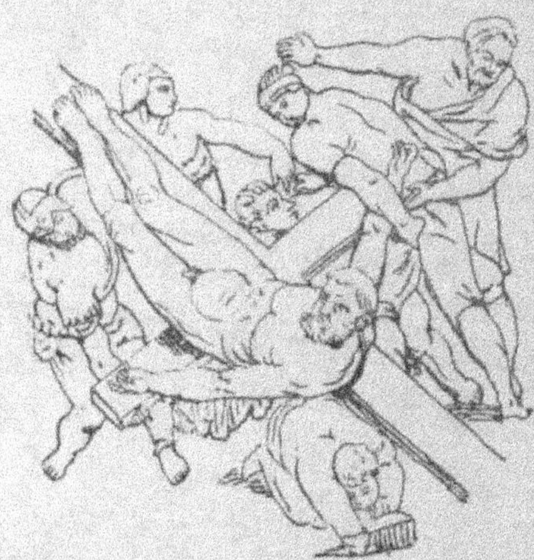

Fig. 32 bis. — Fragment du *Martyre de saint Pierre*, par Michel-Ange. (Chapelle Pauline).

Des chrétiens eurent aussi à subir la même infamie : saint Philippe de Néri, par exemple, fut conduit dans un lupanar, où il résista aux agaceries de celles

> Qui font passer la rue au travers de leur lit,

supporta leurs railleries et se laissa battre de verges par elles.

Le supplice de la croix était très répandu chez les Israélites. Samuel, par zèle religieux, avait ordonné un massacre chez les Gabaonites : en expiation, ils obtinrent, rapporte le second livre de Saül, qu'on leur livrât sept jeunes gens de la descendance de Saül et les mirent en croix, à l'époque de la moisson. Respha, la mère de deux des victimes expiatoires, veilla sur leurs cadavres : « elle ne souffrait point qu'aucun oiseau des cieux se posât sur eux, de jour, ni aucune bête des champs, la nuit ». Georges Becker, au Salon de 1875, a fixé sur la toile cet épisode dramatique.

Les Romains réservaient ce supplice aux esclaves et aux voleurs ; c'est par dérision qu'ils l'infligeaient aux premiers chrétiens, et lorsque les condamnés étaient livrés aux bêtes dans l'amphithéâtre, « on corsait le spectacle en en crucifiant un certain nombre qui, rangés autour de l'arène et le corps enduit de poix, brûlaient comme de gigantesques torches vivantes ». Les femmes étaient aussi crucifiées ; sainte Maure en est un exemple ; elle resta neuf jours attachée à la croix dans une nudité complète. La figure 32 représente le supplice d'une jeune chrétienne, sainte Bénédicte, que nous avons cherchée en vain dans le Martyrologue. Voici les paroles qui lui sont prêtées, en réponse, sans doute, aux propositions honnêtes ou non, d'un proconsul païen épris de ses charmes : « *Este procul thalami ; procul hinc absiste Dione : Crux mihi Amiclœs charior illa toro* ». (Hymen, loin d'ici, loin d'ici Dione (1). Cette croix m'est plus chère que le lit d'Amyclées) (2).

Parmi les martyres chrétiennes qui subirent la honte de l'exposition, citons encore celles que Néron, renouvelant le supplice de Dircé, fit attacher, nues, à des taureaux furieux. Aqujari, au Salon de 1903, a représenté, dans un tableau sensationnel, la chrétienne *Lygia*, de *Quo Vadis*, liée sur un auroch. Sainte Thècle, au premier siècle de notre ère, est exposée, sans vêtements, dans l'amphithéâtre, au milieu de lions et de tigres qui se couchent à ses pieds et les lui lèchent ; mise ensuite au bûcher, les flammes aussi se contentent de la lécher sans la brûler. On prête à Trajan une atrocité excessive : dans une baignoire en marbre, contenant cinq chrétiennes nues, il fit couler de l'étain et du plomb en fusion, pour en faire des statues destinées à l'ornement des bains. En 204, saintes Perpétue et Félicité sont dépouillées de leurs vêtements, au milieu du cirque, et exposées dans un filet. « Les spectateurs, dit Gibbon, protestèrent contre cette infamie et les bourreaux furent obligés de donner une robe aux deux chrétiennes ». Une vache furieuse s'élança sur Perpétue qu'elle piétina et la sainte rapprocha avec décence les fragments de sa robe déchirée. Notons deux particularités curieuses : Vibia Perpétue, au moment de son incarcération, nourrissait à la mamelle son premier enfant ; on

(1) Mère de Vénus, quelquefois Vénus elle-même.
(2) Ville de Laconie — également ville du Latium — patrie des Dioscures, Castor et Pollux.

le lui retira; « mais Dieu permit que l'enfant ne demandât plus à téter et que le lait de la mère ne l'incommodât point ». Quant à Félicité, étant alors enceinte de sept mois, elle craignait de n'être pas conduite au supplice, parce qu'il n'était pas permis d'exécuter les femmes sur le point d'être mères; ses compagnons joignirent leurs prières à celles de la sainte, pour obtenir de Dieu que la palme du martyre ne lui fut pas ravie et, soudain, Félicité fut prise des douleurs de l'accouchement.

Sainte Degna Merita, au IV⁰ siècle, à Brixia, en Lombardie, servante de sainte Afre, eut le corps labouré par les dents d'un peigne de fer, puis brûlé avec des torches. Saintes Ménodora, Métrodora et Nymphodora sont étendues à terre, nues jusqu'à la taille, et périssent sous les verges. A la même époque, sainte Cyrène, honorée dans l'Eglise grecque, fut brûlée vive, après avoir été promenée, toute nue, sur un âne, dans sa ville natale de Tarse; mais, par un miracle fréquent qui enlève tout mérite au courage de la victime, elle fut rendue invisible à tous ceux qui étaient accourus pour l'insulter. Sainte Bibiane, en 363, est dévêtue, puis attachée à un pilier et frappée avec des fouets, garnis de plomb, jusqu'à ce qu'elle expire. De même sainte Marguerite fut battue de verges : ainsi la montre, nue à mi-corps, un tableau de l'Ecole française, de 1550, qui appartient à Edouard VII et a figuré à l'exposition des Primitifs Français. Sainte Foy aussi, avant de subir le sort de saint Laurent, fut mise à nue :

On la despouillast devant le monde, afin qu'ayant honte de sa nudité, elle peust estre distraite de son bon propos. Incontinent, les bourreaux la despouillent, mais tant s'en faut que pour telle ignominie elle perdit sa constance et fermeté d'esprit que plutôt elle fut confirmée et corroborée pourquoy le lieutenant advisa de la tourmenter tant plus et commanda qu'on la mist sur un gril.

Après le feu, la glace : les quarante martyrs de Sébaste furent exposés nus, pendant trois jours et trois nuits, sur un étang glacé.

Revenons à la chaleur : Bassati Marc-Antoine a peint saint Vit, dans un chaudron rempli de plomb et de poix (Munich).

Au tour de la laparotomie, que l'appendicite a rendue si fréquente depuis : un tableau de Th. Bouts (Louvain) retrace, au milieu d'un triptyque, le *Martyre de saint Erasme*, qui consiste dans le dévidement des intestins — « l'étripement » idéal des preux et pieux anti-sémites modernes, dont l'immaculé Syveton était le plus pur spécimen. Du même peintre, à Bruges, l'*Ecartèlement de saint Hippolyte*.

Le docteur Nass rappelle, dans le *Correspondant médical*, que cet évêque du IIIe siècle, dut à son nom son douloureux supplice. « Comme il passait en jugement devant le préfet de Rome, celui-ci, qui avait quelque littérature, s'écria : « Eh bien ! qu'il soit comme le fils de Thésée, traîné par des chevaux ». Sainte Couronne, vierge et martyre, fut aussi écartelée, mais à un arbre.

Nous allions oublier le premier Apôtre, saint Pierre, et son frère, saint André, tous deux crucifiés, l'un la tête en bas en contremont (fig. 32 bis), l'autre, sur une croix en X et aussi saint Sébastien, lardé de flèches, l'Apollon du Christianisme, ainsi que saint Barthélemy, écorché vif, comme le satyre Marsyas le fut par l'Apollon des païens.

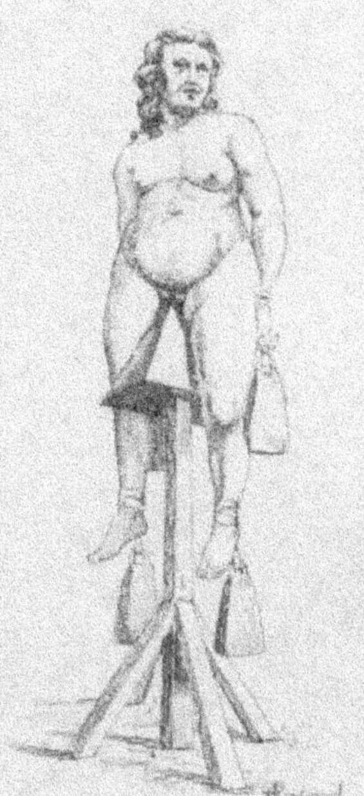

Fig. 33 [1].

Les chrétiens eurent à subir d'autres supplices, d'un raffinement spécial, imaginés à Byzance, l'*equuleus* ou *cacatetus* (fig. 33), par exemple, sorte de chevalet terminé en pointe faisant office de pal, qui entraînait la nudité entière. En Orient, deux aquarelles du professeur Müller Alexandre, capitaine instructeur de la cavalerie ottomane, nous montrent des Juives, pour qui la « question » consiste dans la compression des mamelles (fig. 34) ou en un combat de chats maintenus à l'intérieur de leur large culotte (fig. 35). A Rome, d'après Demaze, sous le règne temporel des papes, on noyait les parricides dans un sac, avec une vipère, un chien, un coq et un singe.

B. **Extirpation des mamelles**. — Les seins étaient mutilés, tantôt par instruments tranchants, couteaux ou cisoires (fig. 36) ; tantôt arrachés et tiraillés par des tenailles, *forces*, ongles de fer ; tantôt encore, ils étaient écrasés par un étau (fig. 34) ou sous la pression violente d'un coffre, dont le couvercle s'abattait pour déchi-

[1] Tiré de *De equuleo tortura incognita liber, Hieronymi Magii Anglarensis, ad illustrationem christianismi Gallorum regis mentorem Byzantii*, 1575.

rer les chairs (1). C'était un supplice banal, infligé aux martyrs de
la chrétienté, surtout aux femmes, en raison de la proéminence
d'organes qui s'offrent d'eux-mêmes aux cruautés des tortionnaires.

A côté de sainte Agathe, qui tient la tête de ce martyrologue et
sur laquelle nous allons revenir, se groupe un certain nombre de
suppliciées moins connues, parce qu'elles ont été dédaignées par
les artistes. Ce sont sainte Macre, martyrisée à Fimes, près de
Reims, des représentations lui donnent un livre qui porte ses deux

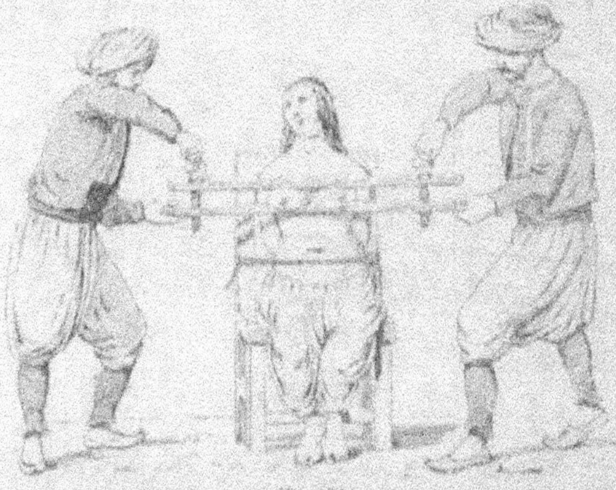

Fig. 84.

mamelles ; sainte Martine qui, à Rome, renversa la statue de Diane
et, pour ce crime de lèse-paganisme, eut les seins déchirés avec les
ongles de fer ; sainte Calliope ; sainte Christine, dont les attributs
se composent d'un couteau, qui lui coupa la langue, et des flèches
qui lui percèrent les seins. Une flèche fut aussi enfoncée dans le
sein de sainte Thérèse, réformatrice du Carmel, mais par un ange !
Son ordre célèbre une fête spéciale en souvenir de ce prodige, sous
le nom de *Transfixion* ; transfiction de nervosée serait plus exact
(fig. 219).

Cette parenthèse fermée, reprenons la liste des mammatomisées :
sainte Émérite, déchirée avec l'araignée de fer ; sainte Fébronie ou

(1) Ce genre de torture était une importation musulmane. D'après le Père Dominique Busnot (1714.)

Mouley Ismaël, roi du Maroc, a fait couper les mamelles à quelques femmes de son sérail, leur
faisant mettre le sein sur le bord d'un coffre, dont par son ordre, deux nonques laissent tomber le
couvercle avec violence. Il a encore percé, dans son sérail, d'autres cruautés inutiles et que la bien-
séance ne permet pas de rapporter.

Frébonice, tenaillée, sous Dioclétien, avant la section mammaire;
sainte Apolline ou Apollonie; sainte Pélagie subit l'ablation des seins
puis elle fut enfermée dans le bœuf d'airain. Basilesse et Anastasie
sont représentées les mains coupées et pendues au cou, retombant
sur leurs seins coupés; la dernière est très honorée en Grèce; elle
y occupe un rang supérieur à celui de sainte Agathe, en Occident.
L'an 304 sainte Engratide,
célébrée par le poète Prudence, invective, à Sara-
gosse, le gouverneur Da-
cien, qui lui fit couper la
mamelle gauche; remise
en prison, elle y mourut. A
Mérida, vers la même épo-
que, le bourreau déchira
les seins de sainte Eulalie
et cautérisa les plaies vives
à l'aide d'une torche ar-
dente. Dans la cathédrale
de Burgos, un tableau de
fra Diego de Leyva repré-
sente le martyre de sainte
Casilda(1). « Le bourreau,
dit Edgard Quinet, vient de

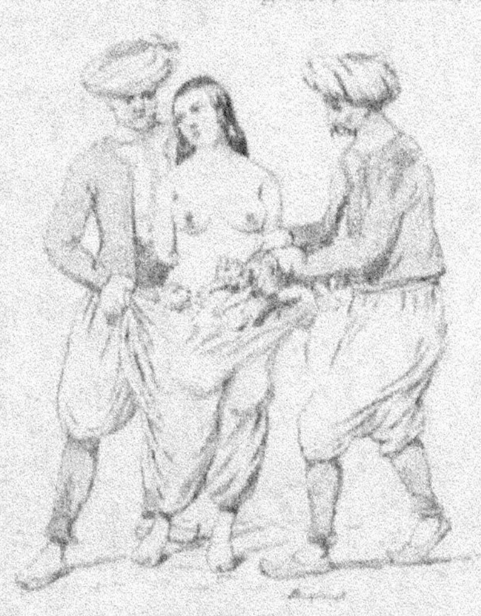

Fig. 35.

lui amputer les deux seins qui gisent à terre, le sang jaillit des deux
cercles de feu dessinés sur la poitrine de la malheureuse, qui semble
partagée entre la fièvre du supplice et la contemplation béate d'un
ange qui lui présente la palme du vainqueur ».

J. Callot a peint sainte Calliope, en Grèce, attachée à un poteau,
où des bourreaux lui brûlent la poitrine avec des torches.

A l'époque d'Adrien, le gouverneur romain, Antiochus, fit couper
les mamelles des trois filles de sainte Sophie — Foi, Espérance,
et Charité — sous les yeux de leur mère, qui n'avait qu'un mot à
dire pour faire cesser ce supplice, elle préféra, par son silence coupable, se rendre complice de ce triple infanticide.

L'ouvrage de Gallonius (*De cruciatibus martyrum*) nomme beaucoup d'autres catholiques ainsi torturées; nous les passons sous

(1) *Anecd. hist. et relig.*, p. 194. *Ste Agada expirante* (Madrid), par A. Vaccaro.

silence pour terminer avec sainte Agathe, martyrisée à Catane, en
251, sur l'ordre de Quintianus, gouverneur de Sicile. On lui coupa
la mamelle gauche et des torches furent promenées dans les chairs à
vif : « Cruel tyran, s'écrie la vierge, pendant son horrible torture,
n'as-tu donc pas sucé les mamelles d'une mère? » Elle est reconduite
dans sa prison et saint Pierre replace la mamelle sur la poitrine, sans
la moindre suture. Quatre jours après, elle reparaît devant son tortion-

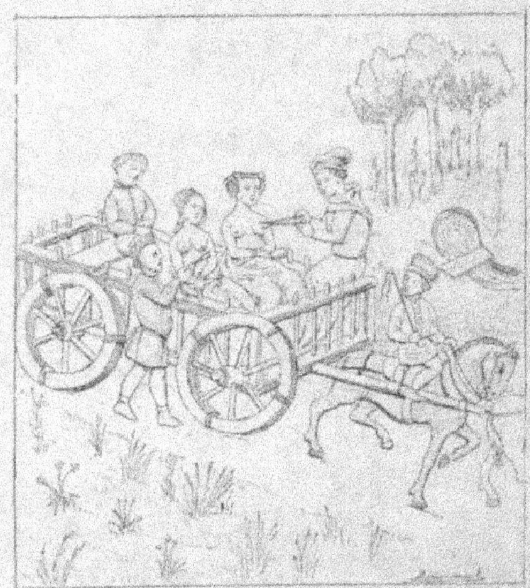

Fig. 36. — Tirée des *Nobles malheureux*, de Boccace. Bibl. de l'Arsenal[1].

naire Quintianus avec la poitrine restaurée ; furieux, le gouverneur
fait rouler la vierge, nue, sur un lit de charbons ardents et de
vases brisés, où elle expire. Elle est souvent figurée tenant un sein
dans des tenailles (fig. 37) et même les deux seins à la main (fig. 38)
ou sur un plat, comme des œufs ; parfois les mamelles sont cisaillées,
mais maintenues en place ; nous retrouverons toutes ces variétés
picturales dans notre iconographie catholique.

Étrange prolifération : les inventaires tumultueux des trésors de

[1] Philippotte la Carthinoise, femme de Robert, duc de Calabre, roi de Jérusalem,
à la suite d'exactions commises après la mort du roi, son mari, est attachée dans
un chariot, ainsi que sa fille et son fils, et soumise au tenaillement des seins, par
le peuple de Naples soulevé contre elle.

l'Église ont permis d'établir que cette *alma parens* possédait le charme
rare de six mamelles. Calvin, dans son *Traité des reliques*, a de même
constaté le miracle de la multiplication des mamelles chez cette sainte,
qui se trouve ainsi assimilée à la Diane multimammée d'Éphèse.

Un dernier mot sur sainte Barbe qui, elle aussi, eut les mamelles
coupées et guéries, non par le premier des apôtres, mais par le
Christ en personne. C'est la patronne des tapissiers et des artilleurs :

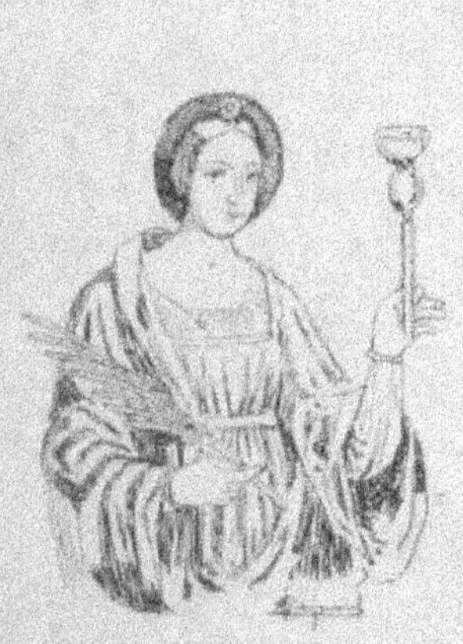

Fig. 37.

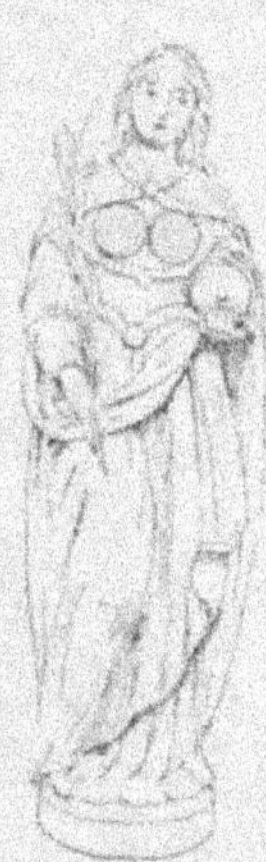

Fig. 38.

est-ce parce que les deux hémisphères de ses seins réunis rappellent
la figure d'un boulet de canon ? En outre, elle partage, avec sainte
Agathe, le privilège de préserver ceux qui l'invoquent de l'incendie
et de la foudre, sans doute en souvenir des torches qui furent promenées sur ses plaies mammaires ? On assure, nous l'avons dit, qu'au
moment où sainte Catherine fut décapitée, jaillit du lait et non du
sang de son cou virginal.

Et voilà cependant comme on écrit l'histoire

des saints et des saintes, *ab uno disce omnes*.

Inquisition. — Cette institution, que l'horrible gargouille
de Veuillot célébrait comme « un vrai miracle, dont il admirait la
justice sublime », dit Anatole France, était le triomphe des fiches
de délation ; n'en déplaise aux ennemis des « casseroles ». Elle sortit
du concile de Vérone qui ordonna, en 1183, aux évêques lombards de

juger — c'est-à-dire de détrousser et de brûler — les hérétiques, malgré le commandement de l'Église :

> Homicide point ne seras
> De fait ni volontairement.

Mais n'oublions pas que l'*auto-da-fé* était, comme l'indique son nom, un acte de foi, sinon de charité ; de plus les doux épiscopes pensaient avec Georges Dandin :

> Bon ! cela fait toujours passer une heure ou deux.

Ainsi la même Église qui répudie la crémation des corps morts, n'acceptait jusqu'en 1776, en France (1) et 1820, en Espagne, que celle des vivants. Un méchant quatrain vitupère cette choquante contradiction :

> Ni Services, ni Sacrements
> Pour ceux qui vont au Crématoire ;
> L'Église n'admet, dit l'Histoire,
> Que la cuisson des vivants.

« C'est mettre ses conjectures à bien haut prix, dit Montaigne, que d'en faire cuire un homme tout vif ». Mais l'histoire des Torquemada — nom prédestiné — et autres Ximénès, n'est pas notre affaire ; nous n'avons à examiner que la tenue dans laquelle se présentaient devant le tribunal du Saint-Office les prévenus soumis à la question. Ils étaient dépouillés « tout nuds », sans distinction de sexe, « au mépris des règles de la pudeur », sous l'œil émerillonné des juges qui avaient fait vœu de chasteté. Toutefois, un caleçon

---

(1) La dernière victime de l'Inquisition, en France, fut Jean François Lefebvre, chevalier de Labarre. Il comparut, en 1766, à l'âge de dix-huit ans, devant un tribunal ecclésiastique, siégeant à Abbeville et présidé par l'évêque Lamothe d'Orléans, l'émule de Cauchon, d'exécrable mémoire. Par arrêt de ce tribunal, le jeune homme subit le supplice suivant, imaginé par des monstres qui prêchent la mansuétude et le pardon des offenses : « ses jambes furent serrées entre des planches, on enfonça des coins entre ces planches et les genoux de la victime, en sorte que ses os furent brisés ; on lui coupa le poignet, on lui arracha la langue ; on lui *arracha encore les seins*, et dans ces deux coupes sanglantes, on versa de la poix enflammée. On peut voir, à la galerie des tortures du château de Nuremberg, les pattes d'araignée d'acier qui servaient aux ablations mammaires et les cuillers à poix pour arroser les blessures béantes, contrepartie de l'arsenal des supplices païens conservés au Vatican. Après quoi on lui trancha la tête ; son corps fut brûlé et ses cendres jetées au vent ». Ce supplice eut lieu le 1er juillet 1766 ! Quel crime avait donc commis ce jeune homme ? Il n'avait pas salué une procession ! Que de gens subiraient aujourd'hui la même peine, si la Révolution n'avait pas coupé aux ecclésiastiques leurs bras séculiers. Et dire qu'au xxe siècle, on rencontre encore des brutes, monocles ou particuliers, qui n'ont de propre que leur linge — ce que Napoléon appelait « l'éducation de la peau » — et voudraient nous ramener à ces temps de carnage !

> On nous promet bientôt d'aimables dragonnades.
> Un bel auto-da-fé, de charmantes croisades.

court était imposé aux patients ; quant aux mamelles des femmes,
elles restaient entièrement découvertes et ballantes. Robert Fleury,
dans son *Auto-da-fé* (Salon de 1845), et J.-L. Pouchelet (Salon de
1905) ont peint des hérétiques se tordant au milieu des flammes,

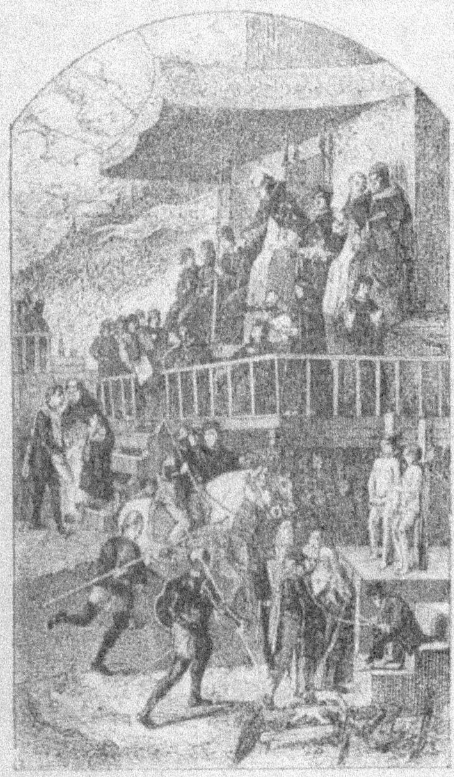

Fig. 39.

sans le moindre caleçon ; ce n'était pas, nous venons de le dire, le
costume habituel des victimes inquisitoriales ; mais il y avait de
nombreuses exceptions à la règle, témoin le tableau de Pedro Berru-
guette, du musée du Prado, à Madrid (fig. 39). D'ailleurs la flamme
du bûcher avait vite fait de déshabiller les suppliciés.

Le costume sommaire d'Ève n'était pas pour déplaire aux oints du Seigneur ; c'était un vêtement biblique, donc orthodoxe ; aussi l'évêque Bernard de Castanet, un des prélats les plus féroces dont s'honore l'histoire religieuse du moyen âge (1), rendit-il, en l'an de grâce 1278, une ordonnance lubrique portant que tous ceux qui seraient surpris en adultère devraient parcourir, dans le plus simple appareil, les rues de la ville d'Albi. Cette coutume, autorisée par diverses ordonnances royales et qui suggéra à Jules Garnier le sujet d'une toile sensationnelle (1876), fut supprimée sous le dévot Louis XI.

Dans ses *Souvenirs d'Anvers*, la vue du Steen,

> Château du Saint-Office aux sinistres tourelles,

évoque à l'esprit de Charles Grandmougin les affreuses tortures que

> Philippe II, le duc d'Albe et leurs saints ministres,
> Assassins chamarrés, aux cœurs religieux,

faisaient subir aux malheureux Flamands, terrifiés sous le couteau des bouchers espagnols (2).

> Ici, les justiciers, pleins d'une sourde joie,
> Flanqués de médecins pour surveiller leur proie,
> Restaient épanouis devant les hurlements
>> Et déployaient un noir génie
>> Pour prolonger une agonie
>> Au milieu de nouveaux tourments.
>
> Plus bas, des patients, nus dans de l'eau glacée,
> Seuls, et la mort toujours présente à leur pensée,
> Trépassaient dans la nuit lugubre des caveaux ;
> Ceux-ci, devant des gens d'Église armés de cierges,
> Étaient déchiquetés vivants à coups de verges
> Puis, sous le plomb fondu, grésillaient jusqu'aux os !
>
> Plus loin, on vous coupait en long sous une scie ;
> Ceux-là, couchés, mouraient d'une longue asphyxie
> Avec de gros moellons sur leur ventre amassés ;
> Quelques autres, en l'air, saignaient à pleines veines,
> Suspendus à des crocs par les chairs, lourds de chaînes,
> Et tombaient, par leur poids lentement dépecés !

(1) Il portait le titre de vice-gérant de l'inquisition du royaume de France : noblesse oblige.

(2) Dans les Pays-Bas, le tribunal, dit *Conseil des troubles*, était présidé par un Espagnol, Jean de Vargas, qui disait : « les hérétiques ont démoli les églises, les bons ne s'y sont pas opposés, il faut les pendre tous » La logique de ce suppôt du duc d'Albe était conforme à celle de ce moine catholique qui s'écriait : « Tuez tout, Dieu saura bien reconnaître les siens ».

4 **Guerres de religion**. — « On sait, dit l'auteur de *De Paris à... quelque part*, que c'est principalement aux systèmes théologiques de tous les pays et de tous les temps, que revient l'honneur d'avoir causé les plus grandes exterminations, dont l'histoire fasse mention ». La religion, nous le répétons, est trop souvent un brandon de discorde, non seulement entre les nations, mais entre les citoyens d'un même pays et les membres d'une même famille.

Vers 1030, la reine Constance, sur le retour, pour racheter ses débauches d'antan et s'assurer le ciel, — la galanterie ou la « bécoterie » conduit souvent à la bigoterie — poursuivit avec la plus grande cruauté les hérétiques d'Orléans, appelés manichéens : les amateurs d'indulgences ignorent l'indulgence.

Cette furie, non contente de s'être montrée juge implacable, voulut encore remplir l'office de bourreau ; et elle fut d'autant plus cruelle dans l'infâme fonction qu'elle avait choisie, que les prêtres lui avaient affirmé que l'excès de sa rigueur rachèterait auprès de Dieu le châtiment qu'avait mérité l'énormité de ses crimes. Elle-même creva avec des baguettes les yeux de la jeune italienne, dont l'exaltation religieuse avait converti un grand nombre de fidèles aux doctrines de Manès ; elle-même s'arma de pinces ardentes et tenailla la poitrine, le ventre et la vulve de sa victime ; ensuite elle fit emporter ce corps horriblement mutilé sur le bûcher où devaient être consumés tous les hérétiques.

Guillaume de Tudèle, qui a une sainte horreur des hérétiques, nous donne, dans sa *Chanson des Albigeois*, des détails circonstanciés et véridiques sur les glorieux faits de l'Église, en 1219, à l'arrivée du prince Louis, fils du roi de France, sous les murs de Toulouse :

« Le cardinal de Rome, lisant et prêchant, a dit que la mort et le glaive doivent marcher devant lui, de telle sorte qu'à Toulouse, il ne reste rien de vivant, ni homme ni donzelle, ni femme enceinte ni enfant à la mamelle ; que tous reçoivent le martyre dans les flammes ardentes. »

Interprétation un peu trop judaïque des paroles amères du Christ : « Si quelqu'un vient à moi et ne hait pas son père et sa mère et sa femme et ses fils et ses frères et ses sœurs et encore sa vie, il ne peut être mon disciple. » Mais il n'est pas question de l'assassiner.

À l'instigation d'Urbain VI, Charles de Duras, après la prise de Naples, exerça sur la reine Jeanne des atrocités épouvantables : il lui fit arracher les seins et la vulve, après quoi on l'étrangla avec un cordon de soie, comme elle avait fait à André son premier mari (1).

(1) La Chaire, loc. cit.

Les Vaudois, sectaires « remarquables par la pureté de leurs mœurs », furent exterminés par François Ier, c'est-à-dire par un prince libertin, dont le règne fut celui du plaisir et du « bon plaisir »; par le roi très chrétien de la contradiction — peint dans sa devise parlante *Nutrisco et extinguo* (je nourris et je détruis) accompagnant une salamandre au milieu des flammes — qui inaugure la persécution contre les protestants français, puis s'allie avec les luthériens d'Allemagne et les Turcs musulmans, contre Charles-Quint ; par ce *Père*, ce *Restaurateur des lettres*, qui n'est pas le protecteur des gens de lettres exposés aux coups de l'Inquisition rétablie en France, par ses soins : Jacques Amyot et beaucoup d'autres, sont obligés de fuir Paris pour éviter le bûcher ! L'imprimeur érudit Etienne Dolet, moins heureux, expie le crime d'avoir « fait chair » certains jours prohibés, l'année même où l'amant avarié de la belle Féronnière, de la Pisseleu, etc., rendait son âme au démon :

> En mil cinq cent quarante-sept.
> François mourut à Rambouillet
> De la vérole qu'il avait (1).

Le distique qu'il grava sur une vitre du château de Chambord, pour une horizontale de marque, peut-lui être retourné :

> Souvent homme varie
> Mal habil qui s'y fie.

Cependant, il défendit Rabelais, envers et contre tous ses ennemis « cafars, cagols, matagotz, botineurs, papelardz, burgotz, patespelues, porteurs de rogatons, chattemitis », sans compter Calvin et la Sorbonne qui voulaient le prendre entre deux *feux*. François le bas bleu déclara que « ses ouvrages étoient non moins utiles que délectables ».

Nous relevons dans l'*Histoire générale des églises évangéliques des Vallées du Piémont ou Vaudoises*, par Jean Léger (1669), le récit détaillé des massacres de l'an 1655 :

Funeste banquet de chrétiens par l'armée du marquis de Pianesse. — Martha Constantina, de Saint-Jean, femme de Jacques Barral, fut attrappée et saisie par les massacreurs, après en avoir vu cruellement massacrer plusieurs autres devant ses yeux : ils luy coupèrent ce qu'ils purent des par-

_____

(1) Le *spirochete pallida* de Schaudian, ou une fistule périnéale, punit l'homme de joie par où il avait péché. Dulaure rappelle que son médecin Fresnel avait déjà guéri plusieurs personnes atteintes du même mal, entre autres Mézière, prieur de Saint-Denis de la Chartre, mais il n'osa pas ordonner le mercure au roi.

ties honteuses, et lui fendirent le ventre ; ils lui couperent aussi les
mammelles qui leur paroissoient, disoient-ils, extraordinairement belles ;
c'est pourquoy ils les porterent jusques à Macel en Piémont, où ils les
firent fricasser, et les ayant mises dans un plat à table, d'autres soldats y
fut venus à l'impourveue, comme on leur faisoit accroire que c'estoient les
emplûres, ils en mangerent avidemment une partie, et comme les autres
leur dirent que c'estoient les mammelles des femmes des Barbets qu'ils
mangeoient, l'un d'eux prenant mal de cœur alla rendre gorge, et les
autres querelloient ceux qui les
leur avoient présentées (fig. 40).

Autre distraction « spirituelle »
des défenseurs attitrés de la religion de paix et d'amour :

La fille de Moyse Long, de Bobi,
âgée de dix ans, ayant esté attra-
pée par les soldats piémontois, au
lieu de Villeneuve, au-dessous de
Mirebous, ils l'enfilèrent toute vi-
vante en une pique et ayans fait
un grand feu sur une grande et
large pierre, l'y rostirent tout de
même que la chair à la broche.
Quoy fait, ils en découperent la
chair qui leur sembloit la mieux
cuite, mais ils n'en mangerent que
quelque peu, parce que, disoient-
ils, par après qu'ils ne l'avoient pas
pû faire rostir à leur gré (fig. 41).

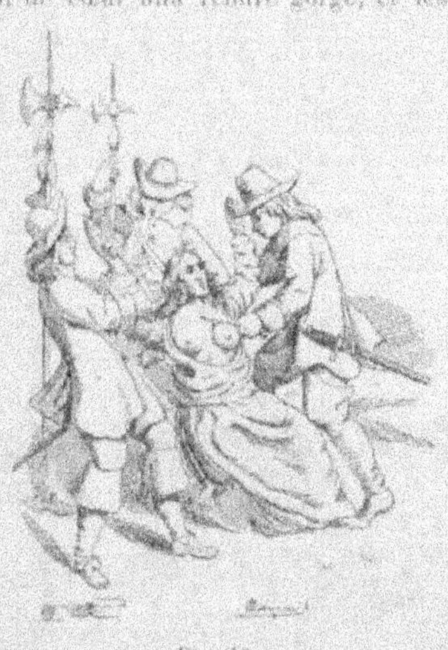

Fig. 40.

De la même source, un haut fait analogue au précédent, sans être
suivi de festin d'anthropophages :

Anne, fille de Jean Charbonnier de la Tour, après avoir esté violée,
comme presque toutes les autres femmes ou filles, fut enfilée ou empalée
par la nature à une pique. Et en cet état, portée quelque tems en tête de
l'escadre de ces bourreaux qui disoient que c'estoit leur enseigne, et puis
fatiguez de la porter de cette façon, plantèrent leur pique en terre sur le
grand chemin, laissant cette nouvelle sorte de croix pour spectacle à tous
les passans (fig. 42).

Après la révocation de l'édit de Nantes (1685) — bonnes et hautes-
œuvres de la sainte trinité d'une pieuse renégate, d'un jésuite, son
directeur, et de l'incendiaire du Palatinat, sous l'œil paterne et protecteur d'un monarque vaniteux, sensuel et lâche, déjà mûr pour
l'abjecte dévotion dans laquelle il devait finir ses tristes jours, —

les coreligionnaires de la *catholique* et veuve Scarron, fille du faux monnayeur Constant d'Aubigné et gardeuse des dindons d'une de ses tantes, au château de Mursay, furent persécutés par les dragons du roi. Michelet, dans ses *Dragonnades*, raconte un acte d'une cruauté sadique inouïe, raffinement de barbarie que seul le fanatisme religieux peut imaginer. Laissons parler le Delacroix de l'Histoire :

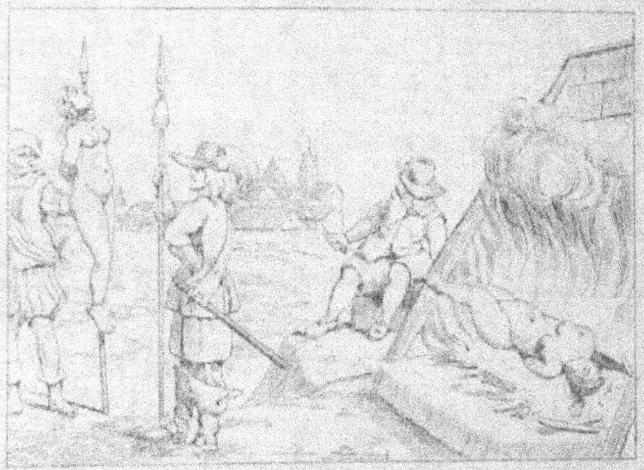

Fig. 41.

On liait la mère qui allaitait, et on lui tenait à distance son nourrisson qui pleurait, languissait et mourait. Rien ne fut plus terrible; toute la nature se soulevait; la douleur, la pléthore du sein qui brûlait d'allaiter, le violent transport au cerveau qui se faisait, c'était trop... La tête échappait, elle ne se connaissait plus, et disait tout ce qu'on voulait pour être déliée, aller à lui et mourir; mais dans ce bonheur, quels regrets! l'enfant, avec le lait, recevait des torrents de larmes.

Morland, ministre d'Angleterre, ajoute à ce trait quelque chose de plus horrible encore; il parle d'une dame nommée Marthe Basal, qui allaitait aussi, dont on coupa la mamelle, pour la faire cuire ensuite au cabaret d'un sieur Marcel, et la donner à manger aux passants. Quant à son fils, on eut la générosité de le massacrer sur le ventre de sa mère. Le même écrivain nous rapporte un fait d'un cynisme dont rien n'approche.

Ces monstres en étole, dit-il, après avoir tranché la tête d'un sieur Jean Brachet, lui coupèrent le membre viril qu'on mit entre ses dents. Cette enseigne d'un nouveau genre fut plantée sur une pique et devint le signal du massacre.

Ceci se passa en 1656, près de Pignerol, dans le Piémont ; c'était à cette époque la manière de convaincre : « Crois à la Vierge — vierge qui eut un mari et plusieurs enfants — ou meurs ! » Le temps des dragons de vertu, que l'indulgente bigote de Sévigné qualifie « de très bons missionnaires », est heureusement trépassé !

5° **Amende honorable** — En 1483, Glocester, pour devenir Richard III, accusa d'illégitimité les enfants d'Édouard IV et par suite d'adultère, leur mère Jeanne Shore. Il fit faire son procès, en la convainquant en outre de sorcellerie et de débauche. Comme sous tous les régimes, il trouva des juges, un tribunal ecclésiastique, pour l'en convaincre et la condam-

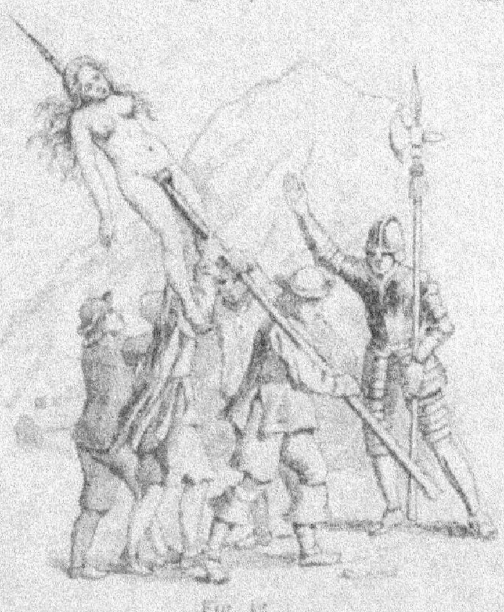

Fig. 12.

ner à faire amende honorable, devant l'église Saint-Paul, en chemise, les pieds nus et un cierge allumé à la main, tandis que Glocester cambriolait les bijoux et les biens de l'infortunée reine, et la réduisait à la mendicité. On défendit aux habitants de Londres de lui donner asile. Un portrait de Jeanne Shore, dont nous reproduisons le fac-similé (fig. 13), ayant appartenu à la famille de Hastings, la représente dans l'accomplissement de sa peine ; on voit au fond le clocher et la croix de Saint-Paul.

En France, au XIII° siècle, d'après Dulaure, on condamnait les hommes et les femmes, coupables de quelques délits, à suivre les processions nu-pieds, en chemise et « souvent entièrement nus », les adultères et les femmes de mauvaise vie, principalement. En avril 1377, Agnès Piédeleu, qui tenait rue Saint-Martin, une maison de débauche, avait attiré chez elle une jeune fille qu'elle livra à un homme masqué. La victime porta plainte, et Agnès accusa le prévôt de Paris, Hugues Aubriot, libertin fieffé ; mais on ne la crut pas, et elle fut condamnée comme FAUSSAIRE, au pilori, pour avoir calomnié un innocent, sujet à caution. Elle fut dépouillée de ses vêtements, ainsi que les quatre faux témoins qu'elle avait produits, et le groupe impudique

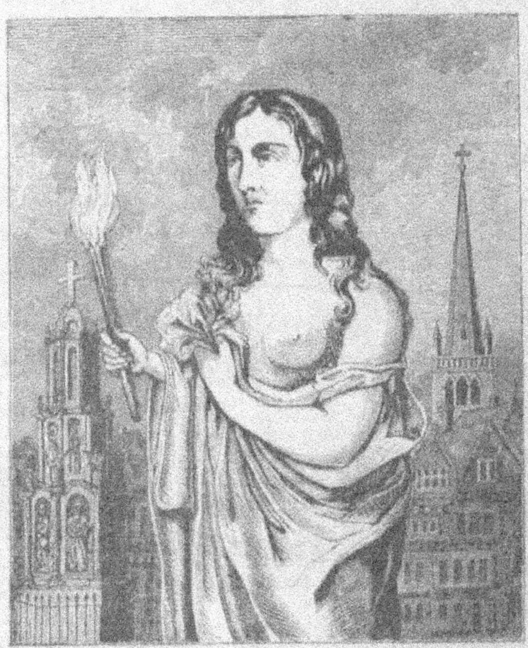

Fig. 13. — Tirée de l'*Histoire d'Angleterre*, par du Rozieux et A. Malagout.

s'achemina en procession civile et militaire, où le clergé était aussi représenté, au lieu du supplice (fig. 14).

VII. — LE DÉCOLLETAGE A L'ÉGLISE. — 1° **Fidèles et quêteuses**. — A l'époque carolingienne, d'après Roger-Millès, les Conciles défendaient aux femmes d'abord de communier, ensuite d'entrer dans les églises sans le *pallium*, sorte de voile couvrant la tête et les épaules. En Andalousie, par un sentiment de pudeur qui rappelle les habitudes

(1) Cf. Arnould et A. du Pujol, *Hist. de la Bastille.*

mauresques, les femmes ne sont jamais décolletées, même dans les soirées ou les bals; elles observent cette coutume à l'église, où elles n'entrent pas tête-nue; à défaut de mantille, elles se couvrent la tête d'un mouchoir ou de leur châle et le retirent à la sortie. Dans

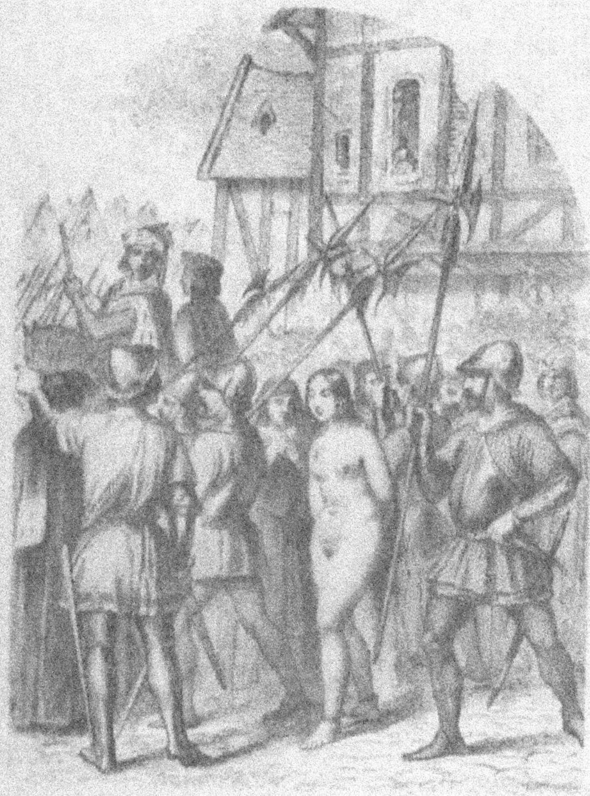

Fig. 44.

certaines cathédrales, à Amiens par exemple, il est encore défendu aux femmes d'entrer en cheveux. Innocent VIII alla plus loin : il leur interdit l'accès de la cathédrale de Gênes, où sont conservées les reliques de saint Jean-Baptiste, pour flétrir le sexe auquel appartint Salomé, qui obtint la décollation du précurseur.

Pendant le règne de Constantin, l'Église grecque excluait les femmes des sacrements, à l'époque menstruelle, et défendait aux moines et aux religieuses de porter des caleçons. De nos jours, Lourdes, où « les inguéris sont la règle », reçoit dans son « eau putréfiée », dans son « hideux bouillon », dans son « eau de vaisselle grise », des femmes à la même période et « souvent, dans ce cas-là, l'eau se change, d'un coup, en une mare de pourpre » (1).

Sous les derniers carolingiens, les règlements liturgiques se relâchent, les femmes sont admises dans les églises sans voiles; il s'y passe même des scènes de libertinage. En 1405, à Lodi, Antoine de Verceil, de l'ordre des frères Mineurs, a vu, pendant qu'un moine de son ordre prêchait, un ribaud et une ribaude surpris en flagrant délit de luxure, derrière l'autel de Sainte-Catherine. Au moyen âge, en France, les églises étaient de véritables hôtelleries, où on logeait à la nuit, comme à Lourdes. Rien d'étonnant, du reste, que, lieux d'asile pour tous les scélérats, elles soient transformées en lieux de rendez-vous.

Par la suite, les saints lieux n'ont pas toujours été pour les coquettes, esclaves de la mode et du désir de plaire, une digue à l'immodestie de leur toilette, témoin l'exquis dialogue de *Deux amoureux récréatifs et joyeux*, de Clément Marot ; l'un des deux, qui s'est épris de sa belle, le jour de Pâques, n'oublie pas, dans le portrait qu'il en fait, de mentionner :

> Robe de pers, large et ouverte,
> (J'entends à l'endroict des tétins.)

Souvent les paroissiennes « gorières » assistaient en grand décolleté aux offices et s'exposaient aux foudres des prédicateurs qui, choqués d'être, à leur corps défendant, transformés en « plongeurs » (2), protestaient à la façon de Tartufe :

> Couvrez, couvrez ce sein que je ne saurais voir.

En 1405, Jacques Legrand, du haut de la chaire de vérité, se hérisse et ose stigmatiser la hautaine reine Isabeau de Bavière, lorsqu'elle entre dans l'église, la tête coiffée d'un hennin élevé et la poitrine nue à l'excès (*discoperta usque ad ombilicum*). « O folle reine, s'écrie-t-il, abaissez les cornes de vos hennins, recouvrez votre chair

<hr>

(1) J. Huysmans, *Les Foules de Lourdes*.

(2) A l'église Saint-Louis, de Versailles, un tableau montre saint Vincent de Paul, en chaire, plongeant, malgré lui, dans le corsage de Madame Grasse, dont l'exubérance pectorale fait honneur à son bois.

provocatrice ! ». Il reproche, en outre, à la « Déesse de Lorette, comme l'appelait le cardinal Bembo, de faire régner à sa cour dame Vénus, accompagnée de ses suivantes inséparables, la Gourmandise, la Luxure et la Crapule. »

C'était du reste le thème favori des sermonnaires du XVe et du XVIe siècle, de rappeler à la pudeur leur troupeau d'ouailles dévergondées. Vers 1502, le cordelier Olivier Maillard, en son 45e sermon de Carème, conseille aux « jeunes dames qui, leur dit-il, portez le front haut et vous découvrez », de ne jamais sortir sans cliquettes, (1), comme les lépreux, pour éloigner les passants. Autres aménités du même libre-prêcheur, adressées directement à certaines de ses auditrices : » ... Et vous, jeunes garches, fines fumelles de court, baissez le front... *Et vos, domicellæ qui ostenditis pectora vestra ? Et tu qui rides, respicesne meretricem tuam ?* »

Nous retrouvons les mêmes invectives dans la bouche de Michel Menot, sous François Ier ; il reproche aux femmes l'usage des robes ouvertes par devant, que l'on appelait *robes à la grand-gore*, et les comparait à la Madeleine, avant la conversion : « O mes dames, *si eam imitatæ estis* en vos grans-gorres et pompes, *faciatis sicut ipsa fecit* ». (Si vous l'imitez dans vos grandes gores et pompes, faites en tout comme elle).

Une autre fois, il compare la femme décolletée à un colimaçon qui met en la partie antérieure de son corps, pour atteindre sa proie : « Nos courtisanes et gaudisseresses, ajoute-t-il, *apertæ usque ad zonam*, (ouvertes jusqu'à la taille), ressemblent au colimaçon qui sort de sa coquille pour grimper à la vigne ; il montre son corps jusqu'au milieu, *et sic illæ* sont démembrées *usque ad zonam*, jusqu'à la ceinture. Que leur reste-t-il à montrer ? »

Entre temps, ce sermonnaire facétieux recourait au calembour, dans un sermon prêché à Tours, toujours contre « l'arme » la plus dangereuse de la femme :

Je vous dirai, Mesdames, que dans ce temps de Carème, où nous voilons les saints, *abscondimus sanctos* ; je m'étonne que vous ne cachiez pas aussi les vôtres, *vestros sinus*... De même qu'on vend la chair au marché, vous offrez la votre en vente dans l'église, et ne rougissez pas de montrer les instruments de la luxure. Si pourtant vous voyiez une fillette laissant voir sa chaussure, vous lui feriez baisser sa robe, et vous ne rougissez pas de montrer vous-mêmes les membres qui provoquent à l'impudicité et à l'incontinence.

(1) Sorte d'instrument dont se servent encore nos marchands de plaisirs.

Au XVe siècle, les impudiques n'avaient pas encore le « Bon Marché »
à leur disposition et, nous le savons, donnaient leurs entrevues à
l'église ; ils continuèrent le siècle suivant. Le fougueux cordelier Ménot
s'écrie de rechef au sermon du quatrième dimanche du Carême,
prêché à Paris :

Si vous daignez entrer dans l'église, c'est pour faire de *Deo cestrum
lenonem*. Si une truande *velit facere mercaturam cum adultero*, elle lui dit :
— Vous me trouverez dans telle église, à telle heure, et nous y parlerons
de notre affaire, *tunc loquemur de negocio*.

La piété, au temps des moines prêcheurs, n'était pas plus grande
au Nord qu'au Midi : en l'église Saint-Seurin, de Bordeaux, (14 juin
1533), il y avait des veillées, où l'on chantait « des chansons deshonnêtes ; on faisoit grandes dissolutions, excès et scandales ; plusieurs
filles ayant été violées, dont quelques-unes en sont décédées ».

On connaît l'apostrophe peu galante de l'abbé Javernay, en voyant
sur la gorge d'une de ses fidèles un pigeon en or émaillé : « Ce n'est là
qu'un nouveau péché ; la place du Saint-Esprit n'est pas là. Mettez-y
plutôt un crapaud, car cette vilaine bête ne se plaît que parmi
les immondices ». *Verba volant !* Sermons dans le désert ! A ce
franc-parler les femmes répondirent en donnant un coup de ciseau de
plus à l'échancrure des corsages. C'est un des mille et un griefs que
Henri IV relevait contre son épouse, la reine Marguerite, qui avait
cessé de plaire, dans son volumineux et malpropre manifeste sur les
causes de son divorce (1599) ; en la circonstance, le Vert-Galant,
Majesté à part, se conduisit en parfait musulman : tout comme
Louis XII dont la première femme, la malheureuse Jeanne, fut une
victime de la raison d'État. Entre autres griefs de l'époux de Marguerite, celui-ci ne manque pas de saveur :

... Quoiqu'elle ne garde plus aucune mesure lorsqu'il s'agit de contenter
ses désirs, elle croit éblouir les yeux en profanant le plus auguste mystère
de notre religion. Elle s'approche trois fois la semaine de la sainte table,
avec une bouche aussi fardée que le cœur ; avec un visage plein de blanc
et de rouge, et la gorge découverte jusqu'aux épaules !

En chaire même, après la répudiation, Marguerite de Valois était
encore citée comme exemple d'immodestie, sinon dans les mœurs, du
moins dans la toilette :

Le mardy 6 mars 1610, dit Pierre de l'Estoile, dans son *Journal de Henri IV*,
le prédicateur de Notre-Dame, qu'on appeloit Sufrin, Jésuite, estant tombé
en son sermon sur la dissolution et lasciveté des femmes, dit « qu'il n'y

avoit aujourd'huy si petite coquette à Paris qui ne moustrat ses tétons, prenant exemple sur la reyne Marguerite. » En ajoutant, pour retirer ce mot qu'il avoit laissé échapper trop indiscrètement, « que beaucoup de choses estoyent permises aux Reynes qui estoyent défendues aux autres. »

Quelques années plus tard, l'auteur du *Tableau des piperies des femmes mondaines* (1632) s'élève contre le même dévergondage :

J'ay horreur de descrire les doléances des gorges lascives et eshontées : c'est le point seul qui me fait suer d'indignation et de juste colère, et où je voy le caractère d'une plus qu'obstinée rebellion et prodigieuse imprudence, et que je voy de tout poinct irrevocable, si Dieu n'a pitié de telles personnes.

On dit que sainct Barnabé, voyant dans un Temple les femmes desgorgées à la veuë des hommes, donna sa malédiction au Temple et à elles, et le Temple tombant les écrasa toutes. Je ne voy poinct d'autre moyen, si ce n'est que quelque sainct vienne qui fasse abysmer ces mondaines insolentes[1].

(1) Notre Père Ollivier, de l'ordre de Saint-Dominique, dans un sermon universellement flétri, prononcé le 8 mai 1897, à Notre-Dame, attribue à la vengeance divine et considère comme un auto-da-fé expiatoire la catastrophe du Bazar de la Charité, arrivée cinq minutes après la bénédiction du nonce du pape !

Que si les orthodoxes font intervenir le « doigt de Dieu » dans nos calamités, en punition de nos fautes, les rationalistes ne sont-ils pas autorisés à leur retourner l'argument en citant les cas où la Providence s'est mise ce « doigt » dans l'œil ? À quoi pense-t-elle, en effet, quand elle laisse écrabouiller ceux qu'elle devrait protéger ? Est-il nécessaire de rappeler quelques-unes de ses bévues, alors que plusieurs volumes seraient nécessaires pour les consigner toutes ?

1900, 17 janvier. — Dans la bourgade de Malo-Ouzène (province de Samara, Russie), les voûtes d'une église se sont effondrées pendant l'office divin et ont enseveli une partie de l'assistance. Il y a eu quarante-neuf tués, huit blessés grièvement et soixante légèrement.

1901, 21 avril. — En gare de Portet-Saint-Simon, sur la ligne de Toulouse à Bayonne, un train de pèlerins a été tamponné : résultat, deux morts et cinquante blessés.

PÂQUES, 21 juillet. — Pendant l'orage mêlé de grêle qui s'est abattu sur le canton de Saillagouse, à Palau, des enfants sonnaient les cloches « pour écarter la foudre », préjugé absurde quoique religieux ; subitement, celle-ci est tombée sur le clocher, tuant quatre enfants. Quatre autres enfants et une femme sont grièvement blessés.

VIGO, 24 août. — Au cours d'une terrible tempête, la foudre est tombée sur l'église San-Andrés, pendant la messe ; une femme a été tuée et deux personnes blessées. Le curé s'est évanoui. Dans l'église, la panique fut considérable. (*Havas*).

1902. MARDIE, 15 avril. — A Cuenca, après la grand'messe, la tour de la cathédrale s'est brusquement effondrée. Six cadavres ont pu être retirés ; malheureusement, on craint qu'il n'y en ait encore davantage sous les décombres.

On mande de Rome à l'*Estar*, que dans la catastrophe de l'église de Forme, soixante-six personnes périrent, dont cinquante enfants. Il y a quarante-deux blessés.

1906. — Pendant la dernière éruption du Vésuve, la population de Ottajano, de Somma Vesuvio, de San-Giuseppe, etc., au lieu de prendre la fuite, se réfugie dans les églises, qui s'écroulent et font de nombreuses victimes, etc., etc.

Nous réservons pour la fin l'épouvantable accident arrivé à la chapelle des Sœurs de Saint-Joseph-de-Cluny, à Montrouge en 1900 : le voile d'une jeune communiante

Philostrate, en la vie d'Apollonius, dit des Lamies qu'elles mangeaient les jeunes hommes ; bien plus, les gorges des femmes lascives les esgorgent tous vifs. Il vaudrait autant qu'elles eussent un poignard en main.

Un opuscule de la seconde moitié du XVIIe siècle, l'*Abus des Fontanges et autres parures mondaignes des femmes et filles de ce temps*, fait allusion à la tenue immodeste du beau sexe, pendant les offices : « Ces nuditez ne font-elles pas rougir tant de saintes Vierges qui se sont couvertes si modestement ; cette gorge nue, ces épaules découvertes, ne sont-ce point des allumettes de Vénus ? »

Ch. Desmaze, dans *Les pénalités anciennes*, constate la persistance et la généralisation de cette habitude impudique :

Le 13 mars 1670, mandement de MM. les vicaires généraux de Toulouse ; après avoir blâmé les femmes qui — violant l'immunité des églises — portent, par la nudité de leurs bras et de leur gorge, le feu de l'amour impur dans le cœur des fidèles, ils défendent, sous peine d'excommunication, d'entrer aux églises et de se présenter aux sacrements en cet état d'immodestie et d'indécence. Le 27 février 1683, la femme du procureur général des monnaies entre masquée à l'église ; et, en présence de pareils faits, le pape Innocent XI fulmine les peines canoniques contre les femmes qui entreraient à l'église avec des toilettes inconvenantes.

Pendant la canicule, les dames et damoiselles abusaient des toilettes légères ; il y avait alors circonstance atténuante. Certaines dépassaient la mesure, telle Mlle de Sainte-Beuve, fille d'André de Hocqueville, premier président du grand conseil, dont le déshabillé avait droit d'étonner. Les *Mémoires sur l'histoire de France*, tom. I, p. 272 disent :

Qu'elle se laissa mener par le bras, à travers l'église de Saint-Jean-en-Grève, seulement couverte d'une fine toile et d'un point coupé à la gorge, pour être muguettée et attouchée, au grand scandale de plusieurs qui assistaient de bonne foy aux processions.

Voici encore une anecdote de Tallemant des Réaux, non moins suggestive, sur le sans-gêne de ces dames, dans le saint lieu. Il raconte que Mme de Choisy déposa, un jour « l'excédent de sa digestion », au

la fille du docteur Tison — nom prédestiné — prit feu au cierge d'une oiselle étourdie et ses vêtements devinrent rapidement, comme pour Emma Livry, la proie des flammes. Ce n'est pas le premier accident de ce genre et tout cela pour assurer à la fabrique un gain de 5 francs par cierge, qui ne brûle que quelques secondes. Qu'attend le préfet de police pour faire cesser cette momerie dangereuse ? qu'un des siens en soit victime ?

Nous passons sous silence les nombreux ecclésiastiques décédés subitement, « dans la Paix du Seigneur », en officiant : le cas du cardinal de Bérulle fit même accuser le cardinal de Richelieu de l'avoir empoisonné.

grand scandale du curé de Saint-Germain-l'Auxerrois et de ses convives, dans un seau à rafraîchir le vin.

Elle avoit pris un remède, écrit notre indiscret conteur ; ce remède fut si longtemps à opérer qu'elle se résolut à aller à la messe avant que de le rendre. Mais à peine la messe fut-elle vers la fin, qu'elle se sentit pressée. Elle entre chez le curé et trouve deux hommes dans sa salle, qu'il avoit conviés à dîner ; elle leur dit : « — Messieurs, M. le curé vous demande. » Elle plante son paquet dans la cuvette où il y avoit du vin à la glace, puis se sauve. Elle loge là, près de l'hôtel de Blainville. Le curé la vouloit excommunier, elle répondit « qu'il valoit mieux qu'elle eut fait tout dans la cuvette que dans l'église ; et qu'après tout si elle n'eut été bien craignant Dieu, elle n'eut pas été à la messe en cet état là. »

Nécessité ne connaît pas de loi, et c'est en vertu de ce principe que les habituées des sermons de Bourdaloue, obligées de venir longtemps à l'avance, pour avoir une place, se munissaient de leur... *bourdaloue*, destiné à recevoir en plein chœur « le superflu de leur boisson ».

Lui aussi, avec Bossuet, proteste contre les toilettes décolletées, comme Massillon blâmera ses zélatrices de « choisir le saint lieu et l'heure des mystères terribles pour venir y inspirer des passions honteuses », reproche analogue à celui que l'oratorien Le Boux avait adressé aux dames de la cour « d'étaler jusqu'au pied des autels la plus affreuse nudité, et de paraître sous un extérieur qui annonce une chasteté mourante. »

Le Conseil des Dix, à Venise, dut intervenir à plusieurs reprises pour faire respecter les églises ; il défendait sévèrement aux femmes d'assister aux cérémonies religieuses dans un costume peu modeste ; l'édit du 13 mars 1797 autorisait « les chefs à procéder même contre les pères et les maris, convaincus de connivence ».

Les quêteuses, sans doute parce qu'elles étaient en évidence, avaient encore moins de retenue que les autres. Le P. Sanlecque, dans la *Satire à une mère coquette*, fait cette recommandation, au moins superflue, mais qui donne le ton de l'époque :

> Que ta fille jamais n'aille dans le saint lieu
> Quester des cœurs pour elle et les deniers pour Dieu.

Édouard Fournier (1) rappelle que Mademoiselle de Bourdeille quêtant à Saint-Gervais, le jour de la fête patronale, le comte de

(1) *Variétés histor. et litt.*

Boursac, son parent, glissa ce madrigal dans la bourse qu'elle lui tendit :

> Quand, dans la nef et dans le chœur,
> Bourdeuille eut fait la quête,
> Que du troupeau, que du pasteur
> Elle eut fait la conquête,
> L'Amour, qui la suivoit de près,
> Tant elle étoit jolie,
> N'eût pas fait grâce à Saint-Gervais,
> S'il eût été en vie.

Un passage du *Roman bourgeois*, de Furetière, parle en détail de cette attitude incongrue aux offices et le Chevalier de Cailly consigne le fait dans une de ses épigrammes :

> Aux jours que va quêter la charmante Bélise,
> Elle furète de l'Eglise
> Les quatre coins et le milieu ;
> Et tous ceux que l'on voit donner à cette belle,
> Donnent moins pour l'amour de Dieu,
> Qu'ils ne donnent pour l'amour d'elle.

En 1710, le sieur D... fit, à propos de cette coutume, paraître une *Satyre contre l'indécence des questeuses* :

> Que vois-je, ô Dieu ! que vois-je en ce jour solemnel
> Où chacun vient au temple adorer l'Eternel ?
> Quel démon envieux du salut de nos âmes
> Souffle en de foibles cœurs de détestables flames !
> Une questeuse, ornée en supôt de Satan,
> Fière de sa beauté comme un superbe pan,
> De vains ajustemens indécemment parée,
> Et d'un air tout profane en la maison sacrée,
> La gorge à découvert, les oreilles (1), les bras,
> Etalage honteux de funestes appas,
> D'un sacrilège feu brûle les cœurs fidelles,
> Fait naistre aux plus dévôts des flames criminelles.
> Que deviendrai-je, hélas ! sans force et sans vertu,
> Si le plus fort athlète est lui-même abbatu ?
> Spectacles séducteurs, délices condamnées,
> Et vains amusemens de mes folles années,
> Vous remplites mon cœur d'un feu tout criminel,
> Et je brûle aujourd'hui, même au pied de l'autel.

(1) L'auteur s'élève contre les oreilles découvertes ; chez les dames chastes, ces organes devaient, sans doute, être cachés par la coiffure, de sorte que Cléo de Mérode, qui se coiffe à la Botticelli, eût été prise alors pour une puritaine, pour une Jeanne d'Arc !

Ce feu, qui, grâce au ciel, s'éteignoit dans mon âme,
Excité de nouveau, s'y rallume et l'enflame
Hé quoi! de tels objets dans l'église, en un lieu
Où tout nous doit parler de ton amour, grand Dieu!
Où tout doit être pur d'une pureté d'ange!
Ô détestable abus! renversement étrange!
Quel est, dira quelqu'un, ce critique chagrin
Qui veut laisser languir la veuve et l'orphelin,
Qui, d'un zèle indiscret blâmant toute parure,
Ne voit pas qu'elle seule attendrit l'âme dure,
Que par là dans ses maux le pauvre est assisté,
Que plus abondamment se fait la charité?
Quoi! cette charité, cette vertu suprême,
Qui fait qu'on aime Dieu beaucoup plus que soi-même,
Qui s'occupe du soin de sauver le prochain,
Va, parée en idole, une bourse à la main.
Passe de chaise en chaise en pompeux équipage,
Fait marcher à sa suite et demoiselle et page,
Sans honte, sans pudeur, en habit somptueux,
Ose ainsi demander pour les pauvres honteux!
Seule au-dessus de tous, comme sur un théâtre,
Souvent d'un peuple saint fait un peuple idolâtre,
S'adresse aux plus galands, qui donnent tour à tour
Une pièce d'argent comme un gage d'amour.
Que plutôt sans secours mille pauvres languissent,
S'il faut pour les aider que tant d'âmes périssent!
On compte avec plaisir l'argent qu'on a touché,
Sans voir qu'un tel argent est le prix du péché
Ô funeste secours! ô moyen diabolique!
N'est-il pour assister que cette voie inique?
Non, non: la charité s'y prendroit autrement,
Et n'iroit point ainsi paroître effrontément,
Renoncer dans l'Église à l'état de chrétienne,
Portant l'air et l'habit d'une comédienne;
Son front seroit orné d'une honnête pudeur,
L'humilité feroit sa gloire et sa grandeur,
De simples vêtemens, son luxe et sa parure.
Loin de vouloir par l'art embélir la nature,
Demandant à chacun, son abord chaste, doux,
Ne corromproit personne et les gagneroit tous;
On seroit excité par la Charité même
A soulager le pauvre en sa misère extrême.
Malgré tout ce qu'inspire un air sage et pieux,
Elle craint, elle tremble, exposée à tant d'yeux;
Mais on la prie, on presse, et, timide et modeste,
Quand le besoin l'exige elle se manifeste.
Dieu béniroit la quête et cet humble dehors,

> Et feroit dans sa bourse entasser des trésors,
> Fruit de la piété des âmes charitables,
> Dont on pourroit sans honte aider les misérables.

Cette mode diabolique réapparaît sous le second Empire, si l'on en croit Mme Carette : « Le vendredi saint, on chantait le *Stabat* dans la chapelle des Tuileries. Les femmes venaient sur une invitation, en toilette de deuil *décolletée*, avec des voiles de dentelle noire ». Assez raffiné et provocant ce deuil de commande, qui faisait ressortir la blancheur des épaules.

Dans certaines circonstances exceptionnelles, les nudités des fidèles furent plus complètes, mêmes absolues. Avec l'*Intermédiaire des chercheurs et des curieux*, extrayons des *Fous célèbres* des détails relatifs à l'état mental de Philippe V, roi d'Espagne, petit-fils de Louis XIV, monarque du « droit divin », droit remplacé par les « droits de l'homme » :

... À Noël, il se montre complètement nu, quoiqu'il puisse y avoir des femmes dans sa chambre; on l'a vu plus d'une fois, entendre la messe dans cet état de nature et la suivre dévotement sur son bréviaire...

Le roi catholique marmotte des prières pendant une partie de la journée; son lit est toujours couvert de livres de piété; souvent il oblige la reine à lire des psaumes ou antiennes, qu'il interrompt à chaque instant par les remarques les plus étrangères au sujet qu'il écoute. Un jour, au milieu d'un chapitre du Nouveau Testament, il s'aperçut que sa chienne était tourmentée par une de ces passions impérieuses que la Providence ne prescrit pas aux animaux de cacher, pour qu'il y ait au moins entre eux et l'humanité une différence que les écarts de cette dernière font quelquefois disparaître. Soudain Philippe, tout en ordonnant à la reine de continuer sa lecture, envoie chercher un chien, et fait accomplir l'œuvre de nature devant cinquante personnes, en mêlant à la parole sainte, récitée par Élisabeth, les plus sales remarques sur les mystères de la reproduction.

À Morzines (Haute-Savoie), une épidémie d'hystérie donna lieu parmi les dévotes à des scènes renouvelées des bacchanales antiques. Nous en empruntons le récit à notre confrère G. Delaunay :

Une Savoyarde fut prise d'une attaque d'hystérie au beau milieu de la messe. Deux ou trois femmes éprouvèrent, séance tenante, les symptômes de la même maladie. Le dimanche suivant, l'hystérique ayant eu une seconde attaque, une dizaine de femmes se mirent à crier et à l'imiter. Le troisième dimanche, la maladie se communiqua à toutes les femmes présentes dans l'église, qui se mirent à gambader en levant leurs jupes, au grand scandale du clergé.

Au moyen âge, on eût pris ces névrosées, pour des possédées du démon et on les eût exorcisées ou brûlées.

Pendant la Commune, des fédérés, obligés de passer la nuit à l'église, occupaient leurs loisirs à des jeux non innocents (1), avec des tableaux vivants des plus réalistes ; le « baiser de la religieuse » ne se donnait pas, comme dans les salons, au travers des barreaux des chaises. Ludovic Halévy, dans ses *Notes et Souvenirs*, a consigné les saturnales qui se passaient à Notre-Dame-des-Victoires, sans que les murs se soient effondrés sur les profanateurs de l'asile sacré :

La marchande d'images et de livres religieux sous le porche, dit qu'un bataillon de fédérés de Belleville couchait avec leur légitime ou non... Ils faisaient l'exercice dans l'église et la cuisine et autre chose, et tout enfin... C'est-à-dire que le bedeau qui est resté là, tout le temps, par dévouement, pour surveiller, dit qu'il a peur d'être damné rien que pour avoir vu ce qu'il a vu... Les petites chapelles étaient plus recherchées que le maître-autel et que le chœur, parce que c'était plus retiré, plus commode et plus intime...

Des scènes analogues eurent lieu à l'église de Penmarch, lors de la destruction de ce bourg par Guion-Eder de la Fontenelle, brigand gentilhomme au service de la Ligue, pour la défense de la religion catholique, bonne âme qui « fit déshonorer toutes les femmes et filles », *ad majorem gloriam...* de Guise. « Les habitants, rappelle Cambry, commissaire du Finistère pour la conservation des monuments (An III), s'étaient réfugiés dans l'église ; ils y couchaient avec leurs légitimes épouses. Là les vilains se provoquaient au jeu vénérien ; cela ne laissait pas d'être fort déplaisant à Dieu ; ils furent la plupart égorgés dans leur lit. Dieu veuille que cela leur serve pour le salut. »

Mais revenons au décolletage à l'église ou au temple. Il y est d'autant plus accusé que la classe est plus élevée ; ainsi, il atteint son maximum dans les mariages, baptêmes, aux couronnements princiers, comme on peut le constater sur la toile de David, le *Sacre de Napoléon Ier*, et celle du Sir George Hayter, le *Baptême du prince de Galles*, futur Édouard VII, à la chapelle de Saint-Georges, dans l'Abbaye de Windsor ; sur le tableau de Frith, le *Mariage du prince de Galles* et de la princesse Alexandra, à Windsor, le 10 mars, 1863 ; de Laurenz Tuxen, *Mariage du duc d'York* et de la princesse May, 6 juillet 1893 ; etc.

D'après le *Cri de Paris* (juillet 1901), les pasteurs de Londres emploient de singuliers moyens pour attirer les fidèles au temple.

<hr>

(1) Connaissait-il le propos de Mme de Longueville : « Je n'aime pas les plaisirs innocents » ?

Dans le quartier aristocratique de Mayfair, le salut est célébré devant des dames en décolleté et des messieurs en habit, ce qui permet aux uns et aux autres de se rendre de l'Église à un dîner ou à un bal. C'est ultra-commode.

Le Révérend S. P. Durnford, curé d'All-Souls, à Hastings, est moins tolérant : pendant l'été de 1906, il tonna du haut de sa chaire contre ses ouailles, qui assistaient à l'office, les bras et la gorge « à peine dissimulés sous la complicité de gazes impudiquement transparentes et révélatrices ». Ce sermon provoqua chez les femmes fortes du pays une véritable levée de chignons. Le vertueux pasteur eût dû prendre exemple sur son confrère en religion le pasteur David Martyre, de Trenton (États-Unis).

Cet honnête homme, raconte le correspondant du *Matin*, un jour qu'il faisait chaud, a bienveillamment invité les hommes de l'assistance à enlever leurs paletots, leurs cols et leurs cravates. On ne dit pas ce qu'il a conseillé aux dames d'enlever, mais, du moment qu'il supporte les hommes en décolleté, il ne saurait vraiment refuser le même faveur à celles-ci.

En Italie, il n'est pas rare de voir sur le seuil du porche une mère entourée de sa progéniture et allaitant son dernier-né, les seins complètement à nu. Groupe vivant qui symbolise la *Charité*, tout en la demandant. Kotzebue a vu à Naples, dans une église, une mendiante qui « se place sans honte en face des assistants et sépare les haillons qui couvrent son sein flétri, pour y chercher la vermine qui le ronge ».

En Extrême-Orient, pendant certaines fêtes religieuses, la promiscuité des édifices grecs rappelle nos caravansérails sacerdotaux du moyen âge. Jules Hoche, dans *Le pays des Croisades*, cite les détails les plus circonstanciés sur les scènes scandaleuses dont l'auteur de la *Correspondance d'Orient* a été témoin en l'église du Saint-Sépulcre, où un grand nombre de pèlerins passent la nuit. Le récit est en latin, dont les mots bravent l'honnêteté : *Me pudet cuncta narrare scandala quæ adveniunt in ecclesia Sanctissimi Sepulcri. O mores hominum ! sub umbra noctis, non nulli christiani schismatici turpiter sanctuarium polluere, quia persuasum habent pueros conceptos coram divino tumulo regnum cœlorum infallibiliter rupturos* (1).

(1) En notre qualité de médecin, nous ne sommes pas tenu à la même réserve et traduisons in petto : « J'ai honte de raconter tous les scandales qui se produisent dans l'église du Très Saint-Sépulcre. O mœurs des hommes ! À l'ombre de la nuit,

Cette croyance et, par suite, la pratique licencieuse qui en découle était très répandue dans l'antiquité, assure Hérodote :

> Les Égyptiens sont les premiers qui aient établi, comme règle religieuse, de ne point avoir commerce avec des femmes dans l'intérieur des temples et de n'y point rentrer, après s'être uni à une femme, sans faire des ablutions. En effet, presque tous les hommes (à l'exception des Égyptiens et des Grecs) font l'amour dans les temples, ou y entrent dès leur lever en quittant leurs femmes, sans ablutions, estimant que les humains ne diffèrent en rien des autres animaux. Car, voyant le reste des bêtes et des oiseaux s'accoupler dans les temples et dans les bois sacrés, ils disent qu'il n'en serait pas ainsi si les dieux ne l'avaient pour agréable. Certes ce raisonnement ne me paraît pas convenable.

Mais il est logique, sinon moral, au point de vue des usages ambiants.

Depuis le concile du règne de Justinien, qui défendit, sous peine d'excommunication, « de faire des peintures immorales, de friser ses cheveux, de porter des vêtements laissant à découvert les seins des femmes, et de se plonger dans les bains avec les courtisanes », les assemblées d'évêques et de nombreux papes se sont élevés inutilement contre le décolletage. Pie X, le dernier venu, a dit son mot à ce sujet : il a engagé les femmes à adopter un moindre décolletage dans les soirées officielles, par égard pour les prélats ; moins intolérant et plus pratique que ses prédécesseurs, il demande non pas la suppression, mais une certaine réserve. Quel opportunisme ! Ce desideratum pontifical a fait l'objet d'une savoureuse *Gazette rimée* de Raoul Ponchon, notre Clément Marot, « le prince des poètes et le poète des princes » :

Voilà bien du tapage
Pour ce décolletage,
Un peu plus, un peu moins...
Dont vos prélats austères,
Et vos protonotaires
Peuvent être témoins !

Qu'elles seraient cruelles,
Vos nuits officielles
Et vos réceptions,
Si les épaules nues
Y demeuraient tenues
En exécration !

Mais ce décolletage
A plus d'un avantage,
Étant le *fin* de la...
Chose Diplomatique !
Outre que l'esthétique
N'y perd rien, loin de là !

Une belle poitrine
Jamais ne vous chagrine,
Qui se montre à propos,
Mais arrange les choses,
Et rend les plus moroses
Diplomates dispos.

quelques chrétiens schismatiques maudient hautement le saint-père parce qu'ils sont persuadés que les enfants conçus durant le dîner bouchon obtiendront infailliblement le royaume des cieux »

Et d'ailleurs, Très Saint Père,
Tout est dans la manière...
Et seuls, en ce conflit,
Dans leur sagesse immense,
Dieu sait où ça commence,
Le Diable où ça finit...

Certe, une pénitente,
En sa robe montante,
Peut parfois faire fuir
Les cinq cent mille diables ;
Une autre est moins coupable,
Qui montre tout son cuir,

Telle, avec ses épaules
Froides comme les pôles,
Vous fait froid dans le dos ;
Telle, à son avantage,
Se trompant d'un étage,
Vous incite au dodo.

Cela tient du prodige...
Laissons là ce litige
A de plus curieux ;
Pour moi, simple barbare,
Tout ça c'est bien bizarre
Et bien mystérieux.

Croyez-moi, Très Saint Père,
En toute cette affaire,
C'est prendre trop souci
De vos prélats austères,
De vos protonotaires,
Vos cardinaux aussi.

Ah ! ah ! les bons apôtres !
Ils en ont vu bien d'autres,
Vous pouvez y compter ;
Mais, par peur d'une tape,
Ce n'est pas à leur pape
Qu'ils iront le conter.

Une fine caricature de *La Luna*, de Turin, *Scrupules de conscience*, reproduite par le *Rire et la Galanterie*, de J. Grand-Carteret, raille aussi les prescriptions pontificales sur le décolletage dans les soirées (mai 1904) : Deux Madeleines non repenties se rencontrent, l'une décolletée jusqu'à la taille et l'autre, le buste emprisonné dans un corsage fermé mais les cuisses à nu :

— Qu'est-ce qui te prend d'aller ainsi les jambes nues ?

— Pour me mettre en règle avec la religion, tout en m'amusant, ma chère, dès l'instant que le décolleté est défendu.

Mais les bulles et avertissements du pape sont autant de bulles de savon que crève l'indifférence générale.

2 **Nudités des prêtres** (1). **Messes noires.** — D'après Sébastien Munster, au XVI⁰ siècle, les bains de Bade « sont communs tant aux femmes qu'aux hommes.... Il y vient aussi des nonnains, abbez, prothonotaires, prestrailles, fratres, voire plus effrontez et dissoubz que toutz aultres, et bien souvent ilz ont des femmes avec eulx pour se baigner, portant boucquetz et chappeaux de fleurs sur la teste ».

Mme de Sévigné se divertit beaucoup d'un propos tenu par le

(1) Nous ne reviendrons pas sur ce que nous avons dit au sujet des prêtres et prêtresses de l'antiquité qui, dans certaines circonstances, fêtes religieuses, danses sacrées, officiaient *in naturalibus*; à Florence, *Loggia Orcagna*, on peut voir la statue antique, une *Sacerdotessa di Romolo*, dont le sein est à nu (fig. 46).

comte d'Estrées à M. de la Rochefoucauld, au sujet d'un incident de son voyage en Guinée :

Il y trouva une église chrétienne ; il y trouva vingt chanoines nègres tout nus, avec des bonnets carrés et une aumusse au bras gauche, qui chantaient les louanges de Dieu. Il vous prie de réfléchir sur cette rencontre, et de ne pas croire qu'ils eussent le moindre surplis, car ils étoient comme quand on sort du ventre de sa mère, et noirs comme des diables.

La marquise revient à plusieurs reprises sur ce costume aussi exotique que liturgique (1). Cette épistolière babillarde, qui « bavardine » chez Mme de Lavardin, qu'elle appelle « Bavardin » — on n'est jamais trahi que par les siens — raconte un peu plus loin

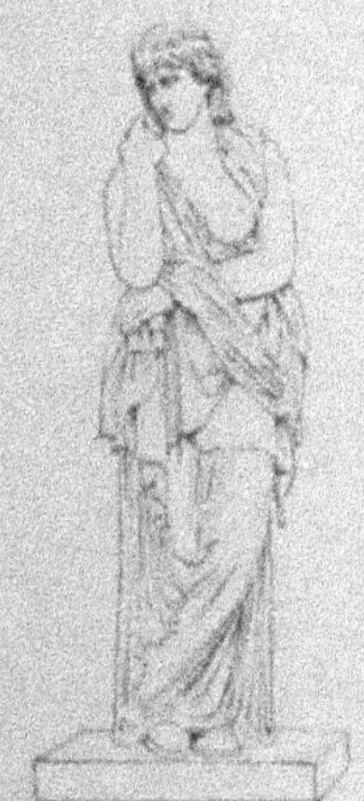

Fig. 16

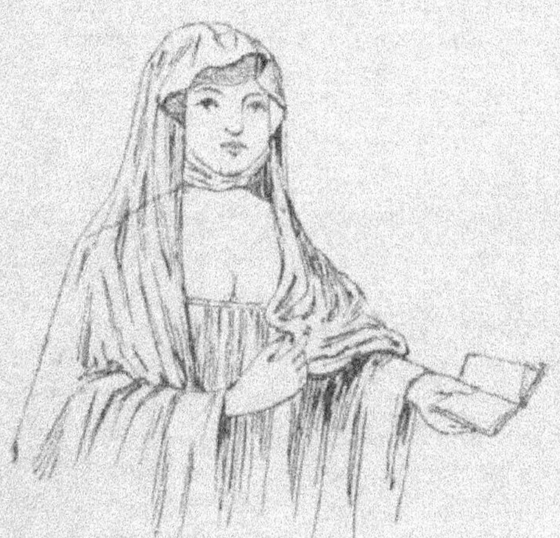

Fig. 17. — Bénédictine de Saint-Zacharie (2) en habit ordinaire.

une historiette « sans chemise » qui, en raison de sa nudité et du milieu d'où elle émane, peut être tolérée ici. Il s'agit d'un prédicateur célèbre, de Saint-Roch, à qui on remet au moment de monter en chaire, un pastiche de bref épiscopal :

On donna, l'autre jour, au P. Toussaint Desmares un billet ; il le lut avec ses lunettes. C'étoit :

(1) Édit. Hachette t. II, p. 121, 123, 157, 160.
(2) Titre des ouvrages du Père Hélyot, sur les Costumes des ordres religieux et militaires.

> De par Monseigneur de Paris,
> On déclare à tous les maris
> Que leurs femmes on baisera,
> Alleluia !

Il en fut plus de la moitié ; on pensa mourir de rire. Il y a des gens de bonne humeur comme vous voyez.

Ces plaisanteries libertines concordent avec la tenue et le costume des ouailles peu ferventes de cette époque émancipée.

Naguère encore, à Bruxelles, un privilège accordait la grâce à un condamné, à condition qu'il ferait le personnage de l'effigie articulée, pendant qu'on prêcherait la Passion à la paroisse de Notre-Dame-de-la-Chapelle. Il arrivait à l'église, costumé d'un maillot, portant la croix sur laquelle il était attaché ; on lui barbouillait le visage de l'éponge vinaigrée de Stéphaton et l'aveugle Longin lui donnait le coup du lapin, dans le côté droit, mais le fer de la lance était émoussé et il n'y avait pas de plaie, d'où sortit « de l'eau et du sang ».

Aux *Fêtes de la Raison*, célébrées en 1793, dans la plupart des églises, la déesse était représentée par une jolie et robuste femme « presque nue », portée sur un palanquin ; mais ce culte de la religion spiritualiste disparut, dès 1794, avec son promoteur Chaumette.

Quant aux *Messes Noires*, elles appartiennent aux pratiques de la sorcellerie, aux manifestations les plus étranges du satanisme et du sadisme. On raconte, mais que ne raconte-t-on pas, que la marquise de Montespan, obtint de La Voisin une poudre destinée à entretenir l'amour du roi, à la condition que ce philtre fut consacré sous le calice, pendant une messe que l'abbé Guibourg dirait sur son ventre à nu. Le prêtre était revêtu des ornements sacerdotaux sous lesquels il était aussi entièrement nu. C'était la Chanfrein, sa concubine, qui, pour la célébration de ses offices, lui servait ordinairement « d'infâme autel » et lui livrait ses propres enfants. L'un d'eux aurait été ainsi sacrifié sur l'abdomen de la marquise. La Chanfrein fut pendue le 20 juin 1681 et le médecin Duchene, assisté du chirurgien Morel, d'après le Dr Gabriel Legué (1), présents au moment de la torture, constatèrent que la question de l'eau ne pouvait être donnée à la Chanfrein « sans courir le risque de la faire étouffer,

(1) Les *Messes Noires*. Voir aussi Funk-Brentano, *Le Drame des poisons*.

attendu la grosseur et la pesanteur de son corps et l'engagement (sic) de sa poitrine ».

La disgrâce d'Athénaïs de Rochechouart (15 mars 1691) est attribuée à la part qu'elle aurait prise aux sorcelleries de La Voisin et aux *messes noires*, célébrées en 1676. Louis XIV aurait mis vingt-cinq ans de réflexion à signifier le congé de la favorite, qui avait simplement cessé de plaire et devait céder la place à la Fontanges.

L'abbé Guibourg opéra sur plusieurs abdomens éminents de grandes dames, Mme d'Argenson, Mme de Saint-Pont, sans vêtements ou retroussées jusqu'au menton, tenant aux mains des cierges allumés. Il célébra, dit Huysmans, « la Messe du sperme », pour la dame des Œillettes : « Cette femme, qui était indisposée, donna de son sang ; l'homme qui l'accompagnait se retira dans la ruelle de la chambre où se passait la scène, et Guibourg recueillit de sa semence dans le calice, pour faire des pâtes conjuratoires que ses clientes emportaient ».

Ces messes, paraît-il, étaient accompagnées de sacrifices d'enfants vivants, comme aux prétendus assassinats rituels, dont on accusait les Juifs au moyen âge ; on sait que la fontaine de l'ogre Kindlifresserbrunnen, à Berne, élevée en 1542-45, est une allusion à ces commérages de l'esprit religieux, par l'application du principe basilien : « Calomniez, calomniez, il en restera toujours quelque chose ».

A propos de la Franc-Maçonnerie rouge qui, par ses épreuves singulières et ses rites mystérieux a, en plus de ses origines, quelques points de contact avec sa concurrente la Franc-Maçonnerie noire, Léo Taxil, le pseudo-converti, dans son opuscule *Y a-t-il des femmes dans la Franc-Maçonnerie* (1), conclut par l'affirmative et relate, avec détails et figures à l'appui, l'initiation de « la Maîtresse parfaite » (2).

... Après le discours du *Frère* orateur, qui félicite la néophyte de son dévotion à son nouveau grade, elle reçoit les honneurs de la glorification maçonnique. Il l'invite à se dépouiller de tout ce qu'elle a sur elle de profane, pour ne garder que les insignes de l'Ordre et apparaître, aux yeux de tous, dans le costume de la Vérité. La nouvelle Maîtresse est déshabillée par les Sœurs, Inspectrice et Dépositaire ; on ne lui laisse que son cordon, son bijou avec emblèmes, son tablier brodé sur satin et

(1) Actuellement la discorde est au camp d'Agramant : une loge, pas de concierge, mais féminine, de Vaugirard, est, paraît-il, en désaccord avec la rue Cadet.

(2) Il y a cinq grades du rite moderne d'adoption : l'Apprentie, la Compagnonne, la Maîtresse, la Maîtresse parfaite, la sublime Écossaise.

sa jarretière brodée maçonnique (jambe gauche seule). Les Sœurs portent à la jambe droite une jarretière ordinaire.

Puis on la fait monter sur l'autel de la Vérité et Frères et Sœurs du Chapitre défilent devant elle et l'encensent par cinq coups d'encensoir.

Est-ce à l'intention de créer une nouvelle secte ou à un accident cérébral que se rapporte la fin singulière du curé de la Compote (Savoie) : « Il allait seul par les monts, dit le *Matin*, du 21 juillet 1906, dans ses *Nouvelles en trois lignes*, il se coucha, tout nu, sous un hêtre et y mourut ? » Un point, c'est tout ce que nous savons de cet Adamiste moderne.

3° **Décolletage des religieuses**. — Les religieuses n'ont pas toujours eu la gorge couverte du morceau de toile blanche, plus ou moins empesée, qui se nomme *guimpe* ou *honestine* ; longtemps dans certains monastères, elles gardèrent la poitrine découverte ; par exemple, à l'époque où le grave Clémangis écrivait : « Les monastères de femmes sont des exécrables repaires de Vénus ; ce sont si bien des asiles d'impudicité et de plaisir que, de nos jours, faire prendre le voile à une vierge, c'est la vouer publiquement à la prostitution » ; au temps aussi où les religieuses de l'Annonciade étaient réprimandées par le Parlement de Bordeaux, « pour se baigner à la grande mer, accompagnées par gens mal famés ». Ce n'est pas un reproche qu'on eût fait à Jean le Silenciaire qui, écrit Huysmans, n'usa jamais de bains, pour ne pas alarmer, en se voyant, « ses yeux pudiques ». De nos jours, du reste, la momerie de l'un et de l'autre sexe est rentrée dans le droit chemin, sinon dans la propreté : l'usage des bains lui est interdit, comme aux ascètes de l'Inde. La crasse physique et morale, nous l'avons démontré, est à l'ordre du jour dans presque toutes les religions.

Clément d'Alexandrie, dans son *Pédagogue*, blâme « celles qui, buvant, tournent tellement la tête qu'elles découvrent leur gorge ». Cette critique, selon la remarque d'Émile Bayard, s'adresse notamment à certaines religieuses « qui, n'ayant le sein couvert que de leur mentonnière, à mesure qu'elles boivent et haussent la tête, renversent tant et plus leur barbette et font paraître leur sein à toute une compagnie ».

Robert Grosse-Tête, évêque de Lincoln, sous Henri III, pour s'assurer de la sagesse des nonnes, dans ses visites épiscopales, faisait presser leurs mamelles, en sa présence.

Jusqu'au XVIII⁰ siècle, la dépravation des couvents était générale, aussi bien en Italie qu'en France (1) ; lisez les *Mémoires* de M⁰ᵉ de Genlis et ceux de Lauzun et vous serez édifiés à ce sujet.

Grégoire de Tours dit que les bains publics, introduits en Gaule par les Romains, se rencontraient aussi dans les couvents de religieuses : « Entre autres raisons qu'alléguèrent les religieuses de Sainte-Croix-de-Poitiers, qui s'étaient sauvées de leur couvent, c'est qu'on ne se comportait pas dans le bain avec assez de modestie ».

Waltriquet de Couvin, dans ses *Trois chanoinesses*, fait allusion aux anciennes coutumes monastiques ; il invite un trouvère à réciter un conte drôlatique, « à leur faire dresser le poil haut et dru sur la peau », et donne ce détail balnéaire :

> Chascune en son baing, toutes nues,
> Et la fierce sans nul desdaing
> Se dépouille et entre en son baing.

D'autres contés montrent un confesseur « se mettant dans le bain tout nu, aux yeux de sa pénitente, avec laquelle il folâtrait agréablement, avant d'entendre ses *aveux* » ; mais ce sont des contes en l'air, retournons à l'histoire. Dans un *Factum*, approuvé par l'Archevêque de Sens, où sont dévoilés les mystères de la galanterie claustrale, les sœurs de Sainte-Catherine-les-Provins se plaignent du libertinage de leurs directeurs de conscience, les Cordeliers de Provins. Entre autres griefs, une des religieuses dit dans sa déposition : « Les confesseurs s'amusaient à caresser les pensionnaires qu'on leur envoyait pour les instruire à la Sainte Communion et leur faisaient toutes sortes de contes ridicules ».

Une fois, affirme une autre déposante « sur le refus qu'une religieuse fit de passer ses doigts à un qui lui demandait, il se moqua fort d'elle et lui dit qu'elle devoit savoir que, depuis la ceinture jusqu'en haut, appartenoit tellement au bon ami, qu'on ne devoit lui en refuser ni la vue ni l'attouchement ». Le même témoin ajoute : « Nos Mères m'ont assuré que les Cordeliers leur donnoient pour leçon, à bien pratiquer, que *le sein*, la bouche et la main devoient être à un ami ». Continuons à dépouiller ce dossier accablant et instructif : « Quelques-unes à la sollicitation des Pères, se sont dégui-

(1) Au XVI⁰ siècle, le Procureur général dénonce les religieux des Abbayes de la Frenade, Sabloneaux et Pleineselve, en Saintonge, qui « pillent, vagabondent et paillardent ».

sées en séculières et ont paru devant eux au parloir, la *gorge nue*
et semée de mouches, comme le visage. Il y a eu des Cordeliers qui,
après avoir entendu la confession d'une malade, ont été au lit des
autres, et après leur avoir dit tout haut quelques mots de piété, se
sont approchés pour les baiser, et ont voulu mettre la main dans le
sein... » Tout commentaire est inutile et nous n'en dirons pas plus
pour l'instant, sur la perversion du clergé séculier et régulier
d'antan, la preuve est faite : les moines surtout ont longtemps
passé pour avoir un cœur et des mœurs de moineaux ; mais nous
reviendrons bientôt sur ce sujet aussi scabreux qu'inépuisable.

Arrivons à l'Italie, la pépinière ecclésiastique par excellence.
Raymond de Capoue, confesseur et secrétaire de Catherine de Sienne,
célèbre par ses dépravations de jeunesse, ses extases et ses révélations, raconte qu'une nuit, il s'introduisit dans la cellule de l'extatique
et assista à cet étrange spectacle :

Je trouvai, dit-il, cette sainte fille debout, sans vêtements, frémissante
et resplendissante, les bras élevés vers le ciel ; et comme je la contem-
plais dans le ravissement, je vis sa taille se grandir, son visage se trans-
former, se couvrir d'une barbe rousse, son front se couronner d'épines ;
je suivis sur son beau corps l'accomplissement du miracle, et je vis le
siège de la pudeur se changer peu à peu et prendre les signes de la virilité ; alors je me jetai la face contre terre pour adorer le Seigneur, car
c'était lui !

La même hystérique, dans son autobiographie, se glorifie d'avoir
été visitée chaque nuit, par son divin époux et « de lui avoir donné
sa virginité » :

A l'heure de minuit, dit-elle, mon doux époux entre dans ma cellule et
entonne des chants sacrés ; ensuite, il se repose sur ma couche et m'enivre
de toutes les joies du paradis. Une fois même, il est venu me visiter caché
sous le froc d'un moine mendiant, afin que je ne le reconnusse pas. Ainsi
déguisé, il me demanda l'aumône avec tant de douceur dans la voix, que
ne pouvant disposer de rien autre, je donnai mon capuce, ma robe, ma
ceinture, pour consoler ce pauvre affligé, dont les prières et les instances
devenaient de plus en plus lamentables. Enfin, lorsque j'eus enlevé le dernier voile qui me couvrait, il reprit sa forme divine et m'emporta avec lui
au septième ciel.

Au couvent de Sainte-Catherine, près de Bologne, le pieux
Ambroise, abbé général de l'Ordre des Camaldules, révèle, dans son
Hodæporicon, vers la fin du XVᵉ siècle, que « toutes les nonnes

avaient rompu leur vœu de chasteté et l'abbesse, elle-même, venait d'accoucher. »

Mais le déréglement était grand, surtout dans la sérénissime république de Venise ; tous les récits des voyageurs concordent sur ce point :

Plusieurs d'entre elles, écrit P. Molmenti, avaient pris le voile par contrainte et, dans la solitude du cloître, caressaient mille rêves d'amour et

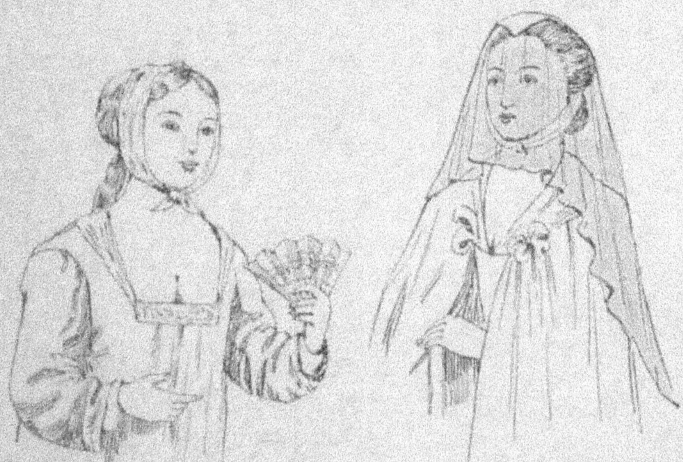

Fig. 48. — Autre Bénédictine, même monas- Fig. 49. — Augustinienne, en corsage
tère, en habit de chœur.   brodé.

de beauté. Même après avoir prononcé leurs vœux, elles conservaient des habitudes mondaines et s'habillaient avec élégance, portant des corsages de soie plissés à petits plis, les cheveux frisés et la gorge à demi-nue.

Les figures 17, 48, 49, tirées du *Costume historique*, de Racinet, confirment ces détails. Nous avons encore d'autres témoignages, celui du président de Brosses, par exemple :

Jadis les religieuses étaient en possession de la galanterie. Cependant, il y en a encore bon nombre qui s'en tirent aujourd'hui avec distinction, je pourrais dire avec émulation, puisque actuellement que je vous parle, il y a une furieuse brigue entre trois couvents de la ville, pour savoir lequel aura l'avantage de donner une maîtresse au nouveau nonce qui vient d'arriver. En vérité, ce serait du côté des religieuses que je me tournerais, si j'avais un plus long séjour à faire ici. Toutes celles que j'ai vues à la messe, au travers de la grille, causer tant qu'elle durait et rire ensemlie, m'ont paru jolies au possible, et mises de manière à bien faire valoir leur beauté. Elles ont une petite coiffure charmante, un habit simple, mais bien entendu, presque toujours blanc, qui leur découvre les épaules et la gorge, ni plus ni moins que les habits à la romaine de nos comédiennes.

Suivant un autre voyageur, les couvents étaient plutôt des salons mal famés, où les religieuses, robes décolletées et couvertes de dentelles, recevaient au parloir, véritable foyer d'intrigues galantes, des personnes des deux sexes.

Un tableau attribué à Léonard de Vinci et à Ridolfo Ghirlandajo (Palais Pitti), portrait de la *signora Gia Detto* ou *donna Detta*, connu sous le titre de *la Monaca* (la *Religieuse*), parce que la tête est enveloppée d'un béguin, nous montre une recluse Vénitienne, du XV° siècle, sous les habits impudiques d'une mondaine. Taine le décrit ainsi :

Un voile blanc, semblable à une guimpe, est posé sur la tête ; la poitrine, nue, jusqu'au milieu du sein, se gonfle avec une froideur superbe au-dessus d'une robe de velours noir... Avec la pâleur mate du cloître, elle a la splendide nudité du monde.

A en croire le même écrivain, les mœurs monacales Vénitiennes ne semblent pas s'être sensiblement modifiées au XIX° siècle :

Point de jeune religieuse bien faite qui n'ait son cavalier servant. La plupart ont été cloîtrées de force et prétendent vivre en femmes du monde. Elles sont charmantes avec leur habit de camelot blanc, avec les fleurs qu'elles se mettent sur leur poitrine découverte. Au carnaval, elles se déguisent en dames et même en hommes, viennent ainsi au parloir et y font venir des courtisanes masquées.

Cependant, A. Houssaye a le regret de constater, qu'on ne voit plus ni gorges ni épaules chez les religieuses de Venise. Là aussi, la guimpe roide et opaque a remplacé le voile transparent et léger de jadis.

D'après l'abbé de Brantôme, pendant le sac de Rome, que nous avons déjà mentionné, durant huit jours (du 6 au 14 mai 1527), les couvents de religieuses furent transformés en autant de « bordeaux », où les Espagnols, paraît-il, damèrent le pion aux Germains et aux Italiens :

Quant aux dames, il ne fault demander comment elles furent traictées. Des courtisanes des plus belles de la ville ils n'en vouloient point, et les

laissoient, disoient-ils, para los laquayos y rapasos, « pour les laquais et
goujats », qui s'en donnoient du bon temps ; mais ils s'attachoient aux
marquises, contesses, baronnesses et grandes dames et gentilles dames
de la ville, leur faisant exercer l'estat de courtizanes publiques, et les
abandonnoient les uns aux autres, en faisant plaisir à leurs compagnons
leur faisant acroyre que c'estoit ce qu'elles vouloient, et qu'elles estoient
trop chaudes, et qu'il les falloit rafraischir de la rosée, et les saigner au
mois de may où ils estoient, et que la saignée en estoit bonne, et mesmes
pour les filles et *religieuses*, qu'ils n'espargnoient non plus que les autres,
et firent un bordeau de leur couvent. Bref, si l'avarice fut commune à ces
messieurs, la paillardise ne leur fut pas moins ; et qui pis est, des femmes
mariées, quand ils les touchoient, ils en exhiboient de beaux spectacles
à leurs pauvres hayres de marys, qu'ils faisoient si gentiment coctiz devant
eux qu'ils n'en osoient dire mot, mais encores bien aises ; de sorte que
longtemps après on appelloit ces grandes dames : les religieuses du sac de
Rome [1].

Repassons les Alpes et rentrons en France, où les abbesses ont
souvent alimenté la chronique scandaleuse, par leur vie déréglée qui,
à certains moments psychologiques, les obligeait à jeter cornettes et
costumes par-dessus les moulins... de Montmartre ou d'autres localités. Ainsi, en assiégeant Paris, Henri IV avait établi une batterie à
Montmartre et, avant d'entreprendre la conquête de la ville, fit celle
de l'abbesse du monastère voisin, Claude de Beauvilliers. Il y
aurait long à dire sur d'autres supérieures ; *non est in focus*. Pour
l'instant, occupons-nous des chanoinesses des couvents.

Au XVIIIe siècle, avant d'avoir prononcé leurs vœux, elles ne portaient pas l'habit monastique ; elles conservaient celui des grandes
dames, décolleté compris, ainsi que l'indique l'estampe de Gravelot,
les *Chanoinesses du couvent de Montigny*. Les pensionnaires des
couvents aristocratiques, comme l'abbaye de Port-Royal, Panthemont, Belle-Chasse, etc., qui s'appelaient elles-mêmes « les premières filles de France », recevaient, à côté des leçons de piété, un
enseignement des usages du monde. Ces futures grandes dames faisaient l'apprentissage de la vie mondaine, sous la direction de veuves
de grand nom, retirées au couvent ; mais elles avaient surtout des
professeurs d'agréments ou de danse ; on leur apprenait le secret du
fameux « coup de talon », imaginé par Marcel, une des gloires chorégraphiques du règne de Louis XV, qui consistait à écarter, d'un
coup sec et gracieux, l'embarras de la traine, pour danser « avec

[1] Sobriquet des dames romaines qui avaient passé par les mains des vainqueurs,
au sac de Rome.

sécurité, sans jamais amuser d'une chute l'impertinence des marquis » (1).

La coquetterie ne perdait pas ses droits, au milieu d'une pareille atmosphère saupoudrée de poudre à la Maréchale et d'une éducation purement artificielle, dont l'étiquette et l'élégance formaient la base, avec l'adjonction de bals et de divertissements de toute sorte : représentations théâtrales, ballets, réceptions au parloir où s'ébauchaient idylles et aventures romanesques qui se terminaient souvent par un mariage, parfois par un enlèvement ; souvenons-nous de la gravure bien connue de Pons, le *Roman au Couvent*, que le duc de Bourbon — le *Petit-Duc*, de Lecocq — exécuta au naturel, à quinze ans, en enlevant Mlle d'Orléans. Ces jeunes couventines avaient à leur disposition une ou deux femmes de chambre qui les aidaient à agrémenter leur costume, toujours seyant, d'une certaine recherche (2), qui n'excluait pas le décolletage, bien au contraire. C'est ainsi que maîtresses et élèves assistaient à la chapelle du couvent, sous l'œil bénévole de l'abbesse et l'œil émerillonné des jeunes abbés à petit collet, jamais monté : la *Leçon de catéchisme* de Baudoin donne une idée de cette haute école laïco-congréganiste de l'immodestie.

4° **Travestis religieux.** — Aux religieuses qui ont trop affecté de montrer leur sexe, opposons celles qui l'ont dissimulé sous des habits d'hommes, c'est-à-dire sous le froc de capucins, pour protéger leur vertu et leur corps « blanc comme l'aile d'un ange », mais en dépit des paroles de l'Écriture : « La femme ne prendra pas les vêtements de l'homme, ni l'homme ceux de la femme. » Sainte Thècle, sœur de saint Paul, et sainte Pélagie, en Palestine, vécurent dans un ermitage, habillées en moine ; leur sexe ne fut reconnu qu'à leur mort ; de même pour sainte Euphrosine et sainte Matrone retirées dans une communauté de religieux. Sainte Eugénie, fille de Philippe, préfet d'Alexandrie, s'enfuit chez des moines, dont elle devint l'abbé Mélancie ; une grande dame d'Alexandrie s'éprit de cet hermaphrodite et, pour se venger de sa résistance, l'accusa, comme la Putiphar, d'avoir voulu la violer. Devant le préfet qui la reconnut, Eugénie n'eut pas de peine à prouver son innocence, au moment où elle se disposait à déchirer sa tunique pour montrer son sexe. Sainte Maxime eut une aventure

(1) Cf. *Lectures pour Tous*, numéro 12, sept. 1902. Édit. Hachette.
(2) Comme le montre un tableau de Chardin : *Une jeune pensionnaire* et une gravure de Bonnard : *Deux élèves du Couvent de Saint-Cyr*, en 1686.

analogue : vivant *incognito* dans un couvent de moines, elle inspira une vive passion à une jeune débauchée, qui, dépitée d'être repoussée, se vengea, en lui attribuant la paternité d'un enfant qu'elle venait de mettre au monde. A ces légendes similaires a été empruntée l'intrigue du *Miracle d'une femme, nommée Théodore, qui, pour son péchié, se mist en habits d'homme, devint moine et, pour sa penance (pénitence) faire, fut tenue pour homme jusques après sa mort.* Mais c'est pour fuir le courroux d'un mari et aussi pour « mâter son corps » que dame Théodore se cacha dans une abbaye de religieux, après que la « Maquerelle » l'a livrée à son galant pour la « besoingnier ». Ildeunde prit aussi les habits d'homme, mais pour être respectée et non par « penance » ni par fantaisie, comme Mlle de Charolais, qui se fit peindre en habit de cordellier, d'où le piquant impromptu de Voltaire, le roi des petits vers :

Frère Ange de Charolois,
Dis-nous par quelle aventure
Le cordon de Saint François
Sert à Vénus de ceinture ?

Par exemple, il est plus rare de voir des religieux sous le costume féminin ; cependant le cas se serait présenté, si nous en croyons l'*Encyclopédie monastique* de Ch. Chabot, dans le cas suivant.

5° **Une farce de capucin**. — Pendant les récréations, les capucins étaient autorisés à jouer des mascarades et des farces, en dehors des pièces de théâtre réglementaires. Certain jour, l'un d'eux feignit d'être indisposé et resta dans sa cellule, où il s'habilla en nourrice. A la fin du dîner, il alla chercher dans les combles un torse d'angelot, à la figure poupine, il l'enveloppa de vieux chiffons et descendit au chauffoir. La Communauté, à la sortie du réfectoire, fut surprise de rencontrer une pareille hôtesse. Le Père gardien lui dit : « Ne savez-vous pas qu'il est défendu aux femmes d'entrer ici ? Vous êtes excommuniée ; allons vite, sortez au plus tôt. » La nourrice lui répondit, sans se déconcerter, et en berçant son nourrisson dans ses bras : « Je croyais qu'il y avait plus de charité chez vous. Mon pauvre enfant se mourait de froid, j'ai vu la porte ouverte et suis entrée... » Le gardien allait la prendre par le bras, lorsque la nourrice, approchant l'enfant de son sein et écartant un peu son fichu, tire de dessous son corset une mamelle bien blanche et bien arrondie, et fait semblant d'allaiter son enfant. Cette mamelle n'était autre qu'une vessie de porc, remplie de vent, dont il avait peint le bout avec un peu de vermillon. Le gardien, scandalisé, s'enfuit à toutes jambes; il n'eut pas plutôt les talons tournés, que le mystificateur se débarrassa de sa perruque et de son costume, compris le corset et les seins postiches. Aussitôt qu'ils eurent reconnu la plaisanterie, ceux qui se trouvaient présents à cette scène pensèrent étouffer de rire. *Se non è vero...*

Mais voici un travestissement plus authentique : il s'agit de l'abbé de Choisy, membre de l'Académie française, qui passait sa vie licencieuse habillé en femme, tout comme le chevalier Charles Éon de Beaumont qui devint *lectrice* de la tzarine Élisabeth. Il allait à l'église et dans le monde, avec des pendants de perles aux oreilles, ainsi qu'Henri III, une rivière de diamants au cou et des mouches assassines sur le visage ; « on le prenait, dit A. Tornezy, pour une femme charmante ».

VIII. — Mœurs sacerdotales. — 1° **Sous Louis XI.** — Les invectives répétées de Maillard, prédicateur du roi, offrent un caractère d'authenticité indéniable sur l'inconduite du clergé d'alors, dans toutes les classes de la hiérarchie sacerdotale :

Je vois la soutane, le froc et le pallium entrer dans les lupanars de jour et de nuit pour y faire la débauche. Des chanoines ou des clercs élevés en dignités dirigent eux-mêmes ces lieux de prostitution ; ils y vendent du vin et tiennent à gages des souteneurs de filles. *Je connais un évêque qui chaque soir se fait servir à souper par des jeunes filles entièrement nues, vierges ou non, pour se mettre en appétit ; j'en sais un autre qui tient un sérail de petites filles encore dans l'enfance, qu'il appelle des prostituées en mue ; et chaque fois que le prélat a besoin d'elles pour de honteuses voluptés, il secoue sa bourse pleine d'argent, au son duquel son troupeau s'empresse d'accourir.*

Cependant, si abominables que soient toutes ces choses, il en existe d'autres encore plus infâmes. Les évêques ne donnent plus les bénéfices vacants que par la voie des femmes, c'est-à-dire lorsque la mère, les sœurs, les nièces et les cousines du candidat en ont payé le prix avec leur honneur.

Un autre prédicateur burlesque et trivial, Menot, est du même avis sur la vie dissolue de ses pairs : « Les biens de l'Église, dit-il, ne sont que des soufflets pour attiser la fournaise de luxure ! »

Guillaume Pépin, dans son *Opusculum super confiteor*, critique la tenue des « bigotes » *bigotas* au confessionnal, qui ont eu des familiarités avec leurs directeurs, « lesquels ne craignent pas de plaisanter (*cachinnari*)... Je me tais des paroles équivoques, des expressions obscènes, des attouchements qui vont de la face jusqu'aux mamelles et de bien d'autres familiarités qu'il est indécent de *nommer* ».

Ces révélations justifient le vieux proverbe *Prêtres en savent de toutes couleurs* et confirment les réquisitoires des sermonnaires contre « la paillardise des princes de l'Eglise et du clergé séculier ». Nous le répétons : les serviteurs de l'Eglise ne prêchaient pas d'exemple et se gardaient bien d'observer ses *Commandements*, le sixième surtout, le plus gênant :

> Le faict charnel n'accompliras
> Hors mariage, ou tu iras
> Au feu d'enfer à damnement.

Aussi, par raillerie, appliquait-on à tous les moines le titre de *beaux-pères*, au lieu de révérends-pères :

> D'où vient qu'on vous nomme *beau-père* ?
> C'est, qu'à l'ombre du crucifix,
> Souvent faisons filles et fils
> En escoutant les belles-mères.

2° Saint François d'Assise — Le *Séraphique*, comme ses collègues saint Augustin, saint Ranier, patron de Pise, et tant d'autres diables-à-quatre qui se firent ermites en devenant vieux, la mena joyeuse avant sa conversion ; chez le futur fondateur de l'ordre des Franciscains, le sens de la reproduction, que le Père Chalippe qualifie benoîtement « d'esprit immonde », sans songer qu'à cet esprit il devait le jour, était très développé. Avant de faire « l'ange », il fit « la bête »,... à deux dos et donna une fois de plus raison à cette réflexion de saint Bonaventure : « L'amour spirituel dégénère aisément en charnel ». A vingt ans, rappelle le Dr A. Bourne, dans sa monographie sur ce saint, il fondait, à Assise, une *cour d'amour* et appelait ses disciples les « jongleurs de Dieu », *Dei jaculatores*, sans le préfixe *e*, et prescrivait la bonne humeur, le « vivre joyeux » de Rabelais.

Nous n'insisterons pas sur les stigmates (1), si faciles à produire

<hr>

(1) Marie-Catherine La Cadière, à dix-huit ans, était pénitente du jésuite Girard ; elle avait aussi des stigmates, des extases, des révélations, tous les symptômes subjectifs de la folie mystique. Brouillée avec le père Girard, elle donne sa confiance à un carme jansénsite et, pour perdre son premier confident, l'illuminée l'accusa-

et à entretenir avec le jus d'épborbes, la pommade épispastique, ou mieux en arrachant journellement les croûtes des sept plaies artificielles ; nous ne dirons rien non plus du don de parler aux animaux, au lièvre par exemple : sans être nimbé, nous avons eu ce pouvoir sur un lapereau apprivoisé, que nous faisions danser, au doigt et à l'œil, en dissimulant, entre deux doigts, une petite croûte de pain que l'animal, debout sur son train de derrière, cherchait à atteindre, sautillant en cadence ; ces prétendus miracles ne sont pas notre affaire. Examinons plutôt les terribles combats que François livra contre la chair. Son père le considérait comme un doux détraqué et le fit interdire : il l'obligea à renoncer, en présence de l'évêque, aux droits qu'il pouvait avoir sur ses biens et à se reconnaître indigne et incapable. François, non seulement acquiesça au désir paternel, mais « il se dépouilla tout nud comme la main devant tous les assistans : c'est-à-dire que, pour marquer son parfait renoncement au monde, il renonçoit à toute pudeur » (1).

Un jour, le saint fut soupçonné de quelque intrigue galante ; pour se justifier, « il se mit nu comme l'enfant qui vient de naître et, en cet état, traversa la ville d'Assise, montrant partout sa... vergogne pour prouver sa virginité. » Frère Léonard imita bientôt son patriarche. « En revenant de la campagne à Viterbe, il laissa son froc à la porte de la ville et s'en alla nu à son couvent, afin qu'on le regardât comme un insensé. » Ces mômeries cyniques n'indiquaient pas précisément un parfait équilibre cérébral.

Des hallucinations de la vue firent voir à l'auréolé d'Assise, comme à saint Antoine, saint Benoît (2) et saint Thomas d'Aquin (3), des femmes nues, dans les poses lascives de la Tentation. Pour éteindre « les flammes de la concupiscence », il se plongeait souvent dans

d'avoir abusé d'elle et même de l'avoir fait avorter. « Il avait profité, disait-elle, des momens d'extase, produits par les stigmates qu'elle recevoit sur le cœur pour consommer son crime ». Ce procès se termina par un non-lieu, mais des factums et de nombreuses chansons satiriques stigmatisèrent, à leur tour, les stigmates du vice de l'hallucinée ; les pièces de ce singulier procès forment la matière de douze volumes !

(1) Bonaventure, *La Vie de saint François.*

(2) Benoît vivait dans le creux d'un rocher ; un jour, d'après la *Légende dorée*, « fortement sollicité par des pensées de luxure, au souvenir de la beauté d'une femme qu'autrefois il avait vue, il allait peut-être céder, quand soudain il se déshabilla et se jeta nu au milieu des ronces qui garnissaient les abords de la grotte ; sa chair fut meurtrie par les épines. »

(3) V. la *Tentation de saint Thomas d'Aquin* dans l'*Imitation de J.-C.*, illustrée par J.-P. Laurens Quentin, édit. et *Gazette des Beaux-Arts*, 1er juillet 1878.

un trou plein de glace, *(Tempore Hyemali seipsum in foveam
glacie plenam plerumque mergebat)*. Parfois, il domptait « le feu
de ses sens » en se couvrant d'une haire de neige, « jusqu'aux
parties naturelles et faisant plusieurs plothes de la mesme neige.
il appelloit l'une sa femme, et les autres ses filles ». C'est pourquoi
la tradition peint ce saint, modelant une femme de neige, dont « il
caressait les membres inertes et gelés. » Un poëme satirique, émanant d'un couvent, dit-on, mais plus vraisemblablement, croyons-
nous, d'une autre maison close, raconte l'incident :

> Un jour d'hiver, l'impudique Satan,
> Des feux nombreux de la concupiscence
> Voulut souiller ma timide innocence,
> Perdre mon âme et vaincre ma pudeur,
> Du noir péché je sentis la chaleur ;
> Pour désarmer ma chair récalcitrante,
> Je fis de neige une femme charmante...
> Entre ses bras collés sur son giron,
> Les yeux au ciel, l'esprit en oraison,
> Je fis, aidé d'une force majeure,
> A ce tendron, trois enfants dans une heure.

Le remède, dans ce cas, était pire que le mal.

Même après sa mort, des nudités féminines assaillaient son tombeau
qui avait la propriété, comme celui du diacre Pâris, de guérir les
démoniaques. Aussi Bonaventure Berlinghèri a-t-il entouré le portrait
de saint François d'Assise de vignettes, dont l'une représente des possédés, un homme et deux femmes, auprès du tombeau du saint :
« L'homme est en proie à une vive agitation ; les deux femmes, plus
calmes, nues jusqu'à la ceinture, les mamelles pendantes et les cheveux dénoués, se tiennent debout, un diablotin sort de chaque
bouche. »

5° Borgia s'amuse! — Sous ce titre sensationnel, Jules Garnier
a interprété sur la toile (fig. 50), d'après le journal du maître des
cérémonies d'Alexandre VI, Burchard, un des épisodes scandaleux
du mariage de Lucrèce Borgia avec Alphonse d'Est, fils d'Hercule
de Ferrare. Il en a déjà été question ailleurs (1) ; complétons le récit
pris sur le vif de l'historiographe du pape simoniaque et luxurieux :

Cette union fut célébrée, dit Burchard, par des saturnales dont on

____

(1) *Les Arts dans l'Histoire*, p. 203

n'avait pas encore eu d'exemples. Sa Sainteté soupa avec ses cardinaux et avec les grands dignitaires de sa cour, chacun ayant à ses côtés deux courtisanes qui avaient pour tous vêtements des manteaux de mousseline et des guirlandes de fleurs; lorsque le repas fut terminé, ces courtisanes, qui étaient au nombre de cinquante, exécutèrent des danses lascives, d'abord seules, ensuite avec les cardinaux; enfin, à un

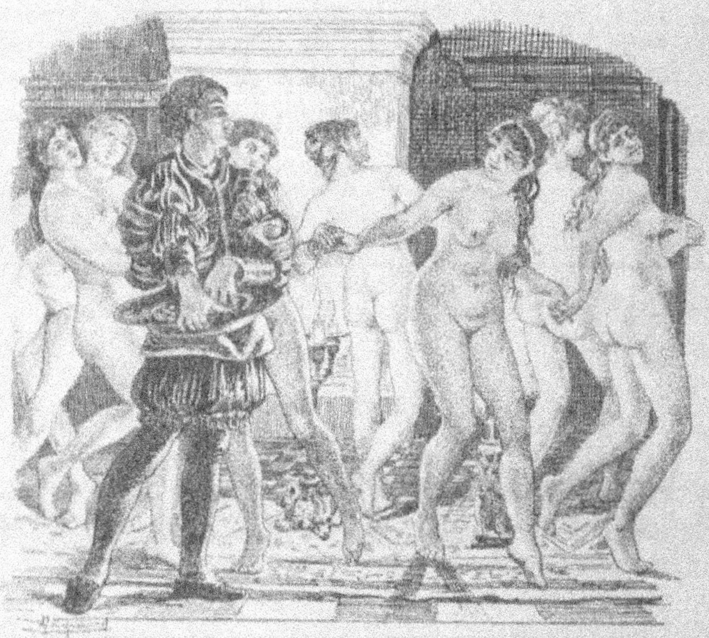

Fig. 50. — Groupe de croupes, tableau de Garnier.

signal de madame Lucrèce les manteaux tombèrent, et les danses continuèrent entre ces femmes et les convives, aux grands applaudissements du saint-père.

Puis on procéda immédiatement à d'autres jeux; sur l'ordre d'Alexandre VI, on plaça symétriquement dans la salle du festin douze rangées de candélabres chargés de bougies allumées, et madame Lucrèce jeta sur le parquet des poignées de châtaignes, après lesquelles couraient ces courtisanes entièrement nues, en marchant sur les pieds et sur les mains, le corps plié en deux; les plus agiles reçurent de Sa Sainteté des robes de soie et des bijoux. Enfin, comme il y avait eu des prix pour les joutes, de même il y en eut pour la luxure et les femmes furent aussitôt traitées charnellement au bon plaisir des assistants : cette fois ce fut madame Lucrèce qui, d'une estrade élevée d'où elle présidait à ces combats avec le pape, distribua les récompenses aux plus ardentes et aux victorieux !

La véracité de Burchard a naturellement été mise en doute ; en tout cas rien de cela n'est invraisemblable, étant données les mœurs de Roderic Borgia, qui eut cinq ou six bâtards de Vanozzia et dont le chevet était occupé par le portrait d'une autre de ses maîtresses, la belle Giulia Farnèse « dans la plus obscène des poses ». Ces turpitudes orgiaques et borgiaques furent imitées par Ivan IV, le *Terrible* : à la fin d'un festin, il fit déshabiller des Anglaises et des Écossaises qui s'étaient permis de rire de ses facéties ; puis il répandit sur le parquet plusieurs boisseaux de pois et les contraignit à les ramasser un à un.

4° Singulière fantaisie d'un pape. — Jean Hérolt, cité par Antony Méray, rapporte, dans ses *Sermons*, le repentir d'une mère incestueuse qui, comme Sémiramis, avait conçu de son propre fils et vint demander l'absolution de son crime au pape Innocent. Le Saint Père, pour la purifier par une pénitence éclatante, la fit mettre, devant toute sa cour, dans l'état où elle se trouvait quand elle pécha avec le nouveau Ninias.

La pécheresse, comparant l'éternelle confusion à un instant de honte, elle dépouilla ses habits et revint en chemise, entièrement préparée, *paratam*, à toute espèce de satisfaction. Le Saint Père, en considération d'une telle obéissance, d'un pareil repentir, dit à la pauvre femme : « Vas en paix, ma fille ton péché t'est remis ! »

Le Christ fut tout aussi miséricordieux, mais il mit plus de réserve et d'humanité dans le jugement de la femme adultère.

5° Corrections exemplaires. — Une fille dissolue, une ribaude, adresse des propositions déshonnêtes à saint Edmond, qui ne paraît nullement scandalisé et l'engage à venir chez lui. Il la fait déshabiller, comme une Vénus impudique, et lui administre une volée de verges au bon endroit : *virga virga*, suivant la formule homœopathique, à l'usage externe. Ne peut-on pas appliquer à cette courtisane, ce que Froissard dit du connétable de Clisson, frappé à mort par son ennemi, le seigneur de Craon, dont il facilita involontairement la fuite, « qu'il avait cueilli la verge dont il fut battu »?

Autre leçon de choses. Une midinette parisienne, « dans l'intérêt du bien public », vient d'user d'un procédé analogue. Deux individus, E. Barthomeuf et A. Monnayeur, s'étaient associés, pour une industrie inavouable, la traite des blanches ; ils furent poursuivis en correctionnelle, sur la dénonciation d'une jeune héroïne, qui déposa en ces termes, devant le président Bournel :

— Je fus accostée par Barthomeuf, qui m'emmena prendre des consommations, puis me fit monter dans un hôtel où une personne, M. Monnayeur, me dit : « Montrez-moi ça, mon enfant? » Je lui montrai ma poitrine; il me dit : « Ça peut aller » et me proposa ensuite de m'attacher à une maison où j'aurais de beaux bas et de beaux jupons.

J'acceptai et je fus conduite chez un médecin qui me donna un certificat.

— Mais alors, dit le président, c'était pour faire arrêter Barthomeuf et Monnayeur que vous vous prêtiez à toutes ces formalités?

— Oui, monsieur le président, répond la jeune personne, c'était pour le bien public!

Le tribunal fit droit à la plaignante et débarrassa la société, pour un an, de ces tristes personnages.

6° **Dispense de l'œuvre de chair, en carême.** — Brantôme, souvent nommé, raconte une aventure galante qui eut lieu, à Marseille, pendant le séjour de Clément VII ; son récit donne le ton de la licence des seigneurs et grandes dames de son temps :

Les dames de Châteaubriant, de Châtillon, et la baillive de Caen, dit l'historien, présentèrent une requête au duc d'Albanie, grand dignitaire de la cour apostolique, pour obtenir la permission de ne point se priver de chair pendant le carême. Ce seigneur feignit ne pas avoir bien compris leur demande et les introduisit immédiatement auprès de Sa Sainteté, en disant : « Très-saint Père, je vous présente trois jeunes dames qui désirent avoir la « fréquentation des hommes pendant le carême; elles vous supplient de « faire droit à leur requête. » Clément VII les releva aussitôt, baisa leurs belles joues, et leur dit en souriant : « Ce que vous me demandez n'est « pas très édifiant; cependant je vous autorise à en user trois fois la « semaine; c'est assez, chères mignonnes, pour le péché de luxure. » Les dames se récrièrent en rougissant, et représentèrent à Sa Sainteté qu'elles n'avaient sollicité que la dispense de manger de la chair en carême. Sur quoi le pape rit beaucoup, passa les mains sur leurs belles formes arrondies, et les baisa encore, puis les congédia.

Curieuse coïncidence ; ce sont les sixièmes commandements de Dieu et de l'Église qui défendent, l'un « l'œuvre de chair », en dehors du mariage et l'autre, « la chair », le vendredi et le samedi.

7° **Audience secrète**. — Autre anecdote tirée du même porte-feuille; elle montre que si la vertu existait dans la première moitié du XVIe siècle, ce n'était pas dans les cours souveraines ou pontificales.

En 1538, Paul III était à Nice, pour régler les questions qui divisaient les deux rivaux Charles-Quint et François Ier; les dames de la suite du roi au long nez, surtout après Pavie, sollicitaient à l'envi des audiences privées avec le pontife; l'une d'elles, Mme d'Uzès, obtint, par son audace, un tour de faveur.

Une nuit donc, ajoute l'historien, madame d'Uzès se fit introduire dans la chambre du pape en séduisant un domestique, et quand Paul III entra pour se coucher, elle vint se jeter à ses pieds dans un charmant déshabillé, sa chemise laissant voir à nu ses belles épaules et sa gorge rondelette; elle lui demanda humblement pardon de ce que, étant fille d'honneur de la reine lors du voyage du pape à Marseille, elle avait couvert l'oreiller de Sa Sainteté d'une fine serviette qui avait servi à sa toilette secrète, pour que le contact de cet objet lui inspirât de l'amour. Cette repentance plut si fort au pontife, que sur l'heure il donna l'absolution à la belle affligée, la fit coucher à ses côtés, et lui accorda des indulgences illimitées.

8° **Victimes du vœu de chasteté**. — Sous cette étiquette, nous rangeons les ecclésiastiques victimes du célibat, « la vertu des anges », qui furent convaincus, par les tribunaux, — malgré l'indulgence de la robe pour la robe — de *viol et d'infanticide*, comme Dugas, curé de Saint-Martial, en 1826 (cour de Nîmes), M. Maret qui souillait les petites filles et en faisait des « avariées » et l'abbé Boudes (assises de l'Aveyron) (1); d'*attentats à la pudeur*, comme l'Alsacien Molitor (2), le compagnon de chaîne du Sicilien Joseph Contrafatto, curé de Notre-Dame-de-Lorette; de *féminicides* ou poursuivis pour avoir dépecé leur maîtresse, tels Antoine Mingrat, curé de Saint-

(1) « Après avoir tenté d'empoisonner son curé dans le vin du Sacrifice, et avoir épuisé tous les autres crimes, tels qu'avortements, viols, attentats à la pudeur, faux, vols qualifiés et usures, il a fini par s'approprier le trône des âmes du Purgatoire et il a mis au clou le ciboire, le calice, tous instruments du culte! ... S'il n'est pas condamné ce sera un prêtre de plus pour Paris... parce que tous les ecclésiastiques qui ont failli en province ou qui ont eu de sérieux démêlés avec l'Ordinaire, sont renvoyés ici où ils sont moins en vue, presque perdus dans la foule; ils font partie de la corporation de ces abbés qu'on nomme « les prêtres habitués. » J.-K. Huysmans. Là-Bas.

(2) Le 21 août 1827, ce prêtre fut condamné par la cour d'assise de Seine-et-Oise, aux travaux forcés à perpétuité, pour avoir violé puis volé une jeune domestique du village de la Queue.

Quentin (Isère), en 1822, dont la victime fut la belle Mme Charnalet (1), et Jean Delacollonge, curé de Sainte-Marie-la-Blanche, près de Beaune, qui découpa l'infortunée Fanny Besson.

P.-L. Courier a raconté tout au long l'histoire d'Antoine Mingrat qui, dans un accès de pudicité tartufienne, à Saint-Anpre, « entreprit de réformer l'habillement des femmes : les paysannes en manches de chemise ayant les bras découverts parut un scandale affreux » à cette sainte Nitouche. Or ce puritain attirait au presbytère une jeune fille de quinze ans, dont on n'entendit plus parler, du jour où elle alla se confesser, à la cure voisine, qu'elle était enceinte des œuvres de Mingrat. Que dire de ces misérables qui osaient communier à l'autel avec la chair du Christ, après avoir pétri et coupé en quatre, comme un fil ou un liard, celle de leurs paroissiennes préférées ?

On se rappelle l'abbé Bruneau, vicaire de la petite paroisse d'Entrammes, dans le département de la Mayenne, exécuté pour avoir assassiné son propre curé, l'abbé Fricot (1894) ; il avait été accusé par la bonne du curé, la Jeannette, qui, à son lit de mort, se reconnut coupable du crime, avec l'aide d'un complice. Mais si l'abbé était innocent de cet assassinat, il avoua à l'audience que ses mœurs n'étaient pas des plus pures et qu'il avait maintes fois commis le péché de chair :

Il y a eu d'ailleurs des années où j'ai manqué une seule fois à mon vœu de chasteté ; d'autres années, j'ai peut-être succombé deux ou trois fois. Je trouve que c'est beaucoup trop pour un prêtre, mais on a fortement exagéré. J'ajoute que je pénétrais dans ces malheureuses maisons soit en civil, soit avec un grand manteau qui recouvrait complètement ma soutane, et sans chapeau, de sorte qu'il était impossible de reconnaître un prêtre.

Il faut considérer, avec Tartufe,

> Que l'on n'est pas aveugle et qu'un homme est de chair.

« Souvente fois, remarque aussi un moraliste du XVe siècle, on a vu qui plus se gêne en ses discours, par hypocrite décence, s'en

(1) Ce pudique pasteur, après avoir violé sa pénitente, la coupa par morceaux et jeta ses membres dans l'Isère ; quand on eut trouvé une des cuisses de la victime, on la porta dans le cimetière pour être enterrée. Mingrat accourut et fit rejeter au loin ce témoin muet de son crime ; « La femme Charnavalet, dit le cafard sinistre, est indigne d'une sainte sépulture, puisqu'elle a perdu son salut en se noyant ! » N'est-ce pas elle aussi qui s'est autopsiée ?

dédommager furtivement dans ses actions et se lâcher en son privé la bride plus qu'aucuns. *N'en fait plus qui plus en dit*, est axiome d'expérience, et *Qui moins en dit cache son jeu*, est aussi sûre vérité. »

Ces crimes odieux — les crimes connus — ne constituent pas malheureusement l'exception ; en consultant les annales judiciaires, on se rend compte que les brebis galeuses du troupeau clérical sont légion ; le prêtre n'est plus « l'homme de Dieu » des siècles de foi. Ainsi, pendant l'année 1879, il a été prononcé par les tribunaux cinquante-trois condamnations — une par semaine — contre des frères de la doctrine chrétienne, des jésuites, des curés, des vicaires, des révérends pères, des marguilliers et autres membres de congrégations.

Les scandales ecclésiastiques du jour (septembre 1906), c'est-à-dire l'aventure passionnelle de l'abbé Cassan, curé de Faugères, inculpé d'homicide involontaire sur Augustine Langé et de suppression d'enfant et celle de l'abbé Delarue, avec l'institutrice de Chatenay, Marie Frémont, alimentent les railleries de la presse et des revues de fin d'année (1) ; ils sont même des sujets tout indiqués de cartes postales, au grand dam du clergé. Belle occasion pour le « doigt de Dieu » de se montrer autrement que sous la forme d'un gendarme ; mais nul ne le vit.

Les membres du clergé aiment mieux « brûler que se marier » contrairement au prétexte de saint Paul ; ignorent-ils

> Que pour être dévot on n'en est pas moins homme.
> Et lorsqu'on vient à voir de célestes appas,
> Un cœur se laisse prendre et ne raisonne pas.

Pour les mettre en garde contre l'explosion toujours possible de sens trop impétueux ou indomptables, qui les portent à préférer aux jeûnes et aux veilles, des jeunes et des vieilles, il serait si simple de leur imposer le mariage, comme dans les autres religions, ou de généraliser l'opération radicale du chanoine Fulbert, l'oncle d'Héloïse, et d'en faire des Valésiens (2).

(1) Au théâtre Montparnasse, la logeuse apparaît aux côtés de son séducteur, avec son ventre proéminent.

(2) Clément XIV, en 1771, défendit la castration des chanteurs de la Chapelle Sixtine. A ce propos une épître lui fut adressée qui se terminait ainsi :

> Avouez que c'est par trop cher
> Un plaisir fait de musique.

Mais Grégoire VII, en instituant le célibat des prêtres, alors que les apôtres étaient presque tous mariés, en a décidé autrement et cet ostracisme fut pour beaucoup dans le dévergondage éhonté des religieux d'antan. Au XVe siècle, le « Docteur très chrétien » Jehan Charlier ou Gerson, a écrit : « les couvents de religieuses sont devenus des façons de lupanars ». C'est explicite, et voici qui ne l'est pas moins : « Je me tais, dit Nicolas Clémangis, de la même époque, sur le genre de fornications auquel se livrent les clercs entre eux, *nam spadones aut sodomi appellantur* » ; il s'agit du « péché philosophique », autrement dit le vice *a tergo*, si commun au pays où fleurit l'oranger (1). Jehan de la Case, archevêque de Bénévent, au royaume de Naples, a écrit un livre en vers, *De laudibus Sodomiæ*, dans lequel il soutient que la sodomie est « une œuvre divine, qu'il le sait par expérience ». Ce dignitaire de l'Église fut privé du chapeau de cardinal, « non parce qu'il avoit eu l'infamie de commettre ce crime, mais parce qu'il avoit eu l'impudence de s'en vanter devant toute la terre, par un livre imprimé. »

Revenons au célibat des prêtres. Il y avait bien quelques infractions aux défenses pontificales ; ainsi sous Charles VI, le peuple a si peu de confiance en la chasteté des prêtres « qu'ils ne sont reçus dans les paroisses qu'à la condition d'amener avec eux leurs concubines » (2). L'abbé Velly confirme le fait dans son *Histoire de France* : « Ceux qui n'ont pas de femme sont à surveiller, car ils s'adressent à celles des autres ». Le concubinage ecclésiastique ou, comme on disait alors, le demi-mariage, *semi matrimonium*, qui était chose légale, en Italie, servait de soupape de sûreté à la luxure, « ce péché de la bête ».

(1) Venduome « faisait le ragoût d'Italie », selon le mot de Saint-Simon. Le *Deutéronome* parle de la coutume des jeunes Lévites qui se prostituaient au profit du temple ; ils dressaient des chiens pour le même office, c'est ce qu'on appelait « le prix du chien ».

(2) Cf. A. Méray, la *Vie au temps des libres-prêcheurs.*

CHAPITRE III

L'ÉGLISE ET LES BEAUX-ARTS

I. SACERDOTES PROTECTEURS DES NUDITÉS ARTISTIQUES

L'esprit religieux a pour principe l'horreur de la chair, en nature ou en représentation; il exige, comme la cuisine des couvents, que les œuvres d'art soient dépourvues de piquant, d'assaisonnement qui en relève le goût. L'abbé Garesco, par exemple, veut que l'on dissimule les nudités par les artifices de la composition.

Adam et Ève nous apparaissent dans le paradis terrestre : un tronc d'arbre, un rameau de feuillage, ne peuvent-ils pas, observent à la fois Dunollé et Ayala, s'interposer en partie devant nos yeux?
Avez-vous à nous représenter Noé dans son état d'ivresse, état plein de mystère? Pourquoi le manteau de ses enfants ne serait-il pas déjà étendu sur lui? Voulut-on s'attacher au moment qui précéda cet acte de piété filiale, on n'aurait plus comme Benozzo Gozzoli, au *Campo santo* de Pise, l'excuse de la naïveté. L'on devrait faire qu'il se rencontrât quelqu'un des personnages, entre nous et le saint patriarche. En lui imposant la nouvelle humiliation de subir nos regards, ne nous exposerait-on pas nous-mêmes à ce sourire coupable qui valut à Cham une terrible malédiction?

Théophile Gautier prétend, au contraire et avec raison, que « le ragoût de l'œuvre bizarre vient à propos raviver le palais, affadi par un régime trop sain et trop régulier, et que les plus gens de goût ont besoin quelquefois pour se mettre en appétit, de piment, concetti et de gongorismes. »
Nombre d'austères empêcheurs de danser en rond, occupés à se priver des joies d'un monde certain, pour préparer une vie future plus qu'aléatoire, veulent imposer à tous les sentiments négatifs de leur vie contemplative. Cet esprit intolérant et exclusif a été des plus préjudiciables à l'art, soit par l'anéantissement de nombreux chefs-

d'œuvre (1), soit par l'étouffement dans l'œuf des talents auxquels il était interdit de se produire sous peine de mort. Chez les musulmans, la religion défend la représentation d'êtres animés ; les protestants, surtout les calvinistes, sont ennemis de toute décoration dans les temples ; ils craignent de distraire les fidèles de leurs méditations et n'admettent que le nu... des murailles. On sait que la Réforme fut précisément provoquée par les protestations de Luther contre la vente des indulgences, dont le produit était destiné par Léon X à achever les orgies artistiques de Saint-Pierre. Toutefois, Luther, rendons-lui cette justice, a autorisé les églises de Saxe à conserver leur ornementation et ne s'est pas opposé au développement des arts, en Allemagne : rappelons les noms d'Holbein, d'Albert Dürer et de Kranach.

Mais n'est-ce pas la religion qui a poussé les Perses à détruire les temples égyptiens ? les chrétiens, à mutiler les statues des divinités païennes ? les réformés, à marteler les sculptures de nos cathédrales, à anéantir leurs trésors archéologiques ? N'est-ce pas aussi le fanatisme religieux qui a produit les iconoclastes en Orient et, plus tard, chez nous, les Albigeois et les Vaudois ?

Quelques papes, surtout ceux dont la moralité laisse à désirer, ont eu le courage de lutter contre cette manie de destruction ; à leur goût des beaux-arts, nous devons la conservation de chefs-d'œuvre qui font l'admiration du monde entier et Rome est restée la « cité de l'âme », dit lord Byron. Parmi ces pontifes plus ou moins dissolus, Grégoire VII (1053) érige dans Saint-Pierre un mausolée à son « amie » la comtesse Mathilde, mais il institue le célibat des prêtres, *primo mihi* ; Sixte IV (1471) (2) fonde un Musée d'antiques, en dépit de leur nudité, dont Innocent X (1644) fit le Musée Capitolin ; Pie II (1458), passionné d'art antique, envoie à la cathédrale de Sienne, sa

---

(1) Au Musée de Madrid, d'après Viardot, une *Danaé*, du Titien, horriblement dégradée, fut sauvée d'un auto-da-fé où périrent plusieurs tableaux condamnés au feu pour leurs nudités. Une *Ariane*, du même peintre, échappa par miracle, au massacre, et cependant la belle *abandonnée* montre son... nu, sur le bord de la mer, à côté « d'un ivrogne de six ans, qui ose faire, près du beau corps de la fille de Minos, ce que font dans le coin obscur d'un cabaret quelques vieux buveurs de Téniers. »

A Bâle, les artistes sont traités « d'artisans du diable » par les partisans « emballés » du nouveau culte ! Résultat : Hans Holbein s'expatrie et Jean Herbster renonce à la peinture, « comme une pratique païenne. »

(2) « A la requête des cardinaux de Sainte-Luce et Pierre Reba, dit Wessalus de Groningue, il permit d'exercer la sodomie, les trois mois les plus chauds de l'année, avec cette clause : *fiat ut petitur* (soit fait comme il est requis). »

ville natale, « pour y perpétuer sa mémoire », les *Trois Grâces*,
trouvées à Rome; Alexandre VI (1492), déjà nommé, se laisse
représenter, dans une toile de Pinturicchio, au Vatican, prosterné
aux pieds de Julie Farnèse, « sous prétexte de lui faire adorer la
Vierge », tout au plus une demi-vierge; Jules II (1503),

  Le crucifix est glaive au poing de Jules deux,

celui qui s'appropria la menace belliqueuse mise aux lèvres du
Christ, par saint Matthieu : « Je ne suis pas venu sur terre apporter

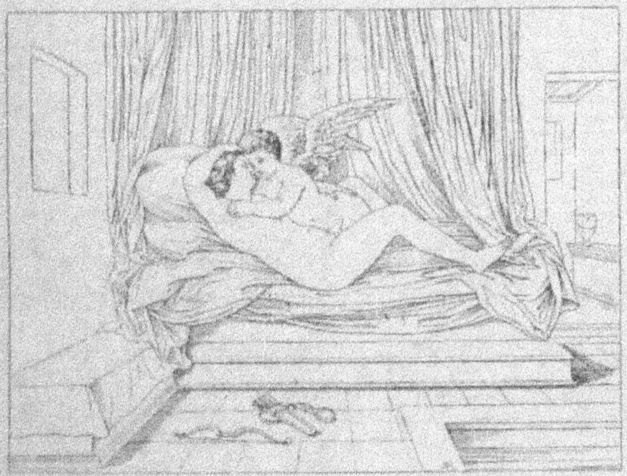

Fig. 31. — Le mauvais sujet de Cupidon fleurit Psyché, dans une nuit d'amour.
D'après Raphaël; gravé par Réveil.

la paix, mais l'épée », fait cependant placer au palais du Belvédère,
pour décorer une fontaine, *Ariadne abandonnée* par le perfide
Thésée, malgré le déshabillé de son corsage. Cette figure, bien connue, passa longtemps pour celle de Cléopâtre (1). Léon X (Jean de
Médicis) (1513), « le Mécène des Arts », d'autres l'ont surnommé
« le Païen », consent à être représenté, à peu près nu, sur son tom-

1. Elle surmonte, au Père-Lachaise, le caveau des familles Le Roy et G. Maillard
(53, 25 div.), près des mausolées de Molière et La Fontaine; mais des membres de
cette dernière famille se refusèrent à dormir du dernier sommeil sous un symbole
païen; ils retirèrent les cendres de leurs parents et choisirent une autre concession !
L'impudique fille de Minos, ici, a été aggravée par l'addition d'un thyrse de bac-
chante, sur lequel elle s'appuie.

beau, au-dessus de la *Nuit*, dépouillée, elle-même, de toute draperie, et à côté de son frère Laurent, tenant compagnie à l'*Aurore*,
aussi peu vêtue que sa voisine.

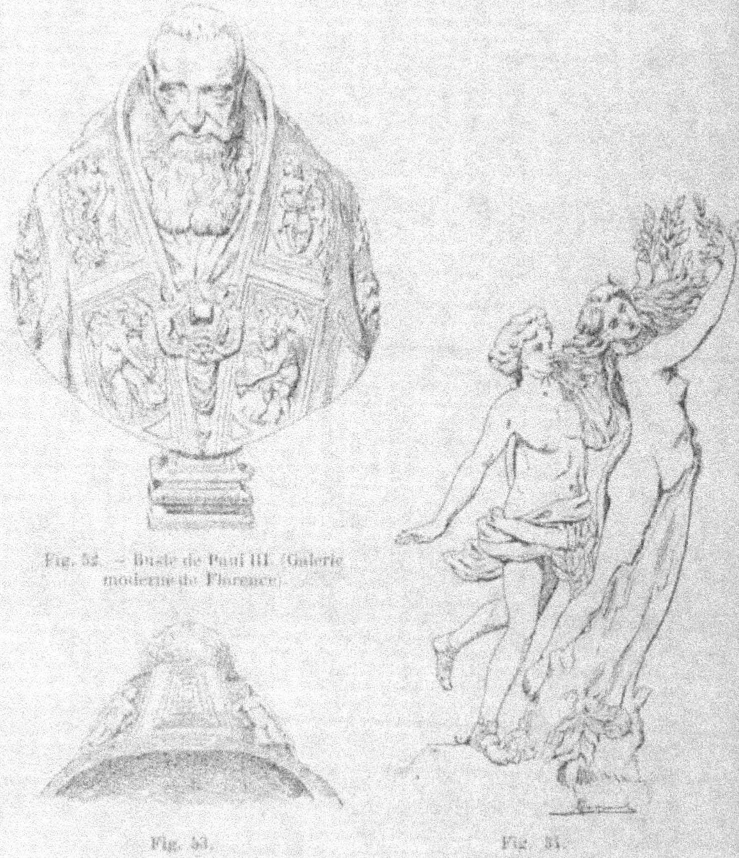

Fig. 52. — Buste de Paul III (Galerie
moderne de Florence).

Fig. 53.

Fig. 54.

Le banquier des papes, Chigi, fit bâtir la Farnésine et confia à
Raphaël le soin de la couvrir de nudités mythologiques (fig. 54) ; il
l'inaugura par un festin de Lucullus, « encombré d'illustres courtisanes », où il convia Léon X et sa cour.

Paul III (1534), qui passait pour l'amant de sa propre fille, Cons-

tance, et dont la chape était recouverte de médaillons où domine le
nu (fig. 52, 53), fit de son palais Farnèse une galerie fameuse qui
abritait autrefois des marbres du plus grand prix et conserve encore
les fresques toutes païennes du Carrache. Pendant la construction de
ce palais, Paul III, d'après le récit del Cavalier Lorenzo Bernini,
mena Michel-Ange voir une *Vénus* du Titien. Après que l'artiste
l'eut bien considérée, le pape lui demanda ce qu'il en pensait :
« Dieu, répondit Buonaroti, en parlant des peintres lombards et du
Titien en particulier, a bien fait ce qu'il a fait, parce que si ces
peintres-là savaient dessiner, ce seraient des anges et non pas des
hommes. »

Le cardinal Scipion Borghèse avait commandé au dit Cavalier
Bernini une *Daphné* (fig. 54) ; quand elle fut achevée, raconte M. de
Chantelou, le pape Urbain VIII (1623) (1), alors cardinal, l'alla voir
dans son atelier, accompagné du cardinal de Sourdis, mais pour dire
au sculpteur « qu'il aurait scrupule de l'avoir dans sa maison; que
la figure d'une belle fille nue, comme celle-là, pouvait émouvoir ceux
qui la voient. »

Sa Sainteté repartit qu'avec deux vers, il se faisait fort d'y donner
remède. Et de fait, sur cela, le pape fit une épigramme prise de la Fable,
qui dit qu'Apollon ayant longtemps couru après Daphné, sur le point
qu'il était de l'attraper, elle fut changée en laurier, dont il prit des
feuilles dans le transport de son amour ; lesquelles ayant été portées à la
bouche et trouvées amères, il dit que Daphné l'était pour lui aussi bien
après son changement que devant.

La substance de l'épigramme dit : *Ch'il piacer doppo il quale
corriamo, o non si giunge mai, o quando si giunge, ci riesce amaro
nel gustarlo.* (Le plaisir après lequel nous courons, ou n'est jamais
atteint, ou, s'il est atteint, ne procure, en le goûtant, que de l'amertume).

L'épigramme est latine et dit ainsi :

> *Quisquis amans sequitur fugitivæ gaudia formæ*
> *Fronde manus implet, baccas seu carpit amaras.*

Le même Urbain VIII donna l'hospitalité, dans le Vatican, à
Vélasquez, quand il vint étudier ses rivaux d'Italie.

La *Vérité enlevée par le Temps, scoperta dal Tempo,* du Cava-

---

(1) C'est sous son pontificat que l'Inquisition commit l'infamie et la bêtise de condamner Galilée.

lier Bernini, bien qu'elle fût sans voiles, faisait partie de la collection privée du cardinal Chigi.

On connaît la supercherie de Michel-Ange, à propos de son *Cupidon endormi*, dont fut dupe le cardinal de Saint-George. Buonaroti cassa un bras au rejeton d'Aphrodite et enfouit le manchot dans le sol, d'où on le tira plus tard dans une fouille. Le *Cupidon* passa dès lors aux yeux des connaisseurs pour un chef-d'œuvre antique et le cardinal en fit l'acquisition. Quel ne fut pas son étonnement de voir Michel-Ange, muni du bras absent, venir lui réclamer son ouvrage ! Dès

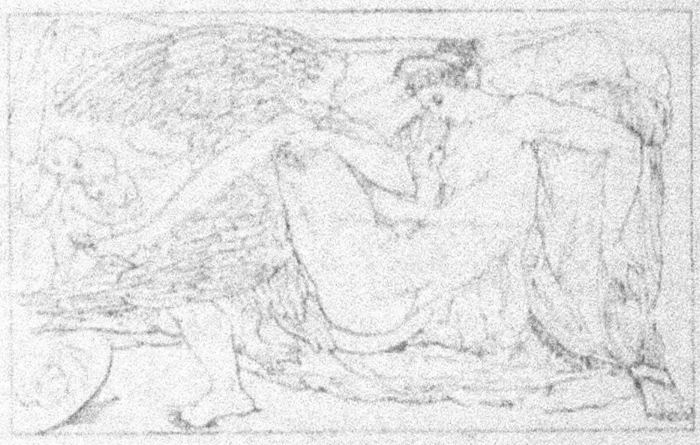

Fig. 55.

qu'il en connut l'auteur, le bibelot n'eut plus de mérite à ses yeux et il se hâta de le rendre, en se faisant restituer son débours.

Charles Blanc se demande par quelle ironie du sort les siècles ont permis la destruction d'un si grand nombre d'œuvres de Michel-Ange, « alors que de fades productions de l'art le plus dégénéré étaient si soigneusement sauvées de l'oubli qui aurait dû les engloutir ? » L'horreur de la vérité, morale ou physique, chez les esprits bornés et obscurcis par le fanatisme religieux. « Les religions, a dit Schopenhauer, sont comme les vers luisants : il leur faut l'obscurité pour qu'elles brillent ». C'est ainsi que disparurent le *Cupidon*, dont nous venons de parler ; un *Hercule*, dans sa solide virilité, et une *Léda* (fig. 55) qui n'avait rien de commun avec le *signe* de la croix, envoyés au roi de France. On peut encore voir à Londres, aux Salons de l'Académie royale, à Trafalgar Square, une copie dessinée de la mère de Vénus, « brûlée par l'ordre d'un confesseur imbécile », dit le même critique d'art.

Au palais de la Tauride, à Saint-Pétersbourg, on voit une *Vénus* antique qui porte, sur son piédestal, cette inscription : « Présent du pape Clément XI, à l'empereur Pierre Ier ».

Cette Vénus, envoyée à un prince schismatique par un pape, et dans le costume que vous connaissez, est sans contredit un singulier présent... Le Czar, qui méditait depuis longtemps le projet d'éterniser le schisme, en usurpant les dernières libertés de l'Église russe, a dû sourire à cette marque de bienveillance de l'évêque de Rome[1].

Pie VI, à la fin du siècle dernier, pour l'hôpital du Saint-Esprit, à Rome, a fait reproduire en cire, de grandeur naturelle, le torse de la femme accouchant ; une trentaine de pièces très artistiques. *Horresco referens*!

Nous trouvons encore le goût « d'œuvres de paganisme, de sensualisme et de profanation », même chez les moniales qui paraissaient, par état et par vocation, le plus à l'abri des séductions de la Renaissance. On a découvert, dit Viardot, vers la fin du siècle dernier, dans un couvent de Bénédictines, une admirable fresque du Corrège, contenant une foule de petits sujets tout païens [2], *Diane*, *Minerve*, *Adonis*, *Endymion*, la *Fortune*, les *Grâces*, les *Parques*, etc. « Et c'est bien l'Abbesse, s'écrie l'abbé Garciso scandalisé, qui avait commandé et payé cette composition mythologique, aussi inconcevable qu'indécente en pareil lieu ; et pour de pareilles personnes consacrées à Dieu et à la virginité ! » *Ad majorem Dei gloriam* ! Mais l'irréductible et irascible abbé ne paraît pas autrement choqué de voir le chef de la chrétienté passer « au travers des *Apollons* et des *Vénus*, étalant leur nudité triomphale, pour venir célébrer l'office divin à la basilique.

En France aussi, parmi le haut clergé, nous avons eu des amateurs d'art qui ne se laissaient pas arrêter par la liberté du sujet : leste et céleste sont deux mots qui diffèrent peu par la forme et le fond. Dans la salle de bains du château de Gaillon, bâti par le vertueux ministre de Louis XII, le cardinal d'Amboise, était sculptée, au milieu d'un entrelacs de chardons, une scène champêtre, non idyllique, mais des plus réalistes (fig. 56) [3] : une bergère poursuivie par son galant, fai-

(1) Le marquis de Custine, *La Russie en 1839*.

(2) Nous les retrouverons à Parme, dans le *Nu à l'Église*.

(3) Nous avons séparé le couple immodeste et placé, au dessous, l'explorateur qui rampe en arrière de la jouvencelle ; qu'on nous pardonne cet artifice accusateur.

sait un faux pas et s'abattait sur ses mains; « nous n'osons dire,
écrit E.-H. Langlois, comment le galant employait les siennes, en
tombant lui-même derrière la jouvencelle, dont les vêtements présentaient un assez grand désordre ».

Le *Triomphe de la Vérité*, dans son costume classique, fut exécuté
par Nicolas Poussin, en 1641, pour le cardinal de Richelieu, sur un plafond de son château de Rueil ; le prélat commanda aussi quatre *Bacchanales*, au même peintre, destinées à orner son palais de Paris.

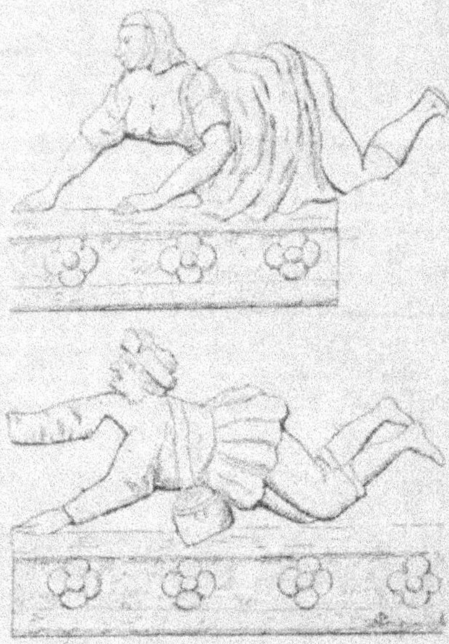

Fig. 56. — V. note 3, p. 125.

Son successeur, le cardinal Mazarin, homme de peu de foi et surtout de mauvaise foi, très libéral sur le chapitre de la décence, accepta en cadeau, du cardinal Barberin, neveu d'Urbain VIII, une composition extra-licencieuse du Corrège, *Vénus et un Satyre*, désignée sous la dénomination de *Jupiter et Antiope*.

Sous Louis XV et durant tout le siècle de la galanterie, les tableaux
religieux brillaient par leur absence dans les galeries ecclésiastiques ;
ils eussent fait tache chez des prélats comme le cardinal Dubois,
maître en corruption du duc d'Orléans; le cardinal de Polignac,
amant de Mme du Maine, qui acquit à Rome, pendant son ambassade,
une importante collection d'antiques, dépourvus de feuilles de vigne,
trouvés dans les ruines des palais de Néron et de Marius; le cardinal
de la Roche-Aymon (1) qui, un matin, en visite chez la comtesse du

Barry, avec le nonce du pape, aide la favorite du roi à sortir de son lit pour signer un contrat, apporté par le notaire Le Pot, d'Auteuil :

...Elle veut se lever; et sortant de son lit, telle à peu près que Vénus de l'onde, elle se fait donner des pantoufles par les deux prélats, qui lui en présentent chacun une et jouissent en récompense du spectacle ravissant de ses charmes secrets.

Parmi les amis des beaux-arts, des belles lettres et des belles femmes, brille encore le cardinal Pierre de Bernis, mis à la mode par la princesse de Rohan, qui le *distingua*; ce rimailleur de fadeurs galantes ne se contentait pas du lever des dames de condition, il assistait aussi à leur bain. M*** de Genlis qui, en 1776, accompagnait, à Rome, la duchesse de Chartres, le raconte en ces termes :

...Je me baignai beaucoup, à Rome, et toujours les soirs; et aussitôt que j'étais dans le bain, on avertissait le cardinal de Bernis qui venait, avec son neveu, causer trois quarts d'heure avec moi.

Citons enfin la remarquable galerie du cardinal Fesch, où figurait *La Prière de l'Amour*, par Watteau et que l'*Exhibition* de Manchester acquit à sa vente; le catalogue de ce musée, « par une chaste réserve », dénomme ce tableau : *Offrande rurale (a rural offering)* !

Quant à savoir si l'on commet un péché véniel ou mortel en contemplant un sujet licencieux, cela dépend de l'angle visuel sous lequel il est envisagé. En effet, le R. Père Gury, dans l'examen des cas de conscience sur les actions humaines, reconnaît que, en présence de sujets sculptés ou peints dans un état de nudité complète, « on pèche gravement, quand on les regarde à dessein, de près et uniquement. » De même le Père Félix, dans l'un de ses sermons de Notre-Dame, distingue deux espèces de nudités : « la nudité chaste, la nudité pudique, où le rayonnement de l'esprit fait oublier la chair, et la nudité libertine, honteuse, provocante, audacieuse des scènes de volupté et des débauches de sensualité ». Pour nous, l'amour de l'art est un péché mignon qui n'a rien de commun avec l'art de l'amour.

enfin M. de Jumilhac, archevêque d'Arles. Voici l'épigramme virulente qu'on a faite en conséquence :

> On a choisi cinq évêques paillards,
> Tous cinq rongés de v.... et de ch....
> Pour réformer des moines trop gaillards;
> Fallait-il brocher l'ébène avec de l'ivoire ?

II. Ennemis et destructeurs des nudités artistiques

Tout ecclésiastique ou laïque, atteint de maladie de foi, réprouve instinctivement les œuvres littéraires et artistiques entachées de paganisme ou de naturalisme à la Zola, que Huysmans, l'un de ses ex-fougueux adeptes, qualifie aujourd'hui de « cloportisme »; de là le vandalisme religieux qui détruisit les statues et les tableaux « qui sont les principaux ornements de la civilisation », a dit Érasme. Les écrits tombent également sous leurs coups : les Sorbonistes, la Faculté de Théologie ne condamnèrent-ils pas au feu les *Psaumes de David*, par Marot repenti, et la Congrégation de l'Index, entre autres exactions stupides, n'a-t-elle pas interdit des livres aussi inoffensifs que le *Traité de la Sagesse*, de Pierre Charron; les *Pensées et Maximes*, de La Rochefoucauld; le *Télémaque*, de Fénelon; etc., etc.

L'idéal des natures chastes consiste à envelopper d'une feuille de vigne, comme les cuisinières pour les cailles, les organes qui rapprochent l'homme de la divinité en lui donnant le pouvoir de reproduire l'œuvre du Créateur; ces âmes candides n'admettent la nudité dans l'art qu'à la façon dont certains peintres consciencieux composent leurs personnages — « à crud » — avant de les vêtir. Aux *Offices* de Florence — salle 1, nᵒˢ 261 à 263, — sont exposées les études de femmes nues de Antonio Pollajuolo, d'après des modèles vivants, pour ses *Vertus*, pudiquement parées par la suite. C'était aussi le procédé de David, comme on peut le voir au Louvre, dans l'esquisse de son célèbre tableau le *Serment du Jeu de Paume*.

Cette phobie du nu est la tare intellectuelle de notre génération de snobs corrompus, au masque basilien, qui a succédé à une génération foncièrement voltairienne; elle est personnifiée par la Ligue de délation du sénateur — de *senex*, vieux (1) — Bérenger, baptisé par

(1) Au xviiiᵉ siècle, les Génois donnaient le nom de *seminario* à la boîte de loterie qui contenait le nom des sénateurs; la même désignation conviendrait parfaitement à notre Sénat. En effet, nos chaises-percées curules votent souvent comme des *seminaristes*, par exemple dans la loi du divorce; n'ont-ils pas imaginé d'infliger une sanction à l'époux qui, en galant homme, a fait défaut, pour ne pas avoir à couvrir d'ordures ménagères la mère de leur progéniture, dans le cas où son contrat abandonne les biens au dernier survivant. Celui contre lequel est prononcé le divorce perd seul alors le bénéfice de cette donation; se remarie-t-il, c'est sa première femme, dont il est séparé de corps et de biens, qui hérite de lui, et les enfants de son second mariage n'ont rien. Tandis que le vaincu qui s'est refusé à cette clause dans son contrat dispose de ses biens comme il l'entend ! Ne voyez-vous pas dans cette monstrueuse iniquité, percer l'esprit religieux ancestral de ces vieux sacristains ? Nos révérends pères conscrits, à l'exemple du « bon » Dieu et des

Sarah Brown, une de ses victimes, du cruel sobriquet de « Fleur-de-Camphre ».

« Qu'a faict, demande Montaigne, l'action génitale aux hommes, si naturelle, si nécessaire et si juste, pour n'en oser parler sans vergogne? Nous prononçons hardiment *tuer*, *dérober*, *trahir*; et cela nous n'oserions qu'entre les dents? » Répondons, avec Geoffroy : « Nous serions moins alarmés du mot, si nous n'étions pas si familiarisés avec la chose ». L' « action génitale » de l'auteur des *Essais* est plus que jamais en vigueur: mais les convenances mondaines exigent, avant tout, que les apparences soient sauves: n'avons-nous pas vu le vicomte Lebègue de Germiny, marguillier, membre du cercle catholique, se laisser *choir* à l'intérieur d'une vespasienne des Champs-Élysées, en fâcheuse posture; ce fut alors, dit la malignité publique, « l'introduction d'un membre catholique dans un cercle ouvrier? » Que de Lucrèces du grand monde deviennent des Messalines dans leur garçonnière, de cinq à sept, l'heure de l'adultère! Sauvons Rome et la France... et les apparences, est le cantique favori de nos pieuses pécheresses, à qui il sera beaucoup pardonné, parce qu'elles auront beaucoup aimé.

Cette hypocrisie est une importation d'Outre-Manche : la pruderie britannique s'est implantée sur notre territoire comme les modes ridicules du chapeau haut-de-forme ou tuyau de poêle, du col droit ou carcan de 10 centimètres, qui permet aux ménagères économes de porter au cou les manchettes de leurs maris, etc. De par cette pruderie, au pays qui inventa les *préservatifs*, qualifiés précieusement de *french letters*, lettres françaises, au lieu de ventre, on dit « estomac »; pantalon est *shocking* et doit être remplacé par « combinaison »; *conveniences*, *lavatory*, désignent les W.-C..., et, si l'on veut aller à ceux des *public houses*, quand il y en a, il faut dire qu'on a besoin... de se laver les mains! A Londres, assure Mürger, il est difficile de rencontrer un endroit où l'on puisse se livrer tranquillement à l'antithèse de la soif. « Je sais une dame anglaise, dit Taine, laquelle n'admet que deux parties dans le corps, le pied et l'estomac : tout autre mot est indécent, de sorte que lorsque son petit garçon fait une chute, la gouvernante doit

prêtres fainéants de toutes les religions, ne pensent qu'à jouir, comme si la vie brisée, souvent pour un malentendu, n'était pas une peine suffisante! A Athènes le Sénat s'appelait *boulê*; en France, c'est l'asile de l'*aboulie*, excepté dans les questions d'intérêt personnel, par exemple lorsqu'il s'agit d'augmenter leur indemnité de cinq millions et demi, de complicité avec nos « honorables » et besogneux, mais non besognant députés.

dire : « Madame, M. Henri est tombé sur l'endroit où le haut des
pieds rejoint le bas de l'estomac (1) ». L'Anglo-Saxon n'a pas toujours été si rigoriste; il fut un temps où les auteurs, les artistes et le
public usaient de la liberté la plus piquante, la plus débridée ; aussi,
sous la Régence et dans la première partie du règne de Louis XV, à
la fin des soupers fins, au sortir de l'Opéra, alors que les vins renom-
més échauffaient les têtes des amateurs de bonne chère et de belle
chair, « on se mettait à parler ce qu'on appelait *anglais*, dit le comte
Alexandre de Tilly, c'est-à-dire qu'on tenait les propos les plus libres,
en nommant chaque chose par le mot technique. »

La tartuferie ayant été élevée à la hauteur d'une institution par
toutes nos religions, rappelons les héroïques Nigaudinos qui se sont
signalés, entre tous, par leur horreur du nu. Passons sur les brûleurs
de livres : Théodose, à Alexandrie; saint Paul, à Éphèse; Cromwell,
à Oxford; sans parler des innombrables moines qui ont détruit (2),
gratté ou dénaturé les manuscrits sur parchemin, suspects d'hérésie :
malheur à qui s'élevait contre l'infaillibilité de l'orthodoxie pontificale
ou de la science biblique, exclue, bien entendu, de la faillite déclarée
par le R. P. Brunetière. Jacob Grimaldo raconte que, sous
Paul V, bien des parchemins précieux ont servi, dans les presbytères,
à faire des tambours de basque pour les femmes, *tympana femi-
narum conficiunt*; les vandales!

Citons, pour mémoire, parmi les ardents démolisseurs de nudités
— mais plutôt par persuasion — l'abbé de Clairvaux, saint Bernard,
les Cisterciens du xııᵉ siècle et ce doux bigot et même « trigot » de
Louis IX, digne de disputer à Charles X le sobriquet de « *pieu
monarque* », infligé par le caricaturiste Decamps au soliveau qui
n'avait rien oublié ni rien appris. L'épouse de saint Louis, Marguerite
de Provence, eût pu répéter après la reine Éléonore, première
femme de Louis VII le Jeune, — dit le *Piteux* (3), en raison de son

<hr>

(1) Les Limiennes sortent du même moule, pour ne pas dire de la même moule,
que les Londoniennes : ces précieuses ridicules prétendent qu'on peut tout entendre, mais qu'il faut éviter de voir; aussi ne vont-elles à l'Opéra que munies d'un
éventail, afin de tout regarder à travers les baleines, à la façon de la *Vergognosa*
du Campo-Santo, de Pise.

(2) Démolissons la légende à cheveux blancs qui attribue aux moines le mérite de
nous avoir transmis les écrits de l'antiquité ; par leur faute, au contraire, aucun
auteur païen ne nous est parvenu complet, voilà la vérité; et combien d'œuvres
disparues des parchemins nettoyés pour y calligraphier la sempiternelle et banale
copie des Saintes Écritures !

(3) « Piteux » confient ce monarque qui vécut dans l'Église « comme sur le sein

extrême piété — « qu'elle avait plutôt épousé un moine qu'un roy ».
N'est-ce pas lui qui déchira la première page de son Psautier, conservé à la bibliothèque de l'Arsenal, parce que les nudités d'Adam et
d'Ève effarouchaient sa chasteté? Et pourtant le miniaturiste, contrairement à l'usage, avait évité les histoires de Loth et de Mᵐᵉ Putiphar.
La Providence a bien mal récompensé le fils de Blanche de Castille!
Nous dirons bientôt comment il punissait les coureurs de « bandes ».

Louis XI, qui pensa, sans doute, à la couronne d'épines, en
choisissant son fagot d'épines pour emblème, avant de commettre
un crime, disait à la Vierge en plomb de son chapeau : « Encore celui-
là, bonne Vierge »! Ce sacripant couronné avait la mentalité de la
jeune Italienne, dont parle Anatole France, qui adressait, avec ferveur, cette prière singulière à la Madone : « Sainte Mère de Dieu,
vous qui avez conçu sans pécher, accordez-moi la grâce de pécher
sans concevoir »; ce despote superstitieux, cruel et peu scrupuleux
était trop occupé de vaincre ses ennemis, pour songer aux nudités qui
n'existaient d'ailleurs que dans les églises.

Tous ces comparses de jeux de massacres s'effacent devant le fougueux Dominicain Jérôme Savonarole, qui trouvait les papes de son
temps trop peu chrétiens, parce qu'ils toléraient des statues nues dans
tous les lieux publics de Rome ; il fit une véritable Saint-Barthélemy
des œuvres profanes d'art et de littérature. Par ses ardentes et violentes prédications, il transforma l'Église en une maison d'intolérance ;
il obtint qu'à Florence tous les livres et objets d'art, contraires à la
morale chrétienne, fussent brûlés sur la place publique. Subjugués
par son éloquence enflammée, littérateurs et artistes eux-mêmes
subissent cette obsession : Botticelli renonce à la peinture; Lorenzo
di Credi se retire dans un couvent de Santa-Maria-Nuova; Marsile
Ficin et Ange Politien brisent leur plume profane; Machiavel, l'auteur de la *Mandragore*, médite le Deutéronome; Michel-Ange se voue
à l'art purement religieux, emporté, malgré lui, par la fougue de son
ciseau et de ses pinceaux, à faire du nu chrétien.

Baccio della Porta, après avoir brûlé ses peintures licencieuses, se
fit moine, et, sous le nom de Fra Bartolommeo, ne peignit plus que

d'une mère » et qui, pour se venger de Thibaut, comte de Champagne, fit un auto-
da-fé — un acte de foi ! — de 1300 personnes dans l'église de Vitry, transformée en
vaste four crématoire. Il est vrai que sa vengeance satisfaite, il l'expia par l'entreprise de la seconde croisade. une pareille morale, voisine de la restriction mentale,
ne se rencontre que dans les consciences élastiques des ecclésiastiques.

des sujets de piété. Il fit pour son couvent un saint Sébastien
— le moyen de le représenter autrement que nu? — si beau, que les
moines furent obligés de le retirer de leur église, « à cause de l'impression trop vive qu'il faisoit sur plusieurs femmes ».

Par un injuste retour des choses d'ici-bas, ce moine brûleur subit
la peine du talion : il fut brûlé à son tour, le 23 mai 1498, comme
« suspect d'hérésie », sur l'ordre d'Alexandre VI; il eût pu dire,
avec saint Dominique, dans l'enfer de la *Pucelle* :

Et je suis cuit pour les avoir fait cuire.

Mais il laissa des émules — la mauvaise semence pousse plus
vite que la bonne — dans les sectes des *Arrabiati*, des *Compagnacci*
ou Bons-Vivants, et les *Piagnoni* ou Pleureurs, qui continuèrent
à exercer leurs ravages, à qui mieux mieux, dans le domaine de
l'art : « un fanatisme stupide, écrit Paul de Musset, a livré au
feu des chefs-d'œuvre de George Barbarelli, le Giorgione, qualifiés
de nudités obscènes ».

Au palais de Pitti, un tableau d'une vigueur de coloris toute vénitienne, qui décèle le pinceau de ce même peintre, représente une
nymphe serrée de près par un satyre; or ces figures ont été manifeste-
ment coupées à mi-corps, par un propriétaire tout imbu des idées
savonaroliennes, en raison de l'indécence du sujet tiré de la Fable,
par haine du paganisme. Ce mutilateur inconscient était peut-être le
même dévot,

Si ce n'est lui c'est donc son frère,

qui reprochait à Gio-Francesco Carotto, de Vérone, né vers 1470, de
peindre des sujets lascifs; il lui répondit : « Si les objets peints vous
causent tant d'émotion, que ne feriez-vous pas, s'ils étaient réels? »
La petite peste de Dorine dira plus tard à Tartufe :

Vous êtes donc bien tendre à la tentation?

Autre exemple de l'influence funeste du moine iconoclaste sur les
« pauvres d'esprit » : l'église et le couvent de Saint-Jean, à Florence,
ont été fondés par le grand sculpteur florentin Ammanati qui, « par
d'excessifs scrupules religieux pour les nudités innocentes de quelques-unes de ses statues, livra ses biens aux Jésuites ».

Le despote Adrien VI fut, en fait d'art, le contraste absolu de son
prédécesseur Léon X; il se déclara l'ennemi des artistes, considérant

les tableaux et les statues comme des productions coupables. A ses yeux, la Chapelle Sixtine, avec ses innombrables nudités, n'était qu'un bain public; son règne fut court, heureusement pour les amis des beaux-arts, et Rome célébra sa mort comme un jour de fête.

Sous le pontificat de Grégoire XIII, le 18 juillet 1573, Véronèse fut traduit devant le tribunal du Saint-Office, pour l'« indécence » de son *Repas chez Simon*; on lui reprochait « les bouffons, les chiens, les armes et autres plaisanteries ! » Nous ne voyons de « plaisanterie », et elle est mauvaise, que dans cette poursuite stupide.

Sixte-Quint vit à la devanture d'un magasin de curiosités une Vénus à côté d'images de piété; scandalisé d'une telle promiscuité, l'ex-faux béquillard ordonna de brûler les bibelots et le marchand; mais l'antiquaire était un sujet britannique : il en fut quitte pour une forte bastonnade, puis se réfugia à Naples. C'est sous son pontificat que Bernard Palissy, le créateur de la céramique, en France, fut enfermé à la Bastille, comme huguenot, et y mourut.

Pie V est digne de ses prédécesseurs : il fit pendre Nicolo Franco, auteur de ce distique bien anodin, affiché sur les closets du Vatican, contre la vanité des pontifes qui couvrent de plaques commémoratives le moindre monument construit sous leur pontificat :

> Papa Pius Quintus, ventres miseratus onustus,
> Hoece cacatoium nobile fecit opus.

(Le pape Pie V, ému des douleurs qu'un lourd fardeau impose à nos entrailles, érigea ces lieux d'aisance, noble monument). De même il envoya au feu le poète Anonius Palearius, accusé d'irrévérence envers la très sainte Inquisition, parce qu'il avait commis le crime épouvantable de retrancher le T, c'est-à-dire la Croix, de son prénom Au-T-onius. Ce doux ministre de la religion de paix et d'amour, dont la piété morbide allait jusqu'à l'extase, par zèle religieux renchérit encore sur les décisions de la mitraille du Concile de Trente, en imposant au clergé des mesures rigoureuses au sujet de la décoration des églises. Il se défit d'une vingtaine d'antiques qui ornaient le Vatican et les offrit au grand-duc François, en 1552, après les avoir refusés à Ferdinand de Médicis, parce qu'il était cardinal.

De ce côté, la France n'eut rien à envier à l'Italie; elle ne manqua pas de Savonaroles. D'après Mme Villedieu, François Ier ne se contentait pas de se rincer l'œil avec les tableaux vivants que les miroirs secrets de la grotte des Pins lui reflétaient, en lui révélant les formes

voluptueuses des dames de la cour, se baignant sous les ombrages
de Fontainebleau : il satisfit son goût du nu, en faisant embellir
le château de peintures confiées au Rosso, à Nicolo, au Primatice,
à Léonard de Vinci, etc. « On y voit, dit Sauval, des dieux, des
hommes, des femmes, des déesses qui outragent la nature, en se

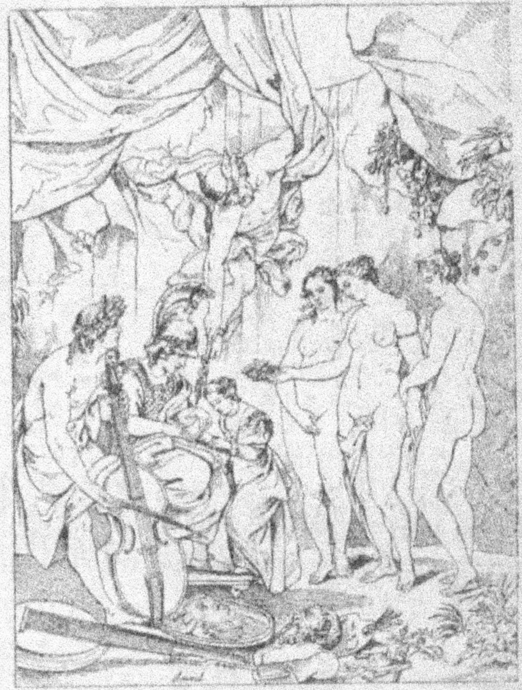

Fig. 57.

plongeant dans les dissolutions les plus monstrueuses. Anne d'Autriche, en 1643, à son avènement à la régence, en fit brûler ou effa-
cer pour plus de cent mille écus. » A côté de ce Savonarole en jupon,
un Loyola de robe courte (1), créature de Richelieu, François Sublet

(1) « Il avait fait les vœux de Jésuite, dit Tallemant, depuis son veuvage, mais
il était exempt de porter l'habit et de vivre autrement qu'un séculier. Sa cagoterie
parut en ce qu'il brûla quelques nudités de grand prix, qui étoient à Fontainebleau »

des Noyers, intendant des bâtiments, détruisit aussi plusieurs nudités de Fontainebleau, entre autres la *Léda* (fig. 55), de Michel-Ange, dont « l'expression passionnée », d'après Sauval, scandalisa l'homme noir. Louis XIII, « une espèce de roi fainéant, dit P. de Musset, qui s'amusait à jouer de la guitare et versé dans l'art du pâtissier (1) », donna son approbation à cet acte de barbarie.

C'est peut-être le même fonctionnaire « bien pensant » qui affubla de draperies les *Grâces*, si richement capitonnées, de l'*Éducation de Marie de Médicis*, primitivement nues. Nous donnons, d'après Réveil, la gravure du tableau (fig. 57), tel qu'il a été exécuté et conçu par Rubens. De même les *Grâces* potelées de Pellegrini (XVIIIe siècle) se présentent sous deux costumes différents, avec ou sans une guirlande de roses en guise de feuilles de vigne.

Les statues de la villa Pamphile, à Rome, eurent, vers 1688, un sort analogue à celui des toiles de Fontainebleau. Le prince Pamphile, dans sa jeunesse, dut subir l'influence des Jésuites qui cherchaient à l'attirer dans leur mauvaise Société.

Ils s'avisèrent de déclamer contre l'indécence des nuditez de marbre, qui décoraient le palais du prince, écrit Maximilien Misson, dans son *Voyage en Italie*, de 1688, et les délicates consciences de ces Casuistes sévères l'obligèrent enfin à faire couvrir diverses parties de ces nuditez. Le pauvre prince fit donc mettre des chemises de plâtre à tout son peuple de marbre, hommes, femmes et petits enfants... nulle considération ne fut capable de détourner le pieux dessein de cacher tant d'objets, prétendus tentatifs et séditieux. Tout fut martelé et plastré sans miséricorde, à la reserve d'un petit Bacchus qui échappa, je ne sçay comment, comme le jeune seigneur de la Force, au massacre de la Saint-Barthélemi. Une pauvre Vénus, l'un des chef-d'œuvre du fameux Carrache, fut barbouillée des pieds à la tête.

Mais par la suite, un revirement s'opère dans l'esprit du prince et, s'estant résolu de préférer la société de la princesse à celle de la *Société*, l'envie le reprit de remettre le monde comme il estoit au commencement. Il fit donc ôter tout ce vilain mortier, dont on l'avoit couvert: mais malheureusement les maçons avoient souvent rustiqué le marbre, afin de mieux attacher le ciment, de sorte que la plupart de ces belles pièces sont fort endommagées.

Saint Évremond reproche au duc de Mazarin ses accès de béguerie destructive : « En conseil, dit-il, dans l'*Oraison funèbre de Mme la duchesse de Mazarin*, dévotement imbécile fait couvrir les

<hr>

(1) Il passait son temps aux pieds des autels, à faire des vœux, pour qu'avec l'aide de Buckingham, la Providence vînt à bout de la stérilité d'Anne d'Autriche.

nudités, un pareil scrupule fait défigurer les statues... » Le duc se leva au milieu de la nuit, mutila tous les antiques impitoyablement, à coups de marteau, « afin de leur donner un air de décence »; il en fit autant de chantres de la chapelle Sixtine ou de Silvestre II, émasculé sur l'ordre de l'empereur Othon, en raison de son inconduite.

Le peintre Génevois, Jacques Arland, devenu vieux, se plongea dans la dévotion; son chef-d'œuvre était une *Léda*, dont il consentit à faire une copie pour le duc de Chandos, en Angleterre; mais sous l'influence du ramollissement clérical, il s'aperçut qu'elle était d'une nudité choquante, et il la mit en pièces. La bibliothèque de Genève en conserve les mains; elle possède, en outre, un tableau de Largillière, qui représente *Arland peignant la Léda*, robe de Nessus du malheureux miniaturiste, rongé de remords; mais il était tombé en enfance.

Autre scrupule de conscience : Cosme III de Médicis fit l'acquisition de *Suzanne surprise au bain*, du Dominiquin; mais il l'offrit bientôt à son gendre, l'électeur palatin, « parce qu'il trouvait, dit Castellan, cette scène biblique exprimée avec une vivacité trop voluptueuse. »

Où l'on voit encore l'intervention funeste d'un disciple de Savonarole : le peintre Sébastien Conca avait fait l'acquisition, pour un souverain d'Allemagne, de deux toiles de Jules Romain : l'*Enlèvement des Sabines* et l'*Amour et Psyché*. Un jour, en l'absence de Conca, le moine directeur de la femme du peintre, à la vue de ces nudités picturales, s'écria, avec de grands gestes apocalyptiques : « Vous serez damnée... si, dans le moment, vous ne déchirez, vous ne brûlez ces infamies! » La femme, méduseé par la peur des flammes éternelles, allait exécuter l'ordre du frocard, lorsque Conca rentra et frémit en apprenant le danger qu'avaient couru ces tableaux de prix et qui l'eût ruiné, s'il n'eût prévenu le zèle du fanatique encapuchonné; il le chassa de chez lui et ordonna à sa femme de ne plus jamais entrer dans son atelier, en son absence.

D'après la *Chronique de Dourdan*, Alexandre de Pessart, mort le 30 août 1696, en odeur de sainteté, avait inscrit sur son testament la réserve suivante :

Si parmy mes tableaux, on juge qu'il y ait quelques nudités criminelles, je prie monsieur mon exécuteur d'y faire remédier au plustot, en faisant voiler ou drapper les choses deshonnestes; mais comme la pluspart sont tableaux de prix, je le prie de choisir un peintre habile à cet effet, afin que leur valeur en souffre moins de diminution, et ne pas se servir de peintres communs qui les gâteraient immanquablement.

Ici, les scrupules religieux étaient quelque peu tempérés par un certain goût artistique, qui atténue la niaiserie de l'intention première.

Le duc de Valentinois, d'après les *Mémoires du duc de Luynes*, était indigne de pareille circonstance atténuante :

Le Père d'Héricourt, fameux prédicateur, auquel M. le duc a remis le soin de sa conscience, lui a représenté, avec raison, que plusieurs de ses tableaux, quoique de grand prix, n'étaient soutenables dans la maison d'un chrétien, par l'indécence et l'immodestie des figures; et en conséquence les tableaux ont été déchirés.

« Avec raison » est une pieuse et hypocrite condescendance aux sentiments religieux, qui détonne sous la plume d'un ex-mousquetaire.

La « prude » Maintenon, la « vieille ratatinée » de la princesse Palatine, se borna à faire couvrir les nymphes trop peu vêtues ; elle imita Arsinoé, à qui Célimène adresse de si plaisants reproches :

> Elle fait des tableaux couvrir les nudités,
> Mais elle a de l'amour pour les réalités.

On voit encore à l'Élysée plusieurs tapisseries des Gobelins, dont les beautés dénudées ont été habillées par un savant travail de rentraiture, exécuté sur les ordres d'une « bigote, mitigée de courtisane pieuse », c'est ainsi que Huysmans désigne la veuve Scarron.

Jupiter et Io, du Corrège, fut vendu par la reine Christine — cette « amazone suédoise », comme l'appelle Mme de Motteville — à l'époque de sa conversion, au régent Philippe d'Orléans, grand amateur de nature sans voiles; son cornichon de fils, confit dans le vinaigre de la dévotion, pour faire mentir le proverbe, antiphysiologiste du reste : *talis pater qualis filius*, découpa les deux têtes et les brûla. Collins refit les deux figures. D'autres pensent que le tableau mutilé fut donné au peintre Coypel. Ce chef-d'œuvre n'a rien de délicieux, cependant : Vénus est assise, vue de dos, et cache Jupin, dont on ne voit que la tête. La *Léda* et la *Danaé*, du même Allegri, qui faisaient l'ornement du Palais-Royal, « furent sacrifiées au même sentiment de pudibonderie », dit de Lalande.

Io et Léda, restaurés, ont été recueillis par le musée de Berlin, et sont désormais à l'abri de « la vermine loyolitique », contre laquelle lutta Pascal, enterré cependant en lieu saint, à St-Étienne-du-Mont.

Pour juger le manque d'éducation artistique de Benoît XIII, il nous suffira de dire qu'il appelait les tableaux profanes de Raphaël « une cochonnerie », *porcheria* ; inutile d'insister sur ce microcéphale caduque.

Le Père Labat, dans son *Voyage d'Espagne et d'Italie*, rapporte un acte de vandalisme commis sur des objets d'art du culte catholique, par un prêtre tardigrade qui s'est conduit en farouche parpaillot :

La foi qui n'agit pas est-ce une foi sincère ?

Dans la chapelle de la Stella, qui appartient à la plus ancienne Confrérie de Rome, il y avoit deux anges de marbre blanc en relief, très estimés pour la délicatesse de l'ouvrage, représentés tout nus « à crud » et bien plus entiers que ne le sont les gardiens des sultanes. Cette indécence déplut, avec raison, à un jeune prêtre qui venoit souvent dire la messe dans cette église. Transporté d'un saint zèle, il saisit le moment où il étoit seul, et, à l'aide d'un marteau, il mutila les Séraphins, et emporta les pièces tronquées, dans la crainte qu'on ne les rejoignît.

Le sacristain étant venu pour refermer la chapelle, s'aperçut de la métamorphose qu'avoient éprouvée les deux anges. Ce spectacle le pénétra de douleur : il jeta les hauts cris, sonna la cloche et fit bientôt assembler tous les Confrères. Des indices suffisants indiquèrent celui dont partoit le coup, et la pluralité des voix alloit à le dénoncer comme un sacrilège, qui ne pouvant porter ses mains sur les saints, osoit profaner leurs images : enfin l'affaire s'accommoda, quoique les Confrères furieux prétendissent que le prêtre subît la loi mosaïste du talion.

Peut-être le pudique tonsuré, qui emporta les membres « inobédients et tyranniques » des anges, voulut-il éviter la mésaventure arrivée à une innocente chambrière : la maladroite avait cassé d'un coup de plumeau malencontreux le sexe d'un Cupidon en marbre ; elle recolla le membre amputé, mais en sens inverse (était-ce ingénuité ou légèreté ?), comme si le Dieu malin s'était trouvé en présence de Psyché ou avait été transformé en Priape ?

Ce briseur d'images fit école, comme l'indique le récit de Jules Adelme :

En 1840, les nudités de la cathédrale d'Auch excitèrent le fanatisme d'un malheureux qui, s'étant enfermé dans l'édifice, passa une nuit entière à convertir en eunuques les anges et les marmousets sculptés sur les boiseries.

Il faut arriver jusqu'en juin 1906, pour trouver un nouvel exemple de cette aberration de pudicité. Un pope russe, de Wilna, s'est fait arrêter, à Dresde, pour avoir mutilé des statues à l'Albertinum et sur la terrasse de Bruehl : « Il a endommagé d'une manière scandaleuse, dit un télégramme de Berlin, des statues représentant un gladiateur mourant, Mercure et Alexandre-le-Grand. Il a donné comme motifs de son acte que la vue de corps nus l'avait choqué. »

Ces péniclastes n'avaient pas lu Montaigne qui rappelle un cas analogue :

Le bon homme qui, en ma jeunesse, chastra tant de belles et antiques statues en sa grande ville, pour ne corrompre la veue, suivant l'advis de cet autre ancien bon homme (Ennius),

Flagiti principium est nudare inter cives corpora[1],

se devoit adviser, comme aux mystères de la bonne Déesse toute apparence masculine en estoit forclose, que ce n'estoit rien avancer, s'il ne faisoit encore chastrer, et chevaux, et asnes et Nature enfin[2].

Les Dieux, dit Platon, nous ont fourni d'un membre inobedient et tyrannique : qui, comme un animal furieux, entreprend par la violence de son appetit, soubsmettre tout a soy.

Sur la place Royale, à Nancy, on voyait, vers 1750, une *Amphitrite*, en costume de bain, dont les contours voluptueux avaient éveillé l'attention du confesseur de Stanislas. Plusieurs fois, il refusa l'absolution à son royal pénitent pour l'obliger à faire disparaître l'épouse impudique de Neptune; mais le roi tint bon et la déesse est restée.

Goethe parle d'une manie bizarre du gentilhomme Hagen, dont il fut l'hôte à Halberstadt :

Dans chaque coin de la salle à manger, se trouvait une statue en plâtre, moulée sur celle des divinités mythologiques, que notre hôte avait accommodées, à sa façon, aux exigences de la pudeur, en utilisant ses vieilles manchettes de dentelle, en guise de feuilles de figuier. Quand ses enfants étaient partis il se hâtait de débarrasser les statues de leurs voiles transparents.

Pie IX, dans une crise de mysticisme suraigu, fit blinder, d'une frondaison de feuilles de vigne en zinc, « le mystère de la joie et de

---

[1] La coutume de paraître nu en public a introduit le dérèglement parmi nous.

[2] « Car tous les animaux, dit Virgile, les hommes, les bêtes sauvages et domestiques, les poissons, les oiseaux, tout est sujet aux emportements de l'amour. »

l'amour » des divinités marmoréennes. Mais quand le vent soufflait, ces feuilles de métal trahissaient ce qu'elles étaient destinées à voiler, et le remède, pire que le mal, fut supprimé. Une fois de plus, la mesure pontificale donna raison au couplet-scie, chanté dans les ateliers de rapins :

> La feuille de vigne
> Ça coupe la ligne
> Et, vous pensez bien,
> Ça ne cache rien.

En effet, la feuille de vigne souligne. C'est peut-être là l'origine du « petit habillement de fer-blanc » que Stendhal vit, à la galerie Farnèse, l'année même de l'élévation de Pie IX au pontificat, sur toutes les statues, « afin de plaire à un grand personnage ».

Ce sont, en général, des vieillards qui possèdent les palais et les galeries de tableaux, et il est à craindre que le retour de sévérité ecclésiastique que l'on éprouve à Rome, en ce moment, ne soit fatal à plusieurs objets d'art.

Au pays des superlatifs, où la superstition circule dans le sang depuis tant de siècles, l'esprit religieux n'a pas perdu ses droits, même chez les ministres d'une royauté excommuniée ; de là des revirements qui déroutent les touristes, dans le libéralisme de ces hauts fonctionnaires de l'État. Ainsi à Rome, en 1831, la censure refuse de laisser jouer la *Norma*, de Bellini, sous son titre, parce que ce mot, qui signifie *guide* ou *règle*, se trouve imprimé sur des brochures de sacristie, telles que *Norma per vivere devotamente; norma della prima communione*, et le chef-d'œuvre de Bellini fut baptisé la *Foresta d'Irminsul* (1). De même, chez nous, le *Tartufe*, de Molière, qui devint l'*Imposteur*, puis *Panulfe*.

Comment s'étonner qu'avec une pareille administration, au XX° siècle, le musée secret de Naples ne puisse plus être visité que sur autorisation spéciale, sollicitée à Rome ! Déjà, en 1865, Amédée

(1) Cf. Weckerlin. — La France n'a rien à envier à sa sœur latine sur ce chapitre : c'est le cas de le dire, car certaines assemblées s'y conduisent comme des conseils de chanoine. La municipalité de Bordeaux a interdit la représentation d'morale des *Joyeuses*, de Béraux. Elle a prouvé ainsi que Bordeaux était digne d'être la capitale de la Gascogne. Farceurs de Bordelais, si vous êtes si pudibonds, commencez par changer le nom de votre capitale, synonyme des anciennes maisons de passe ! — De même *Salomé* est interdite en Amérique ; quelle « santé », cet *Oncle Sam* !

Achard se plaint qu'au même musée Bourbon, de Naples, il soit défendu de voir la *Vénus Callipyge*, qui ornait pourtant le jardin du Luxembourg, sous Charles X!

Si encore elle n'était que sous clef! Mais, pour me servir de l'expression d'un custode, elle est sous *clou*! ce qui signifie qu'elle est scellée dans un cabinet qui n'a pas même de serrure; la perle en est ferrée. Sept ou huit autres statues partagent cet empressement cellulaire: la *Danaé*, du Titien, est également emprisonnée, est cloîtrée et n'est visible que sur l'ordre du ministre; or le ministre n'en délivre jamais.

Toujours le même ostracisme pudique. O pudibonderie, que de bêtises, officielles ou officieuses, on commet en ton nom! Ce n'était pas la peine de changer de gouvernement... ecclésiastique. Et dire qu'à Florence, dans une des salles des Offices, figure une immense borne, en forme de phallus (nous nous sommes assis dessus, honni soit qui mal y pense!) et qu'à deux pas de Naples, des phallus simples ou bifides se dressent, au plein jour, dans les ruines de Pompéi (fig. 58), rappelant la grandeur, la décadence et les chassés-

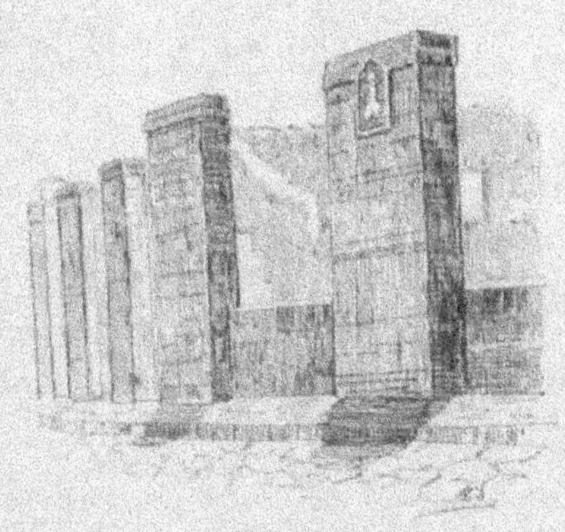

Fig. 58.

croisés des attributs religieux: la croix a remplacé le phallus, en Occident, comme le croissant s'est substitué à la croix, en Orient.

Le dévôt roi de Sardaigne, en 1769, établit aussi, à Turin, un Musée « secret », pour les tableaux trop libres. Ce sanctuaire du libertinage a disparu avec l'établissement de la Galerie de peinture, *Pinacoteca*.

Surtout sous le beau ciel de l'Espagne, les peintres devaient observer la plus grande réserve. Il leur fallait compter avec l'Inquisition: Vélasquez avait pour beau-père un familier du terrible tribu-

<hr>

1. A côté de l'auberge d'Albinus s'élève le célèbre pilier portant en relief un phallus; c'était l'enseigne d'un bijoutier qui fabriquait ces amulettes en or, en argent, en bronze et en corail; quant au double phallus, il est visible à l'entrée d'un lupanar. Sur un four de boulanger, on voit encore un phallus sculpté en bas-relief, au-dessus de cette inscription: *Hic habitat felicitas*.

nal, Pacheco, chargé à ce titre, en 1618, de veiller au maintien de l'orthodoxie et de la décence dans les peintures sacrées. En 1576, le Mudo avait une commande importante de tableaux pour le prieur de l'Escorial ; il dut s'engager, par contrat, à ne représenter « ni chien, ni chat, ni figure déshonnête. » On conçoit qu'avec une censure aussi rigide, les peintres espagnols se soient surtout appliqués, comme le remarque aussi Viardot, à exécuter des têtes et des draperies, « car,

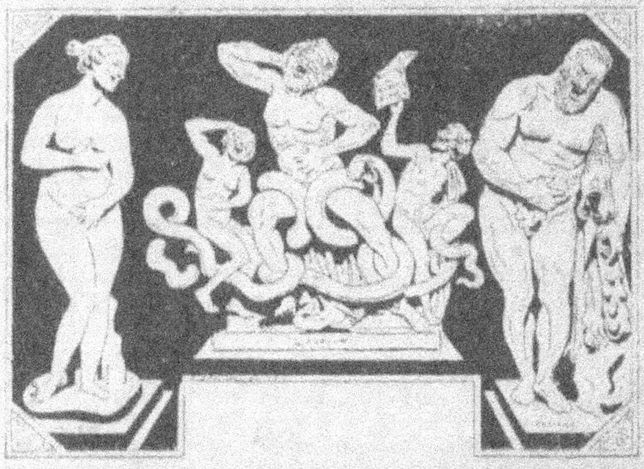

Fig. 59. — LAOKOÖN. — Non, non, ce que l'on se paie avec ces gens ridicules. Je me tiens le ventre — Qui me tiendra les côtes ? (Reproduite par le *Rire et la Galanterie*.)

dit-il, voués presque exclusivement à traiter des sujets religieux et retenus par la décence qu'exige une pareille matière, ils n'ont pu faire du nu un usage aussi fréquent que s'ils eussent peint, par exemple, des sujets mythologiques. »

Au pays des brouillards, John Bull, d'une foi plus scrupuleuse que sa bonne foi, (Avec un quart d'heure de bonne foi, que deviendrait l'Angleterre ? a dit Pitt), poursuivait, en 1892, au nom de la morale outragée, les œuvres des peintres qui contenaient des nudités ou de simples décolletages, depuis Lefebvre jusqu'à Bouguereau ! *O tempora, o mores !* Cent autres sont frappés et en même temps sont saisies les gravures reproduisant leurs tableaux. D'après le même rigorisme, la *Reine Margot* vient d'être interdite, à Londres, à cause de son titre et des légèretés anti-britanniques de l'épouse du

roi de Navarre. Si ce sont là les joies que réserve la religion pro-
testante, bénissons le ciel d'avoir empêché l'extension de la Réforme
sur tout notre pays; le catholicisme a au moins l'avantage d'être une
religion négative, facile à suivre ou à négliger, même en voyage.

En 1886, un vent plum-pudique, venant d'Albion, a soufflé aussi
sur nos galeries du Louvre. Une commission de vieux marguilliers,
sous la présidence de M. Ravaisson, décida de couvrir de feuilles
de vigne une trentaine d'antiques des deux
sexes : *Elius Verus Cæsar*, le groupe
d'*Adrien et Sabine*, *Germanicus*, *Pertinax*,
Marc-Aurèle, *Hadrien*, *Othon* et quelques
autres personnages de second plan, « pris
en flagrant délit d'outrage à la pudeur », *Jules
César* a été épargné; pourquoi cette exception ?

Grâce à une vigoureuse campagne de
M. Marius Vachon, dans la *Nouvelle Presse*,
M. Kæmpfen, le directeur des Beaux-Arts,
rappela à la raison le béat sous-ordre et son
comité de bandagistes, et ordonna de procéder
à la chute des feuilles, qui tombèrent sous le
ridicule (1).

En juillet 1903, la loi Heinze, en Allemagne, contre les nudités des œuvres d'art,

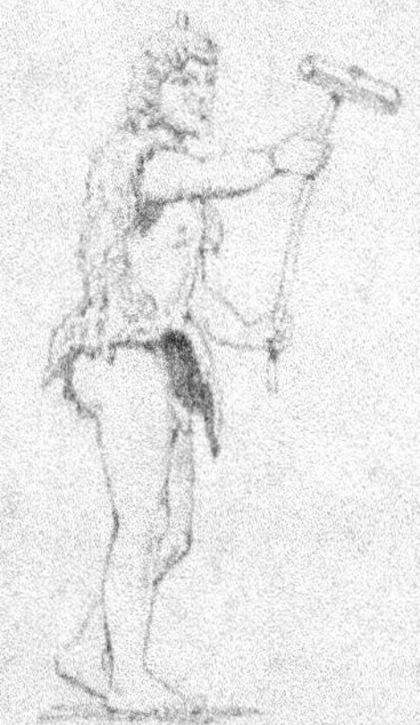

Fig. 59 bis. — Pudeur.
Architectura Veneta.

(la pudibonderie, comme la gale, est contagieuse), a obtenu un
immense succès... de fou rire; témoins les caricatures de Jüttner,
(*Lustige Blätter*, de Berlin (fig. 59) et le *Die Auster* de Munich, où
l'on voit des plants de vigne installés sous les antiques, à l'état de
nature, avec cette légende :

Pour protéger la morale publique, le ministre des Cultes du royaume de
Bavière se voit forcé de couvrir toutes les parties du corps blessant trop
violemment la chasteté des regards, et la culture de la vigne a été, dans
ce but, autorisée à la Glyptothèque de Munich.

(1) Il faut lire, dans les *Gaietés de l'année*, le chapitre plein d'humour et de sel
gaulois que Gros-Claude consacre à cette décision administrative, pour satisfaire
les convenances « des Vieilles Anglaises qui ont contracté l'habitude de venir faire
leur persil autour de la galerie des Antiques ».

III. — Façades et statues licencieuses

Certains monuments publics ou privés sont décorés d'académies, dépourvues de morgue académique, qui excitent la curiosité des uns et choquent la pudeur des autres; nous ne nous occuperons que de ceux qui ont quelque rapport, de voisinage ou autre, avec les ecclésiastiques ou les édifices religieux.

1° Statue de Colleoni. — A Venise (1), au seuil même de l'église San-Giovanni-el-Paolo, place de l'Hôpital-Civil, s'élève la statue équestre de Bartholomeo Coglioni ou Colléoni, de Bergame (fig. 60), célèbre condottière, devenu général de la République; modelée par André del Verrocchio, dont elle est la dernière œuvre, elle fut coulée en bronze par Al. Leopardo, qui en a exécuté aussi la remarquable base. C'est la première statue et ce fut longtemps la seule qu'on vit à Venise. Sur une face du haut et étroit piédestal de marbre sont gravées des armes parlantes (fig. 61), « malgré leur indécence, dit Lalande, qui ne permet pas de les nommer actuellement, mais que le nom du héros ne rappelle que trop. » *Coglione*, qui se prononce Collione, en italien, signifie testicules, génitoires; d'où le vocable vulgaire français coïon ou couillon, dans le sens de lâche, poltron, en contradiction avec son origine (2).

(1) Saint Jean-Baptiste, l'un des personnages du carillon extérieur de Saint-Marc, est couvert d'une peau de mouton, ou plutôt d'agneau, qui lui descend au nombril, de sorte qu'il montre ce que la toison devrait cacher (fig. 59 bis).

(2) Nous ne manquons pas non plus en France de célébrités qui portent un nom analogue et n'en ont jamais rougi. Couillard Antoine, sieur du Pavillon, littérateur français né près de Lorris, mort en 1575, était un homme d'esprit et un érudit. Il tenait à son vilain nom, « qu'il aurait bien dû changer », dit La Monnoye, car non content de le porter, il le prit pour devise : *On l'a et reuuis loyal*, anagramme d'Antoine Couillard.

Le chirurgien Joseph Couillard, et non Covillard, né à Montélimar, où il exerça pendant la première moitié du XVII⁰ siècle, avait un nom prédestiné, car sa spécialité était la taille, qu'il pratiquait souvent avec succès.

Citons encore le général Lanusse, tué à Aboukir, et son homonyme, aumônier de l'École de Saint-Cyr; enfin le cardinal Couille, actuellement (1905) archevêque de Lyon.

L'évêque de Meaux, Jean de Buz, avait aussi des armes parlantes : des ciseaux en sautoir, sur un champ d'azur, blason qui lui fut attribué, par ses héritiers, après sa mort, en témoignage de son supplice et de sa honte. Bassompierre en explique ainsi l'origine à Catherine de Médicis, lors de sa visite au château de Villemareuil, habité par cet évêque :

Cet évêque fréquentait un certain monastère qui est à trois lieues d'ici ou environ. Les parents de la dame qu'il y voyait, ayant averti ledit sieur de n'y plus aller, sinon qu'on lui ferait un très mauvais parti,

Connaissant la parcimonie de la « Reine de l'Adriatique », il fit
lui-même les frais de son monument, avant sa mort (1475); ce fut

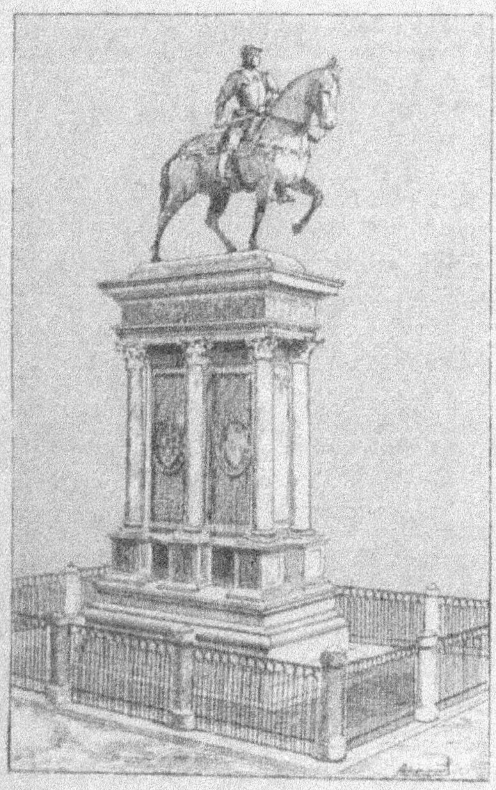

Fig. 60.

l'une des premières statues que l'Italie éleva à ses grands hommes.
Anatole France fait allusion à cette particularité archéologique
dans l'*Orme du Mail* :

L'ayant rencontré un jour entre Signy et Signot, qui en revenait, le prirent, et le faisant descendre de
son mulet (car c'était l'équipage de cet évêque), ils lui firent l'opération avec des forces,
et le remirent sur son mulet, de façon qu'il vint mourir à Villemazeau.

Cet évêque périt donc victime de l'opération imaginée par un autre épiscope,
Fulbert, à l'intention d'Abeilard : juste retour des choses d'ici-bas ! »

... La maison, connue sous le nom de maison de la reine Marguerite, avait été bâtie pour un notable bourgeois, nommé Philippe Tricouillard. Les archéologues de la ville qui conduisent les curieux devant ce logis, leur montrent volontiers, en saisissant le moment où les dames sont inattentives, les armes parlantes de Philippe Tricouillard, sculptées sur un écu, porté par deux anges. Ces armoiries que M. Terremondre a judicieusement rapprochées de celles des Coléoni, de Bergame, sont figurées sur le corbeau qui se trouve au-dessus de la porte d'entrée, sous le linteau de gauche. Les figures en sont peu distinctes, et reconnaissables seulement pour ceux qui sont avertis.

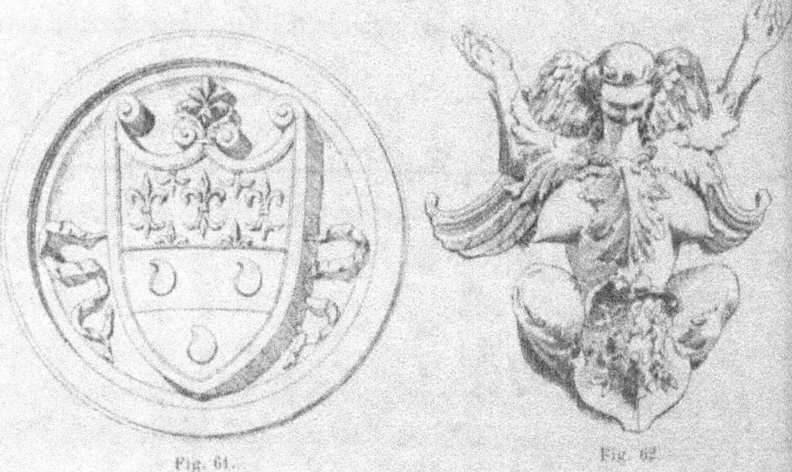

Fig. 61.   Fig. 62

Amelot de la Houssaie s'inscrit en faux contre la légende des « armes parlantes » symboliques, que nous avons relevées, à Venise, et qui existent encore, quoique un peu atténuées par le temps (fig. 61).

Bartolo di Bergamo, Barthélemy, de Bergame, devenu général des Vénitiens, se donna le nom de *Capoléone*, et prit, pour armoiries, une tête de lion et, pour devise, ce mot : *Facies hominis facies leonis* ; nom, armes et devise qui convenaient très bien à son courage. Le vulgaire toujours sujet à estropier ou à corrompre les noms propres, surtout quand ils sont nouveaux, l'appellait et l'appelle encore à Venise *Coléone*. Il est enterré dans le Dôme de Bergame et son palais sert de prétoire et d'arsenal à cette ville.

Amelot, à notre avis, erre, et la première version, conforme à la tradition et à l'éloquence des armes sculptées dans le marbre, nous paraît plus conforme à la vraisemblance.

2° Palais Castiglioni. — Sur le corso Venezia, à Milan, deux statues du palais Castiglioni, symbolisaient dans un déshabillé audacieux, en pile et en face, le *Repos* et la *Paix domestique*. « Bref, raconte J. Grand-Carteret, dans *Rire et Galanterie*, qui nous a emprunté et à qui nous empruntons beaucoup, les protestations populaires

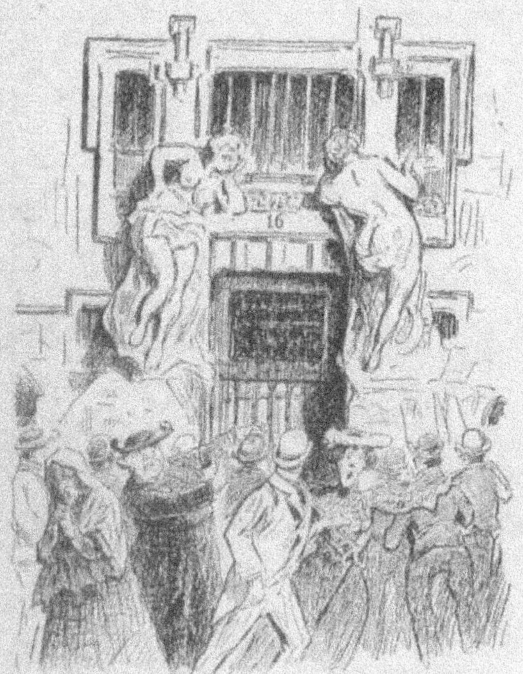

Fig. 63. — D'après la vignette de l'*Uomo di Pietra*, de Milan, 23 mai 1903.

furent telles que ces deux sculptures, payées 11 000 francs, durent être retirées de la porte du palais. D'où les deux images de l'*Uomo di Pietra*, de Milan (fig. 63, 64). En patois italien du nord, le 16, voulant dire le c..., voici la traduction de la légende de la première gravure :

— C'est vraiment peu le 16! Avec un c... pareil, le 32 serait à peine suffisant !

— Quoi ! le 32 d'Égypte ! à peine le 48 pourrait-il faire l'affaire.

L'architecte italien semble s'être inspiré de ces deux strophes, tirées de l'*Ode du propriétaire*, de Louis Veuillot :

Sachant combien l'entrée importe,
J'ai sculpté sur la fausse porte
Deux nymphes en superbe chair.

On vient de loin voir ces statues,
Libres et fièrement vêtues
De leurs seuls cheveux, — retroussés

Par ordre supérieur, les deux demoiselles court vêtues durent quitter la voie publique. L'*Uomo di Pietra* propose ironiquement de les

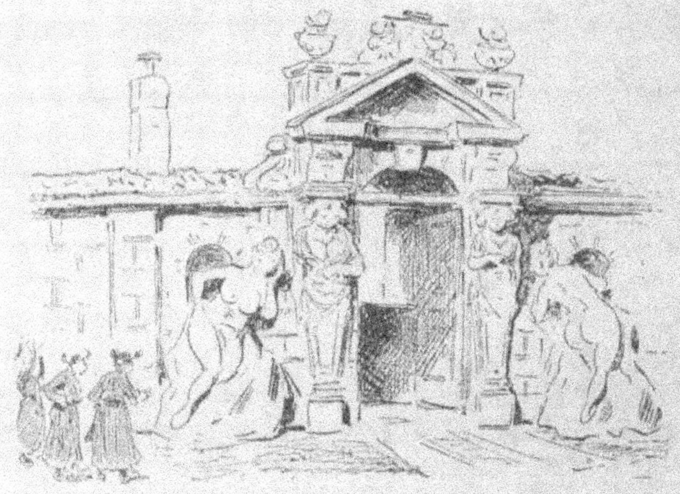

Fig. 64.

appliquer sur la façade d'un séminaire voisin (fig. 64), à côté de deux cariatides non moins vêtues, qui en ornent la porte d'entrée ; l'une symboliserait le *Paradis*, l'autre l'*Enfer*. « Le Paradis, ce serait, pour rappeler les célèbres comparaisons de Victor Hugo, dans une pièce ultra-légère qui figure en bonne place au *Parnasse contemporain*, l'« Ogive énorme » ; l'Enfer, le « Plein cintre difforme ». Et ce seraient, pour ainsi dire, comme les allégories vivantes de ces deux modes d'architecture gothique. »

3° Hôpital del Ceppo. — A Pistoie, au voisinage de la *Madonna del Letto*, curieuse église qui possède un lit miraculeux, s'élève l'*Ospedale del Ceppo*. Ce vieil édifice, construit dans la seconde moitié du XVᵉ siècle, porte à ses angles des chimères munies de seins fantastiques, en forme d'obus prêts à éclater (fig. 62); à côté, sur la frise, sont des bas-reliefs en terre cuite, représentant les *Sept œuvres de la Charité*, la *Vierge* et les *Vertus*, et au-dessous des médaillons

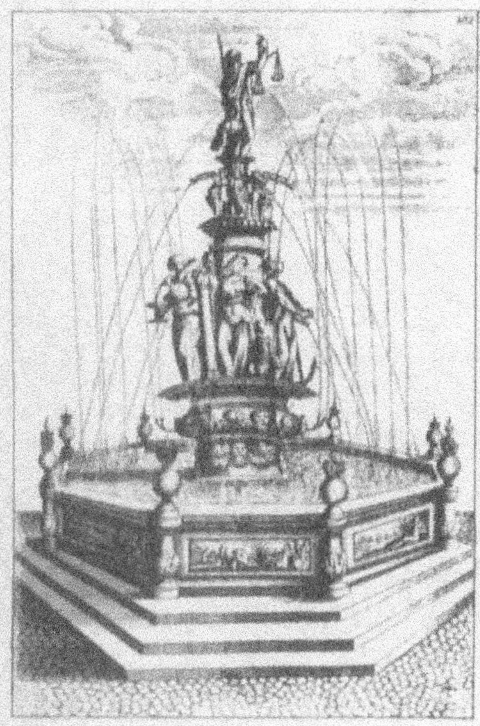

Fig. 63. — Vue opposée à celle de la figure 4. de nos *Anecd. hist. et relig.*

où figurent l'*Annonciation*, la *Visitation*, etc., tous sujets religieux, dûs au ciseau de Giovanni, Luca et Girolamo della Robbia.

4 Fontaine libérale de Nuremberg. — A la porte de la cathédrale de Saint-Laurent s'élève la fontaine en bronze des *Vertus*, théologales et cardinales, fondue, en 1589, par Benedict Wurzelbauer; six vierges laissent jaillir de leurs seins des filets d'eau;

elles sont dominées par la *Justice*, perchée près d'une grue, « on ne pouvait choisir, dit un critique sévère, meilleur symbole ». *Thémis* a de plus, les yeux bandés et les plateaux de sa balance sont pipés, c'est-à-dire percés : le jet du sein gauche tombe dans l'un d'eux, qui laisse échapper le liquide.

5° Hôtels de Valois ou d'Ecoville et de Than. — A Caen, sur la place Saint-Pierre, en face l'église du même nom, l'hôtel de Valois, devenu la Bourse actuelle, portait à son faîte un phallus protecteur, le précurseur du goupillon.

En face, au pignon nord de l'hôtel de Than, toujours en vue de l'édifice religieux, une femme accroupie lui tourne le dos et satisfait un besoin naturel, après avoir relevé ses jupes.

6° La statue de Desaix. — Sur la place de Jaude, à Clermont-Ferrand, s'élèvent, aux deux extrémités, l'église Saint-Pierre-des-Minimes et la statue de Desaix, par Nanteuil. L'érection de la statue eut lieu en 1848, et « persiste encore », disent en clignant de l'œil les Gaudissards de passage : le général fait un geste de la main qui, pour les esprits mal intentionnés, prête à l'équivoque; son index, vu d'un certain côté, semble un tout autre organe. C'est une des curiosités de la ville, surtout au voisinage d'une église; rien n'est sacré pour les commis-voyageurs.

7° Groupe Carpeaux. — On connaît l'aventure du fameux groupe de la *Danse* de Carpeaux, devant la façade de l'Opéra (fig. 66) : après avoir soulevé d'ardentes polémiques dans la presse et jusqu'à la tribune de la Chambre, transformée pour la circonstance en chaire d'église, cette œuvre d'art fut l'objet d'une voie de fait de la part d'un esprit pudibond et borné. Un vandale, sorti sans doute de l'école de la rue des Postes, jeta, la nuit, une bouteille d'encre, image de son âme, sur la hanche d'une des danseuses. C'est d'ailleurs une coutume essentiellement ultramontaine : quand on veut faire affront à quelqu'un, dans la Ville Eternelle, il suffit de jeter de l'encre contre les parois de sa maison ; ainsi Basile déposa sa signature sur le chef-d'œuvre de Carpeaux !

Les imbéciles ou les tartufes, écrit Félicien Champsaur, dans sa préface de l'*Orgie latine*, qui jetèrent de l'encre sur le groupe des danseuses de Carpeaux, à l'Opéra, étaient des négateurs, des inconscients, je veux

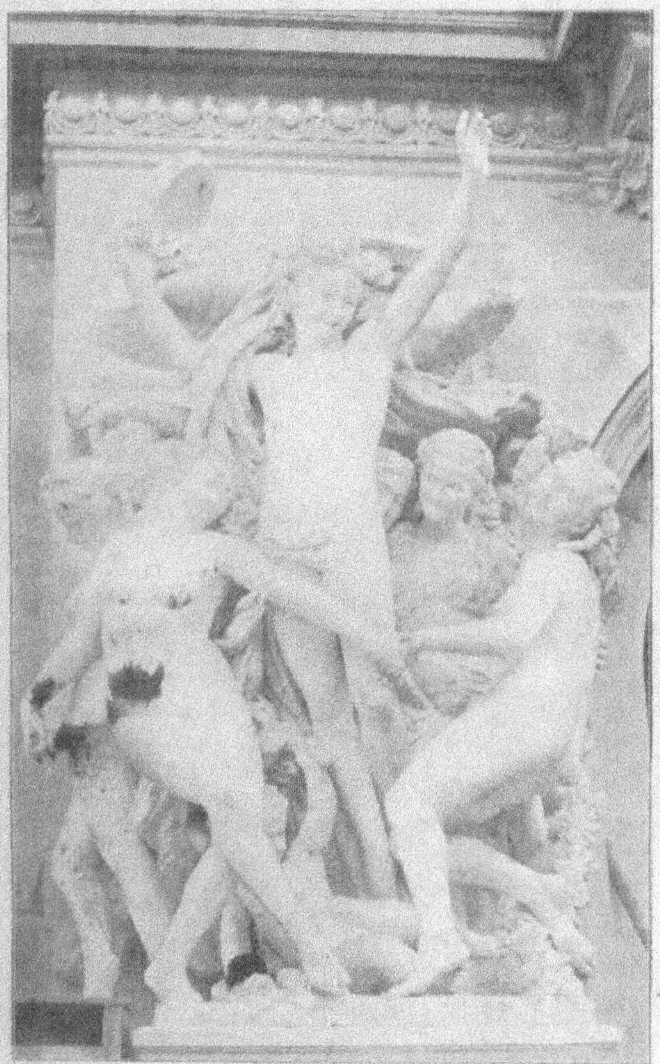

Fig. 68. — La *Danse*, de Carpeaux, avec la tache ; d'après la photographie
de E. Appert.

croire, de la Vie elle-même. La Sensualité n'est ni un vice ni un péché ; c'est le but vers lequel convergent toutes nos aspirations, nos rêves, nos efforts, et c'est d'Elle que sort, dans l'univers, la perpétuation des espèces et des races.

En 1869, un arrêté ministériel décida, sous la pression des cercles catholiques, que le groupe de Carpeaux serait retiré et remplacé par

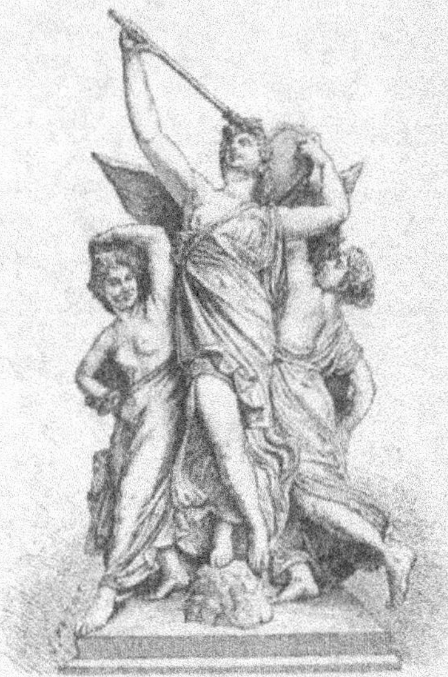

Fig. 67. — Tiré de *Paris* (Hachette).

un autre moins impudique, commandé à M. Gumery (fig. 67). La guerre de 1870, dérivatif puissant, et surtout le changement de gouvernement calmèrent les pudeurs alarmées. En 1906, il a été question de placer le fameux groupe au Louvre, où il serait définitivement à l'abri des ravages du temps et des insultes des imbéciles ; mais la veuve du sculpteur, crainte de dégats irréparables dans le transport, s'y est opposée ; c'est dommage !

8° Grand Hôtel du Palais, à Poitiers. — Ce fastueux et confortable hôtel, construit sur le modèle des *Palaces* anglo-américains, portait sur sa façade dix cariatides soutenant le balcon du premier étage. Ces statues étaient des figures féminines ni plus ni moins voilées que la plupart de celles qui ornent les jardins publics et le frontispice des maisons. Or le grand séminaire se trouve aussi dans la rue Boncenne, un peu plus bas que l'hôtel ; les abbés en herbe, pour se rendre aux églises, passaient toujours devant ces filles de marbre, sans corset. La rue leur fut interdite par le terrible évêque de Poitiers, Mgr Pie :

> Par de pareils objets les âmes sont blessées,
> Et cela fait venir de coupables pensées.

De plus, les autorités religieuses, appuyées par les R. P., firent des

démarches auprès du propriétaire de l'immeuble, pour enlever ou
voiler ces statues, mais il leur fut répondu par une fin de non recevoir ; on leur fit seulement la concession de ne pas meubler les quatorze piédestaux du premier étage, toujours veufs de leurs statues ;
aussi la façade demeure-t-elle boiteuse. C'est alors que ces représentants du dieu de pitié, ces familiers des *Loca*, non de l'aménité,
mirent l'hôtel à l'index et le résultat de ce veto fut que le propriétaire
du fonds de commerce qui, lui, ne pouvait rien, déposa son bilan.

Tant de fiel entre-t-il dans l'âme des dévots !

Bref, le propriétaire de l'immeuble fut obligé de céder et toutes les
cariatides incriminées furent remplacées par des portraits-bustes des
célébrités du Poitou : Besly, du Fouilloux, de Chasteigner, La Quin-
tinie, de La Porte, Barnabé, Brisson, Scévole de Sainte-Marthe,
François Viète, Descartes et Rabelais, l'éternel railleur qui gouaille
dans son sourire narquois les Poitevins dégénérés. Les exilées impudiques ornent maintenant une petite propriété de Saint-Benoît, près
de Poitiers.

Ch. Sauvestre qui attribue cet exploit aux Jésuites, rappelle à ce
propos le mot de Quinault l'aîné. Il dînait un jour avec Crébillon et
trois pères jésuites ; la conversation tourna en une grave dissertation
sur le genre masculin ou féminin du mot *amour*, d'un vers du *Mithri-
date* de Racine (1). Quinault soutenait que le mot est féminin. Les
révérends prouvaient, par nombre d'exemples, qu'il était masculin.

Après une discussion à n'en plus finir... — « Allons, messieurs, »
s'écria tout à coup Quinault, « un peu de complaisance. Passons
l'amour masculin en faveur de la Société, et qu'il n'en soit plus question. »

C'est la traduction, en prose, de l'épigramme décochée aux R. P. séculiers, lors de la clôture du collège Louis-le-Grand, au XVIII⁰ siècle :

Vous ne savez pas le latin,
Ne criez pas au sacrilège,
Si l'on ferme votre collège,
Car vous mettez au masculin
Ce qu'on ne met qu'au féminin.

Est-ce en raison de ce que nous avons appelé le vice *a tergo* que

(1)   Et s'il faut que pour lui Monime prévenue,
         Ait pu porter ailleurs une amour qui m'est due.

l'Académie, dans un accès d'éclectisme indépendant, a laissé le choix du genre pour le mot Amour, employé dans le sens d'attraction épidermique des deux sexes?

Le haut clergé de Toulouse et de Narbonne, villes catholiques par excellence, où ont été tenus un grand nombre de conciles, ne s'offusque ni des magnifiques statues accolées aux fenêtres de l'hôtel Las-

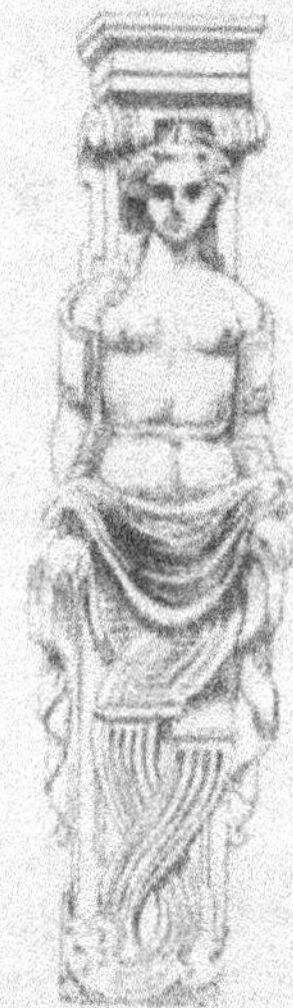

Fig. 68. — Hôtel de Lasbordes, à Toulouse (1515).

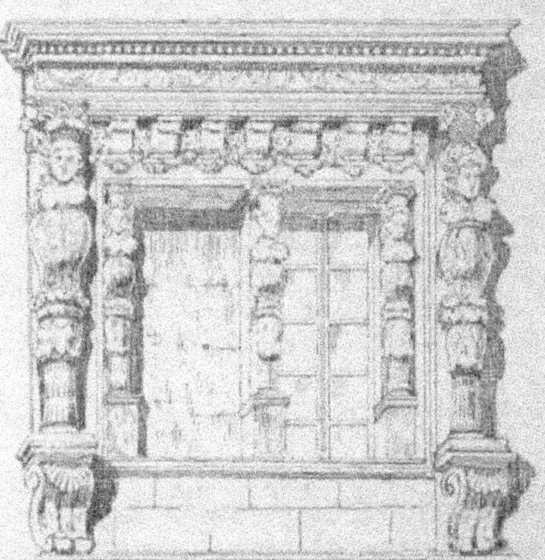

Fig. 69. — Maison dite des Nourrices, à Narbonne.

bordes, la meilleure œuvre de Bachelier (fig. 68), ni des cinq paires de mamelles monstrueuses de la *Maison des nourrices* (fig. 69).

9° Controverse entre l'archiprêtre et le maire de Castelnaudary. — Le lendemain (1) de l'inauguration d'une audacieuse statue de *Daphné*, dans le costume de nymphe, sur la place de Castelnaudary, l'archiprêtre de la ville vint à passer : il se montra plus papiste que le pape Urbain VIII qui s'était rendu à l'atelier du Bernin pour admirer sa *Daphné* (fig. 54) ; frappé d'indignation à la vue de ce spectacle profane, il rebroussa chemin, en toute hâte, et rentra

(1) 21 Oct. 1906.

en son presbytère, il écrivit au maire, le docteur Durand, cette philippique bien sentie :

En dehors et au-dessus de toute question de parti ou d'opinion, je tiens à vous faire parvenir ma protestation contre l'érection, — fi ! le vilain mot — sur une de nos places publiques de la statue de *Daphné*. Cette statue est un outrage à la pudeur publique.

Vous avez une fille, Monsieur le Maire, et je sais que vous tenez à ce qu'elle demeure pure. Oserez-vous la conduire, aujourd'hui, à l'inauguration de cette statue et, dans la suite, serez-vous bien aise que ses regards puissent la contempler ?

Le mal est, hélas ! déjà trop répandu dans nos jeunes générations. Ne serait-il pas plus sage de travailler à l'enrayer ?

J'accomplis un devoir de ma charge pastorale en vous faisant parvenir cette protestation, et je prie Dieu qu'il ne châtie ni votre famille, ni notre cité, pour un acte qu'il eût été si facile de ne pas poser.

Veuillez agréer, Monsieur le Maire, l'expression de mes sentiments attristés.

Guilhem, ch. h.

Le « pauvre homme » admet la nudité provocante de Mme Putiphar, mais non celle de la nymphe païenne qui suit pourtant le vertueux exemple de Joseph !

Notre confrère, interloqué par cette menace du châtiment divin, suspendu sur sa famille, parce qu'on élevait une statue à la fille du fleuve Pénée, s'esclaffa de rire, nous voulons le croire, et décocha cette fine ironie au Tartufe Audois :

En vous accusant réception de votre lettre, vous me permettrez de vous dire que je ne la comprends pas.

Il m'a semblé toutefois que vous vous éleviez contre la nudité de la statue, car je ne saurais admettre que vous blâmiez la légende de *Daphné* qui, pour rester vierge et pure, est transformée en laurier.

La légende écartée, il ne reste guère que la nudité de la statue. Alors je ne comprends pas. J'ai visité beaucoup d'églises et de cathédrales dans mes voyages et vous recommande spécialement les belles sculptures sur bois de Saint-Bertrand de Comminges et de la cathédrale d'Auch. Vous y verrez, Monsieur, des nudités de tous aspects et dans toutes les postures. D'ailleurs vous n'avez qu'à aller au Vatican où vous verrez par centaines des femmes nues de toutes formes, en pierre, en marbre, etc.

> Tout est nu sur la terre, hormis l'hypocrisie,
> Les tombeaux, les enfants et la divinité
> Tous les cœurs vraiment beaux laissent voir leur beauté...

Le Beau, le Vrai, le Bien sont les trois termes qui, lorsque nous les comprenons, nous permettent de nous élever jusqu'à la conception de la Divinité.

Veuillez agréer, Monsieur l'archiprêtre, l'expression de mes sentiments distingués.

Docteur J. Durand.

Pour un archiprêtre, voilà un beau pas de clerc !

IV. — FONTAINES DES ÉGLISES

En dehors des cuves baptismales où le catéchumène se plongeait tout nu, il existait, à l'entrée des édifices religieux, des fontaines à ablutions ; les bénitiers, d'abord spacieux, puis restreints en sont la réduction. Dans l'église de Saint-Mexmin, à deux heures d'Orléans, on voyait un bénitier, en marbre, qu'entourait cette inscription grecque, renouvelée de Sainte-Sophie, de Constantinople :

ΝΙΨΟΝΑΝΟΜΗΜΑΤΑΜΗΜΟΝΑΝΟΨΙΝ,

qui peut se lire indifféremment de droite à gauche ou de gauche à droite et signifie : « Lave tes péchés et pas seulement ton visage ». Cette toilette morale était des plus malpropres. Aujourd'hui, nos bénitiers n'admettent plus que l'extrémité des doigts et c'est déjà trop, si l'on considère les détritus qui s'en détachent et s'accumulent au fond de ces objets du culte, véritable bouillie de microbes que l'on étend sur le visage (1) et que l'on peut absorber en rompant le pain béni ou de ménage. Nous avons prélevé un certain nombre d'échantillons de cette boue sanctifiée et nous avons constaté qu'à part les malpropretés organiques, le sel, qui devrait y être dissous, y manque le plus souvent ; il n'y a pas de petites économies.

D'après l'Ancien Testament, à l'entrée du temple de Salomon, une vaste cuve servait aux prêtres pour se laver les pieds et les mains. Cet antique usage fut conservé avec les fontaines, placées au voisinage des églises : les fidèles, avant d'approcher du sanctuaire, allaient se laver le visage et les mains, comme les Musulmans à l'entrée de la mosquée.

Rabelais, dans sa conception du manoir des Thélémites, n'a pas oublié la fontaine à ablutions, terriblement païenne :

---

(1) À Saint-Germain-l'Auxerrois nous avons vu une femme, atteinte d'eczéma de la face, tremper son mouchoir, à plusieurs reprises, dans l'un des bénitiers, pour lotionner son mal.

Au milieu de la basse-cour se trouvait une fontaine magnifique, de bel albâtre. Au-dessus, les trois Grâces, portant des cornes d'abondance, jetaient l'eau par les mamelles, la bouche, les oreilles, les yeux et autres ouvertures du corps.

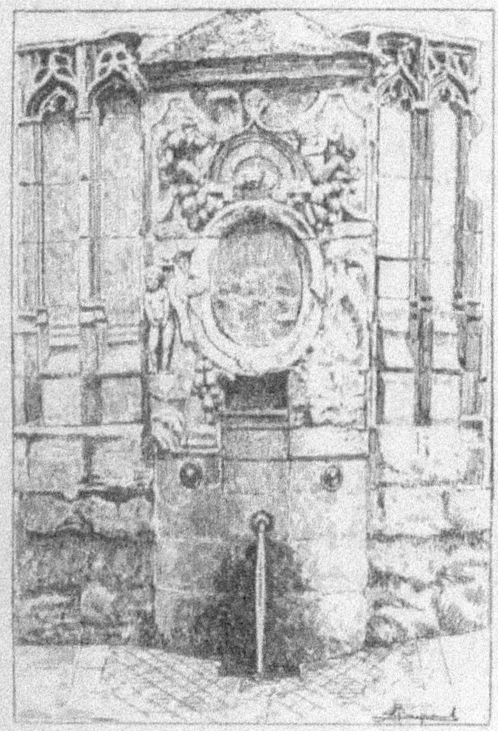

Fig. 70

Dans une cour de l'école des Beaux-Arts est installée une vasque provenant de l'Abbaye de Saint-Denis et qui servait de lavabo aux moines ; ses bords sont couverts de mascarons mythologiques, Diane, Vénus, entre autres. Ces édicules se retrouvent fréquemment en Normandie, surtout à Rouen ; on n'y voit plus les trente-six paroisses d'autrefois, mais les trente-six fontaines y coulent encore. Chaque église avait sa fontaine qui fluait jour et nuit et « était aux murs sacrés, comme un emblème de la bonté divine qui ne tarit jamais ».

Telle la fontaine génitale, mutilée par le vandalisme révolutionnaire, qui fait l'angle de la façade de Saint-Maclou et du côté de la rue Martainville (fig. 70) ; les deux enfants nus, ancêtres du Manneken-Pis palladium de Bruxelles, qui la surmontaient et dont l'un a entièrement disparu, sont de Jean Goujon.

Autrefois, sur le parvis de la cathédrale de Meaux, une fontaine

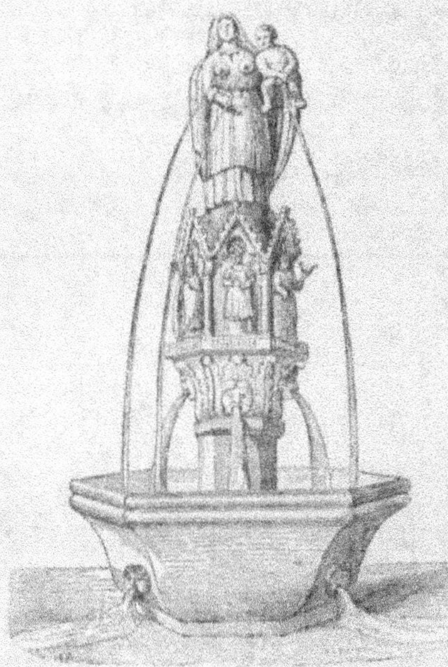

Fig. 71.

ubérale et uréthrale (fig. 71), construite par le comte Thibaut de Champagne (de 1492 à 1512), rappelait celle de l'Abbaye de Thélème. La Sainte Vierge lançait deux jets d'eau par les seins, et le divin Jésus imitait sa mère par un autre endroit, que peintres et sculpteurs se plaisent à exposer dans toute sa nudité : rappelons les fontaines de Bruxelles et de Saint-Maclou, déjà nommées, et celle de Lyon, dont le souvenir se retrouve dans le nom de la rue de *l'Enfant qui pisse*.

Quelques archéologues bien pensants, mais peu perspicaces, se sont refusés à voir la Vierge dans cette inconvenance hydraulique et ont cru reconnaître *Vénus et l'Amour* ; mais il n'y a pas de doute possible. L'attitude classique de la Vierge-Mère, les vêtements, les saints du pilastre, tout contredit l'opinion de ces savants récalcitrants sur la nature du groupe. M. Victor Petit repousse « énergiquement » les filets d'eau qui font l'objet du débat, « parce que les scènes mythologiques, à la Renaissance, étaient seules reproduites avec autant de matérialisme ». La belle raison ! Ce monument date, en effet, du XVIᵉ siècle, mais à cette époque, la censure ecclésiastique était plus que tolérante et les mœurs sacerdotales n'étaient pas plus pures qu'au temps où Sotte Folie, dans la comédie du *Vieux Monde*, décochait au clergé cette boutade :

> Que chasteté et gens d'Eglise
> Ne se cognoissent nullement.

A Guingamp (Côtes-du-Nord), au milieu de la place de la Pompe ou du Centre, sur laquelle donne le passage qui conduit à la façade ouest de Notre-Dame, s'élève une fontaine monumentale, où s'allient, comme à l'époque de la Renaissance, le sacré et le profane. Dans cette fontaine, la Vierge domine trois vasques, dont la seconde est supportée par des chevaux marins et la troisième par quatre nymphes qui jettent l'eau par les mamelles.

Quant aux *fontaines sacrées*, accessoire obligé de tout lieu de pèlerinage, en Bretagne, au pays des intelligences bouchées à l'émeri, elles se trouvent généralement près des églises ; nous nous sommes arrêté à quelques-unes, chemin faisant.

Maintenant nous envisagerons, non plus les fontaines devant les églises, mais les gens d'église devant les fontaines improvisées, lors de certaines fêtes, comme l'entrée des souverains dans les villes. Ainsi, à l'arrivée de Charles VIII « en sa cité de Troyes, l'an 1486 les gens d'église allèrent tous les premiers en procession dans la ville » ; ils assistèrent aux *Mystères* et défilèrent devant les « joyeusetés » que les habitants disposaient sur le passage du cortège royal.

En la grande place où le bled se vend, vulgairement dite le *Grand Marché au bled* (Place de la Bonneterie), estoit une fontaine faite bien proprement par fiction de trois pucelles, qui rendoient par leurs mamelles du vin de trois couleurs, en abondance, à tous venans qui en vouloient prendre... Chacun concevoit du plaisir à l'aspect de ces trois pucelles qu'on prenoit pour trois Vertus ou trois Grâces ; au-devant de cet échaffaut estoit attaché un tableau dans lequel on lisoit l'inscription suivante, faisant parler la fontaine :

> Je suis de Champagne fontaine,
> Qui arrose tout le pays,
> Environnée de l'eau de Seine,
> Je suis l'un des membres du lys.

Et les pucelles repartoient :

> Trois sommes en un nos cœurs unis
> Rendans douceur par nos mamelles,
> Sans penser mal, mais bons délicts,
> Car trois sommes bonnes pucelles.

Par lesquelles pucelles on entendoit que la ville de Troyes est une vive fontaine en trois vertus : la première est véritable *Doctrine* qui arrose le pays et les confins par quantité de docteurs et sçavans clercs natifs d'icelle[1].

L'autre vertu est la *Justice* redoutable, figurée par le vin clairet[2], la troisieme vertu est la *Misericorde*, d'un blanc et doux aspect, désignée par le vin blanc.

Devant cette fontaine symbolique, en conformité avec l'Écriture, les gens d'église, comme « les passans », étaient « invités et forcés » de boire « largement et abondamment » les bons vins qui en découlaient, mais ils ne se faisaient pas prier pour « humer le piot » ou savourer les propos de « haulte gresse » et « un peu gras en saupiqués. »

[1] De ce vin, il y a une autorité au LIX. psaume de David, où il est écrit : « *Potasti nos vino compunctionis.* »

[2] Dont parle Jérémie, en cette sorte : « *Vinum de torcularibus sitoli.* »

LIVRE II

LITTÉRATURE ET ÉLOQUENCE RELIGIEUSES

Les anciens avaient, sur les nudités, des idées bien différentes des nôtres : le culte du *lingam* dans l'Inde, du *phallus* ou *priape*, en Grèce et en Italie, n'offrait à leurs yeux rien d'obscène, pas plus que la représentation plastique des divinités aux formes provocantes ou athlétiques. Les Indiens n'en observaient pas moins la plus sévère décence extérieure, pendant les rapports sexuels, dont leurs livres sacrés parlent sans circonvolutions ni contrainte.

I. LE KAMA SOUTRA. — **1° Sur la forme des seins.** — Le *Kama Soutra* (1), livre de théologie indoue, contient les règles de l'amour de Vatsyayana ; il divise les femmes en quatre classes : le type parfait est la *Padmini* ou la femme *Lotus*, qui possède tous les avantages, entre autres :

Les seins amples et fermes ressemblent aux fruits du Vilva ; ils se dressent comme deux coupes d'or renversées et surmontées du bouton de la fleur du grenadier... Quand elle danse, ses bras s'arrondissent en courbes gracieuses et semblent vouloir dérober aux regards ses merveilleux appâts, car sa pudeur est extrême.

Parmi les exclamations laudatives des poètes, en l'honneur de ce type de beauté, en voici une qui indique la faveur dont jouissaient, sur les bords du Gange, les mamelles débordantes :

Femme pareille à Rathi (la Volupté), épouse d'Anaya (l'Amour), qui plie sous le poids de ses seins fermes et arrondis !...

Le second type, moins parfait, est la *Chitrini* ou la femme habile ; « sa gorge est ferme » aussi.

Les seins, encore « fermes et rebondis » du troisième type, la *Has-*

(1) Traduit par E. Lamairesse.

tini (nom de la femelle de l'éléphant), ressemblent à « un couple de vases d'or ». Enfin, les seins et le ventre du dernier type, la *Sankhini* (la truie) exhalent « l'odeur de poisson ». C'était le parfum *high-life* d'alors, l'analogue de l'horrible puanteur dite « peau d'Espagne », fleurant la peau de chien crevé, de nos parisiennes moutonnières et anosmiques.

2° Les baisers. — Au nombre des *baisers* ardents, le livre de la morale des Brahmanes range la succion du bouton ou du mamelon des seins, qui, dans les chants des bayadères, du sud de l'Inde, est mentionnée comme un des préliminaires naturels de la connexion. Sous toutes les latitudes, les bouts de sein sont donc les boute-en-train des jeux de l'amour ; le docteur Jules Guyot, dans le *Bréviaire de l'amour expérimental*, s'étend longuement sur ce sujet psycho-physiologique.

3° Egratignures faites avec les ongles. — Toujours d'après le *Kama-Soutra* :

... On fait avec les ongles huit marques, par égratignures ou pressions : la sonore, la demi-lune, le cercle, le trait de l'ongle ou la griffe du tigre, la patte du paon, le saut du lièvre, la feuille du lotus bleu.

La sonore se fait en pressant le menton, les seins, la lèvre inférieure ou le Djadgana, assez doucement pour ne faire aucune marque ou égratignure, et seulement pour que les poils se hérissent au contact des ongles dont on entend le grattement.

La demi-lune : la courbe d'un seul ongle que l'on imprime sur le cou ou les seins.

La griffe de tigre : ligne courbe tracée sur le sein.

La patte du paon : courbe semblablement tracée sur le sein avec les cinq ongles; celui qui la réussit est considéré comme un artiste.

Le saut du lièvre : la marque des cinq ongles est faite près d'un bouton du sein.

La feuille de lotus bleu : marques faites sur les seins ou les hanches en forme de feuilles de lotus.

Les marques des ongles même anciennes et presque effacées rappellent à une femme et réveillent son amour qui, sans cela, pourrait se perdre tout à fait.

Une jeune femme, sur les seins de laquelle apparaissent ces empreintes impressionne même un étranger qui les aperçoit à distance.

Notre proverbe : *Jeux de mains, jeux de vilains*, n'a donc pas cours chez les peuples de l'Inde. Pourtant les éraflures de ces caresses ne sont pas sans inconvénient, car des colonies de microbes élisent domicile sous les ongles ; d'où la propriété toxique attribuée à la râpure de ces organes ; mais des auteurs crédules vont trop loin en assurant que Thémistocle, exilé, choisit ce genre de suicide.

4° Des morsures. — Diverses sortes de morsures s'appliquent sur les seins : 1° le *point*, une très petite portion de peau est saisie par deux dents seulement ; 2° la *ligne de joyaux*, c'est-à-dire la morsure faite avec toutes les dents, et 3° la *morsure du verrat* : deux lignes de dents marquées les unes au-dessus des autres, avec un intervalle rouge.

5° Rôle de l'homme dans l'union. — L'époux doit commencer par sucer les mamelons de sa femme pour se mettre, l'un et l'autre, en belle humeur ; ces mamelons sont considérés comme les principaux aiguillons de la chair.

Autre recommandation inutile :

Si c'est une très jeune fille, il mettra les mains sur seins qu'elle couvrira, sans doute, avec les siennes, sous les aisselles et sur le cou.

6° La lune de miel. — Une dernière bizarrerie du livre théologique :

Si la jeune fille est familière avec son mari, elle lui mettra au cou une guirlande de fleurs, suivant le désir qu'il lui en aura exprimé ; il profitera de ce moment pour lui toucher les seins et les chatouiller avec les doigts. Si elle l'en empêche, il lui dira : *Je ne recommencerai plus, mais à la condition que vous me laissiez embrasser.*

Quand elle sera dans cette position, il lui passera la main à plusieurs reprises sur le cou et tout autour. De temps à autre, il la placera sur ses genoux, la pressera sur son sein, et s'efforcera d'obtenir son consentement à l'union. Si elle ne veut pas céder, il la menacera de faire sur elle et sur lui-même des marques aux bras et aux seins avec les ongles et les dents, et de dire ensuite que c'est elle qui les lui a faites.

II. LE CANTIQUE DES CANTIQUES (1). Ce livre « saintement graveleux », comme l'appelle l'abbé Bernier, dans sa *Théologie portative*

(1) *Disc. hist. et crit. sur les seins*, p. 426.

(1776), vise Salomon (1) et resplendit de toutes les magnificences de la poésie symbolique et licencieuse de l'Orient. Longtemps on y a vu une allégorie perpétuelle du mariage de Dieu — et non de Jésus, observe Voltaire — avec son Église. « Il faut avouer que l'allégorie est un peu forte, ajoute notre grand sceptique, et qu'on ne voit guère ce que l'Église pourrait entendre, quand l'auteur dit : *Que ferons-nous à notre sœur, elle est petite et n'a pas encore de tétons.* » Tout s'explique, si l'on y voit un poème érotique (2) ou une délicieuse pastorale dramatique, avec l'abbé Colin (3), Bossuet, Ménétrier, Renan et surtout Jean de Bonnefon, qui l'a remise à la scène, le 22 mai 1905, et reprise en juin 1906.

Nous tirerons de l'adaptation (4) de cet auteur tous les passages qui font allusion aux mamelles :

Un frère de la Sulamite, qui vient de livrer sa sœur au sénile du « sage » Salomon — la traite des blanches ne date pas d'hier : autrefois, elle se passait en famille — dit à un autre frère, en quittant le palais du roi des Israélites :

... Nous avons une autre petite sœur qui n'a pas encore de seins. Que ferons-nous de notre sœur quand elle sera en âge de plaire ?

Le frère entremetteur répond :

Si c'est un mur, nous lui ferons des créneaux d'argent, si c'est une porte nous lui ferons des battants en bois de cèdre.

La Sulamite, en *a parte*, d'une voix profondément triste et du vague à l'âme :

(1) Ce sage des sages, qui se contentait de sept cent femmes, a émis quelques *Proverbes* qui, s'ils manquent de sagesse, ne sont pas dépourvus de piquant :

Ch. IV, v. 18. Réjouis-toi de la femme de ta jeunesse. — v. 19. Comme d'une biche aimable et d'une chèvre agréable ; que ses mamelles te rassasient en tout temps et sois continuellement épris de son amour. — v. 20. Et pourquoi, mon fils, t'égarerais-tu après l'étrangère et embrasserais-tu le sein de celle qui est d'un autre pays.

Ch. XXX, v. 15. Il y a trois choses lesquelles ne se soûlent point, même il y en a quatre qui ne disent point : c'est assez. — v. 16. Le sépulcre, la vulve stérile, les enfers, la terre qui n'est point rassasiée d'eau et le feu. — v. 18. Il y a trois choses qui sont trop merveilleuses pour moi, même quatre, lesquelles je ne connais point. — v. 19. La trace de l'aigle dans l'air, la trace du serpent sur un rocher, le chemin d'un navire au milieu de la mer, la trace de l'homme dans la vierge. — v. 20. Telle est la conduite de la femme adultère ; elle mange, et s'essuie la bouche, puis elle dit : Je n'ai point commis de mal.

Quoi de plus édifiant que ce langage à la fois cru et imagé ? Aussi les mères protestantes et juives en permettent-elles la lecture à leurs filles.

(2) Cantique de l'épouse et de l'époux, avec refrains. V. *L'Église et l'Amour*, par le Dr P. de Régla.

(3) *La Pastorale sacrée ou paraphrase du Cantique des Cantiques*, en 5 actes, d'abord en prose, puis en vers (1660).

(4) *Le Cantique des Cantiques qui est sur Salomon.*

j'ai été un mur; mes seins ont été des tours de défense. Voilà comment j'ai obtenu d'être jusqu'ici laissée en paix.

Tandis que Salomon lui adresse des paroles brûlantes de passion, la Sulamite, absorbée dans son rêve, songe à « son bien-aimé », un berger de Salem, et murmure :

« Ma gerbe de myrrhe, c'est mon bien-aimé; toujours entre mes seins, il aura son asile. »

Salomon, stimulé par l'indifférence de la Sulamite, devient de plus en plus lyrique dans la description de ses charmes :

« Tes deux seins sont comme deux petits chevreuils jumeaux (1) qui paissent parmi les lilium... Comme ils sont beaux les seins, sœur, fiancée. Ils sont plus beaux que le vin n'est bon, tes seins, et l'odeur de ton parfum est meilleure que celle de tous les aromates (2). »

La Sulamite poursuit son rêve et Salomon ne cesse d'être tendre et pressant, mais en vain :

« Tes deux seins sont comme des chevreaux jumeaux... Tes seins seront aux raisins et l'odeur de ta bouche sera celle de la fleur du pommier (3). »

Peu de livres ont été plus commentés que le savoureux *Cantique des Cantiques*, surtout au XVIIe siècle. En 1605, A. Duchesne ouvre la lice avec ses *Figures mystiques du riche et précieux cabinet des âmes* :

« Le mystic époux de nos âmes loue la beauté des tetins de son Epouse par deux belles similitudes et comparaisons; par la première, il les parangonne aux bichelets gémeaux de la biche, lequels pasturent entre les lis. Il parle en cette sorte :

> De ton sein relève l'enflure aboutissante
> D'une framboise tendre a demy rougissante

(1) Chap. VII. — 2. Ton nombril est comme une coupe ciselée toujours pleine; ton ventre comme un tas de froment entouré de lys.
3. Tes seins sont comme un couple de faons gémeaux.
(2) Chap. I. — 1. Donne-moi un baiser de ta bouche; tes mamelles sont meilleures que le vin.
2. Elles sont parfumées des onguents les plus suaves.
10. Que tes seins sont beaux, ô ma sœur, mon épouse ! Ils sont plus beaux que le vin, et ton parfum surpasse tous les aromates.
11. Tes lèvres sont des rayons de miel; ta langue distille le lait et le miel; tes vêtements exhalent l'odeur de l'encens.
(3) Chap. VII. — 7. Pour le port et l'élégance de la taille, tu es un palmier; tes appas sont deux grappes.
8. J'ai dit : Je monterai sur le palmier et je cueillerai ses fruits. Tes seins seront pour moi les grappes de la vigne et l'odeur de la bouche le parfum des orangers.

> Est pareille en douceur aux petits fans gémeaux
> Que la mere nourrist entre les fleurons beaux
> Des roses et des lis, tant est lisse et douillette
> La molette rondeur de sa peau tendrelette.

Suit l'interprétation abstruse et prolixe du « Tourangeau » :

Et nous veut faire entendre par là deux conditions en sa créature raisonnable la spirituelle et la mortelle, lesquelles comme deux gemelles sont de mesme âge et de mesme temps, car l'âme n'est point devant le corps, ny le corps devant l'âme. C'est ce sujet composé de l'homme extérieur et intérieur, comme nous l'aprenons de celuy qui a esté auditeur des secrets de Paradis, lequel doit estre nourri parmy les lis, c'est-à-dire en toute pureté et saincteté. Le lis c'est le cœur et le corps et l'âme qui se paissent en celuy, et y cueillent les fleurs des saintes pensées, s'engraissent et s'embellissent en peu de temps. Le lis a deux belles propriétez, il donne souefve odeur ; et récrée la veuë par la beauté de ses feuilles. Et l'esprit et le corps doivent choisir et élire pour nourriture la pureté et le parfum doux fleurant des saintes.

Par la seconde louange des mamelles de sa bien-aymée, il les préfere au vin, et dit (Ch. 4) : « *Combien sont belles tes mamelles, ma sœur, mon Espouse ? Tes mamelles sont plus belles que le vin...* » Son instruction tend à ce but que lorsque vous venez, ô Dames, pour écouter sa parole vous vous dépouilliez du tout du manteau de la sagesse mondaine.

Les tétins sont comme deux pommes et les pommes sont le symbole d'amour, aussi mesme que dit l'Espouse : *Appoyez-moy de fleurs, environnez-moy de pommes, car je languis d'amour*. Cet amour est divin et spirituel, mais ombragé en celuy du monde qui tend à la vertu. Et en somme elles sont rondes, pour ce qu'elles sont le Paradis d'amour, et tout ce qui est le plus délicat et mignard en l'amour tire sur la forme ronde.

L'Espoux dit de celles de son Epouse (Cant. 7) *qu'elles sont odoriférantes, plus que les beaux onguens*, et compare l'odeur de sa bouche, à l'odeur des pommes, pour monstrer que l'amour spirituel doit estre acompagné de bonnes senteurs et parfums plus délectables de toutes les vertus.

Nous avons encore : *La Pastorale saincte ou Paraphrase du Cantique des Cantiques*, de Charles Hersent, prêtre de l'Oratoire, chanoine de Metz (Paris, 1633). Ce sont des louanges dithyrambiques et liturgiques aux cuisses, au nombril, aux tétons, au ventre de la Bien-aimée ; le tout dédié au cardinal de Richelieu !

Mazeau, docteur en théologie, prieur de Ceignac, dans sa *Paraphrase sur les Cantiques de Salomon, appliqués à l'âme, parfaite épouse de J.-C.* (1675), livre presque inconnu, explique, en style mystique, les gaillardises de Salomon sur les seins et le nombril de sa maitresse.

III. THÉOLOGIE MUSULMANE. — 1° **Coran**. — Tandis que la Bible juive est dogmatique, la Bible de l'Islam, le *Coran*, est anecdotique ; nous y relevons quelques historiettes relatives à notre sujet et traduites par E. Lamairesse. D'abord le sauvetage de Moïse ou la voix du sang décelée par la voie lactée.

Quand Moïse fut trouvé sur le Nil, Pharaon en fit présent à sa sœur de lait. Asia désigna une nourrice pour l'allaiter, mais il ne voulut pas prendre le sein, on en amena d'autres qu'il repoussa également jusqu'à ce que sa mère se présentât et fut acceptée pour nourrice, après avoir été séparée de son fils un jour et une nuit. (Ch. XXVIII, 8.)

Nous avons ensuite une version de l'*Annonciation*, le triomphe du principe : *Lucina sine concubitu*, où le Saint-Esprit est remplacé par un souffle tout puissant :

Un jour que Marian avait tendu un rideau pour faire derrière sa purification menstruelle, Jebrail d'ange Gabriel lui apparut sous l'apparence d'un homme parfait; il s'approcha et souffla dans son ventre. A ce moment l'arbre des espérances de Marian porta ses fruits de prospérité et neuf mois après, Isa (Jésus) vint au monde.

Le livre inspiré ne dit pas par quel orifice le souffle prolifique fut inspiré.

2° **Le Rauzat us-Safat.** — Le *Jardin de pureté* assure que les rivières du Paradis sont du lait, du vin et du miel.

Sans respect pour la chronologie, il attribue à un roi fabuleux de la Chaldée le Massacre des innocents, commandé par Hérode, roi de Judée; le fait en lui-même ne nous intéresse guère, seuls les détails sont curieux :

Nemrod ordonne de mettre à mort tous les enfants qui naîtraient dans l'année; la mère d'Abraham cacha son enfant dans une grotte. Quand elle ne pouvait venir l'allaiter, il suçait du miel d'un de ses doigts et du lait d'un autre. Il ne fut sevré qu'à l'âge de dix ans, époque où il sortit de la grotte.

Le cas de Joseph Prude-homme donne lieu à une comparaison symbolique d'émaciation à couleur orientale : Zuleika, la femme d'A'zi (Putiphar) se dessèche d'amour pour Yusuf (Joseph), au point que « sa pleine lune devint un croissant et sa taille, semblable à un cyprès uni et luisant, devint un cure-dent. »

IV. Pères et Docteurs de l'Église. — Saint Pierre, le premier
des apôtres et des papes, — qui renia trois fois le Christ, ce qui
n'implique pas une forte croyance en sa divinité, — expose, dans sa
Première Épître, « le Désir du lait spirituel » :

1. Vous étant donc dépouillés de toute sorte de malice, de tromperie, de
dissimulation, d'envie et de médisances,
2. Comme des enfants nouvellement nés, désirez ardemment le lait spirituel et tout pur, afin qu'il vous fasse croître pour le salut,
3. Si toutefois vous avez goûté combien le Seigneur est doux.

— L'un des quatre Évangélistes, saint Luc, le patron des médecins
et des apothicaires, à cause de l'anagramme de son nom, parle ainsi
des organes de la Vierge :

XI, 27. — *Beatus venter qui te portavit et ubera quæ suxisti.*

— Saint Clément d'Alexandrie, docteur de l'Église, au IIIe siècle,
s'élève contre les peintures licencieuses :

Ils parent leurs appartements de ces sortes de tableaux ; ils y arrêtent
leur vue et leur imagination et se font une religion de leur impudicité.
Étant couchés sur des lits, ils envisagent une Vénus toute nue et ils prennent plaisir à regarder un aigle qui vient trouver Léda, comme si cet
oiseau était amoureux des femmes...

« Aigle » au lieu de cygne, pour bien montrer qu'il prêche
d'exemple et qu'il n'a fait qu'entrevoir ces images lascives sans plus
les considérer. Ne pourrait-on pas, en outre, lui objecter que le
pigeon, un « oiseau » aussi, s'éprit de Marie ?
— Le violent apologiste saint Jérôme (331-420), à l'exemple
du Christ qui renia sa mère aux noces de Cana : « Femme, qu'y a-t-
il de commun entre vous et moi ? » et ne la revit jamais, donne aussi
le conseil de sacrifier la Famille à la Religion, vœu absolu des congréganistes : ni parents, ni enfants :

Quand même votre mère vous présenterait votre jeune enfant qu'elle
tiendrait dans ses bras ; quand même, les cheveux épars et les vêtements
déchirés, elle vous montrerait le sein qui vous a nourri ; quand même
votre père serait étendu sur le seuil du temple, passez sur le corps de
votre père, et sans répandre une larme, volez vers l'étendard de la Croix.
Le seul genre de pitié qui soit recommandable est celui qui rend cruel
dans ces circonstances[1].

1. *Epist.* 5, *ad Heliodor.* t. 1, part. 2, p. 7.

— « Si l'on ouvrait un concours d'obscénité, écrit E. Rhoïdis, ni le marquis de Sade, ni Meursius, ni l'Arétin, ni même, à mon avis, les moines occidentaux du moyen âge n'oseraient se mesurer avec saint Jean le Jeûneur », dont les *Canons* furent introduits chez les Occidentaux, en l'année 650, par le moine grec Théodore de Tarse.

— L'une des grandes figures de l'Église militante, saint Bernard (1091-1153), qui reçut sur les lèvres, à trois reprises différentes, un jet de lait de la Vierge, lui consacra une *Hymne*, un chant liturgique :

Tu portasti	Vous avez porté,
Et lactasti,	Vous avez allaité,
Benedicta Domina,	O reine bénie,
Quem adorat	Celui qu'adore
Et honorat	Et honore
Mundi trina machina.	La triple machine du monde.
Adorabas	Vous adoriez,
Et lactabas	En l'allaitant,
Deum factum hominem	Ce Dieu fait homme,
Qui nos lavit	Qui nous a purifiés
Et salvavit	Et nous a sauvés
Suum ponens sanguinem.	En répandant son sang.
Vagientem	Quand il pleurait
Et lactentem	Pour être allaité,
Confovebas gremio.	Vous le pressiez contre votre sein.
Servi ille,	Il remplissait les devoirs
Tu, ancilla	Du serviteur
Functa es officio.	Et vous, ceux de la servante.

— Sainte Thérèse, une « Chimène chrétienne » pour les uns, une « ardente hystérique » pour les autres, née en 1515, à Avila, revêtit l'habit des Carmélites, en 1534, après une jeunesse orageuse, comme La Vallière. Elle décrit la félicité qu'elle éprouve dans une de ses extases, où elle reçoit les faveurs de Jésus :

... Et tout cela se fait de même qu'un enfant ne sait comment il croît, ni comment il tette, et que sa nourrice lui met souvent le tétin dans la bouche, sans qu'il ait besoin de le chercher.

Loin de nous la pensée de fournir à la mémoire des deux belles « désespérées », comme diraient les Anglais dans leur langage gourmé, dont nous venons d'évoquer le souvenir; mais nous ne voyons aucune irrévérence à rappeler, à propos de ces repenties, le *Sonnet adressé à une belle personne, à laquelle les seins étaient venus depuis son noviciat* et qui n'a pu être composé à leur intention, car il y avait beau temps que leurs seins avaient « reçu la vie », quand elles les « mirent au tombeau » de leur cellule :

> Ci-gisent les tétons de la jeune Sylvie,
> Pitoiable passant, admire et plains leur sort :
> Ils n'avaient pas du Ciel encore reçu la vie,
> Qu'on les avait déjà destinez à la mort.
>
> On ne consulta point leur naturelle envie,
> Leur courroux fait bien voir qu'on leur a fait grand tort,
> Puisqu'on les voit s'enfler contre la tyrannie
> Qui les mit au tombeau par un barbare effort.
>
> Mais ce qui te fera plaindre leur aventure,
> C'est qu'on les tient vivants dans cette sépulture
> Comme étant convaincus d'un horrible forfait.
>
> Tout leur crime pourtant n'est que d'avoir su plaire ;
> Pour moi ne voyant pas quel mal ils avaient fait,
> Je crois qu'on les punit de ceux qu'ils pouvaient faire.

— Saint Antonin, théologien scolastique, propose, entre autres questions oiseuses et saugrenues :

> Si Marie, étant enceinte et assise, Jésus était assis comme elle ?
> S'il était couché, lorsqu'elle-même était couchée ?

Il fallait vraiment que ces contemplatifs subtils et indécents, qui désiraient savoir : *Utrum semen Christi potuerit generare*, aient du temps à perdre, pour s'occuper de pareilles billevesées ; telle encore la casuistique indiscrète du R. P. Sanchez, Jésuite, dont nous avons donné un spécimen topique, p. 16.

— Les disciples d'Ignace de Loyola, considérant Marie comme la fondatrice honoraire de leur ordre, ont poussé son culte jusqu'à la licence. Le Père Jacques Pontanus, dans les *Cantiques*, dédiés à la Vierge, « ne connaît rien de plus séduisant que les *seins* de Marie, rien de plus doux que son lait, rien de plus excellent que son bas-ventre (1) ». Kotzebue raconte que, dans un livre publié à Naples, *Tesoro celeste*, il a recueilli cette prière, adressée à la Madone, sorte de déclaration mystique et de même inspiration jésuitique : « Bénies

(1) Cf. *Ephém. cléric.*

soient les mamelles toutes saintes, plus douces que toutes les fontaines de l'eau la plus douce. Béni soit ton ventre sacré plus productif que les champs les plus fertiles ». Voilà où conduit la mariobâtrie ou le marianisme.

Le père Oliva prêchait dans les églises que c'était pour le bonheur des fidèles qu'Alexandre VII et ses cardinaux se résignaient à être riches et pour obéir à ces paroles du *Cantique des Cantiques* : « Que tes mamelles sont belles, ma sœur, mon épouse ! »

L'astucieux disciple d'Ignace de Loyola, dit Lachâtre, ajoutait que Dieu ne voulait pas que son Église eût un sein flétri comme les amazones, mais que sa poitrine fut ornée de deux mamelles rebondies, pour que les princes et les évêques pussent téter et se nourrir d'un lait abondant.

Nous avons déjà relevé les impudiques flagorneries adressées par le Père Valladier, dans sa préface de la *Sainte philosophie de l'âme*, aux beautés du corps, d'une autre Marie, l'épouse florentine de Henri IV, laquelle n'avait rien de virginal (1); l'indiscret religieux n'a pas oublié les « agréables atours de la nature corporelle », que Rubens nous a si souvent et si copieusement représentés ; il les déclare :

D'une perfection presque miraculeuse, représentant en la propagation un rayon de l'immortalité et qui sont autant esmerveillables que belles, décentes et proportionnées en leur situation.

Il ne dit pas s'il a jugé sur l'apparence ou la réalité, si c'est une vue de l'esprit, une image, un mirage ou une impression visuelle.

— En 1508, Conrard Reitter, prieur à Nordlingen, commence son *Mortilagus* par une invocation à Marie, pour être préservé *a morbo gallico*, autrement dit de la vérole !

— Jean Benedicti, cordelier de Bretagne (1574), est l'auteur d'un livre de casuistique, cité avec éloge par Brantôme, où « il est descendu, écrit Didron, dans la sentine de nos impuretés » ; il a dédié « cet amas de saletés » à la sainte Vierge.

— Huet, le savant évêque d'Avranches, bien que s'en rapportant aux apparences, est bien plus explicite dans le portrait à la plume qu'il fit de l'abbesse de Caen, la célèbre Marie-Éléonore de Rohan ; c'est une réponse à son propre portrait que la spirituelle abbesse avait tracé, selon la mode du temps.

(1) Huet, loc. cit., p. 130.

Il dit, au milieu de toutes sortes de choses galantes qu'il lui adresse, cette phrase qui semblerait bien étrange aujourd'hui :

« N'ayant jamais vu votre gorge, je n'en puis parler ; mais, si votre sévérité et votre modestie me voulaient permettre de dire le jugement que j'en fais sur les apparences, je jurerais qu'il n'y a rien de plus accompli. » Cette honnête et pieuse abbesse, à laquelle ce jeune homme parlait en ces termes, était jeune et seulement d'un an plus âgée que lui (1).

— Un des docteurs de l'Église, Jean d'Hauteville, écrivait *de cisu*, en parlant du sein de l'une de ses belles et jeunes serves :

Tel qu'une graine vermeille de raisin, un petit tétin, frais et poli, s'élève mollement sur un sein arrondi, et la couleur de rose contraste avec cette touffe de lys. Ces deux globes charmants sont grossis par l'effet de leur jeunesse et non par le lait qui ne les a pas encore remplis. Un léger nœud de ruban les serre sans en comprimer la fermeté. Élevés au milieu d'une surface plane, ces monticules font voir au milieu d'eux comme un vallon.

Ne dirait-on pas un faible pastiche du voluptueux *Cantique des Cantiques?*

— Saint Liguori, le casuiste le plus accrédité des temps modernes, fondateur de l'ordre du Saint-Rédempteur, ratiocine sur les béatitudes célestes ; mais il ne nous dit pas de qui il tient ses révélations, ses « tuyaux »,

Savez-vous comment les choses se passent dans le ciel ? La sainte Vierge se place devant son divin Fils et lui montre son sein, où il resta enfermé pendant neuf mois, et ses mamelles sacrées, auxquelles tant de fois elle l'allaita. Le Fils se place devant son Père et lui montre son côté ouvert. A la vue des deux gages de l'amour de son Fils, Dieu ne peut lui refuser et nous obtenons tout (2).

— Le Jésuite Henriquez, renseigné de même par « un fil spécial », comme le *Matin*, nous révèle dans son *Occupation des saints dans le ciel*, entre autres félicités des bienheureux élus :

Qu'on se baignera à la vue les uns des autres dans des bains très agréables, où l'on nagera comme des poissons ; que les saints chanteront comme des rossignols ; qu'il y aura des festins, des ballets, des mascarades ; que les gens mariés jouiront, comme en cette vie, des voluptés de la couche ; et mille autres gentillesses de ce genre (3).

Un avant-goût du Paradis de Mahomet.

(1) Sainte-Beuve, *Causeries du Lundi*.
(2) Édition des Bénédictins de Solesmes, 1834. Tome 1, p. 105.
(3) Cf. Œuvres, d'Aug. Roussel.

— Grâce à leur fameuse « restriction mentale », les disciples d'Ignace passent pour avoir des préceptes théologiques des plus élastiques. La *Théologie morale* du P. Gury renferme, en effet, sur l'appréciation des péchés, des *distinguo* dont l'extrême indulgence n'est pas faite pour modifier cette opinion :

413. — Les baisers et les attouchements sur les parties honnêtes ou peu honnêtes constituent des péchés mortels, si on y cherche le plaisir charnel ; véniels, s'il n'y a que de la légèreté, de la plaisanterie, de la curiosité, etc.

Ils ne sont pas coupables, si c'est la coutume ou si l'on agit par politesse ou par bienveillance.

415, n° 4. — Mais doivent être considérés comme péchés mortels les baisers et attouchements sur les autres parties du corps que la décence et la pudeur prescrivent de voiler ; tels, par exemple, que les baisers sur les seins, surtout entre personnes de sexes différents et aussi les baisers prolongés sur la bouche, notamment si on y introduit la langue.

V. LES LIVRES SECRETS DES CONFESSEURS. — 1° **Mœchialogie**. — La *Mœchialogie* ou *Cours de luxure*, du R. P. Debreyne, un confrère qui se fit trappiste et « étudia surtout, dit le Dr Rohns, la vie génitale dans ses rapports avec le dogme catholique ». Nous nous garderons bien de faire perdre leur saveur à ces consultations d'un docteur de l'Église et de la Faculté par des commentaires intempestifs.

Art. 2, § 1. Des attouchements :

L'attouchement du sein des femmes, surtout plus grandes et pubères, doit être considéré comme péché mortel, s'il a lieu directement et avec délectation morose ; le péché n'est que véniel si l'on « chatouille le sein d'une femme légèrement et par simple plaisanterie, sans projet libidineux » (page 164).

D'après Billuart, une femme qui, même sans passion libidineuse, se laisse toucher dans les parties honteuses ou voisines, pèche mortellement, même si elle se laisse chatouiller les seins en y prenant un simple plaisir, parce que non seulement toucher ainsi, mais être touché, influe beaucoup sur le sens vénérien. Si une femme est touchée dans les parties deshonnêtes, elle doit par tous les moyens moralement possibles, repousser, détourner, même violemment, la main qui la touche (page 165).

§ 2. Des baisers et des embrassements :

C'est aussi l'avis de saint Liguori. De même, si les baisers sont faits à des parties insolites, comme la poitrine, etc., on doit les regarder comme libidineux, ou au moins comme entraînant un grand danger de libertinage, et, par conséquent, comme péchés mortels (page 11).

Art. 4. De l'ajustement et des parures des femmes :

Les femmes qui découvrent immodestement leur poitrine de manière à montrer le milieu de leurs seins nu, ne peuvent être excusées en aucune façon, dit Billuart, parce qu'une pareille nudité n'est pas peu provocatrice, et tient plus à la luxure qu'à la beauté. Il faut dire à peu près la même chose, ajoute le même auteur, de celles qui recouvrent leurs seins d'un tissu transparent qui permet de les voir à travers (page 183).

Que faut-il penser des femmes qui usent de quelque moyen artificiel ou corset, pour accentuer davantage les protubérances de leur corps, les augmenter ou les simuler de quelque façon ? Quelques confesseurs exigent que de tels corsages soient recouverts d'un mouchoir de cou, fichu, ou châle. Ce remède nous semble plutôt favoriser le mal que le détruire. Et, en outre, de cette façon, les femmes n'atteignent nullement leur but. Il semble préférable de faire usage de ces châles et fichus, en rejetant tous les intermédiaires artificiels, mais ne convenant en aucune façon à des femmes chrétiennes. De cette façon, ce qui fait défaut ne serait pas remarqué, la chasteté ne sera pas blessée, et le salut des âmes ne courra aucun danger (page 183).

2° **Diaconales**. — Les *Diaconales*, de Mgr J.-B. Bouvier, évêque du Mans, dont les coupures sont non moins délectables, à la condition d'en respecter le texte intégral.

Art. 2. § 1. Des baisers :

4° Les baisers mêmes honnêtes, motivés par la passion, donnés ou reçus, entre personnes du même sexe ou de sexe différent, sont des péchés mortels. Mais les baisers sur les parties inusitées du corps, par exemple sur la poitrine, sur les seins, ou à la mode des colombes, en introduisant la langue dans la bouche d'une autre personne, sont présumés avoir la passion pour mobile, ou du moins mettent dans un grave danger d'y succomber et pour cette raison ne peuvent être excusés de péché mortel.

§ 2. Des attouchements impudiques :

4° Une femme pécherait mortellement si, même sans être dominée par la passion, elle permettait des attouchements sur ses parties pudiques ou sur celles qui les avoisinent, sur les cuisses ou bien sur les seins ; car alors elle s'exposerait évidemment au danger vénérien et participerait, en plus, à la passion d'autrui ; elle devrait repousser aussitôt l'agresseur, le réprimander, le frapper, repousser violemment la main, le fuir ou crier, si elle pouvait compter sur du secours (1).

§ 3. Des regards impudiques :

C'est un péché mortel de regarder complaisamment — *morose* — les

_____

(1) Billuart, t. 13, p. 173.

seins nus d'une belle femme, à cause du danger inséparable de ces regards...

C'est un péché mortel, pour une femme, de se découvrir les seins ou de les laisser voir sous une étoffe trop transparente, car c'est là une grave provocation à la lubricité, dit Sylvius, t. 3, p. 872. Par contre, ce n'est pas un péché mortel de découvrir un peu la gorge en se conformant à la mode, lorsque c'est sans mauvaises intentions et qu'il n'en résulte aucun danger; c'est la décision de saint Antonin, de Sylvius, de saint Liguori, t. 2, n° 54, etc...

VI. LIVRES D'HEURES. — Les miniatures des manuscrits étaient, en général, exécutées par des moines, qui exprimaient crûment, *sale pimenta*, des scènes, non moins crues, de l'histoire sainte. Ces enlumineurs et ymaigiers monastiques, imbus de l'esprit rabelaisien, donnaient libre carrière à la fougue de leur fantaisie créatrice et désordonnée. Ainsi, le couvent de la Cava possède une Bible en parchemin du VIII° siècle, in-4°, écrite en encres de diverses couleurs et enrichie de plusieurs figures dont quelques-unes étonnent par leur naturalisme aigu.

Hâtons-nous de mentionner une miniature bizarre, d'un Évangéliaire de 909, reproduite par le *Portefeuille archéologique de la Champagne* (1) : il s'agit d'un Christ en croix, dont les seins sont retournés; la courbe de leur contour est supérieure aux mamelons ! Joignons-y une des *Illustrations des livres allemands de la Renaissance*, par R. Muther (2), la planche 12 d'une Bible, montre Ève offrant, d'une main, la pomme à Adam et cachant l'os *culrag*, de l'autre, mais mal, puisque l'organe, en réalité « le fruit défendu », est entièrement visible.

Une miniature d'une Bible moralisée (n° 166, Bibl. nat.) est un tableau de genre — de mauvais genre — détaillant une scène « d'intérieur », prise sur le vif (fig. 72) : un Cordelier, qui a trouvé bon dîner, bon gîte et le reste prétend, comme Tartufe, conduire au chemin du ciel — du septième — sa docile convertie.

A. Hurel, chapelain de Sainte-Geneviève, dans une étude sur la *Vierge et les palinods du moyen âge*, publiée par les *Annales archéologiques*, donne le fac-similé d'une singulière miniature symbolique, tirée d'un manuscrit et relative à « l'Immaculation originelle de la Mère de Dieu » (fig. 73). Sur le bord inférieur d'un lit à

(1) Par Gaussin : A. 674. Bibl. des Beaux-Arts.
(2) P. 112. Beaux-Arts.

baldaquin, une grosse femme difforme, vêtue seulement de ses cheveux, qui ne couvrent que les épaules, est assise les jambes écartées. La Vierge Marie s'appuie sur son giron.

C'est l'instant de sa conception maternelle historique. Dans le sein de

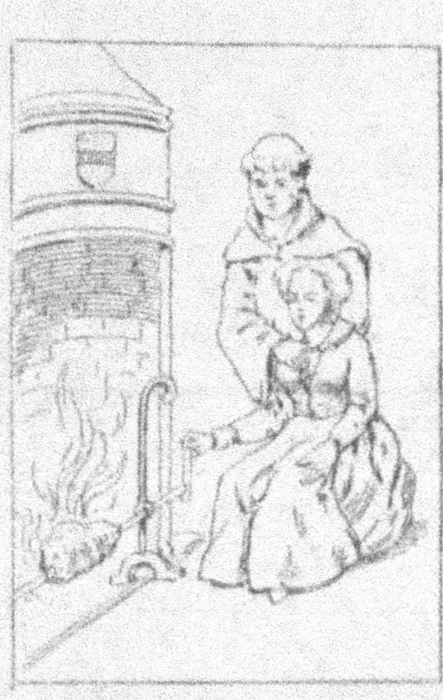

Fig. 72.

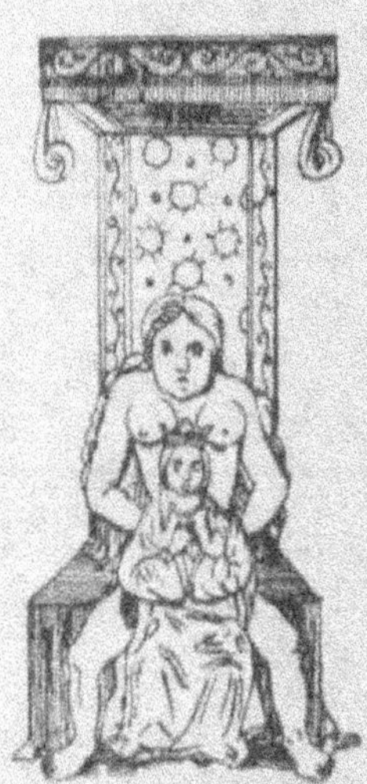

Fig. 73.

cette Nature grossière, il germe un fruit béni, une créature pudique, immaculée. Le poème est explicite dans ce sens :

Or est-il vray que humaine infection
Du pere au fils descend par voye infecte
Et nous croyons d'ardente affection
Femme parfaite en nature imparfaite

Les illustrations scandaleuses décoraient surtout les *Antiphonaires*, les *Heures*, les *Missels*, livres de messe ou de prières contenant, en dehors de l'office liturgique, l'Almanach et le Calendrier; les Évangiles et la Passion; les Heures de Marie, de la Croix, du Saint-Esprit; les sept Psaumes de la pénitence; les Vigiles des morts et les prières diverses. Le texte était égayé par les épisodes bibliques, encadrés de bordures remplies d'allégories, de chimères et de grotesques d'une piquante originalité. Les scènes les plus fréquentes sont la *Naissance et la chute d'Ève*, *Bethsabée au bain*, *Suzanne et les deux vieillards*, la *Parabole de l'Enfant prodigue*, *Samson et Dalila*, *Judith et Holopherne*, *Joseph et Madame Putiphar* (fig. 74), le *Massacre des Innocents*, *Hérodiade*, etc.

Les Psaumes sont toujours illustrés de *David contemplant Bethsabée au bain*, que la future mère de Salomon prend, sans voile, sous les fenêtres du palais : le premier épisode, « l'entrée en matière » de

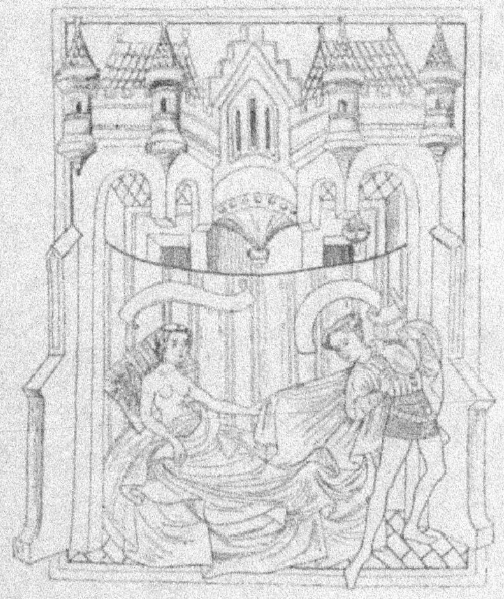

Fig. 74.

leur galante et sanglante aventure. Souvent aussi l'ancêtre du Christ — jolies références, nos compliments ! — remet au jobard Urie un message, à l'adresse de Joab, commandant de l'armée qui assiège Rabba, et qui l'invite à placer à la tête de ses troupes le mari gêneur. Ces images immorales sont ordinairement accompagnées de quatrains explicatifs non moins légers ; en voici un échantillon :

> Comment David fut adulteyre,
> Ung jour vit Bersabee au bain,
> Qui manda querir pour luy complaire
> Et en feist son plaisir mondain.

C'est surtout la Renaissance qui introduisit dans les *Heures* les sujets mythiques et profanes.

Feuilletons un certain nombre d'*Heures*, dont le texte canonique et les illustrations badines forment une étrange disparate. Frère Olivier Maillard ne nous apprend-t-il pas, par exemple, que les femmes portaient dans leurs livres d'*Heures* les noms de leurs amoureux, « écrits à la suite de quelque qualification galante comme *vostre mignon, vostre trestout* ». Écoutons Henry Estienne, à propos de la Madone de Tours :

> Ceci, puis-je assurer, que j'ai des livres en parchemin, contenant : matines, vespres, complies et les autres pièces de tel service, esquels, en certains endroits, sont peintes de jeunes dames qui ont un maintien fort lascif.

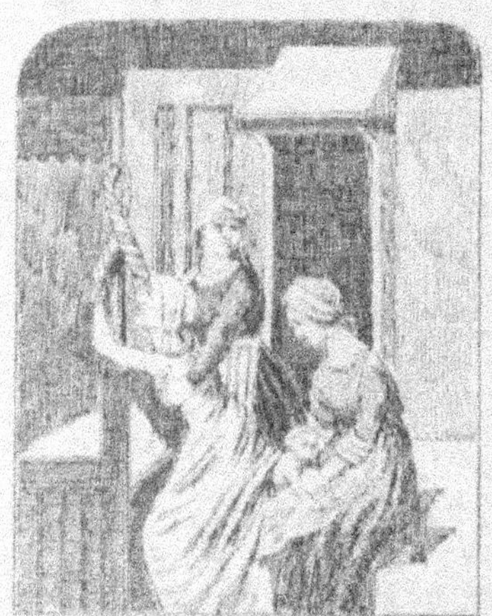

Fig. 73.

D'après Grosley, un *Missel* de Londres, exécuté pour la chapelle de Henri V, contient, parmi les grotesques de ses marges, *humani corporis posteriora*; ce postérieur est emmanché dans une tête et deux jambes, que nous retrouverons sur certains chapiteaux de nos églises. « Cette bizarre composition est placée au bas de la première page du canon sur laquelle s'ouvroit le Missel, lorsqu'on le portoit à baiser, suivant la liturgie romane. »

Sur une curieuse miniature du xve siècle (1), tirée d'un manuscrit ayant appartenu à Philippe de Commines, la *Cité de Dieu*, nous trouvons une scène d'accouchement (fig. 73), qui semble extraite d'un traité d'obstétrique. La parturiente est délivrée debout ; elle s'accroche à un soutien fixé à une colonne ; la sage-femme, placée derrière, reçoit le nouveau-né. Allez dire ensuite aux enfants de chœur ou de Marie qu'ils sont nés sous les choux ou que les enfants se font par l'oreille !

Le livre d'*Heures* du duc de Berry, dont le duc d'Aumale a enrichi

(1) Communiquée à la *Chron. méd.*, par M. P. de Lisle du Dreneuc, conservateur du Musée de Nantes.

le Musée de Chantilly, comprend, dans ses trois volumes, nombre de miniatures intéressantes, telles le *Paradis terrestre*, l'*Enfer*, où le nu déborde.

Un *Missel* manuscrit du xv° siècle, légué à Anne de France par Louis de Laval, seigneur de Châtillon, et devenu, depuis, le livre d'offices de Henri IV (1), entre autres enluminures profanes, contient une miniature (fig. 76), qui n'était pas déplacée entre les mains du Vert-Galant, mais devait faire loucher la pudique fille de Louis XI ; elle donne la mesure de la pudeur de nos aïeux et nous apprend comment les dames de la bonne société se chauffaient, au mois de février et au besoin « allumaient » leur voisin, légitime ou non. C'est ce qu'elles appelaient « faire chapelle. »

Le mari enveloppé dans sa robe fourrée, ne présente rien d'extraordinaire dans la manière dont il se chauffe, mais la dame s'abandonne à la liberté du tête à tête conjugal avec si peu de gêne, en recherchant elle-même la bénigne influence du foyer, que la position inverse et singulière de ses vêtements est loin d'inspirer des idées édifiantes ou, du moins, analogues à la destination d'un livre de prières (2).

Le Régent qui, surtout en galanterie, avait plus d'un point de ressemblance avec l'ami des « poules

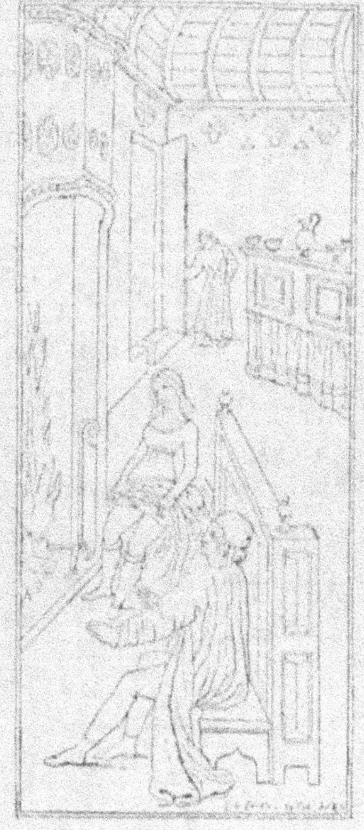

Fig. 76.

au pot » et des volages « Poupoules », eût pu prendre l'un de ces joyeux livres d'*Heures*, au lieu du Rabelais qu'il emportait « afin de ne pas s'ennuyer », quand il lui arrivait d'aller à la messe, la nuit de Noël, par exemple.

(1) Cf. Champfleury, la *Caricature au moyen âge*, J. Grand Carteret, *loc. cit.*
(2) E. H. Langlois, *Essai sur la calligraphie des manuscrits du moyen âge*, 1841.

Une miniature du *Breviario*, qui a appartenu au cardinal Dominique Grimani, décoré par Hans Memling et autres artistes de l'école flamande, illustre le mois de février du Calendrier (fig. 77) : un petit garçon urine dans la rue, par la porte à coulisse d'une maison, couverte de neige, où se chauffent ses parents autour de brindilles allumées sur le sol. « Elle est reproduite, mais expurgée, dit M. C. Tinel dans les *Évangiles* de Curmer ; on a abaissé un peu la robe de l'en

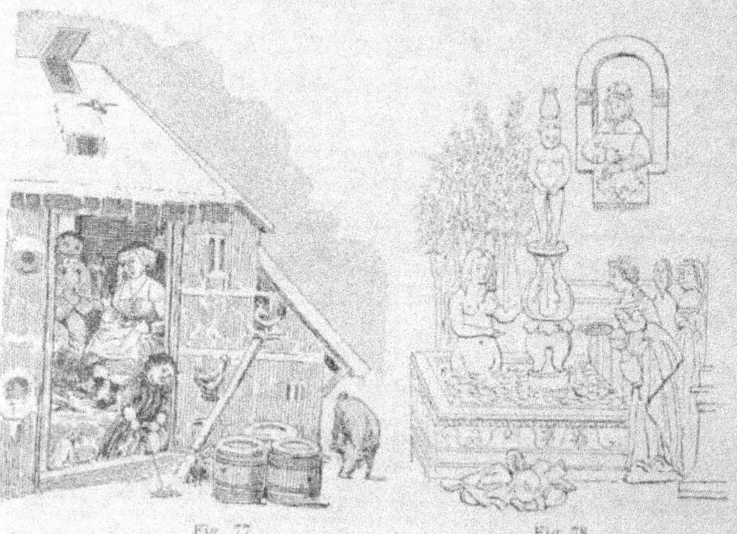

Fig. 77.   Fig. 78.

fant, pour ramener à des termes décents son action trop familière. » Une autre enluminure du même volume, conservé à la bibliothèque du palais ducal de Venise, reproduite par Lacroix, dans la *Vie religieuse au moyen âge* (page 366), montre des anges qui élèvent au céleste séjour les âmes des nouveaux élus, de l'un et l'autre sexe, bien que, pour l'art chrétien, l'âme soit asexuelle.

Les *Missels* vénitiens sont particulièrement curieux par la naïveté de certaines de leurs images ; ainsi le *Miss. ord. Cisterciensis, fol.* 16 oct. 1503, de L.-A. Guinta, nous traduit au trait net l'épisode de la légende de saint Bernard, où l'abbé de Clairvaux raconte l'apparition de la Vierge et le jet de lait parti de son sein sur les lèvres de l'halluciné, « dont la parole eut, depuis ce miracle, une douceur exquise » (fig. 79).

Dans un autre *Missel* (*Rom.*, 80, 20 *nov.*, 1501), du même éditeur (fig. 78), nous voyons *Bethsabée au bain*, de face, tandis que le roi David se rince les yeux de ses charmes du côté pile. Cette scène est des plus banales; mais un détail la distingue de ses similaires : un filet d'eau, fourni par un enfant, portant une urne sur sa tête inclinée et dans l'attitude du Manneken-Piss Bruxellois (1), tombe dans le vasque circulaire où se baigne l'épouse d'Urie. Rappelons que les fontaines de cette sorte étaient alors nombreuses; qu'il nous suffise de citer

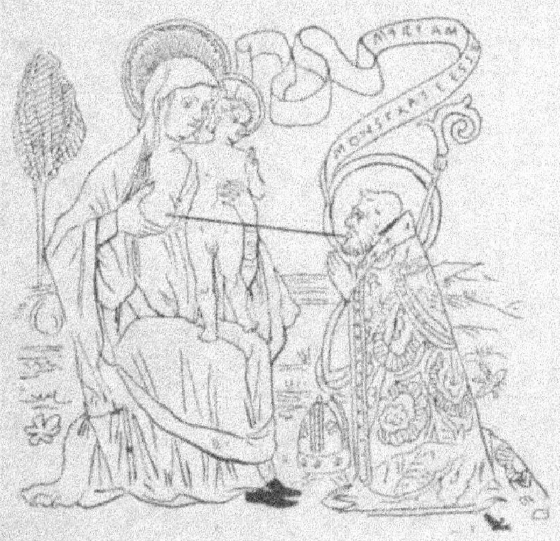

Fig. 79.

celle du musée de Cluny (école flamande), le *Cupidon* de Florence (fig. 137 *bis*) et le petit *Bacchus* de Jean de Bologne (Douai).

Continuons notre fructueux inventaire, sous la conduite du bibliographe Jacques Brunet.

Heures, de Simon Vostre : Bethsabée, dévêtue, est plongée à mi-corps dans une fontaine : c'est un thème commun, quoique libertin ; aux bordures, profusion de motifs mythologiques, amours, chimères, nymphes qui se jouent au milieu de rinceaux fleuris. Enfin les douze Sibylles, prophétesses païennes qui passent pour avoir prédit la Conception, la Nativité, l'Allaitement du Christ : cette dernière, la cinquième, la *Cimmérienne*, tient un biberon en forme de corne.

(1) Musée de Cluny, vitrail nᵒ 1988 : même détail avec Suzanne au bain.

Dans un des livres liturgiques du diocèse de Troyes, imprimés aux
xv⁰ et xvi⁰ siècles, par A. Socard, on retrouve la figuration de la
même Sibylle, dont parle Pison :

Sibylle Cyemeria	La pucelette,
Aagée de xxviii ans, a dit	Et sans espace
Que la Vierge allaictera...	Elle l'allaicte,
Son Enfant sans nul contredit.	La mammelette,
Je voy la face	En sa bouchette,
D'une fillette,	Tient l'Enfant qui est
Belle et doucette,	Dieu et homme,
Pleine de grâce,	Aucune gens Jesus
Son filz embrasse	Le nomme.

LES HUMAINS

Dictes vous qu'elle donnera	Qui en ce monde descendra
De son laict à son fils très cher	Pour de péché nous despecher.

Heures de Simon Vostre (1508). Dans cette édition, nous voyons
non plus Bethsabée au naturel, mais la conséquence de son entrevue
balnéaire ; *David remet un message à Urie*, ou comment un amant
sans scrupule a l'impertinence d'envoyer en front de bataille un mari
importun : exemple singulièrement édifiant à rappeler dans un recueil
de prières.

Dans les bordures se déroule l'histoire plus morale de *Suzanne*, en
douze tableaux :

> Susanne par ses damoiselles
> Se fait despouiller toute nue.

Viennent ensuite quatre épisodes de la *Parabole de l'Enfant prodigue*, avec texte versifié explicatif :

Quant il eut à son mouvement	Folles femmes le despouillèrent,
Or et argent à toutes mains,	Quand il eut despendu le sien,
Il vesquit prodigalement,	Tout desconforté le lesserent,
Le sien despendit follement	Puis le gaberent et mocquerent ;
Avec ribaudes et putains.	De poterie onc ne vint bien.

C'est encore dans des *Heures* de Simon Vostre (1518), que nous
trouverons une vignette singulière de l'*Immaculée conception* : le
ventre volumineux d'Anne porte la Vierge, qui tient Jésus sur ses
genoux (fig. 80).

La vignette du frontispice des *Heures* de Gillet et Germain Har-

douyn (1500-1520), reproduit *Déjanire enlevée par le centaure
Nessus* (fig. 83). Une telle scène des temps fabuleux, exposée dans un
livre de piété, autorise toutes les autres fan-
taisies; aussi, à côté de l'inévitable complice
de David, y rencontre-t-on Cupidon (fig. 84),
décochant une flèche sur une jeune beauté,
qui n'a pour tout vêtement qu'une étroite
ceinture et ce n'est même pas une « ceinture
de chasteté ».

Un motif analogue figure, en bordure,
au-dessous du *Couronnement de la Vierge*,
dans les *Heures* de Jehan de Brie (1521);
la femme nue porte seulement des ailes au
dos et aux talons.

Les *Heures* de Thielman Kerver (1525),
offrent aussi des compositions assez sca-
breuses. Un vigoureux satyre enlève une
jeune beauté, qui lutte en vain pour résister
à son étreinte; près d'elle une compagne,

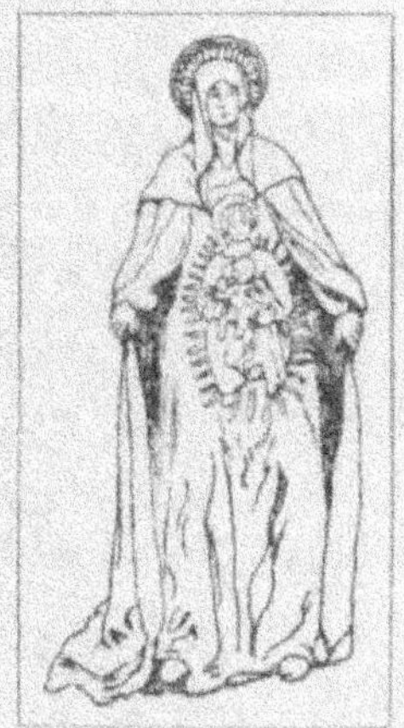

Fig. 80.

impuissante à venir au secours de son amie, s'y résigne facilement
et continue à cueillir des pommes dans le verger voisin.

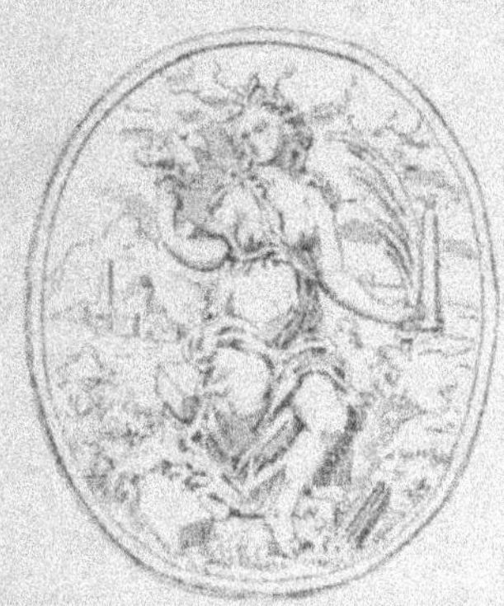

Fig. 81.

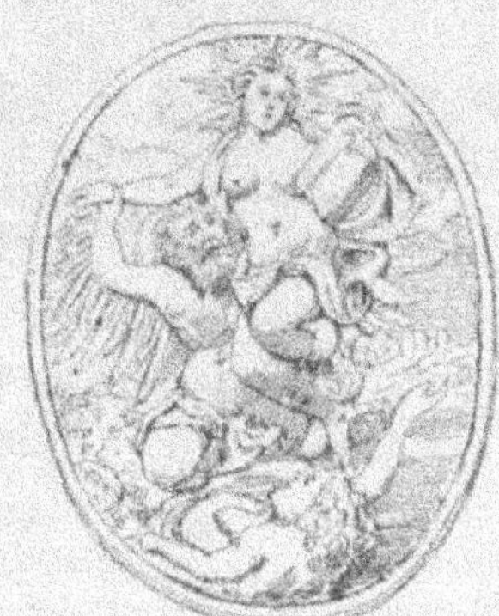

Fig. 82.

La *Jeunesse et la Vieillesse* figurent au milieu des arabesques
sous les traits de deux femmes vêtues de leur chevelure; « l'inex-
pressible » seul est voilé d'une légère draperie. La Vieillesse s'ap-

puie, de la main droite, sur un bâton et soutient, de la gauche, ses charmes défaillants.

Job, nu, sur son fumier, est à côté d'un démon, qui porte sur le ventre un masque humain, dont la barbe pointue joue le rôle de feuille de vigne, bien que le nez accentué prête à une équivoque grossière. Le même motif est reproduit sur une jouée de stalle (xvie siècle), au Musée de Cluny. Dans une autre gravure, dont la légende est ce

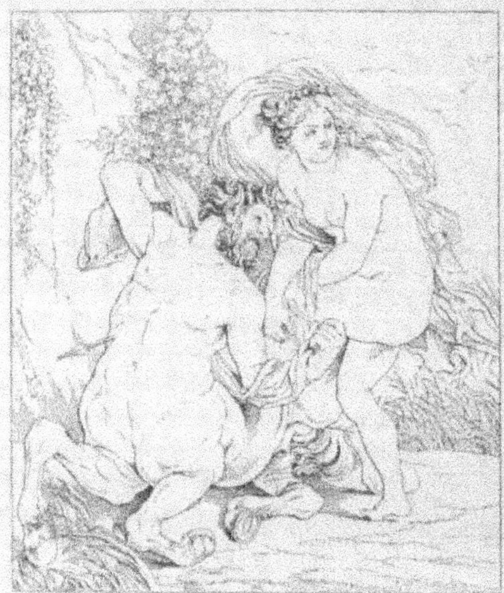

Fig. 83. — Tableau de Rubens, d'après Réveil.

verset de Job (ch. X, v, 18) : *Quare de vulva eduxisti me?* ce résigné biblique demande, comme beaucoup d'autres, pourquoi l'Éternel l'a tiré du néant. Le saint homme, dès sa naissance, se voit aux prises avec ses trois ennemis intimes : le *Monde*, le *Démon* et la *Chair* ; celle-ci est personnifiée par une femme aux puissants appas, tenant une fleur à la main.

Langlois, dans son *Essai sur la calligraphie des manuscrits au moyen âge*, décrit les licences iconographiques d'une Bible de la Bibliothèque Nationale, dont les enluminures furent longtemps attribuées à Jean de Bruges. A côté de « la circonstance la plus licen-

cieuse de la vie du patriarche Loth », ce volume renferme, parmi
beaucoup d'autres miniatures de la même force, « un sujet représentant les odieux écarts qui firent pleuvoir les feux du ciel sur les abominables habitants de la Pentapole. »

La coupable liberté de ces deux tableaux, dont aucun voile ne déguise
le cynisme effronté, justifie peu, sans doute, les éloges si souvent rebattus
que les prôneurs du bon vieux temps s'obstinent toujours à faire, aux
dépens de la génération suivante, de la simplesse et de l'innocente naïveté
de nos ancêtres.

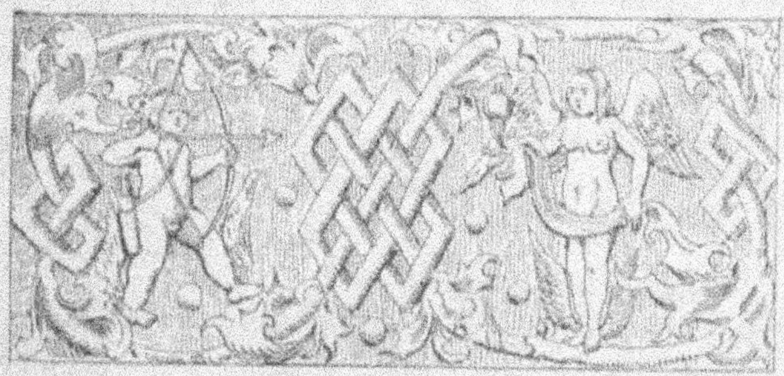

Fig. 84.

Le même auteur cite également une peinture animant un des enca-
drements de l'office de la *Purification de la Vierge* : « deux amants
échangent un tendre baiser, tandis que la main du berger s'égare sur
le sein de l'énamourée. »

Pour mémoire, rappelons la pudicité de Louis IX, qui déchire de
son psautier les figures d'Adam-Androgyne et d'Ève-Pandore. C'est
le même sanctifié qui, au dire de Joinville, inflige à « un chevalier
ayant été trouvé au *bordeau* » cette peine du talion, digne de
Tibère :

La ribaude avec laquelle il avait été trouvé, le mèneroit parmi l'armée,
en chemise, ayant une corde liée à ses génitoires, laquelle la ribaude tien-
droit d'un bout; ou, s'il ne vouloit souffrir telle chose, qu'il perdroit son
cheval et son harnois et qu'il seroit chassé et fort banni du service du roi.

À cette flétrissure, essentiellement *pénale*, le chevalier préféra
quitter l'armée.

Les Couvertures en ivoire des livres de prières sont souvent historiées de sujets qui n'ont rien de commun avec la piété. A Sens, d'après Didron, sur la couverture de l' « Office de l'âne » ou mieux de la Circoncision, on voit la Lune, personnifiée par une jeune femme, Diane sans doute, sur un char antique, traîné par des bœufs, et le Soleil, en Apollon, sur un autre char, tiré par un centaure et une centauresse mammée.

L'*Art en tableaux*, édité par E. Seemann, donne le dessin de deux motifs allégoriques (fig. 81, 82), des garnitures de *Missels*, de 1550, reliés par Hans Kellner (de Nuremberg) et qui sont suffisamment décolletés.

Dans une *Imitation de Jésus-Christ*, mise en vers par Pierre Corneille et éditée, à Paris, en 1673, chez Guillaume de Luynes, avec approbation des docteurs et privilège du roy, Alfred Le Petit a relevé le dessin de saint Jacques, ermite « qui passe sa vie en pénitence auprès d'une fille qu'il a violée et tuée. » Il ne possédait pas les vertus chrétiennes de saint Adhelme ni du bienheureux Robert Arbrissel (Ille-et-Vilaine), qui, eux, couchaient à côté des plus jolies filles de leur temps, par esprit de mortification, pour exciter l'aiguillon de la chair et avoir le mérite d'en triompher. « Chaque nuit, raconte Marbode, évêque de Rennes, le bienheureux Robert couchait avec quatre religieuses et triomphait chaque fois de la tentation de la chair. »

VII. LIBRES PRÊCHEURS. — Les sermons des prédicateurs du moyen âge et du XVIe siècle, étaient prononcés en français pour les laïques, et en latin pour les clercs ; il s'y glissait des familiarités triviales et parfois cyniques, des crudités de langage qui rappellent les joyeuses satires des trouvères, des Rutebœuf, des Adam de la Halle et de l'ancien élève des Bénédictins de l'abbaye de Seuilly, Rabelais. L'élément graveleux des sculpteurs des cathédrales se reflétait dans les thèmes élucubrés par des sermonnaires burlesques, débordant de franchise licencieuse ; tels les Jean Raulin, Jean Cleru, Robert Messier, Michel Barletta (1), Gravieli, Pradin, G. Pépin, Valadier, Jacques de Vitry, Gui d'Etampes, Corenus, Elinan, Geyler, etc., et à leur tête les hardis coryphées Michel Menot et Olivier Maillard (2). Ces

<hr>

(1) *Nescit prædicare qui nescit barletisare*, disait-on au XVe siècle, en Italie. Dans un de ses sermons, Barletta se demande comment la Samaritaine reconnut que Jésus était juif : « Je réponds, dit-il, qu'elle a pu le reconnaître de trois manières, à son habit, à son langage nazaréen et à sa circoncision. »

(2) V. Henri Estienne, *Apologie pour Hérodote*, ch. XV, XXIX et XXXI ; P. Grandjean, *Les prêcheurs burlesques en Espagne, au XVIIIe siècle, étude sur le Père Isla.*

orateurs de la chaire, « pas bégueules, forts en gueule », comme
l'était Madame Angot, lançaient des bouffonneries et des gaudrioles de
carrefour, en langage approprié à l'ignorance et au dévergondage
de la société des siècles de foi, qu'on nous a dépeints sous des couleurs angéliques, alors qu'au pied des autels, durant toute la semaine
pascale, les fidèles se donnaient « le baiser de paix et de charité »
et que les églises servaient de lieux de rendez-vous et de marchés
d'affaires et de chair féminine : *matres quoque filias et puellas,
tanquam meretriculas, coram oculis prococatorum offerunt.*

C'est sans doute sur une ronde de l'époque, que le Frère Franciscain Olivier Maillard, prédicateur de Louis XI, entonnait devant ses
ouailles les *Dix commandements de la loy*, dont voici deux couplets :

<table>
<tr><td>Le Sixiesme.</td><td>Le Neufciesme.</td></tr>
<tr><td>Garde toi de faire luxure</td><td>Garde toy bien de désirer</td></tr>
<tr><td>En quelque guise que ce soit,</td><td>La femme d'autruy ne sa fille ;</td></tr>
<tr><td>Car qui fait l'œuvre de nature</td><td>Beaulté de corps considérer</td></tr>
<tr><td>Hors mariage, se deçoit.</td><td>Fait souvent l'âme orde et ville.</td></tr>
</table>

Ce moine piailleur et paillard, à l'occasion, ne reculait pas, à
l'exemple du Sauveur, devant le calembour ; dans un sermon prêché
à Tours, il en risque un d'un goût douteux :

Je vous dirai, Mesdames, que dans ce temps de Carême, où nous voilons
les Saints — *abscondimus sanctos* — je m'étonne que vous ne cachiez pas
aussi les vôtres, — *vestros sinus.*

La cohabitation conjugale était du reste interdite durant le
carême et les jours de jeûne.

Une autre fois, sous forme de parabole, il raconte l'anecdote suivante : une coquette, se voyant suivie d'un horrible démon, s'asper-
gea d'eau bénite ; le suppôt de Belzebuth, s'éloigne un instant, mais
revient à la charge. Elle rencontre un ermite et le prie de la débarrasser de ce satanique importun : « S'il vous suit encore, répond le
tonsuré, criez-lui ; « Prends en moi ce qui est à toi et laisse-moi
tranquille ! » La dame ayant ainsi parlé au diable cornu, celui-ci la
dépouilla incontinent de sa chevelure, de la peau du visage et de
toutes ses parures, puis le malicieux Franciscain ajoute :

En vérité, si les femmes de notre temps voyoient derrière elles un tel
suivant, je crois qu'elles auroient grand peur. Mais elles n'oseroient pas
lui dire ce que dit cette dame : elles craindroient d'y perdre autre chose
que leur peau et leur robe.

Un dernier propos, encore plus grivois, du même prédicateur, donne la mesure du dévergondage des épiscopes du xvᵉ siècle:

> Ô madame! vous qui faites le plaisir de monsieur l'évêque! si vous demandez comment cet enfant de dix ans a eu un bénéfice, on vous répondra que madame sa mère avoit des charmes très appréciés de monsieur l'évêque.

Le népotisme, comme la simonie, était un vice répandu dans l'épiscopat et servait de point de mire aux critiques des prédicateurs. Jacques de Vitry s'élève avec véhémence contre ceux qui abandonnent le soin des âmes à « des enfants »:

> J'en connois, dit-il, un de ces jeunes intrus, que son oncle avoit installé au chœur dans la stalle de l'archidiacre, et qui la souilloit encore, comme naguère le giron de sa nourrice.

Dans un grossier sermon sur Madeleine, que le Père Pierre de Saint-Louis a paraphrasé en vers burlesques, le Cordelier Michel Menot raconte que la pécheresse se présente nue et échevelée chez Simon, le pharisien; « *Illa quasi nuda, non habens non* son corset et sa cotte *galli* »; il lui fait répondre, dans un sanglot, aux douces exhortations du Christ: « *O nunquam ero* paillarde, jamays je n'y retournerê »

Le folichon Cordelier,

> Passant du sage au doux, du plaisant au sévère,

traite de « bragard » l'Enfant prodigue, dépouillé par des enjoleuses entôleuses:

> ..De monsieur le bragard chascun emportoit sa pièce; *in quod in brevi tempore* mon gallant fut mis en cuilleur de pommes, habillé comme ung brulleur de maisons, nud comme ung vers...

Enfin, il compare la gourgandine décolletée, au colimaçon qui met à nu la partie antérieure de son corps, pour atteindre sa proie (1).

> Nos courtisanes et gaudisseresses, *apertas usque ad zonam*, ressemblent au colimaçon qui sort de sa coquille pour grimper à la vigne; il montre son corps jusqu'au milieu, et *sic illæ* sont demembrées *usque ad zonam*, jusqu'à la ceinture. Que leur reste-t-il à montrer? Le limas, il se descouvre

(1) Cf. *Au temps des libres prêcheurs*, Antony Méray: la *Chaire française au moyen âge*, A. Lecoy de la Marche.

ad ostendendum son collet... *Ecce nihil legitur in multis nisi immunditia*; ecce tu lâches l'arbalestre et le trait vient frapper un passant.

Rappelons quelques-unes des boutades les plus topiques que lançaient du haut de la chaire, surtout dans leurs sermons *ad status*, les libres-prêcheurs, qu'un pieux auteur appelle « les rossignols de Dieu » et qui se traitaient eux-mêmes d' « aboyeurs ». Jusqu'à François de Malherbe, le principal réformateur de notre langue, leur éloquence sacrée n'était trop souvent qu'une sacrée éloquence.

L'un d'eux au XIIIe siècle, consacrant son prône aux fraudes des commerçants, s'adresse aux laitières :

Toi, marchande de lait, maudite vieille, tu frelates tes marchandises ; si tu veux vendre la vache, tu cesses de la traire plusieurs jours d'avance.

Au XVe siècle, Vincent Ferrier, dans un de ses sermons que nous qualifierons aujourd'hui de fin de siècle, raconte, avec quel luxe de détails réalistes, la conception de Marie, non sous la *Porte dorée*, mais au domicile de ses parents ; il en tire des enseignements matrimoniaux inattendus sur le devoir pour les épouses d'accomplir, sans rechigner, l'œuvre de chair, d'éprouver « la tribulation de la chair », disait saint Paul.

Zacharie, revenant de la prière, entra dans sa maison, sans pouvoir parler à sa femme ni lui demander verbalement le devoir du mariage, ce qu'il ne put faire que par signe ; de quoi Elisabeth, fort étonnée, dit : « Hé mon Dieu ! qu'avez-vous donc ? Que vous est-il arrivé ? » Son mari la prit dans ses bras. Jugez de l'étonnement de la vieille Elisabeth. Finalement, voyant que c'était tout de bon, elle en passa par là.

Remarquez, mes frères, que, dès que mari et femme sont conjoints en mariage, l'un ne doit pas refuser ce que l'autre demande, quelque vieux qu'on puisse être, ou sous prétexte de dévotion, qui ne serviroit qu'à sa damnation. C'est pour cela que l'Apôtre dit : *Que l'homme rende le devoir à sa femme et la femme à son mari.* Il y a pourtant des femmes qui cherchent toute sorte d'excuses quand il s'agit de rendre le devoir, et c'est toujours sous le prétexte de la dévotion. Si c'est un dimanche : « Sainte mère de Dieu ! s'écrient-elles, vous voudriez faire cela un jour que Jésus-Christ est ressuscité ? » Si c'est un lundi : Ho! disent-elles, il faut aujourd'hui prier pour les morts ! » Le mardi, c'est la fête des Saints-Anges ; le mercredi, notre Seigneur a été vendu ; le jeudi, il est monté au ciel ; le vendredi, il a souffert pour nous ; le samedi, c'est l'office de la Vierge. Or, quand un mari voit cela, il appelle la servante, à qui il dit : « Ce soir vous viendrez coucher avec moi ». A quoi la fille répond : « Monsieur, volontiers ». Quand la femme voit cela, elle veut elle-même se mettre au lit, mais le mari répond : « Priez pour nous, pauvres pécheurs ». Et après cela il prend un tel dégoût pour sa femme, qu'il ne veut plus caresser que sa servante, pèche mortellement, il est vrai, et il se damne, mais par la faute de qui ? De son épouse. C'est donc pour cela que sainte Élisabeth, quoique dévote, quoique vieille, obéit à son mari et conçut de lui. Au bout de trois mois, elle vit avec étonnement que son ventre enfloit. « Eh ! mon Dieu ! malheureuse que je suis ! s'écria-t-elle, est-ce que je serois devenue hydropique ? » Finalement elle s'aperçut qu'elle était grosse. Elle en fut toute honteuse, si bien qu'au rapport de saint Luc, elle se cacha pendant cinq mois. Je pense bien qu'elle aura fait élargir ses jupons et ses casaquins, pour cacher sa grossesse, de peur que les voisins ne vinssent à dire : « Voyez donc cette dévote-là ! elle ne laisse pas que de s'amuser tout aussi bien qu'une autre ».

On ne devait pas « s'embêter » à ces facétieux et sacrés monologues ; ils étaient certes aussi relevés que les profanes dialogues scéniques modernes, pour lesquels la sainte phalange de nos austères critiques dramatiques réclament, à tort et à cris, le rétablissement de la censure.

La reine de Navarre rapporte les grossiers propos d'un Cordelier de Tours, prêchant les Avents et le Carême, au XVIᵉ siècle :

« Je suis en admiration, messieurs et mesdames de Saint-Martin, que vous vous scandalisez pour une chose qui est moins que rien, et que vous fassiez des contes de moi, disant : « Qui eut cuidé que le père eut engroissé la fille de son hôtesse ! Il y a vraiment bien de quoi s'étonner. Un moine a engroissé une fille ? Belle merveille ! Mais vous, ça, belles dames, n'auriez-vous pas lieu d'être autrement stupéfaites, si la fille avait engroissé le moine ? »

Gilles de Liège explique, sans ambages, que le diable, dans ses tentations, procède graduellement, par mouvement tournant, selon la tactique allemande, et ne dit pas *ex abrupto* à l'homme qu'il vise : *Vade ad bordellum !*

Le luxe, la toilette, la malice des « folles femmes » était un thème favori et inépuisable des « bateleurs de la chaire ». Pierre de Limoges reproche aux femmes de se servir du *fascia pectoralis*, pour dissimuler leur grossesse. Gilles d'Orléans trace le portrait d'une des femmes « parées » de la seconde moitié du XIIIᵉ siècle, qui sont « l'instrument du diable » :

Regardez sa taille ; elle serre ses entrailles avec une ceinture de soie, d'or et d'argent, telle que Jésus-Christ ni sa bienheureuse mère, qui étoient pourtant de sang royal, n'en ont jamais porté.

« C'est à Paris, ajoute le même prédicateur, qu'on voit des femmes courir par la ville, toutes décolletées, toutes *espoitrinées*; quelle guerre celles-là font à Dieu ! » A son tour, Guillaume de Montreuil, s'écrie : « Jadis, l'épouse était fidèle à son époux et paisible auprès de lui, comme une brebis ; aujourd'hui, ce sont des *lionnes*; *volunt portare brachas* ! » Elles veulent porter la culotte ! *Nil novi sub sole*, disait déjà Salomon, mille ans avant Jésus-Christ.

A propos de l'Annonciation, d'après Lecoy de la Marche, le frère Daniel insinue sur les jeunes Parisiennes de son temps :

Nos vierges d'aujourd'hui n'éprouvent pas un si grand trouble quand un jeune garçon leur insinue dans l'oreille tout autre chose qu'un *Ave Maria*.

Nos jeunes gens insinuent bien autre chose aux jeunes oiselles, à en juger par le nombre toujours croissant de mères éplorées qui nous consultent pour un embonpoint global et progressif de leur fille mal gardée. Mais nous n'en avons pas fini avec les critiques de la coquetterie féminine. Un Cordelier prêche contre la *Vertugale* et dit que si les dames ont quitté la vertu, elles ont gardée la *gale*. Le Père Lejeune tourne en ridicule le nœud de ruban, appelé l'*assassin*, qui se portait sur le sein.

Pas plus que le petit Père André, sous la Régence, le P. Maimbourg, au siècle précédent ne se gênait pour émailler ses sermons de gaillardises. « Est-il étonnant, répliquait Molière à un critique, que je mette des sermons (*Tartufe*) sur le théâtre, puisque le P. Maimbourg fait des comédies dans la chaire? »

Le décolletage était souvent incriminé en chaire, même par des orateurs de valeur. Ainsi le P. Claude de Lingendes, « le précurseur de Bourdaloue », interpelle, avec quelle vivacité et quelle verve, les femmes qui assistent aux offices en robes décolletées :

Pourquoi viennent-elles dans ce saint lieu parées et ajustées de manière à tourner sur elles tous les regards ; sein dévoilé, épaules nues, bras découverts, tout l'équipage de la luxure, le visage coloré de fard, les cheveux frisés et poudrés ? De tous côtés les regards se portent sur elles ; quoi d'étonnant, si partout où elles se présentent, elles blessent, elles lancent des traits qui pénètrent ?... Ici même, par sa divine chair, le grand Sauveur nourrit les âmes pour l'immortalité, inspire l'amour de la chasteté, éteint les ardeurs de la concupiscence ; et vous, le dirai-je ? avec la vôtre, vous fascinez les yeux, vous troublez les âmes, vous excitez les sens, vous attisez l'ardeur des passions. Quelle est, grand Dieu, cette impiété ? Osez-vous bien opposer votre corps au corps de Jésus-Christ, votre chair à la sienne, votre amour impudique à sa charité, vos feux aux siens, et, tandis qu'il travaille à sauver les âmes, prendre à tâche de les faire périr...! Ici même en face de cette chaire, vous dressez une école de libertinage, et vous faites plus de mal par votre présence que l'Apôtre ne fait de bien par ses leçons.

Et Massillon, lui-même, qui traite les sermonnaires médiévaux « de bouffons de théâtre, mêlant à la parole sainte des plaisanteries qu'on n'aurait pas dû entendre », est-il bien sûr de ne rien leur emprunter dans cette invective :

Pécheurs mondains, êtes-vous dans l'état où vous voudriez mourir ? Vous, femmes, qui étalez vos belles poitrines, votre col et votre gorge, voudriez-vous mourir dans l'état où vous êtes ?

D'après Sablier (1), le Père Chatenier, Dominicain, prêchant, à Paris, au début du xviii° siècle, rappelait le mauvais ton et les parades des jocrisses de la chaire des siècles précédents. Dans ses sermons sur les funestes suites de la paresse il raconte, en style dépourvu d'artifices, l'intrigue malpropre de David et de Bethsabée :

David était un paresseux qui ne se levait qu'à midi. Dieu le punit ; il alla sur la terrasse à peine éveillé ; de là, il vit une grosse vilaine qui n'était point couverte ; c'était Bethsabée qui se baignait. Il alla à elle et fit le péché...

Mgr Cammus, évêque de Belley, émettait aussi, dans ses sermons, des idées singulières ; à la Charité, il risque cette vérité de M. de La Palisse :

Un seul homme peut faire plusieurs péchés : blasphémer, mentir, porter faux témoignage contre son prochain, dérober, assassiner, etc., mais le péché de la chair est si grand qu'il faut être deux pour le commettre !

En 1867, à Notre-Dame, le Père Félix, exposant ses idées sur le nu, admettait :

La nudité chaste, la nudité pudique, où le rayonnement de l'esprit fait oublier la chair, et non la nudité libertine, honteuse, provocante, audacieuse des scènes de volupté, des débauches de sensualité.

Mais sait-on où finit la nudité pudique et où commence la nudité libertine ? Limite bien difficile à déterminer et qui varie avec les époques, les latitudes et chez le même peuple.

L'Amérique, le pays des excentricités, a, encore de nos jours, des

<hr>

(1) *Variétés sér. et amus.*

libres prêcheurs. H. Rochefort, revenant de Nouméa en Europe, passa
à Salt-Lake-City, où il entendit dans un prêche une sortie violente
de Brigham Young, le Moïse des Mormons, le fondateur de la nouvelle religion phalanstérienne, contre les *tournures*, diminutifs des
vertugadins honnis jadis par l'Eglise ; les femmes s'étaient cru permis de s'annexer ces postérieurs postiches, à l'exemple de nos
parisiennes, pour ajouter un peu de « ballon » à leurs grâces physiques.

Depuis quelque temps, s'était-il écrié en plein tabernacle, je remarque
en bas de vos tailles des grosseurs insolites. Que signifient ces modes
ridicules ? Sortez toutes et revenez ici quand vous aurez déposé chez vous
cet attirail mondain. Ce n'est pas sur les reins, entendez-vous, c'est sur le
ventre que vous devez avoir des bosses.

VIII. Écrits contre le décolletage. — De tout temps, des voix auto-
risées du clergé ont lancé l'anathème et crié le *Delenda est* contre le
décolletage (1), mais vainement ; à ces pieuses et inutiles objurgations
ajoutons d'autres cris d'alarme, qui sont restés et resteront sans écho :
la logique et la décence devant toujours capituler devant la mode et
la coquetterie, *in secula seculorum*.

Le *Discours sur la nudité des mamelles des femmes*, par un
« Révérend Père Capucin », déjà cité (1), rappelle que Jérémie,
dans le quatrième chapitre de ses *Lamentations*, nous donne à entendre que la nudité des mamelles n'appartient qu'aux furies infernales,
aux sorcières, aux bêtes brutes. D'après le même opuscule, Ezéchiel,
dans son chapitre XVI°, rapporte le commandement que Dieu lui fit,
de remontrer à Jérusalem ses abominations ; à savoir : « qu'étant
déjà grandelette, en puberté, avec les seins enflés, elle était néanmoins découverte, ornée et pleine de confusion, cause pour laquelle il
aurait étendu son manteau, pour en couvrir sa confusion et son ignominie ». Le même prophète compare le sein découvert d'une femme,
à un lit, « où l'impureté repose et devient féconde, en corrompant celle
qui le découvre et celui qui le regarde ». Nous retrouvons, sous
forme d'aphorisme, cette comparaison hébraïque, dans la *Rôtisserie
de la Reine Pédauque*, de notre fin ironiste Anatole France : « Une
femme sans poitrine, c'est un lit sans oreillers » ; les oreillers du
démon, clame le pudique Révérend Père, dans le *Discours* ci-dessus.
Saint Jérome conseille à la femme qui marche en public, de ne

(1) Ancot, *hist.* p. 110.

découvrir ni son col ni son sein et de se voiler la face ; à peine doit-elle risquer un œil pour lui servir de guide. Saint Lin aussi, qui passe pour le deuxième pape, interdisait aux femmes de se trouver aux assemblées sans un voile — de lin — sans doute. De même le Koran (XXIV - 31) commande aux croyantes de couvrir leurs seins d'un voile ; mais en Orient, elles cachent avec plus de soin leur visage que leurs seins, surtout celles qui allaitent.

Au début du v⁰ siècle, saint Paulin de Nole anathémise les femmes qui portent des *mamilla* ou bandes mammaires, les corsets primitifs, et prédit que Dieu, pour punir les provocations de la coquetterie, changera ces bandes compressives en haires et cilices.

Le Père Louis de Bouvignes, Capucin prédicateur, dans son *Miroir de la vanité des femmes mondaines* (Namur, 1675, in-12), s'élève aussi contre les soins et artifices de la toilette féminine :

Voici donc une jeune enjouée, toute farcie de vanité, qui emploie régulièrement deux ou trois heures d'horloge, chaque jour, pour affiler les traits de sa beauté... pour se faire grosse d'un côté et même de l'autre et pour paraître d'un beau corsage.

Enfin, Richard Baxter, un ministre protestant, fit la préface d'un livre, *A just and seasonable reprehension of naked breast and shoulders*, qui est un violent réquisitoire contre les poitrines nues.

IX. POÉSIES LIBERTINES D'ECCLÉSIASTIQUES — Il suffit de rappeler les mœurs légères des abbés commendataires (1). Abbés de ruelle, de salon, de cour, petits maîtres, pour la plupart tonsurés laïques, qui n'avaient de grave que le pas — le pas d'abbé — et vivaient plutôt dans le désordre que dans les ordres, pour comprendre les écarts littéraires que plusieurs d'entre eux ont commis, souvent avec licence, toujours avec récidive et parfois non sans succès, comme l'abbé de Voisenon, le type du genre, l'amant en titre de Mme Favart, le « cher ami Greluchon » de Voltaire, l'un des esprits les plus brillants du XVIII⁰ siècle. L'Académie lui ouvrit ses portes malgré ses *Contes*, « où l'ordure est mise en calembours », selon l'expression sévère du délicat Laharpe.

(1) Galants « absolvistes », qui

    Arrondissent leur laïcité
    Au fond d'un riche bénéfice,
    Et, sans entendre leur office,
    Gagnant gaîment l'éternité.

L'ancien vicaire général était le « poète des grâces » ; pourtant, lorsqu'à l'occasion du mariage du Dauphin, la ville donna sept bals gratis, il les décrivit dans un style digne des halles, en constatant que si Vadé « n'a pas eu l'honneur d'inventer le genre, il l'a enterré avec lui ». Pour la circonstance, ce langage a été exhumé par le galant auteur du *Discours sur la nécessité d'aimer*, qu'il adresse à la sage Daphné :

> Je suis heureux, j'aime et n'aime que toi...

Il est aussi l'auteur du madrigal, en l'honneur de Mme Elie, « qui le voulait faire son chapelain » :

> C'est dans tes yeux qu'on lira son Rosaire...

etc.

Il imagine une aventure à chaque *Bal de bois* ; la première arrive à la porte Saint-Antoine. Quelques extraits nous donneront la note ultra-égrillarde des autres récits. Les principaux personnages sont les époux L'Engelé :

« Notre ami Guillaume L'Engelé qui, comme on sait, a une renommée et qui pète plus haut que le c..., rapport qu'il rôte souvent... ». Mme L'Engelé, qui eut beaucoup d'enfants « par le canal de ses amis », fait, en dansant, une chute sur le ventre, et « sauf votre respect, écrit le frivole académicien, ses cotillons se levèrent de façon qu'on vit son derrière, sur lequel elle avait oublié de mettre un masque ». Zola n'a rien inventé.

L'abbé Amfryé de Chaulieu, prieur de Saint-Georges, poète épicurien « de la bonne compagnie » (1), surnommé « l'Anacréon du Temple », dont le grand prieur, le duc de Vendôme, était le Mécène, n'eut pas l'honneur de faire partie des Quarante : Louis XIV, qui n'aimait pas les abbés libertins — à quatre-vingts ans, le pieux Céladon eut une passion, qu'il satisfit, paraît-il, pour Mme de Launay — lui ferma les portes de l'Académie. Sainte-Beuve signale dans ses vers des « énormités ». Au même cercle catholique et vicieux, brillait Laurent Bordelon, docteur en théologie, qui appelait ses œuvres ses péchés mortels.

(1) Écoutez cet aveu :

> J'ai vu toutes mes faiblesses
> Et connu quel est leur prix
> Des plus fidèles maîtresses
> Je ne les poursuivrai pas.

Trop longue serait la liste des abbés qui ont associé ou sacrifié leur caractère sacré aux muses du Parnasse ou aux propos grivois, et ont alimenté la chronique scandaleuse de l'époque (1), en partant du bon curé de Meudon, pour passer par le peu scrupuleux abbé de Brantôme et aboutir à la cohue des auteurs dramatiques, en rabat, du siècle de la galanterie. Nous nous contenterons d'éplucher les vers… libres, le dévergondage poétique de deux d'entre eux — *a duobus disce omnes* — « l'affreux » abbé Cotin, abbé de Montfroncel, aumônier du roi, chanoine de Bayeux, membre de l'Académie, etc., et François Maucroix, chanoine de Reims (1618-1708) (2), qui, bien que dans les ordres, se conduisaient en abbés au petit-collet.

Charles Cotin, plat poète et plat prédicateur, aussi mauvais prêtre que mauvais rimailleur, fut livré à la risée publique dans les *Femmes savantes*, sous le personnage de Trissotin — trois fois sot — que Molière avait d'abord appelé Tricotin; c'est aussi le grotesque Beaugénie du *Mercure galant*, de Boursault. On se souvient qu'à la fin de la pièce, l'auteur fait improviser *in petto* une énigme sur le Pet, à celui qui s'était décerné le titre de « Père de l'énigme française » :

<table>
<tr><td>

Je suis un invisible corps,
Qui de bas lieu tire mon être,
Et je n'ose faire connoître
Ni qui je suis, ni d'où je sors.

</td><td>

Quand on m'ôte la liberté,
Pour m'échapper j'use d'adresse,
Et deviens femelle traîtresse,
De mâle que j'aurois été.

</td></tr>
</table>

En réalité, Boursault a condensé, en deux quatrains, une pièce qui, primitivement, en comportait huit (Énigme XVI) ; par la suite, plusieurs variantes portèrent le nombre de l'une à sept (En. LIX), de l'autre à quatre (En. LXXII), toutes de style lourd et émaillé de fautes de français.

(1) Par exemple l'abbé-papillon et épicurien Jacques Testu, membre de l'Académie, à qui Mme de Coulanges écrivait : « J'ai trouvé votre femelle »; c'était Mme de Grignan, fille d'honneur de la reine. Un autre abbé libertin, victime d'un violent coup de pied de Vénus, recueillit cette épitaphe anticipée :

Ici gît l'abbé Impartal
Qui mourut d'un coup d'éventail.

(2) L'ami de La Fontaine fut le digne successeur du satirique Guillaume Coquillart, chanoine de la même localité, qui eut à médire et se gaussa des champenoises du temps de Louis XI :

Ménagères sans aucun vacarme
Vont en voyage bien matin,
En la chambre de quelque carme
Pour apprendre à parler latin.

Le barde des W.-C., dont la vanité n'avait d'égal que l'absence de sens moral, dédia ses *Œuvres mêlées* — oh combien ! — à son altesse royale Mademoiselle, bien qu'il s'y trouve des pièces de ce goût : le *Jeu de trou-madame*, le *Sein d'une dame*, le *Pucelage*, etc., toutes œuvres suffisamment scandaleuses pour un abbé qui prêcha, durant seize ans, devant la cour et la ville.

Oyez quelques-uns de ses bouquets à Iris — c'est-à-dire Mademoiselle — dont « la pensée l'empêche de dormir », et qu'il appelle des *Épigrammes* ; nous ne lirons du recueil que les passages relatifs aux seins :

CRUAUTÉ

Vous me défendez d'approcher
De votre bouche sans pareille ;
Votre gorge est une merveille
Qu'on ne peut ni voir ni toucher...

Ce désir l'obsède ; il y revient dans une autre *Épigramme* :

Je promets tous les jours de ne jamais toucher
Les neiges du beau sein dont l'ardeur me consume,
Mais je ne saurois m'empêcher
De suivre une si douce et si belle coutume...

A nouveau, le récidiviste insiste, il veut voir et toucher ce qu'Iris cache avec tant de soin, des seins moins plats, certes, que ses vers antithétiques :

Vous cachez vostre sein, mais vous monstrez vos yeux,
Que de tout vaincre ont le beau privilège,
N'est-ce pas me sauver du milieu de la neige,
Pour m'exposer au feu des cieux.

Autre *Épigramme*, à intention grivoise, mais même platitude :

LE SEIN D'ISABEAU

Baisant mon sein, dit Isabeau,
Tu fais qu'il en paroist moins beau ;
Il rougit sitost qu'on le touche,
Ce n'est pas comme il faut agir,
Colin, baise plustost ma bouche
Car elle ne peut trop rougir

Il se répète dans cette *Historiette* sous le titre :

REPROCHE GALAND

Comme Alcidon baisoit la gorge de Philis,

> Ah, dit-elle, pourquoy changer ainsi les choses ?
> Ma gorge fut toujours de la couleur des lys
> Mais elle est maintenant de la couleur des roses.
> Ah, quittez ce fâcheux dessein.
> Et si vostre amour est fidelle
> Faites rougir ma bouche a la place du sein
> Elle n'en sera que plus belle.

Passons aux *Énigmes*, sa spécialité favorite. « Sonnet, c'est un sonnet » :

LE SEIN D'UNE DAME

> Quelques traits dont se vante un visage charmant,
> Sans moy l'on trouve à dire aux beautés d'une dame,
> Quand je me monstre un peu, je consume un amant,
> Et si je parois trop l'authorité me blasme.
>
> Lorsqu'un doigt amoureux me presse doucement,
> Je sens un prompt désir qui se glisse en mon âme,
> Et nouveau Montgibel j'exalle en un moment
> A travers de la neige un esprit tout de flame.
>
> Il me faut quelquefois pour éviter du mal,
> Dans un petit palais, entouré de corail,
> Exprimer mon fardeau par un bouton de rose.
>
> Au moindre coup je souffre une extrême douleur,
> Et je suis bien souvent trop remply d'une chose
> De qui je ne voudrois porter que la couleur.

Nous avons donné l'*Énigme* I, des *Tétons* (1) :

> Tandis que deux voisins sans se joindre vesquirent...

nous n'y reviendrons pas. Finissons-en avec cette vermine de vers plats, peu propres à chanter des rotondités charnelles aussi savoureuses : le *Lacet*, du corset, a le mérite d'être court :

> Ainsi qu'un long serpent, je traine
> Mon corps à replis tortueux
> Et suis si peu respectueux
> Que j'enlacerois une reyne.
> Le jour, je me tiens dans mes trous
> Et la nuit je les quitte tous.

Avec le corset contemporain, le lacet ne quitte plus ses trous ni le jour ni la nuit.

(1) *Curiosités litt. sur les seins*, p. 191, 338, 340.

Telles sont quelques-unes des incongruités d'un célèbre prédicateur du XVIIe siècle, remplacé avantageusement, pour la morale chrétienne, par les Bossuet et les Bourdaloue ; mais tout de même on ne devait pas s'ennuyer à ses prônes.

Le badinage du chanoine François Maucroix est plus vif d'allure et d'un épicurisme plus pimenté. Dans une *Épître à Rosaliane*, il s'adresse à Mme des Réaux, qui, quoique grosse, « sautoit et dansoit toujours » :

> On m'écrit que dans quelques jours
> Vous devez mettre en évidence
> Un nouvel habitant de France,
> Et que cet enfant fortuné
> Danse même avant qu'il soit né,
> Et fait gambades à douzaines ;
> Marques, sans doute, très certaines
> Qu'il sera danseur fort dispos,
> Et fera la nique aux Chabots ;
> Tout cela, supposé qu'il vive,
> Et qu'à bon port sa nef arrive ;
> Ce qu'on croit difficilement,
> Car vous le bercez diablement,
> Et jamais, dit-on, femme pleine
> Ne fit tant que vous de fredaine.

Après la couche, la « fausse couche » ; le chanoine termine le récit d'un songe lubrique, à son Iris, par un détail intime qui plaide en faveur de sa continence, sinon de sa concupiscence :

> ...En proie à mes plaisirs
> Et ma bouche et mes mains vont avec insolence
> Partout où veulent mes désirs...
> J'ai pâmé sur ton sein de lis,
> Pour qui l'amour même soupire ;
> Divine Iris, j'ai bien fait pis,
> Mais je n'oserois te le dire.

Après cet aveu physiologique et pornographique, ce madrigal, à la comtesse de Beaujeu, déguisée en égyptienne, paraîtra bien fade :

> Ta gorge fait honte à la neige,
> Les lys auprès de toi perdent leur privilège,
> Et ton teint efface le leur ;
> Belle Beaujeu, quelle erreur est la tienne,
> De croire avec tant de blancheur
> Passer pour une Égyptienne ?

Cette épigramme sur un mari corniculé a plus de sel, moins attique que gaulois :

> Ta femme en tient pour ses neuf mois ;
> Tu n'as pas raison toutefois
> De te faire honneur de sa bosse :
> Car chacun sait bien, dieu merci,
> Lorsque ta femme devint grosse,
> Que Licidas étoit ici.

Le madrigal à *Papette* se permet toutes les licences, même contre l'orthographe :

> Jeune beauté toute parfaite,
> Chacun dit, voiant vos appas :
> Bien heureux, charmante Papette,
> Celui que vous ferez papas.

A ces vers mi-sel, mi-sots, nous préférons cette fine épigramme, si souvent reproduite dans les anthologies satiriques :

> La belle qui cause nos pleurs
> Est morte des pales couleurs,
> Au plus bel âge de sa vie.
> Pauvre fille ! que je te plains
> De mourir d'une maladie
> Dont il est tant de médecins !

Dans une *Elégie, Pour Dime*, il exprime à Philis sa jalousie à l'égard de son fiancé :

> Donc un heureux époux vous tiendra dans sa couche,
> Sans cesse, il pâmera sur cette belle bouche,
> Et sa main téméraire et son indigne main,
> Osera profaner les lys de votre sein.

Les « fureurs » de cet homme d'église ne sont qu'un écho affaibli de celles d'Oreste. Il avait pour confident et peut-être pour compagnon de « bombe » le chanoine Favart, qui recueillit ses productions anacréontiques et folâtres. Il nous semble que ces bons chanoines devaient avoir bien des distractions en lisant leur bréviaire, et nous ne serions pas autrement surpris que les *Litanies des catholiques du* XVIIIe *siècle*, où nous trouvons la chanson suivante, fussent d'un ecclésiastique séculier ou régulier, en rupture de banc d'œuvre :

LA SAINTE CROIX

Air : *Que ne suis-je la fougère.*

Présumant trop de ma lyre
J'avais promis à Lison,
Dans un accès de délire,
Sur la croix une chanson,
Parmi les vers de commande,
Si Lison veut m'en passer
Quelques-uns de contrebande,
Je suis prêt à commencer.

Ce que le monde révère
Comme signe du chrétien,
Sur le sein de ma bergère
De moi n'a fait qu'un païen.
Se peut-il donc que je chante,
Sans offenser l'Éternel,
Une croix qui ne m'enchante
Qu'à cause de son autel ?

Sur une gorge d'albâtre
J'aime à contempler la croix ;
Et si je suis idolâtre
Des deux fripons que je vois,
Lison, ma faute est l'ouvrage
De ce couple séducteur,
Fier sans doute de l'hommage
Qu'il dérobe au Rédempteur.

Ainsi, loin que je profite
De ce signe de salut,
Le mouvement qui m'agite
Me dépêche à Belzébuth.
Mais, hélas ! quoique coupable,
Je ne crains que tes rigueurs,
Et j'irais cent fois au diable
Pour une de tes faveurs.

Voici donc en conscience,
Sans aucun déguisement,
Lison, quelle est ma croyance
Sur un dogme aussi charmant.
Cette croix est triomphante
Dans l'état où je la vois,
Sur une gorge naissante
Et sous un joli minois.

Si quelqu'un sur ma doctrine
Cherchait à me chicaner,
Que lui-même s'examine
Avant de me condamner.
Faut-il outrer la censure
Contre un faible et tendre cœur,
Trop plein de la créature
Pour songer au Créateur ?

Ajoutons à ces pièces profanes, émanant d'ecclésiastiques en goguette, un spécimen d'une grotesque parodie sacrée, — conçue dans l'esprit jovial et trivial des joyeux sermons de *Saint-Oignon*, de *Saint-Hareng*, etc., — que l'on débitait *extra* et *intra cathedra*, le dimanche gras, à Rouen, en l'année 1580, à la fête de l'*Abbé des Conards*. Ce personnage était accompagné d'un cortège de chariots, symboliques, occupés par des *hermites*, « accoutrez de différentes sortes » et portant, chacun, sur le dos un écriteau en parchemin, avec « deux lignes en rithmes », dont nous extrayons la fleur :

— Hermite suis de grand renom
Faisant bordeau de ma maison
— Hermite de rouge broudier
Qui rebrasse à maints le fessier.

> — Hermite nouveau refondu
> En vérole tout confondu.
> — Hermite suis frère frappart,
> Qui maint connin broche sans lard.

La cérémonie finissait, comme tout en France, par des chansons, des « letanies », dont voici la moins retroussée des strophes :

> L'abbé commande à ses nonnains
> A descouvert monstrer leurs seins.
> Et chevaucher a c... desclos.

> *Refrain* : Beuvez d'autant, vuidez les pots !

X. Anecdotes, mots réflexions. — **Avertissement du ciel**. — Après la bataille de Pavie, perdue par François Ier, le 24 février 1525, contre les troupes de l'Empereur Charles V, commandées par le connétable de Bourbon, le roi de France fut conduit au monastère des Chartreux. Il était encore matin, car les religieux chantaient tierce et en étaient à ce verset du psaume 118 : *Coagulatum est sicut lac cor meum, ego vero legem tuam meditatus sum.* (Mon cœur s'est resserré comme le lait qui se coagule et j'ai médité ta loi). Le Roi, qui sentait sa triste situation et qui la regardait plutôt comme une punition par laquelle Dieu le rappelait à lui, que comme un des jeux ordinaires de la fortune, s'unit avec les religieux pour chanter le verset suivant : *Bonum mihi quia humiliasti me ut discam justificationes tuas.* (C'est un bien pour moi que d'avoir été humilié, puisque je reconnais tes jugements).

Offrande singulière. — Sachet, curé de Saint-Gervais, exhortant madame de Coulanges, qui venait de faire une chute, à offrir en sacrifice à Dieu tous ses maux, dit entre autres choses : « Offrez lui ce petit c... escorché ».

Cette historiette, pendant de l'histoire excrémentielle de sainte Philomène, est tirée des *Mémoires* du cynique Tallemant des Réaux, qui passe pour « le miroir le plus fidèle de la société polie de son époque »; quelle était la posture de l'autre, grands dieux !

Dame camuse devant Le Camus. — Ayant un jour prêché contre les dames qui découvraient leur gorge, le cardinal Le Camus trouva, à son retour chez lui, une dame assez âgée qui avait assisté à son sermon, et comme elle était de celles qui montraient le plus leur gorge, quoiqu'elle l'eût fort laide : « Au moins, Madame, sourit-il, ce n'est pas contre celle-là que je viens de prêcher ».

Potins de cour. — À la cour de Louis XV, chacun disait son mot sur la maladie de langueur dont mourut le petit duc de Bourgogne ; on allait jusqu'à accuser la nourrice, qui était établie à Versailles, de lui avoir communiqué « un vilain mal ».

Un sot évêque, raconte Madame du Hausset, femme de chambre de Madame de Pompadour, s'avisa de dire qu'elle avait été fort libertine dans sa jeunesse ; la pauvre nourrice en fut instruite, et demanda qu'on le fît expliquer. L'évêque répondit qu'elle avait été plusieurs fois au bal dans sa ville, et qu'elle avait la gorge découverte. Le roi, qui à l'adultère avait joint « *le ragoût* de l'inceste », ne put s'empêcher de dire : *Quelle bête!*

Comparaison. — M. le cardinal de Luynes se trouvant chez Mme la duchesse de Chevreuse, M. de Conflans demanda à son Éminence, la différence qui existait entre elle et la duchesse. Comme la réponse se faisait attendre, l'interlocuteur risqua cette explication : « Un prélat n'a qu'une éminence, une duchesse en a deux ».

Sur Léon XIII. — Anecdotier Hugues Le Roux : Quand ce pape n'était que le cardinal Pecci, on le pria à déjeuner dans une des grandes maisons de Rome. Le comte X était au nombre des invités.

Soudain il tira de sa poche une tabatière qu'il montra, avec quelque affectation, à ses belles voisines. Ces dames se récrièrent sur la beauté et la licence de la peinture. Aussitôt, tout le monde demanda à voir le bibelot qui commença à courir de main en main. C'était, dans le goût du dix-huitième siècle, une voluptueuse nudité féminine, que des Amours conduisaient, par des voies très caressantes, à des péchés décidément mortels. La tabatière arriva aux mains du cardinal, le comte voulut la reprendre.
— Ce n'est pas là un sujet pour son Éminence...
— Et pourquoi donc? demanda le cardinal, qui considéra la peinture avec l'approbation et le sourire d'un connaisseur. Puis quand il l'eut bien examinée, il rendit au comte X..., le précieux objet en disant, sans indication d'une nuance quelconque d'ironie ou de malice :
— Charmant..., charmant... Le portrait de la comtesse, sans doute !

Évêque tolérant. — Un des échos du *Cri de Paris* : Quand Mgr Bonnefoy arriva à la Rochelle, il accepta l'invitation de la Préfecture pour le dîner de gala du mois de janvier ; tous ses prédécesseurs depuis l'Empire l'avaient refusé.

Grand émoi parmi les femmes des hauts fonctionnaires : peut-on se décolleter quand doit venir un évêque ? Le préfet fut aux renseignements : « Au contraire, mon cher préfet, au contraire ! » acquiesça plaisamment Mgr Bonnefoy.

Toutefois la préfète ne prévint personne, et quand ces dames arrivèrent, sévèrement emprisonnées dans des corsages de pénitentes, l'hôtesse, seule, toutes épaules dehors ! — elle les avait fort belles, — s'étonnait ingénuement. Mais Mgr était conquis à la République.

Chaire, chair et bonne chère. — A un grand dîner, chez la comtesse de G..., l'une de ses invitées, une baronne de la finance, se faisait remarquer par un décolletage excessif ; ses puissants appas semblaient toujours vouloir escalader leur digue.

— Ah ! fait le prédicateur X, un des convives, que l'on complimentait sur son éloquence, la voilà bien l'éloquence de la chair !

Seins de sainte. — Incident relevé dans l'*Orme du mail* :

M. l'abbé Guitrel découvre une miniature représentant le martyre de sainte Agathe, on voit les bourreaux tenaillant les mamelles de la vierge. Cette page présente un fragment du propre de la sainte (1).

Le préfet affirma que ce langage du moyen âge était piquant. L'abbé y trouva de la naïveté et aussi de la sublimité.

Mots de la fin. — Dialogue sur une femme hautement — c'est-à-dire très bas — décolletée :

— Un vrai prédicateur.

— Pourquoi ?

— Parce qu'elle est *montée en chair*.

Du même tonneau « de fiente de l'esprit » : Piton à Dumanet :

— Pourquoi une nourrice qui meurt va-t-elle droit en paradis ?

— Parce qu'elle est en état de *sein tété*.

(1) (Pendant que la bienheureuse Agathe était torturée dans sa mamelle, gravement elle dit à son juge : « Impie, cruel et barbare tyran, tu n'es pas confus de couper dans une femme ce que toi-même tu as sucé dans ta mère ? J'ai au fond de l'âme des mamelles intactes que j'ai consacrées au Seigneur ».)

LIVRE III

ICONOGRAPHIE RELIGIEUSE (1)

CHAPITRE PREMIER

PAGANISME

I. DIVINITÉS ÉGYPTIENNES. — 1° **Isis**. — Dans la théogonie de la vallée du Nil, où dominait la triade d'Abydos — *Osiris, Isis, Horus* — à côté des trinités memphitique — *Phtah, Sacht, Mouthès* — et thébaine — *Ammon, Mont, Khons* — la déesse nourricière par excellence était *Isis*, debout ou assise (fig. 85, 86), présentant le sein à son fils *Horus*; nous en avons déjà donné plusieurs figurations (2).

La déesse mère allaite parfois un taureau ou bien elle a une tête symbolique de vache laitière (3) et, entre les deux cornes, un disque constitue presque toujours sa coiffure; sous ce type, on la confond avec *Hathor*, la nourrice de tous les dieux, la *Vénus* asiatique, déesse de la beauté et de l'amour.

Une stèle égyptienne du Musée du Louvre, importée en Egypte à l'époque de la dix-neuvième dynastie, c'est-à-dire vers 1400 ans environ avant J.-C., montre cette déesse sous le nom de *Qadesh*, entièrement nue, le pubis peint en noir. A Karnak aussi, elle se présente sous tunique transparente, de face, les mains écartées, qu'*Aphrodite* rapprochera plus tard de ses charmes.

Assez souvent, le buste d'*Isis* porte, comme *Cybèle* ou *Diane d'Éphèse*, des mamelles multiples (4), pour indiquer qu'elle nourris-

---

(1) Nos lecteurs voudront bien se souvenir que seules les divinités qui offrent quelque singularité par leurs seins ou leur nudité, feront l'objet de cette étude.

(2) *Hist. des arts* et *Anecd. hist. et rel.* fig. 47, 51.

(3) *Anecd. hist. et rel.* fig. 55.

(4) *Anecd. hist. et rel.* fig. 38.

sait toutes choses; ou aussi un corps de serpent mammé (fig. 87), ou une tête de lionne, comme *Sekhet*, ou de brebis parce que le jeune *Horus* était appelé, dans les textes sacrés, *agneau, fils de brebis* (1).

Nous avons vu au Musée de Boulaq un groupe en bronze trouvé au Serapeum de Saqqarah, figurant la trinité primordiale du panthéon égyptien ; une chatte, dans la posture de l'allaitement — symbole de croissance — est couchée aux pieds de la déesse,

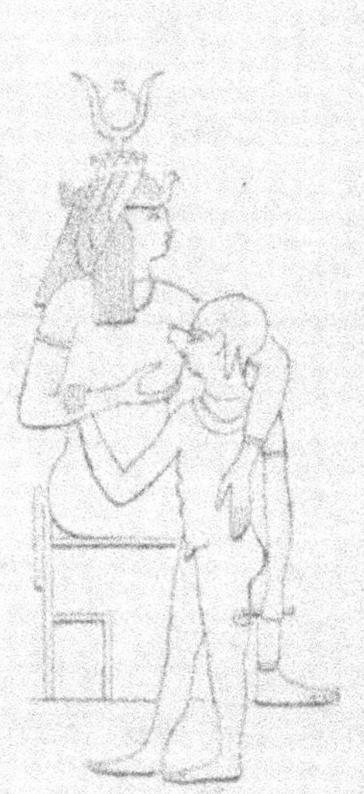

Fig. 85. — Temple d'Hermontis.

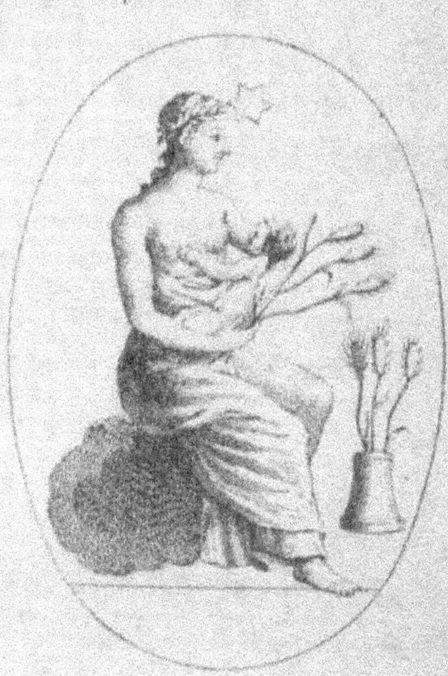

Fig. 86.

Parfois, la colombe — aïeule du saint Esprit — était empreinte sur la poitrine d'*Isis*, pour désigner la nature féconde. *Zeus* aussi se rattache à la lignée du saint Esprit ; chez les Phéniciens, un pigeon, nommé *Jupiter-You-Pigeous*, était tracé sur le sein de *Vénus Athir*, nature vierge, quoique féconde, tout comme la Vierge Marie qui conçoit et est conçue « sans péché ».

Dans l'antiquité, les artistes avaient une préférence marquée pour *Isis, dea myrionyma*, la déesse aux dix mille noms, allaitant *Horus* ; après l'ère chrétienne, ils reporteront leur zèle et exerceront leur

(1) *Horus* est donc l'aïeul de *l'agneau sans tache, Jésus.*

talent sur la Vierge, donnant le sein à Jésus ; « par *Isis*, disait Juvénal (XIII, 28), comme on sait, les peintres sont nourris ».

2° **Neith**. — Est la mère du Soleil, lequel s'était engendré lui-même,
dans le sein de sa mère ; aussi, partageait-elle avec d'autres divinités, le privilége d'être une Vierge-Mère, ce qui explique l'inscription
relevée à Saïs par Plutarque : « Je suis ce qui est, ce qui sera et ce
qui a été, personne n'a
relevé ma tunique et le fruit
que j'ai enfanté est le Soleil » ; le dogme de l'Immaculée conception, comme
on le voit, date de loin. C'est
du reste dans cette localité
que *Neith* était le plus vénérée ; on y célébrait, en
son honneur, la fête des
« Lampes ardentes », du-
rant laquelle la plus grande
licence était permise. Cette
déesse génératrice, mâle et
femelle, ithyphallique et
mamelue (fig. 88), était
munie de trois têtes ; la tête

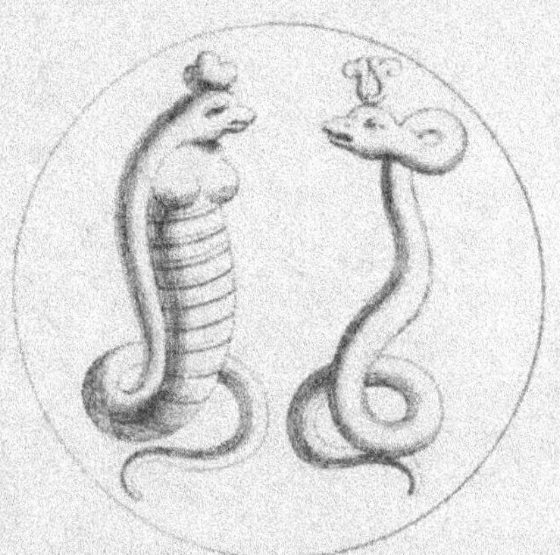
Fig. 87. — Isis et Osiris, coiffés de la fleur de lotus.

centrale, celle de la déesse, coiffée du pskhent, la double couronne
de la Haute et de la Basse-Égypte ; la tête de droite ou de lion, caractérise la force et celle de gauche ou de vautour symbolise la maternité et le principe femelle : on croyait autrefois tous les vautours
femelles fécondées par le vent, comme les palmiers.

On trouve souvent dans les sépultures de la Basse-Égypte des
figurines de cette divinité (fig. 89, 90), dont elle porte la coiffure,
et allaitant deux jeunes crocodiles. « Le rôle de ces animaux, dit
M. Maspero, et la raison pour laquelle on les rattachait à la déesse sont
encore mal connus ». Mariette Bey ne nous paraît pas mieux renseigné : « Il s'agit, peut-être, pense l'éminent égyptologue, des ténè-
bres d'où la mère a fait sortir son divin fils, le Soleil » ; bien obscure
cette explication, malgré les radiations de l'astre solaire. Pour Champollion, la déesse caractérisée par la coiffure de la Basse-Égypte
ou du Nord et par les deux crocodiles, qu'elle semble allaiter avec

tendresse, serait la singulière image de « la nourrice des dieux »,
de *Bouto*, déesse de la ville deltaïque de ce nom, représentée
encore avec la tête de lionne comme *Sekhmet*. « Cette scène, se
demande-t-il, fait-elle allusion à l'enfance d'*Horus* et de *Bubastis*,
enfants d'*Isis*, élevés secrètement sur les eaux du lac sacré, ou bien
se rapporte-t-elle à l'éducation de quelques autres divinités? C'est ce
qu'il est impossible de décider entièrement, dans l'état actuel de nos
connaissances sur les mythes sacrés de l'Égypte. Mais la divinité

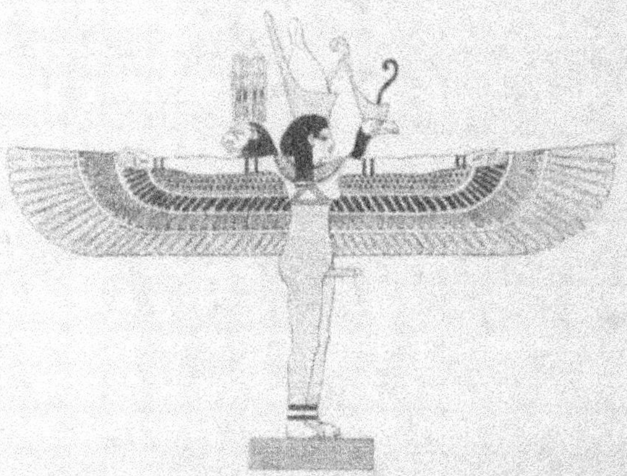

Fig. 88. — Neïth. D'après le *Panthéon Égyptien*, de J.-F. Champollion, le Jeune.

n'est-elle pas née des « eaux primordiales ? » et en raison de son origine aquatique, ne pourrait-on en faire le symbole du Nil, qui nourrit
ses amphibies sacrés, adorés en différents lieux : à Latopolis, à Thèbes, au lac Mœris, surtout à Crocodilopolis, près de Gébelein, etc.?
Le plus souvent, il est vrai, le dieu Nil jouit d'un fort embonpoint,
flanqué de seins gonflés et pendants, comme ceux de la Vénus
Hottentote, pour caractériser le père nourricier de l'Égypte (1) ; ou
bien il prend la forme de l'hermaphrodite *Api*, à l'opulente poitrine
et au menton recouvert d'une barbe touffue. A Philæ, la représentation du dieu Nil est plus gracieuse : il figure dans les bas-reliefs du

(1) Sous les Romains, d'après Mariette Bey, les prêtres du Nil essayaient, à
l'exemple de leur dieu, de se donner des formes efféminées, et Constantin, au rapport
d'Eusèbe Pamphyle, « porta une loi qui obligeait cette race d'androgynes à sortir
des villes qu'ils souillaient par leurs excès ».

temple, sous l'aspect d'une jeune femme, versant de l'eau, à la fois de sa mamelle et d'un vase qu'elle tient à la main (fig. 91).

3° Thouéris, l'accoucheuse. — Maxime du Camp insiste sur un bas-relief qui se reproduit à l'infini dans le temple de Khons, à Karnak ; il pense que ce doit être une figure de *Set*, le *Typhon*

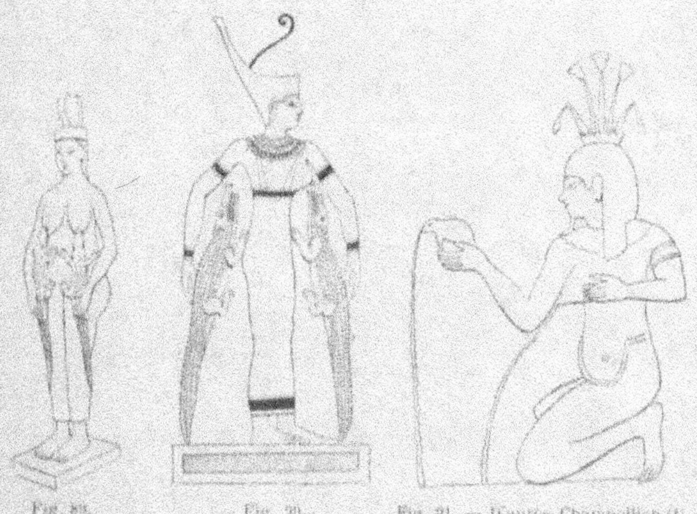

Fig. 89.   Fig. 90.   Fig. 91. — D'après Champollion (1).

des Grecs, le dieu du mal ; or il s'agit de sa concubine, la hideuse *Bonne nourrice* :

Monstrum horrendum, informe, ingens, cui lumen ademptum!

Les hiéroglyphes nomment cette déesse *Ap*, *Ta-Ap-oïr* (la grande *Ap*) ou simplement *Ta-oër* (la Grande), d'où les Grecs ont fait *Thoüeris*; on l'appelle encore *Schepou*, *Opet*, *Apet*. C'est la déesse populaire de la naissance, protectrice des femmes enceintes et en couches ; elle est révérée à Thèbes comme mère d'*Osiris*, sous la figure d'une femelle d'hippopotame, près de mettre bas et se tenant le ventre (fig. 92). Voici la description qu'en fait Maxime du Camp :

C'est un animal monstrueux dressé sur ses pattes de derrière, tortueuses

(1) *Les Seins dans l'histoire*, fig. 11.

et noueuses comme celles d'un basset. Son ventre, en forme de poire, retombe sur ses jambes qu'il embarrasse; sur sa poitrine pendent deux longues mamelles gonflées (2); sa main qui est une griffe, s'appuie sur un instrument semblable à une boucle de rosette dont les deux bouts seraient flottants; sa tête tient à la fois du porc et du crocodile, le front est déprimé, l'œil assez ouvert, l'oreille aiguë et couchée, le groin énorme, tuberculeux, ouvert et montrant des dents terribles; de son cou part une longue queue qui descend jusque sur les talons, et paraît plutôt cordée que tressée. Ce singulier dieu est coiffé de cornes de vache supportant le globe et deux plumes d'autruche.

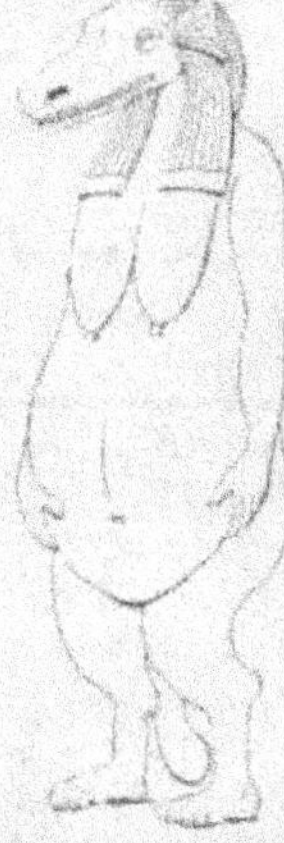
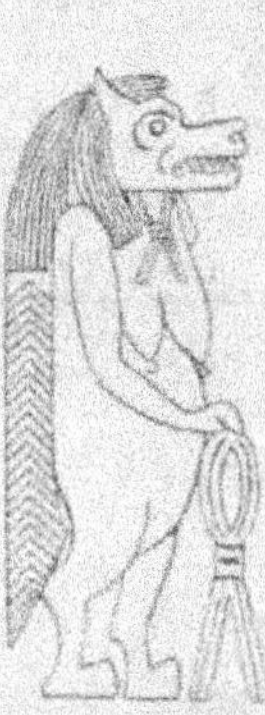
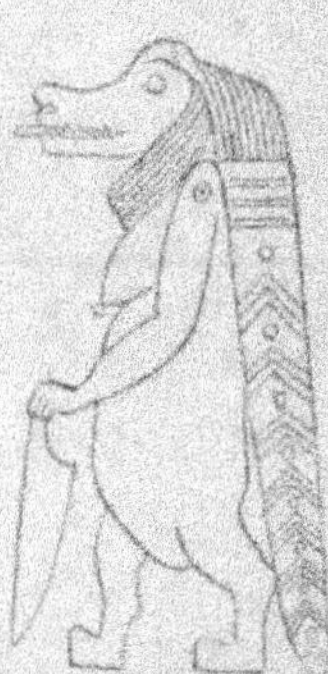

Fig. 92.   Fig. 93.   Fig. 94.

La tête de cette divinité est, le plus souvent, celle d'un hippopotame; mais souvent aussi c'est celle d'une lionne, d'un crocodile ou d'une femme, le front orné de l'uræus royal, surtout à Memphis et à Tanis; ses pattes et ses griffes sont toujours celles d'une lionne et son corps, celui d'une femelle d'hippopotame à terme; une cape rayée lui couvre le dos. Le nœud symbolique, son emblème ordinaire, sur lequel elle s'appuie (fig. 93) et qui ressemble à un compas, des ciseaux ansés (2) ou un forceps (?) est le principe de vie; il est quelquefois remplacé par un grand coutelas (fig. 94), dont l'usage n'est pas mieux déterminé; indique-t-il que la déesse ouvre et facilite les voies de la naissance, par l'opération césarienne ou en agrandissant les ouvertures naturelles ?

(1) La poitrine forte et tombante est le symbole de l'opulence.

(2) Dans une frise emblématique du Typhonium d'Apollinopolis Magna, Opet porte la croix ansée ou de vie.

Dans les temples d'Hermontis et de Tentiris, c'est-à-dire de Thèbes et de Dendera, *Thoueris* préside à la naissance du Soleil levant, de l'Aurore, figurés sous les traits d'un jeune enfant sortant d'une fleur de lotus ; la déesse est assistée d'un nain grotesque, *Setau*, *Typhon* ou mieux *Bès*, le dieu de la toilette, qui prend part à la naissance, au même titre que *Beset* (1) et *Nekhbet* (2). Dans le tombeau de Seti, *Thoueris*, l'hippopotame, est accompagnée d'un crocodile, qui se tient debout derrière elle, les deux amphibies sacrés et familiers du Haut Nil (3).

4° Amenti, Nout. — La déesse de l'enfer, *Amenti*, et la déesse du ciel, *Noult* ou *Nout*, étaient peintes à l'intérieur des sarcophages : la première sur le fond, où reposait la momie, la seconde, au dos du couvercle ; leurs mammelles avaient un développement exagéré et le nombril apparaissait sous la forme d'un troisième sein, rappelant la dénomination pittoresque « d'œil du ventre », donnée par Ingres à cette cavité.

(1) *Beset*, la *Bubastis* des auteurs grecs, a la tête d'une chatte. Nous avons vu à Karnack, une statuette en bronze, mutilée, où elle se presse le sein gauche, de la main droite ; dans son premier type, elle porte une tête de lionne et le nom de *Sekhet*.

(2) Cette déesse, qui présidait aussi aux accouchements, était surtout vénérée à El-Kab, et, comme les Grecs l'assimilaient à *Ilithyie*, ils ont donné à cette localité le nom d'Eileithyia-spolis.

(3) Dans la section du Congo, de l'Exposition de 1900, nous avons remarqué sur une défense d'éléphant, provenant des environs de Brazzaville, la divinité protectrice des femmes en couches (fig. 95) : de la main gauche, elle se presse le sein et, de la droite,

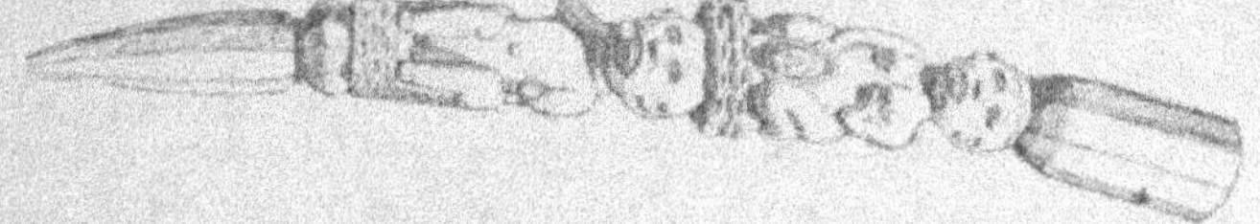

Fig. 95. — D'après un surmoulage communiqué par M. Pierre Zerlau.

écarte la vulve pour faciliter le passage d'une tête fœtale, en présentation postérieure ; elle est agenouillée sur une double couronne de vulves, supportées par un personnage, ou aussi, la main droite crispée à un coin de la bouche, comme pour exprimer une vive douleur. Dans l'Ouest-Africain, la coutume de la *couvade* (V. Nos *Accouch. chez tous les peuples*) existe encore ; au début du travail on conduit la parturiente dans une case réservée à l'accouchement ; le mari s'installe dans une case voisine et, tandis que son épouse fait le possible et même l'impossible pour ne pas pousser un cri, le père, au contraire, hurle tant qu'il peut, pendant toute la durée de l'opération, en présence d'amis et de parents l'encourageant à supporter stoïquement ses souffrances imaginaires. Ce fétiche doit être fiché dans le sol, par sa pointe, auprès de la résignée et rappelle la dent de rhinocéros qui déverginise les jeunes épouses et facilite les voies du bonheur au mari paresseux.

L'Uranie égyptienne, la déesse *Nout* ne semble pas différer de l'Espace céleste ; c'est son corps allongé en voûte qui figure la sphère, supposée liquide, sur laquelle naviguent les constellations, dans les tableaux astronomiques. Elle est alors représentée sous la figure d'une femme, dont les pieds et les mains touchent le sol et forment un arc sous lequel est étendue la Terre — *Sibou* — tandis que debout, l'Air — *Shou* — soutient les seins et la nature de *Nout* (fig. 96).

5° Ouati. Nekkeb. — Les déesses, représentées sur les parois des temples égyptiens, sont généralement habillées comme les femmes de l'époque et dans un fourreau collant, laissant les

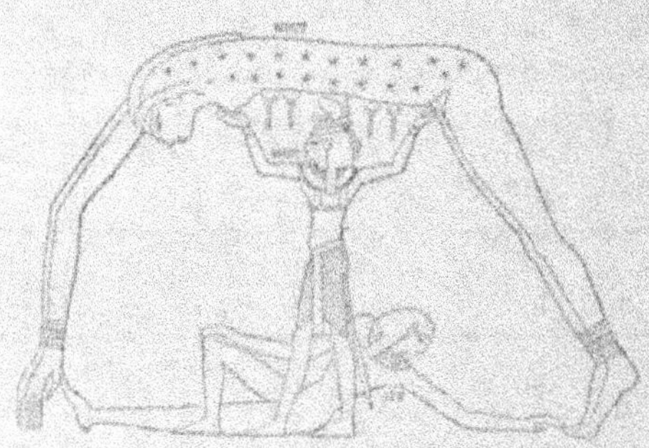

Fig. 96. — Tirée du *Panthéon Égyptien*, par Paul Pierret et E. de Rougé.

seins en liberté ; les bretelles qui maintenaient la partie supérieure de cette tunique sont rarement figurées. Le buste est donc nu et muni seulement d'un sein vu de profil et très saillant : les mamelles des déesses *Ouati* et *Nekkeb*, symbolisant le Nord et le Sud de l'Égypte, avec la coiffure du vautour, c'est-à-dire de la maternité, sont tatouées, pour l'ornementation, de deux lignes courbes qui convergent vers le mamelon, comme deux canaux galactophores.

6° Mammisi. Naissance et allaitement des princes. — Dans tous les temples de l'époque ptolémaïque, à côté des grands sanctuaires, se trouvait une pièce obscure et retirée, appelée *Chambre de naissance* ou *Mammisi* (1), consacrée au culte d'*Isis* ou *Hathor* : la déesse mère allaite, assise ou debout, suivant l'âge du nourrisson, le prince et son *double* ou génie protecteur, en l'honneur duquel l'édifice était élevé. M. Maspero, le premier, a donné de cette scène une explication plausible :

---

(1) Encore nommée *Typhonium*, en raison des chapiteaux de colonnes formés par la tête grotesque de Typhon.

Pharaon étant dieu sur terre, les dieux du ciel sont ses pères ou frères, les déesses le reconnaissent pour fils et, selon le cérémonial imposé par la coutume en pareil cas, consacrent l'adoption en lui présentant le sein afin de l'allaiter, comme elles auraient fait à leur propre enfant. On trouve chez d'autres peuples anciens et modernes des exemples caractéristiques de ce mode d'adoption par l'allaitement réel ou fictif de la personne adoptée.

Rappelons quelques-uns de ces exemples commémoratifs de naissances illustres et d'allaitement. Dans le temple de Gebel Silsileh, en Nubie, la déesse *Ammouka* ou *Anouké*, allaite le roi Harmhabé ou Harmshabi, tous les deux debout (1). Au musée archéologique, de Florence, est exposé un fragment de la vache *Hathor*, allaitant Heruem-heb (XVIIIᵉ dynastie). La salle de naissance du temple de Louqsor célèbre la naissance d'Aménophis III, le colosse de Memnon (XVIIIᵉ dynastie), dans diverses scènes curieuses : 1° le dieu *Khnoum* modèle le jeune prince et son *double*, sur son tour à potier, en présence d'*Isis* ; 2° *Thaout* annonce à la reine Met-em-oua (2), mère d'Aménophis III, la naissance d'un fils ; 3° Met-em-oua, enceinte, est accompagnée d'*Isis* et de *Thaout* ; 4° Accouchement de la reine, entourée de génies qui se tiennent à ses côtés et sous son lit, entre autres *Bès*, le dieu et *Thoueris*, la déesse des naissances ; 5° *Isis* remet au dieu créateur, *Ammon*, le prince nouveau-né. Enfin, au registre supérieur, deux déesses allaitent le prince et son *double*, sous la surveillance de la reine, assistée de la déesse *Sekhet* et au registre inférieur, le prince et son *double* sont allaités par deux vaches.

A propos d'Aménophis III, pour rompre la monotonie de cette énumération et aussi pour la curiosité du fait, rappelons une bévue à l'actif de Denon. Ce directeur général des musées, sous le premier Empire, a pris ingénument les deux colosses de Memnon, statues de ce Pharaon, pour deux princesses égyptiennes, en raison du développement exagéré de leurs seins.

La deuxième salle du même temple renferme un tableau curieux : quatre déesses allaitent chacune un enfant ; l'une d'elles regarde les trois autres ; dans l'intervalle, figure, d'un côté, une génisse portant un enfant entre les cornes et, de l'autre, *Horus*, fils d'*Isis*, assis sur une grande fleur de lotus, en face de la génisse.

(1) Ramsès II, suivant d'autres, fig. 35, *Isræl relig. sur les seins*.
(2) Ou Mouth-em-ouat, femme de Tahout-mès IV.

A Thèbes, sur la rive gauche du Nil, le magnifique temple Deir-el-Bihari, élevé par la reine Hatasou ou Hatshepsu, épouse de son frère Thothmès II, (XVIII⁰ dyn.) présente sur ses murailles des scènes analogues à celles de la naissance d'Aménophis III. *Ammon*, le dieu de toute créature, annonce au roi et à la reine que leur union sera féconde; dans d'autres tableaux, la reine est représentée à terme, puis accouche et les époux reconnaissants offrent des

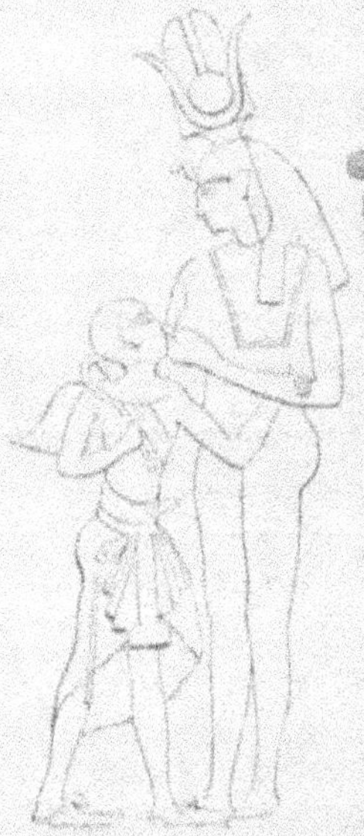

Fig. 97.

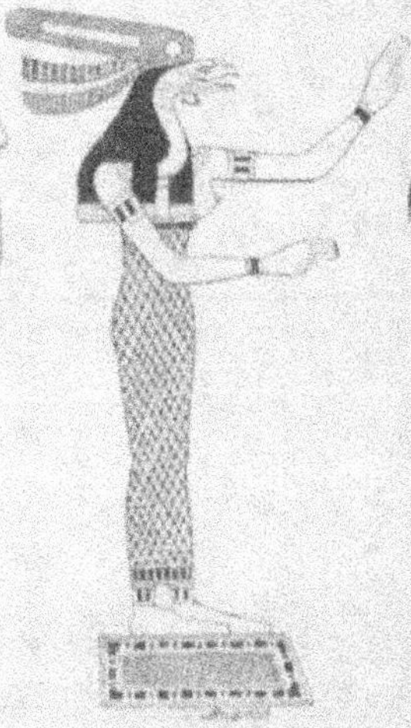

Fig. 98. — Sovan, Soven ou Sôoven (Ilithyia, Junon-Lucina), avec tête de vautour. Une des modifications de Neith.

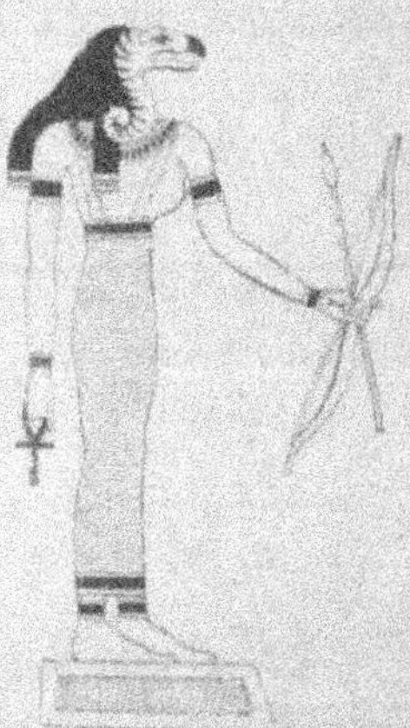

Fig. 99. — Sovan tient un arc et une flèche, attribut de l'Artémis des Grecs.

libations de vin et de lait à *Ammon-Ra*, ithyphallique. Leur fils, Makere, tête le pis de la vache *Hathor*. D'autres reliefs sont relatifs à la conception et à la grossesse de la reine-mère Ahmès.

Avec son gros ventre, *Khnoum*, crioćephale, et *Hégit*, batrachocéphale, la présentent à *Thoout*, ibiocéphale; les couches s'accomplissent dans d'excellentes conditions, puis quatre ou cinq nourrices prennent soin du nouveau-né.

Champollion a reproduit une stèle de la vallée des Reines, montrant *Hathor* qui allaite un jeune prince (fig. 97); la nourrice et le nourrisson, dans la position verticale.

A Abydos, Ramsés II est sculpté, sur la même muraille, quatre
fois, debout aussi, prenant le sein d'une déesse-mère ; plus loin, le
jeune prince tette la vache *Hathor*. On n'a pas pris la précaution de
lier les jambes de derrière de la déesse laitière comme on l'a fait, en
Égypte, de tout temps et encore aujourd'hui, au moment de la traite.
Dans la même ville, au temple élevé en l'honneur de Séti 1ᵉʳ
(xixᵉ dyn.), on voit ce prince au sein de *Mout*, de la triade thébaine.

A Karnak, dans le temple de Ramsès III, *Hathor* allaite Osorkon Iᵉʳ
(xxiiᵉ dyn.) ; au contre du temple d'*Ammon*, de la même région, dans
le vestibule de Philippe Arrhidée (1), la déesse *Amunet* nourrit le
jeune roi ; contrairement à la tradition égyptienne, les visages sont
dessinés de face.

Le temple d'Hermontis fut élevé sous le règne de Cléopâtre, en
commémoration de sa grossesse et de son heureuse délivrance à la
naissance de Ptolémée Césarion, « le fruit de sa bénévolence envers
Jules César ». Les sculptures emblématiques qui le décorent, représentent la déesse *Ritho*, épouse du dieu *Mandou*, mettant au monde
le dieu *Harphé*.

La gisante, dit Champollion, est soutenue et servie par diverses déesses
du premier ordre. L'accoucheuse divine tire l'enfant du sein de la mère ;
la nourrice divine tend les bras pour le recevoir, assistée d'une berceuse.
Le père de tous les dieux, *Ammon-Ra*, assiste au travail, accompagné de
la déesse *Soïvan* (fig. 98, 99), la *Lucine* égyptienne, protectrice des accouchements. Enfin, la reine Cléopâtre est censée assister à ces couches
divines, dont les siennes n'ont été ou plutôt ne seront qu'une imitation.
L'autre paroi de la chambre de l'accouchée représente l'allaitement et
l'éducation du jeune dieu nouveau-né, sosie du petit Césarion.

La naissance du même rejeton est encore célébrée sur les parois
de la *Mammisi* du temple d'*Hathor*, à Denderah, construit également en l'honneur de la « sirène du Nil », de la « meretrix regina »,
de la « barbare Éthiopienne », à qui Jules César osa élever une statue en or, dans le temple de *Vénus*, à Rome ! Sept déesses nourri-
cières, assises, donnent le sein à ce nourrisson insatiable.

Tout en renonçant à signaler d'autres scènes, trop nombreuses,
d'allaitement dans les édifices religieux d'Égypte, nous indiquerons
un temple de Béni-Assan où, particularité curieuse, on voit des princesses, au lieu de princes, accompagnées de leurs nourrices (fig. 100).

(1) Ce roi reçoit des mains d'*Ammon* la couronne de la Haute-Égypte ; derrière le
dieu créateur, la déesse-mère, *Mout*, donne le sein à son fils *Khons*.

Rapportons, en dernier lieu, une singularité du fonctionnarisme égyptien. A El Kab, l'ancienne Eileithyia Latopolis, des hypogées creusées dans le roc, comme à Beni-Assan et à Thèbes, renferment, d'après le Dr Leipsius, le corps de personnages, chargés sans doute

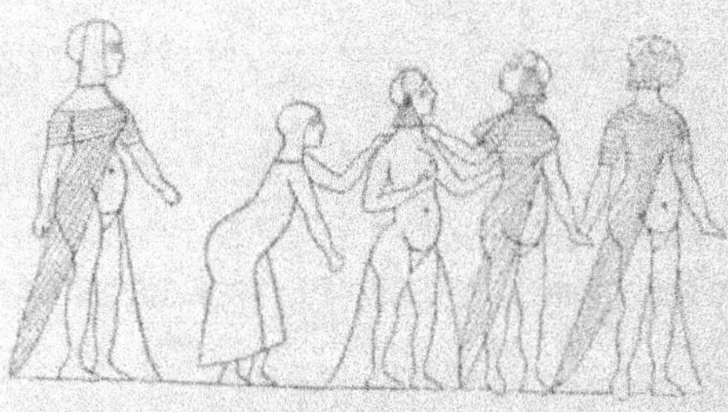

Fig. 100.

de l'éducation des princes, et portant, en raison de leur haute fonction, le titre singulier de *nourrice mâle du prince royal*.

II. — DIVINITÉS ASIATIQUES — L'*Astarté* Syrienne, « la cruelle déesse de la volupté », l'*Aphrodite* orientale, la doyenne des *Vénus*, déesse-mère des premières civilisations sémitiques était, le plus souvent, représentée sans draperies.

... De la main droite, elle désigne son delta, qui est criblé de petits trous sur le bas-ventre et le long des aines. Car elle est la Très-Amoureuse. — Du bras gauche elle soutient ses mamelles pesantes et rondes. Entre ses hanches élargies se gonfle un ventre fécondé. Car elle est la Mère-de-toutes-choses (1).

L'*Adermagis* des Phéniciens (2), divinité moitié femme et moitié poisson, a inspiré la création de la Tritonide, si souvent confondue avec la Sirène:

Desinit in piscem mulier formosa superne.

Elle personnifiait la mer-nourrice, la mer-féconde des peuples voisins du littoral et continuait à se presser, d'une main, le sein gonflé de lait, tandis que, de l'autre, elle tenait une monère, rappelant le phare, sauvegarde des navigateurs, ou indiquant, comme plus tard

(1) P. Loys, *Chansons de Bilitis. Nos Anecd. hist. et rel.* fig. 45, 58, 59, 60.
(2) *Anecd. hist. et rel.* fig. 40.

les flambeaux de *Lucine* et de *Diane Lucifera*, qu'elle donne la lumière du jour.

Ce sujet des Tritonides, filles d'*Adermagis*, a été repris avec abondance par les décorateurs de la Renaissance italienne, dans leurs conceptions sensuelles, en donnant à la femme-poisson la double attitude de notre dessin (fig. 101) : main gauche comprimant le sein, à la façon des nourrices, main droite cachant ou désignant la porte de

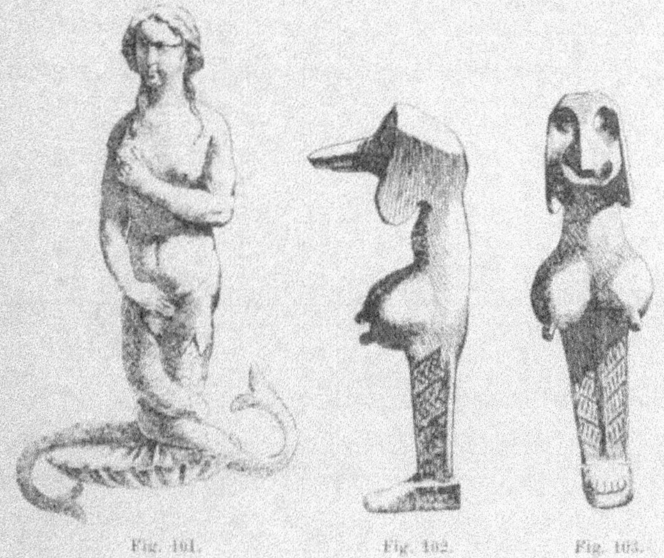

Fig. 101.   Fig. 102.   Fig. 103.

la vie. Le plus piquant de la composition est l'adjonction d'une vasque en forme de bénitier, l'union du profane et du sacré, si fréquente dans nos vieilles cathédrales, à partir du XVIᵉ siècle.

Les figures 102 et 103 sont celles d'une divinité Cypriote, de face et de profil, dont il nous est difficile d'établir l'identité ; vraisemblablement elle personnifie une déité de la génération et de la fécondité universelles. Elle exprime la puissance de nutrition et les instincts maternels, développés au suprême degré chez la chienne et chez la truie; cette idole nous paraît être l'une de ces femelles, avec les mamelles gonflées de lait.

Autre curiosité archéologique, dans l'armoire E, de la salle A, des Antiquités asiatiques, du Louvre : une déesse-mère cypriote, *Astarté* sans doute, d'un dessin si grossier qu'on la prendrait pour une caricature ; seins et nature sont en évidence.

Istar, la Vénus Babylonienne, dont nous avons donné plusieurs figurations (1), est toujours nue ; elle fait jaillir le lait de ses mamelles, pressées à deux mains, ou allaite, comme les figurines de nourrices appelées *couratrophes* (2), qui expriment le symbole de la fécondité.

Même insuffisance de costume chez l'*Anaïtis* Assyrienne, qui en

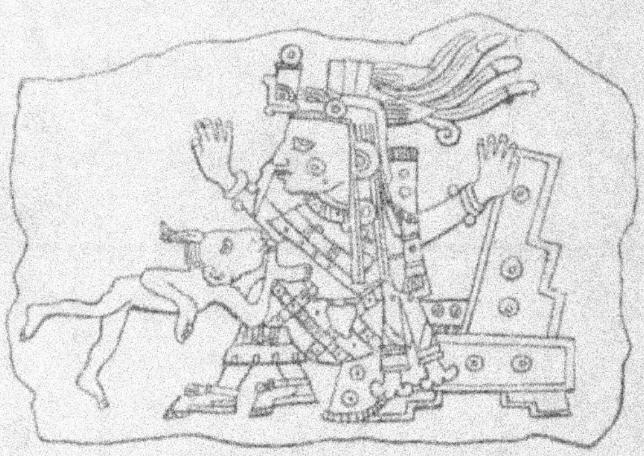

Fig. 104. — Hiéroglyphe Aztèque.

dérive, avec cette circonstance aggravante qu'elle lève les bras, pour mieux faire apprécier ses charmes cucurbitiformes, qu'en Orient on estime au kilo.

Parmi les divinités Hindoues, nous connaissons *Maya* (3), la partie féminine de *Brahma*, dont les mamelles produisent et alimentent la mer de lait (4) ; ancêtre de notre Maria, chez qui la mamelle, remplie de lait, joue un rôle mystique non moins important. Nous retrouvons encore, trait pour trait, cette fois, la Vierge du Christianisme, auréoles comprises, dans la figure de *Devaki*, allaitant *Crichna*, 8ᵐᵉ avatar de *Vichou* ; de même que le nom *Marie*, qui en Hébreu signifie « étoile de la mer », rappelle l'origine d'Aphrodite. D'ailleurs, toutes les religions, même chez les Aztèques (fig. 104)

(1) *Anecd. hist. et rel.*, fig. 41.
(2) E. Pottier, les *Statuettes de terre cuite*, fig. 4.
(3) *Anecd. hist.* fig. 37.
(4) *Ibid.*, fig. 39.

n'ont-elles pas en tête de leur panthéon mythique une *Isis*, plus ou moins habillée, donnant le sein à un divin rejeton?

Lackmi, la Vénus Hindoue, la déesse de la beauté, est représentée, comme ses congénères, *in naturalibus*, ou munie, pour la forme, de voiles transparents (fig. 105). D'autres divinités, exposées au Musée Guimet, *Parvati*, *Satyabhamâ*, déesse de la terre, etc., sont pourvues d'une paire de seins très volumineux, recouverts d'une bande étroite, sorte de *fascia*, réduite à sa plus simple expression.

Les temples de l'Inde sont d'ailleurs remplis de ce que notre puritanisme éclairé et notre vernis de religiosité décadente appellent des indécences. Cela tient, d'après Maurice Maindron, à ce que, dans les images de femmes, l'Hindou exagère les caractères de la maternité.

Vénérant, avant tout, la beauté sensuelle, la gloire de la chair, il les fait bien en point, un peu fortes, les membres ronds et pleins, exagère le développement des hanches comme la finesse de la taille, gonfle la gorge, dont il dresse les seins jusqu'à l'exagération.

Dellon dit avoir vu, sur la porte d'une des villes du petit royaume de Sisapatan, une statue de pierre de *Sita*, femme de *Ram*, l'un des dieux Hindous. « Elle a,

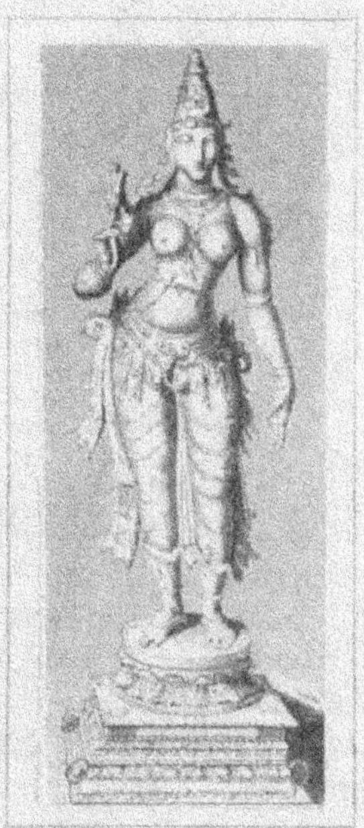

Fig. 105. — Statue tirée de la pagode de Bengalore.

ajoute-t-il, à chacun de ses côtés, trois fameux fakirs ou pénitents, nus, à genoux, les yeux levés vers elle, et tenant à deux mains ce que la pudeur ne me permet pas de nommer ». Voilez-vous la face, philistins prudhommesques, partisans de la morale conventionnelle, qui, avec permission de M. le maire, trouvez très convenable de vivre jour et nuit, avec une femme, alors que vous écrasez de votre mépris le pauvre veuf, divorcé ou célibataire qui s'offre cette fantaisie et fait honneur à son sexe, à la dérobée.

III. — MYTHOLOGIE GRÉCO-ROMAINE. — 1° **Dieux**. — A tout seigneur tout honneur. *Zeus* (*Jupiter*) dès sa naissance, s'impose à notre attention, grâce à sa nourrice, la chèvre *Amalthée*, qui lui communiqua l'ardeur nécessaire à ses futures escapades conjugales. Nous connaissons la composition de Jacques Jordaens (1), où le bambino païen tient un biberon à la main, tandis qu'une nymphe opère la traite caprine à son intention. Le plus souvent, Jupin tette directement sa nourrice, comme un petit chevreau, ainsi le représentent les toiles de Jules Romain, de Charles Cignani (Munich), etc.

Les amours légitimes et surtout illégitimes du Don Juan de

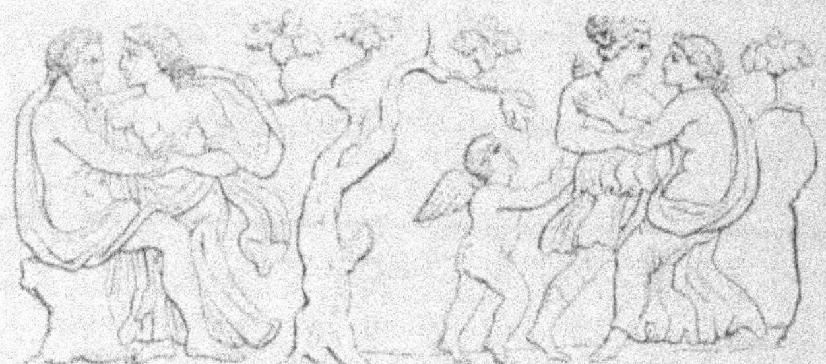

Fig. 106. — D'après les ciselures d'une tasse d'argent, trouvée dans les environs de Barcelone.

l'Olympe ont fourni aux artistes l'occasion et l'excuse de peindre ou de modeler le nu féminin, sous ses formes les plus gracieuses et dans les attitudes les plus licencieuses. Le maître des dieux fléchit l'altière *Junon*, sous la forme d'un coucou, qu'elle cache dans son sein, au mont Ida (fig. 106) ; il ne vient à bout de *Callisto* (2) (fig. 106, 107, 107 bis), qu'à l'aide d'un maquillage avec les traits de *Diane* ; il fait la conquête d'*Astérie* métamorphosé en aigle et séduit *Léda* sous le plumage du « cygne altier ».

Ordinairement, le cygne est reproduit dans l'exercice de ses fonctions génésiques ; quant à la mère de *Castor* et *Pollux* (3),

(1) et (2) *Anec. hist.*, fig. 72. — A l'étude des *Accouchements*, nous nous sommes occupé des suites naturelles de cette méprise : *Diane découvrant la grossesse de Callisto*.

(3) Ces frères jumeaux de la belle Hélène, fournissent aussi leur contingent à notre collection dans l'*Enlèvement des deux filles de Leucippe*, Hilaire et Phébé ; nous retrouvons dans cette œuvre de Rubens la maestria qui caractérise sa peinture aphrodisiaque des chairs vivantes, grassouillettes et massives, pour laquelle Henry Monnier — le père et le modèle de M. Prud'homme — l'appelait un « grand débaucheur à l'usage de collégiens et de tourlourous ». — On montrait, dans un temple de la Grèce, l'œuf de *Léda*, comme se voit dans nos églises le lait de la Vierge.

C'est une fille qui aime l'ordre et l'arrangement, dit Charles de Brosses
au sujet du tableau qui orne la bibliothèque de Venise; à cet effet, elle a
la main passée, je ne sais comme, pour mettre chaque chose à sa place.
C'est une expression qui ne peut se figurer, et au-dessus de tout ce que j'ai
vu dans les originaux vivants.

Pour se reposer de la sculpture religieuse, qui l'absorbait à San
Lorenzo, dans la confection des tombeaux
des Médicis, Michel-
Ange consacrait ses
loisirs, vers 1530, à
peindre sa *Léda*
(fig. 55) et à composer le carton de sa
*Vénus caressée par
l'Amour*, dont Pontormo fit un tableau.
Cette *Léda*, nous le
répétons, faite pour
Alphonse, duc de
Ferrare, fut vendue
au poids de l'or, par
Antonio Mini, un des
élèves du maître, à
François Ier, ami du
Beau dans toutes ses
manifestations. Le
monarque prodigue,
nous avons déjà parlé

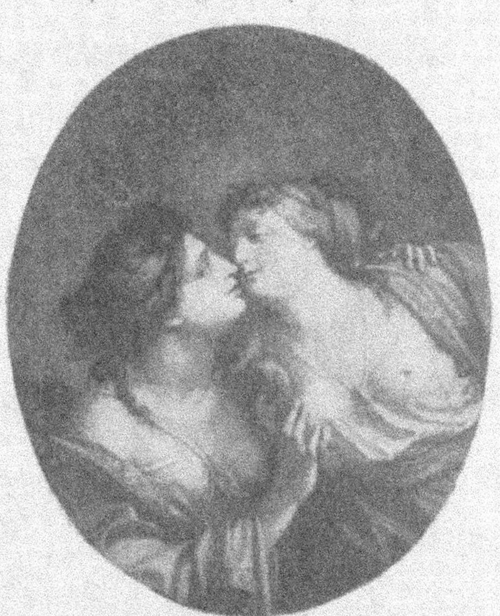

Fig. 107. — D'après la gravure de Blot et le dessin
de Regnault.

de l'incident, avait assigné à la légère épouse de Tyndare, une place
d'honneur dans les galeries de Fontainebleau, où elle fit l'admiration
de tous; mais un beau jour, un ministre de Louis XIII, le cafard
imbécile, Sublet des Noyers, plus royaliste, en pudibonderie, que le
roi, qui se signait devant l'image d'un pigeon obombrant la Vierge,
fit brûler ce chef-d'œuvre *a tempera* !

Sur l'ordre aussi d'une autre ganache de ministre, furent détruites
les toiles lascives que Kaulbach, peintre de la Réforme, avait composées pour le roi de Wurtemberg et qui ornaient le palais de la
Wilhelma, non loin de Stuttgard.

Mais revenons à la belle *Léda* ; il serait trop long de décrire et même d'énumérer les tableaux remarquables suggérés par son aventure amoureuse ; contentons-nous de rappeler ceux d'André del Sarte, du Corrège (Berlin), du Tintoret (Offices), de Riesener (1835), de Paul Baudry (1857), de A.-J. Chantron (1904), etc.

Le musée de Dresde possède une *Léda*, exécutée par Léonard de Vinci, le rival de Michel-Ange, d'après les cartons de Raphaël :

La belle fille du roi d'Étolie, dit V. Tissot, est couchée toute nue, pressant, entre ses cuisses relevées, le cygne qui la couvre et la caresse. L'oiseau, au blanc duvet, bat de l'aile ; et glissant son cou soyeux entre les seins de Léda, son bec remplit sa bouche de ses amoureuses caresses.

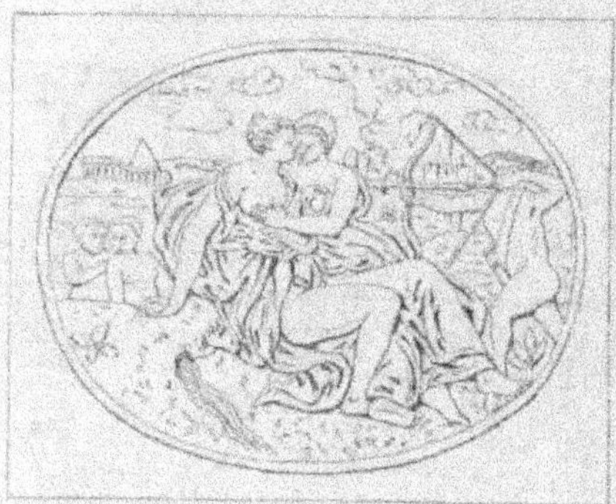

Fig. 107 *bis*. — Zeus et Callisto, d'après un plat du Louvre.

Auprès de *Latone*, l'intervention olympienne se traduit, comme pour *Léda*, par un coup double : *Apollon* et *Artémis-Diane* (fig. 108).

Les travestissements du galant *Jupiter* sont aussi ingénieux que variés : connaissant à fond le cœur féminin, n'imagine-t-il pas de s'introduire sous forme d'une pluie d'or, dans la tour d'airain où le roi d'Argos retenait captive *Danaé* ? Toujours « la précaution inutile » ; il en résulta un petit *Persée*. Qui ne connaît, au moins en gravure, l'exquise composition du Corrège, un des joyaux de la galerie Borghèse ? Jules Romain, Le Titien (1) (Naples), Van Dyck (Dresde) et tant d'autres ont tiré de leur prestigieuse palette des productions non moins remarquables, sur le même motif.

(1) Rappelons, sur ce tableau, le quatrain peu connu de Théophile Gautier :

> À Rome, montrant ses cuisses rondes
> Sur un autel d'or, Danaé
> Laisse du ciel, en larmes blondes,
> Pleuvoir Jupiter monnayé.

Cette toile, une des merveilles du Musée de Naples, fut peinte, à Rome, en 1545. Le peintre de Cadore avait alors 68 ans, mais son talent possédait encore la vigueur et la fraîcheur de sa jeunesse.

Dans une comédie de Térence, un jeune débauché attribue ses premiers excès à la vue d'un tableau représentant *Jupiter* qui fait descendre une pluie d'or dans le sein de *Danaé*. Saint Augustin cite cet exemple, pour condamner les peintures impudiques.

Viardot a vu, à l'Ermitage de Saint-Pétersbourg, la *Danaé* de Rembrandt, d'un art incomparable, reléguée dans les combles du palais, en raison du sujet « peu décent et de la manière moins décente encore de le traiter ».

Sur un lit, que domine la statue de l'Amour, en or massif, et dont une vieille servante ouvre les rideaux à la pluie d'or, une femme est couchée toute nue, faisant face au spectateur... Comment concevoir le caprice du maître des dieux pour une créature si peu digne de plaire, ou le caprice du peintre pour un modèle si défectueux ?

Autre transformation pour surprendre la séduisante *Io*, *Jupiter* se

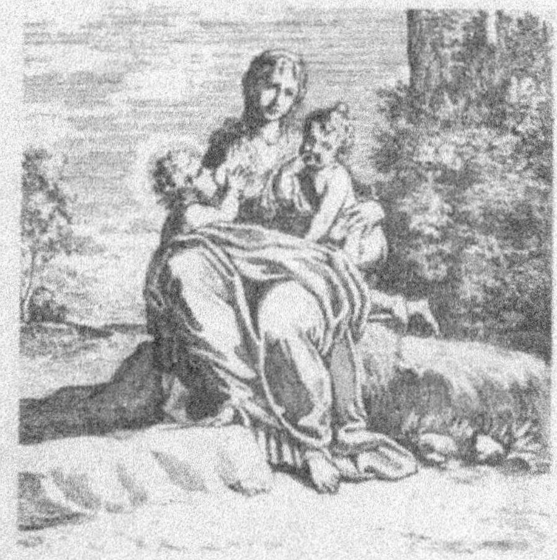

Fig. 108.

dissimule sous une nuée ; le peintre des voluptés, Fragonard, a fixé l'incident sur la toile et tracé, avec art, les ondulations plantureuses du torse de la future génisse (fig. 109).

Tous les Dieux, comme les Déesses, de l'Olympe, à quelques draperies près (1), sont représentés à l'état de nature. C'est dans ce costume simplifié qu'ils se montrent sur un autel à Jupiter, trouvé à Metz, vers l'an 117.

Apollon, le Bel, ne serait pas digne de son surnom s'il n'apparaissait dans sa superbe nudité ; *Clytie* osa le contempler ; elle désira

(1) Il serait impossible, disent Louis et René Ménard, de distinguer, autrement que par leurs attributs, les douze divinités représentées sur l'autel triangulaire du Louvre. Les Dieux et les Déesses ont presque le même costume. Le sculpteur chargé de restaurer ce monument a pris Apollon et Héphaistos pour des Déesses, et leur a fait des têtes et des poitrines de femme.

le bellâtre, mais elle fut frappée d'insolation ou du « coup de foudre » et changée en tournesol (fig. 110).

Poséidon-Neptune, peut-être le seul Dieu grec qui ne soit pas venu d'Egypte, mais dont le nom a été révélé par les Libyens aux Pélages, vivait au sein des eaux ; aussi est-il toujours représenté avec ses attributs naturels. J. Gossard (Joannes Malbodius), dans un tableau

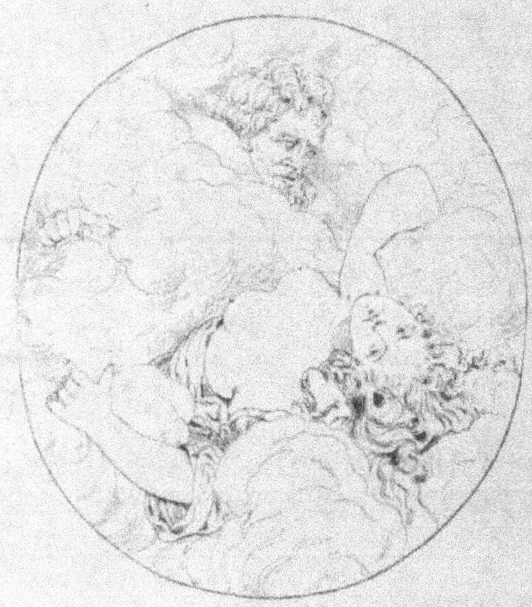

Fig. 109.

du Musée de Berlin (fig. 111), nous le montre, en compagnie de son épouse, complètement nu ; mais pour cacher le sexe du dieu des mers, il l'a accentué en l'introduisant dans un coquillage pointu, et non dans la *conque de Vénus*, qui a pour synonyme « cette chose » que, d'après La Fontaine,

Elle dit toujours qu'elle a,

et qui serait plus appropriée en la circonstance.

A la mer se rattachent les fleuves, qui l'alimentent ; leur figuration a donné lieu à des bizarreries, dont la figure 112 est un curieux spécimen.

Avant de quitter l'empire maritime, rappelons, à titre de curiosité,

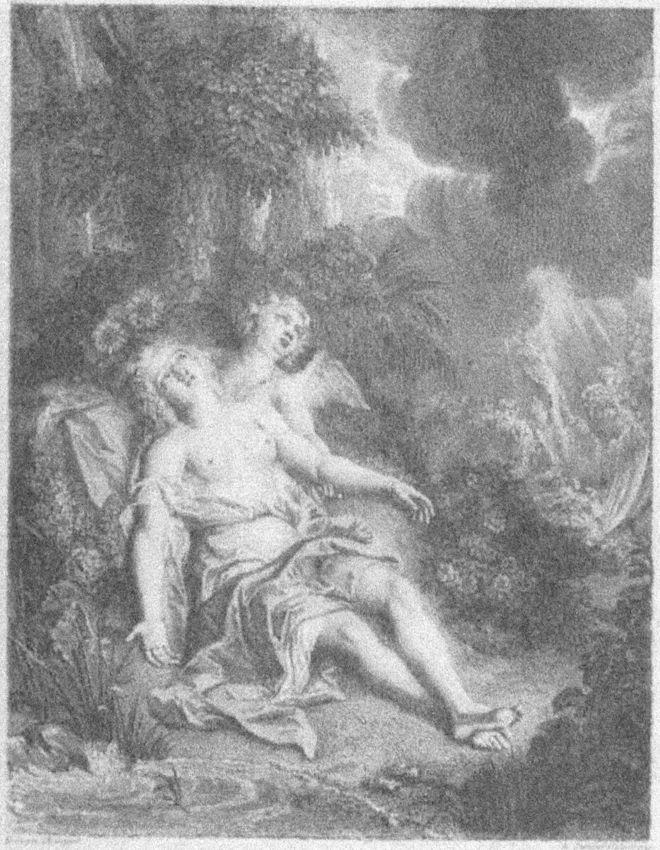

Fig. 110. — D'après la peinture de Ch. Coypel, gravée par Surugue.

qu'un artiste de l'école de Mignard, dans un tableau de la galerie historique de Versailles, a peint Françoise-Marie de Bourbon (Mlle de Blois), duchesse d'Orléans (1749), sous les traits de la fille de l'Océan, les seins caressés par la brise, assise sur un dauphin et entourée de ses fidèles Néréides (fig. 113).

De la Mer, descendons aux Enfers; après l'Eau, le Feu qui, lui aussi, autorise l'absence de costume : *Pluton et Proserpine*, du Titien (fig. 114), ont une attitude si équivoque — le frère de *Zeus*

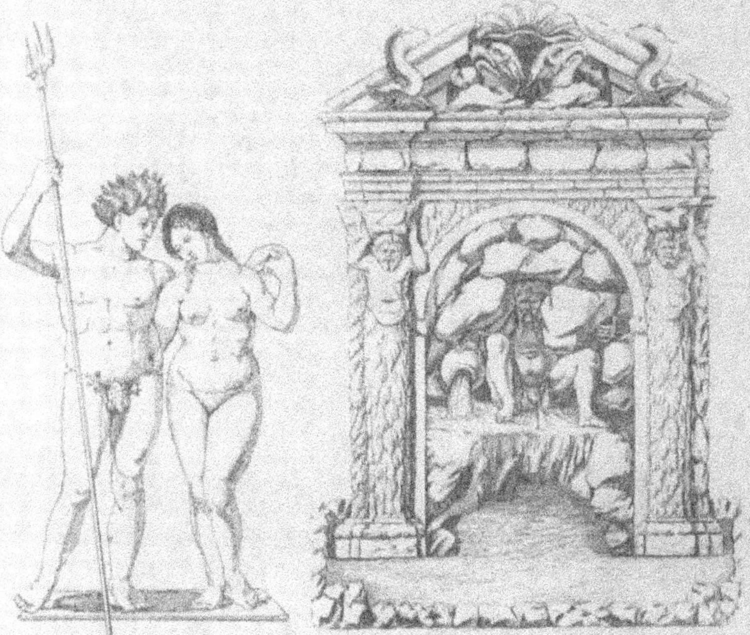

Fig. 111. — Neptune et Amphitrite.   Fig. 112. — Fontaine urétérale (XVIe siècle).

passe la main entre les cuisses de sa nièce — que ce tableau a été enlevé de la chambre de Blenheim, en Bavière, où pourtant est exposée la suite des *Amours des Dieux*, du maître Vénitien.

Beaucoup de nos lecteurs apprendront, avec surprise, que les statues de *Hermès (Mercure)*, surtout en Arcadie qui révérait *Hermès Criophore*, étaient ithyphalliques.

Ce ne sont pas les Égyptiens, dit Hérodote, qui leur ont enseigné à faire les statues de *Hermès* avec le membre en érection[1]. Les Athéniens ont reçu

[1] Priape, dieu des vergers, était représenté, le plus souvent, comme un Terme

cette coutume des Pélasges, et ceux-ci en donnent un motif sacré, qu'expli-
quent les mystères de Samothrace.

La coïncidence de cet attribut et du nom donné au métal qui sert à

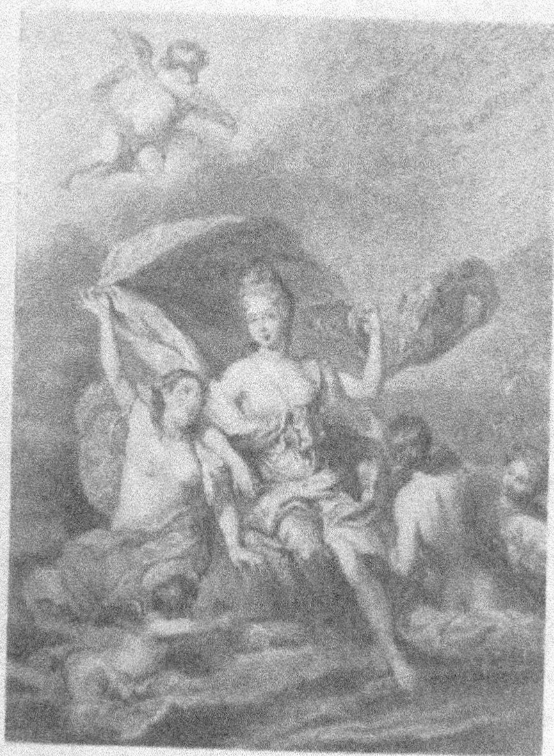

Fig. 115.

la guérison de ses avaries est au moins curieuse; mais elle n'est
qu'apparente.

marchait, mais parfois aussi avec des bras. En cet état, il tenait des fruits ou sa
faux d'une main et, de l'autre, le symbole distinctif de sa divinité, dans les propor-
tions où le dépeint Virgile, ci-après:

Est tiguri custos armatus falce salignâ
ci-l mis et rosto est luguae terribilis.

Dans la théogonie catholique, il devint saint Vit, à Schwitzerhofen; saint Fontin,
à Puy-en-Velay; saint Guignolé, en Bretagne, etc.

Sur une ancienne gravure, le messager galant des dieux — *in amore et in eloquentia fraus* — caresse, pour son propre compte, le sein d'*Aphrodite* (*Vénus*) (1) ; une pancarte malencontreuse, plaquée par *Cupidon* sur le point culminant, nous empêche de vérifier l'exactitude de la remarque de l'historien grec ; c'était ou jamais l'occasion.

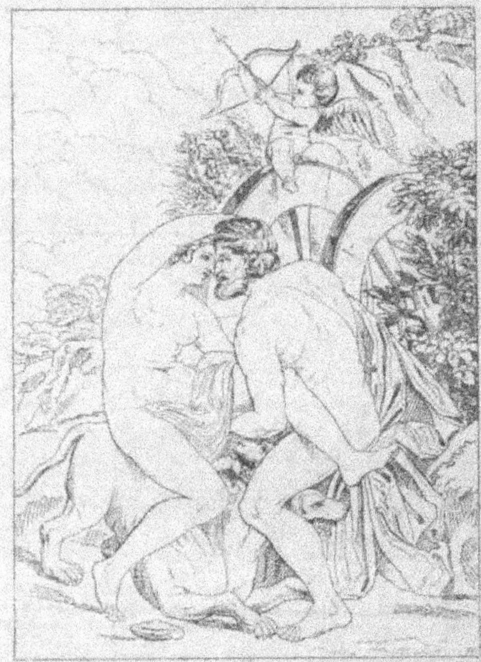

Fig. 445. — D'après Reveil.

Hermès était le courrier de l'Olympe ; ainsi Fréminet l'a peint transmettant à *Énée* l'ordre d'abandonner *Didon*, ce qui fut pour l'artiste l'occasion de modeler un torse féminin, exquis d'élégance et de sensualité (Louvre).

Le rude *Héphaistos-Vulcain*, toujours exposé au feu de ses forges,

(1) De leur union naîtra *Hermaphrodite*, nom composé de ceux de ses procréateurs.

ne craint pas, malgré sa difformité, de se présenter « au naturel »,
comme *Arès-Mars* (fig. 114 *bis*), son rival, qu'il prit dans ses
filets, en flagrant délit d'adultère avec
Aphrodite : tel le peignent B. Spranger,
durant sa lune de miel ; le Tintoret, en
famille, à côté de l'*Amour* et de *Vénus*
(Pitti) ; et le Titien, dans son flirt avec
Cérès, « rendant la pareille » à sa volage
moitié. Rudimentaires aussi les vêtements de *Dionysos-Bacchus* (1), de son
père nourricier *Silène*, et ceux de sa
suite les *Pans*, les *Satyres*, les *Cen-
taures* et les *Bacchantes* ou *Ménades*.
Primitivement, on donnait au dieu du
vin la forme d'un *Hermès* phallique, et
les pampres de la vigne enguirlandaient
son thyrse naturel au lieu de le couvrir.
Ses aventures ont inspiré des productions
multiples : *Ariane abandonnée* (2), sans
le moindre voile, dans l'île de Naxos,
comme *Olympia*, de l'Arioste, exposée

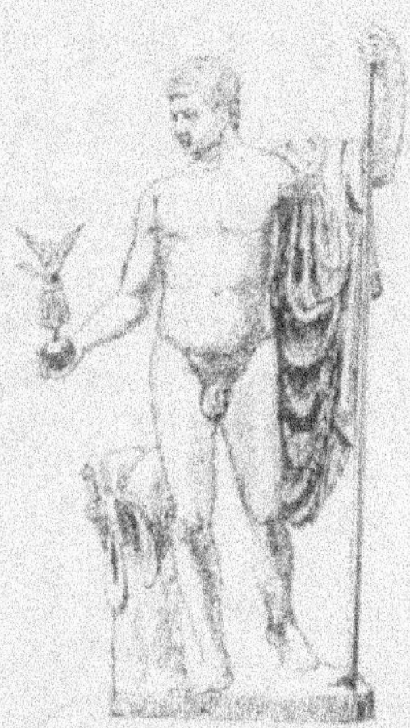

Fig. 114 *bis*. — Napoléon en
Mars (Milan).

dans l'île d'Ébude, recueillie surtout par la statuaire ; en tête, l'œuvre
d'Aimé Millet, l'antique du Vatican, pris longtemps pour une *Cléo-*

(1) Le Guide dont l'élégant pinceau avait aussi dans la pochade le mot pour rire,
a peint un *Petit Bacchus* (fig. 114 *ter*) vidant par en haut et par en bas, par la
bonde et par la cannelle, le contenu d'un flacon de jus de la treille, à côté d'un
tonnelet dont il symbolise l'image. La quantité expulsée, qui forme une mare aux
pieds de *Dionysos*, paraît beaucoup plus forte que celle du liquide absorbé et remet
en mémoire un dicton populaire qui célébrait les propriétés diurétiques du cru de
Montmartre : « Qui en boit pinte en pisse quatre ». L' « homme qui pisse » est, on
le sait, la signature de D. Teniers, qui n'alla jamais jusqu'à la représentation de
l'acte le plus répugnant, étalé par Breughel, dans sa *Kermesse* (Haarlem) ; Jules
Romain n'aurait pas eu besoin, en pareil sujet, de recourir au subterfuge fantaisiste du peintre des tavernes flamandes : il n'avait qu'à signer de son vrai nom,
Pipi.

Rappelons que le Musée de Douai, possède un *Bacchus* enfant, ex-fontaine uri-
nale, de Jean de Bologne ; le petit sans-gêne relève d'une main sa chemise et,
de l'autre, son robinet naturel.

(2) Figure en marbre de Diane de Poitiers, représentée en *Ariane*, trouvée enfouie
dans les sables de la Loire, au pied du château de Chaumont, que Catherine de
Médicis força, à la mort d'Henri II, la duchesse de Valentinois à échanger contre sa
belle résidence de Chenonceaux. Allusion à l'entier délaissement qui succéda, dès
lors, au brillant entourage de la favorite. L'enfouissement de cette statue s'expli-
querait par l'intention de la soustraire aux vengeances d'autant plus actives de la
reine mère qu'elles avaient été longtemps comprimées.

pâtre, à cause du bracelet en forme de serpent; le *Mariage mystique d'Ariane et de Bacchus*; *Bacchus et Erigone*, si heureusement interprétés par Jassaert, etc.

Même sur les portes d'églises, comme nous le verrons au baptistère de Florence (1), *Hercule*, l'homme « à poil », est représenté « à poil » ou, si l'on préfère, « au vif », les épaules à peine recouvertes

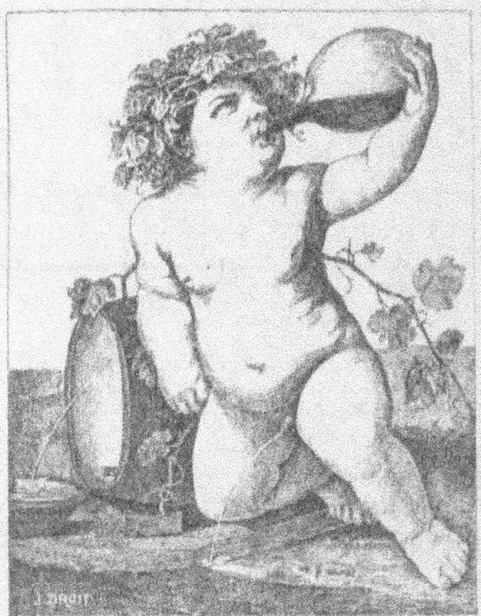

Fig. 114 *ter*. — Tirée du *Correspondant médic*. (Dr L. Nass).

de la peau du lion de Némée. Le fils adultérin de *Jupiter* fut porté, à sa naissance, par le factotum *Mercure*, au sein de *Junon* endormie, pour que le nourrisson semi-divin tétât le lait de l'immortalité. Mais ses succions trop voraces réveillèrent l'épouse de *Jupin* qui repoussa aussitôt le petit bâtard de son sein; le lait continua toutefois à jaillir dans l'Empyrée et produisit la voie lactée. *Mercure* rapporta l'enfant à sa mère *Alcmène*, dont il partagea le lait avec son frère jumeau

(1) *Le Nu à l'Église.*

Iphiclès, fils d'*Amphitryon*. Sur ce sujet, nous connaissons les peintures du Tintoret, de Rubens et de Jules Romain (1); pour compléter la série, donnons celle de A. Devéria (fig. 115), qui s'est inspiré du tableau de Rubens.

Ce lait junonien servit encore à donner la blancheur au lis (2), dont *Vénus* fut jalouse. Mais pour se venger, la déesse de la beauté fit croître au milieu de cette fleur le membre génital de l'âne; d'où le nom ironique de *délices de Vénus*, donné quelquefois au lis.

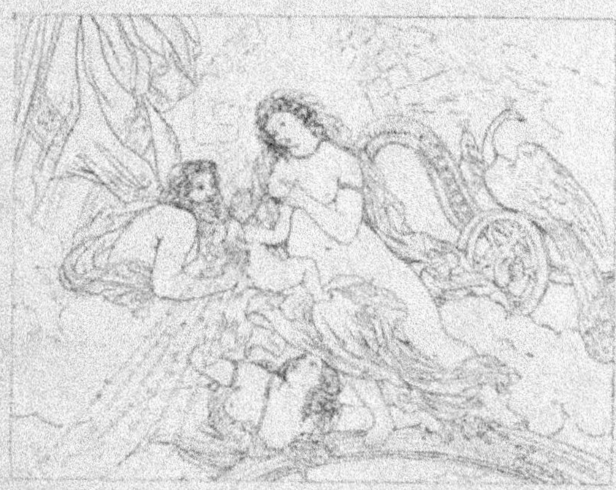

Fig. 115.

Avant de chercher sa voie, *Hercule* se demande quel chemin il doit suivre : il se trouve entre la *Vertu* et la *Mollesse* ou le *Vice*, que Xénophon revêt, l'une de robe blanche, l'autre d'habits magnifiques. Les artistes n'ont pas observé la tradition et montrent ordinairement le héros, hésitant entre *Minerve* ou la *Vertu*, modestement parée, et *Vénus* ou le *Vice*, sous la forme d'une beauté armée de tous ses charmes; c'est ainsi que Rubens, Gaspar de Crayer, R. Salles et tant d'autres ont réalisé cette fiction. On sait qu'à ce tournant de sa vie, *Hercule* préféra la *Vertu*; mais il comptait sans la fougue de son tempérament, dont les ardeurs excessives le poussèrent bientôt vers les entreprises passionnelles. En dehors de ces intrigues, « pour le

(1) *Anecd. hist.* fig. 68, 68 bis, 69.
(2) *Ibid.* fig. 70.

bon motif », avec *Iole* (1) et *Hébé* (2), il détourna de ses devoirs
Augé, prêtresse de *Minerve*, dont il eut *Télèphe*, qui fut exposé sur le
mont Parthénius et allaité par une biche, en grec *elaphos*, d'où
son nom (fig. 116). Puis, sans insister sur la délivrance d'*Hésione* (3),
nous le voyons filer doux et des jours heureux aux pieds d'*Omphale*, reine de Lydie (4), et enfin, en amoureux transi, percer
le flanc du centaure *Nessus*, le mari de *Déjanire*, dont la tunique
vengeresse mettra le point final à ses amours tragiques. Le Titien (5),
E. Reni (6) et Rubens (7) ont exercé leurs pinceaux magiques sur cet

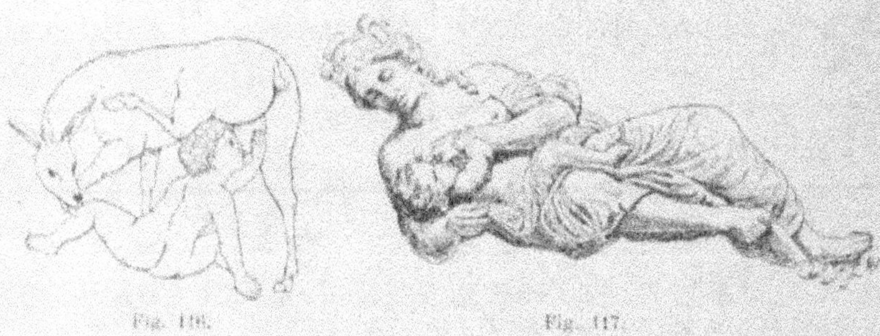

Fig. 116.
Peinture d'Herculanum.

Fig. 117.

enlèvement suggestif : Reni, en supprimant le corsage, et Rubens,
en enlevant tous les vêtements de la fille d'*Énée*, qui joua le rôle
de Dalila.

2° **Déesses gréco-latines**. — A. DEMETER. — Les Grecs ont fait
de *Déméter*, présidant aux mystères d'Eleusis, la personnification de
leur divinité nourricière ; elle revêt la forme d'une femme très belle,
se pressant les seins (8). Les Romains la transformèrent en *Cérès*
qui, comme *Rhéa* ou *Cybèle*, de Phrygie (fig. 117), symbolise la

(1) *Hercule et Iole*, d'Annibal Carrache (Réveil t. XVI).
(2) Ménard, *Mythol.*, fig. 621.
(3) *Hercule délivrant Hésione*, de Lebrun (Réveil T. IX, 635).
(4) Ménard, *Ibid.* fig. 665. *Hercule et Omphale*, de D. Zampieri (Rev. XIV).
(5) Rév. XVI.
(6) Rév. II. 163.
(7) Rev. XI, 717.
(8) V. *Chirurgie et Médecine d'autrefois*, du Dr Hamonic.

Terre dans sa fécondité, et lui couvrirent la poitrine de mamelles turgescentes.

B. Armoire-Vénus. — Dans l'art et les mythes de la Grèce, le geste mammaire des déesses-mères orientales, identifiées avec *Aphrodite*, se modifie : la déité hellénique n'est plus une mère-nourricière, c'est

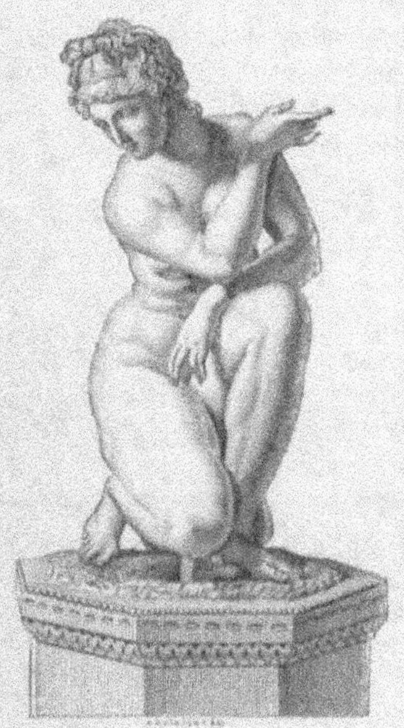

Fig. 118.

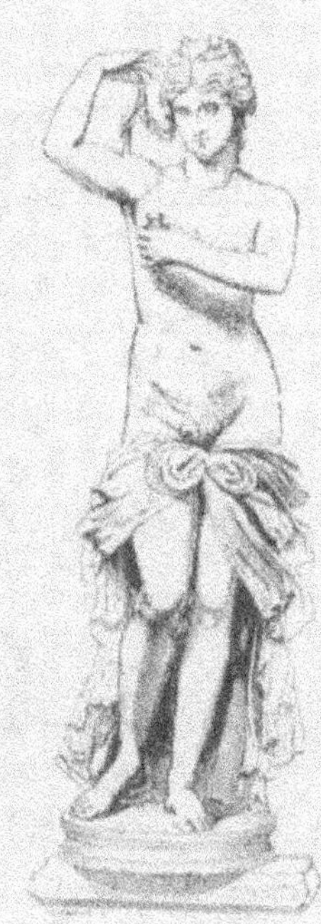

Fig. 119. — Vénus du Vatican

la déesse de la beauté et de la grâce ; elle porte encore une main à son sein, mais à distance, comme pour le voiler, tandis que l'autre s'abaisse sur la région pubienne. Le « geste est beau » et naturel ; c'est le mouvement instinctif d'une femme surprise au bain ; il a de plus l'avantage d'occuper les mains qui seraient ballantes et disgracieuses. La *Vénus de Médicis*, de Cléomène (1), qui exprime si bien

(1) Jacod. *loc. cit.* fig. 65. — La *Vénus de Médicis*, des Uffizi, « cette Ève païenne, dit T. Gautier, qui retient de la main une feuille de figuier absente », d'après l'abbé Winckelmann, ressemble à « une rose qui s'épanouit doucement au lever du soleil ».

la pudeur alarmée, et la *Vénus du Capitole*, toutes deux inspirées par la fameuse *Vénus de Cnide*, pour laquelle Phryné ou Cratine servit de modèle à Praxitèle, cachent de la sorte leur sein et leur sexe. De même, l'admirable *Vénus au bain*, du Musée Pie-Clémentin, au Vatican (fig. 118), porte, pour la forme et par coquetterie, une main inutile au devant du sein, alors que l'autre semble venir en aide au genou droit un peu avancé, pour dissimuler la nudité inférieure, mais combien peu ! *Si scuopre le porti onde la Donna arrossa, quando si scuoprono.*

E. Lamairesse se demande si ce mouvement de la main vers le sein est, chez les Vénus grecques et italiques, « un appel à la volupté ou l'indication de l'allaitement » ; nous venons de répondre à la question de l'éminent critique d'art. Cependant on a trouvé, en Grèce, des *ex-voto* où *Aphrodite* se prend les deux mamelles, à la façon de ses collègues d'Orient. Le merveilleux ciseleur des rimes d'*Émaux et Camées*, avec son imagination d'épicurien, voit dans le geste pudique de la *Vénus* couchée, du Titien, une intention impudique :

> Et la tribune de Florence,
> Au *cant* choqué montre Vénus
> Baignant, avec indifférence,
> Dans son manchon ses doigts menus.

On sait que le maître Vénitien, dans ses corps superbes « où rien ne ment », se refusait à raser « la barbe féminine ».

Les *Vénus Anadyomènes* (1), dont la plus célèbre est celle d'Apelles, suggérée par l'apparition de Phryné, sur la plage d'Éleusis, simplement vêtue de son opulente chevelure, ne s'inquiètent pas de leurs seins « de perles ruisselants » (fig. 120). Ces « filles de l'onde amère », qui évoquent le souvenir des alexandrins de Musset,

> Secouant, vierge encor, les larmes de sa mère
> Et fécondant le monde, en tordant ses cheveux,

s'occupent de sécher et de peigner leur coiffure, trempée d'écume, et confient à la mer le soin de voiler leur nudité ; telles elles sont repré-

---

elle semble quitter cet âge qui est rude et âpre, comme les fruits avant leur maturité ; c'est ce qu'indique son sein qui a déjà plus d'étendue et de plénitude que celui d'une jeune fille ». Qu'en savez-vous, Monsieur l'abbé ?

(1) Celle du Titien « était paroissante jusques au nombril » selon l'expression de Malherbe, «dont le dernier mot ne peut « écrire honnêtement » dit Chevreau (fig. 120).

sentées dans la *Vénus à la coquille*, du Titien (fig. 258), et par un dessin de Raphaël, où la déesse se mire, plongée dans l'eau jusqu'au-dessous des seins. J. Palma tranche la difficulté en tournant de dos son *Anadyomène* (fig. 120) et Sandro Botticelli voile la déesse de sa longue chevelure d'or. C.-H. Stratz prétend que la belle Simonette Catanea, morte phtisique à vingt-trois ans, aurait servi de modèle à la *Vénus* « morbide » ou plutôt longiligne de ce primitif italien ; notre confrère Félix Regnault a fait justice de cette appréciation.

Une autre *Anadyomène*, des plus intéressantes, la *Vénus Callipyge* ou *Vénus aux belles fesses*, *Vénus à la croupe* (fig. 121), doit son nom à la partie découverte de son corps qu'elle regarde avec satisfaction ; elle vient de sortir du bain, recouverte d'une draperie étendue sur ses charmes antérieurs, mais qu'elle relève pour contempler et faire admirer la beauté de la ligne de ses « globes postérieurs ». La *Vénus hottentote* est beaucoup plus étoffée que la Callipyge du « côté où l'on s'asseoit ». L'origine de l'*Aphrodite Callipyge*, est ainsi racontée par Athénée, à la fin du douzième livre de son *Banquet*. Deux sœurs se disputaient sur la beauté de leurs fesses, auprès de la fontaine Cyanée ; passe un jeune berger que les rivales invitent à trancher leur différend ; elles carguent leurs voiles pour

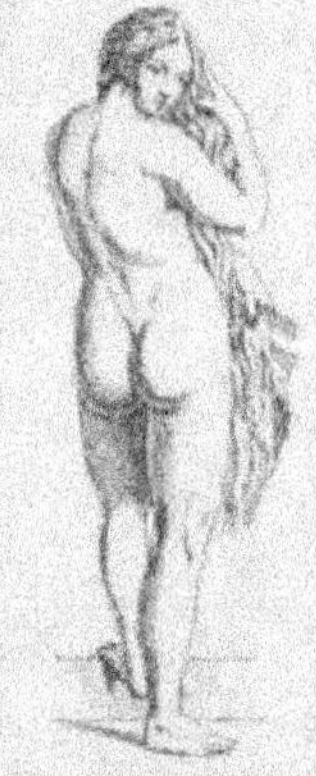

Fig. 120.

se soumettre au jugement du nouveau Pâris, qui donne la pomme à l'aînée. Mais le juge, rentré chez lui, s'aperçoit qu'il a reçu le coup de foudre et s'alite ; il prie son frère d'aller demander la main de celle qu a remporté le prix. Le messager tombe, à son tour, amoureux de la plus jeune et l'aventure se termine par un double mariage, comme dans une pièce de Scribe. Les épouses reçurent le surnom de *Callipyges* et élevèrent, en reconnaissance, dans Syracuse, un temple à *Aphrodite*, sous le nom de *Callipygon*. Les Hindous désignent par l'épithète *Nelamboisi*, une femme ainsi douée par les grâces (1).

Le président de Brosses, qui ne connaît pas ses auteurs, donne une autre version :

(1) La publique *Miss Helyett* est une petite callipyge malgré elle ; dans sa chute intempestive, elle montre ses... merveilles à « l'homme de la montagne » qui ne cesse de s'extasier devant un tel spectacle et de s'écrier sur tous les tons : « Ah ! le superbe point de vue ! — Ah ! quel paysage enchanteur ! — Ah ! la perspective imprévue ! — Ah ! quel beau sujet d'amateur ! — Ah ! quelle couleur adorable ! — Ah ! que d'horizon merveilleux ! — Ah ! que le site est agréable ! » etc.

Deux sœurs s'étant disputé le prix de la beauté et se trouvant si parfaites toutes deux que les juges restaient indécis, furent examinées d'un bout à l'autre ; l'aînée se trouva avoir la fesse plate, ce qui décida l'affaire en faveur de l'autre, en l'honneur de laquelle on érigea une statue. J'ai bien peur que ce petit conte ne vous paraisse aussi plat que la fesse en question...

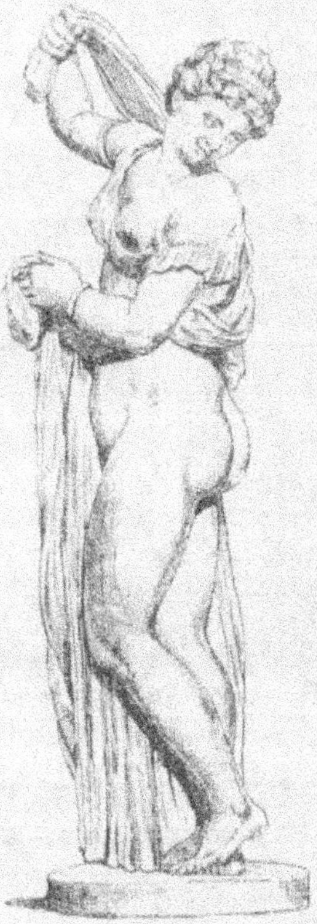

Fig. 121. — Vénus Callipyge.

Ici le texte est altéré, par erreur ; mais l'abbé Richard, dans une circonstance analogue, l'expurgea volontairement, par pudeur ; dans la traduction des *Lettres d'Alciphron*, écrivain du troisième siècle, qu'il fit sans y être obligé, il laissa en blanc le passage relatif à la dispute sur les croupes, entre les courtisanes Myrrhine et Thryallis, semblable en tout point à celle des jeunes Siciliennes d'Athénée. C'est ainsi que les tonsurés écrivent l'histoire ! Que ne suivent-ils l'exemple d'Amyot, évêque d'Auxerre, le traducteur pittoresque de Plutarque et de Longus ? Et qu'ils méditent cette malicieuse boutade de A. Dumas, coutumier du fait : « On peut violer l'histoire à la condition de lui faire un enfant viable ».

Pourquoi cette Vénus ne serait-elle pas la personnification discrète d'un culte spécial, que nous pourrions appeler le *callipygique*, lequel était en honneur chez les Grecs et les Italiens, et dont le passif Ganymède, l'enfant chéri de Zeus, peut passer pour le grand prêtre ?

Ce gracieux motif a fait l'objet d'une charmante vignette gravée par Aug. de Saint-Aubin (fig. 122) ; il a aussi inspiré la *Comparaison*, de Schall (1), autre concours du prix de beauté *a posteriori*, entre trois concurrentes.

(1) Les *Seins dans l'Histoire* (fig. 127 bis).

L'original de ce marbre, la plus belle conception de l'art grec, se trouve au Musée de Naples, sous le nº 620; d'après Bœdeker, la tête, le sein, la jambe droite, la main droite et le bras gauche sont modernes.

Les copies des *Callipyges* sont moins nombreuses que celles des autres Vénus, en raison de la difficulté de leur placement; on en voit une à Versailles, une autre à Marly, placée dans les jardins sous Louis XIV. Cette dernière a son histoire : le sculpteur J.-B. Goy, qui l'exécuta, entra dans les ordres et devint curé de l'église Sainte-Marguerite, à Paris. Il sollicita et obtint de la reine Marie Leczinska, l'autorisation de faire tomber une draperie sur les nudités concupiscibles, à l'exemple de Daniel de Volterre sur celles du *Jugement dernier*, de la chapelle Sixtine; ainsi modifiée, la statue fut placée dans une des niches du pavillon central des Tuileries, côté jardin, et disparut, en 1871, dans l'incendie de la Commune. Cet ecclésiastique a fait école, au moins chez la prude Albion : Sir W. Richmond a habillé, du haut en bas, sa *Vénus* comme l'antique et sévère *Vénus*

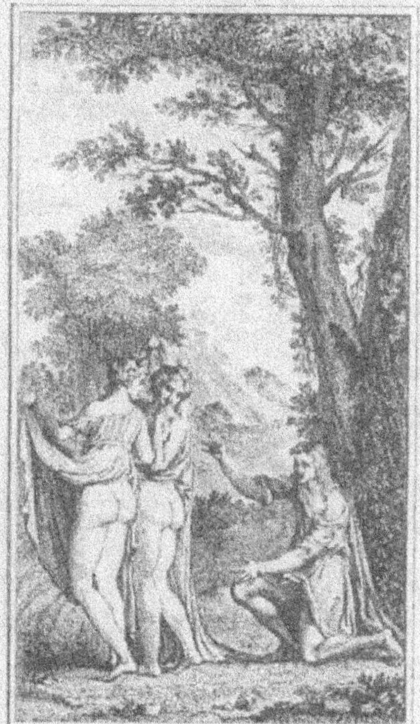

Fig. 122. — Tirée du *Rire et Galanterie*.

Armata, la divinité tutélaire du gynécée, à laquelle fut consacré le premier temple de Cythère. Le costume de la *Vénus Victrix*, qui porte les armes de Mars, était moins rigide, comme celui de la *Vénus Genitrix* — la génératrice de la nature, — dont la tunique talaire découvrait la mamelle gauche, pour rappeler qu'elle est la mère féconde, la nourrice universelle. Cette fiction a autorisé les artistes à goûter son sein de lait et a inspiré des fantaisies badines, comme

l'*Allaitement des Amours* (1) et la scène où elle s'amuse à bar-
bouiller de son lait la figure de son divin fils (fig. 123, 124).

De Canova, nous avons une *Anadyomène sortant du bain*, mé-

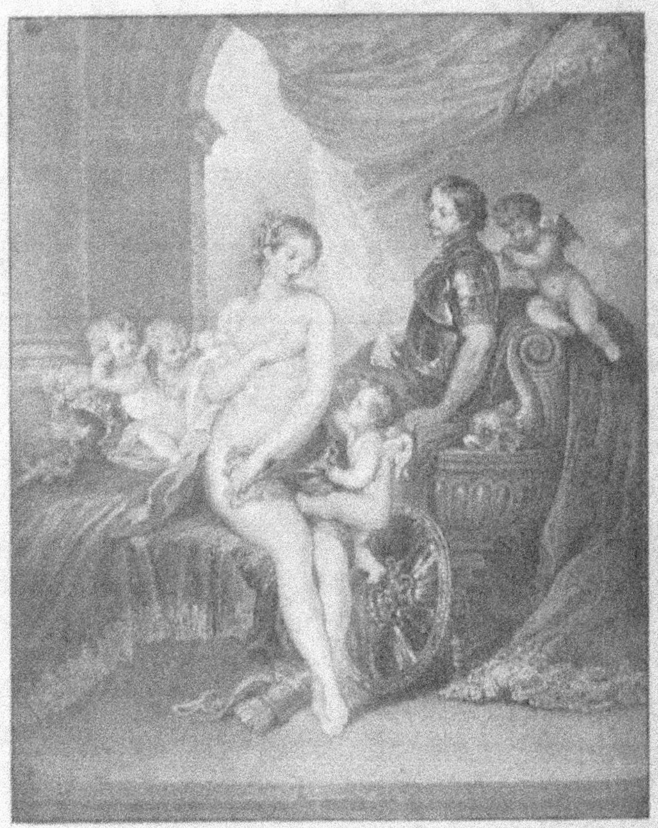

Fig. 123. — *Mars chez Vénus*, d'Antoine Van Dyck.

diocre pastiche de l'antique, sous l'aspect d'une baigneuse vulgaire,
pressant une draperie contre son sein, non pour l'essuyer mais, en

(1) *Anecd. hist.*, fig. 73, 74.

réalité, pour le cacher; ensuite, le portrait de Pauline Bonaparte, femme du prince Camille Borghèse, qui, elle, est sans voiles (1).

De même, Diane de Poitiers, qui ne manquait aucune occasion de

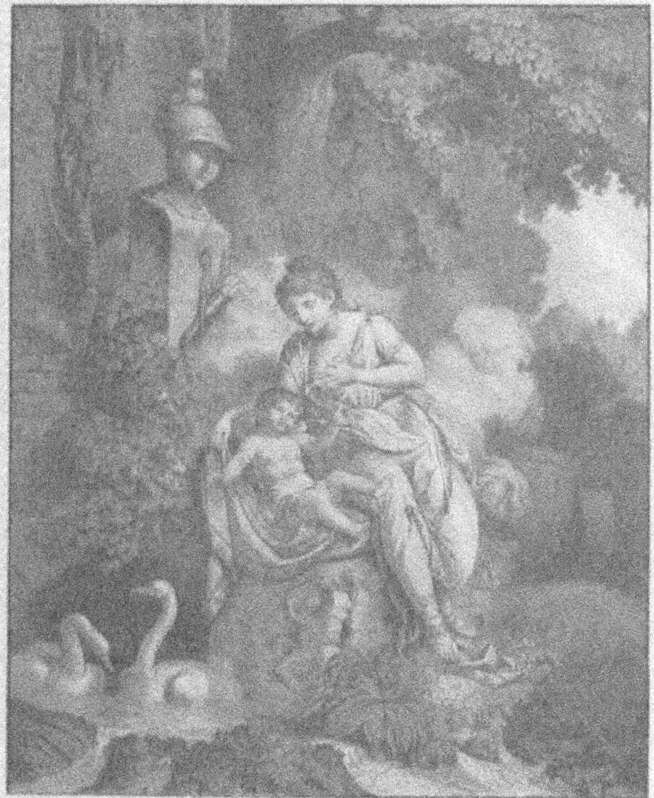

Fig. 121. — Vénus et l'Amour, de Galibert.

s'exhiber à l'état de nature, en peinture ou en sculpture, s'est fait représenter en *Vénus Anadyomène*, de face, sans rien dérober aux regards indiscrets; ses mains sont occupées, l'une à porter la

(1) Carton. art., fig. 86.

pomme du Jugement de Pâris, et l'autre à caresser... la queue du Dauphin, sur laquelle elle semble s'appuyer (1). Le Primatice en fit aussi un tableau allégorique, *Amour, tu perdis Troie*, avec l'addition de quelques voiles (fig. 126).

En 1859, le jury de l'exposition des Beaux-Arts refusa la *Vénus sortant des eaux*, de Charles Chaplin, pour cause d'immoralité; c'était, il est vrai, sous le second Empire, aux mœurs athéniennes si pures! Et cette adorable divinité ne sortait des eaux qu'à mi-corps; qu'eût dit et fait ce conseil de Prud'hommes, si le peintre avait représenté la déesse en pied? De plus, la pâleur alarmée de M. Niewerkerke interdit la vente de la gravure de la trop capiteuse *Vénus*, éditée par la maison Goupil. Heureusement, Chaplin décorait alors aux Tuileries le Salon des fleurs et conta sa mésaventure à l'impératrice qui, moins bégueule, quoique catholique espagnole fervente, lui fit aussitôt accorder l'autorisation par l'empereur (2).

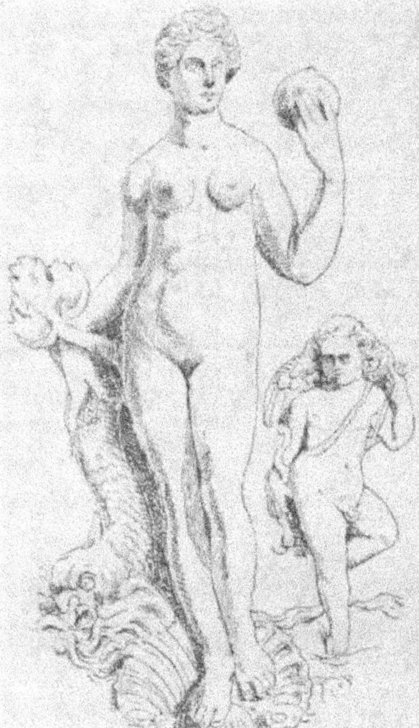

Fig. 126. — XVIᵉ siècle.

La plus païenne des divinités est aussi celle que les artistes de l'antiquité aimaient à représenter, le plus souvent, sous toutes les formes; témoins les nombreux antiques découverts dans les ruines

(1) A Rome, Julie fille d'Auguste, Julie fille de Titus, Julia Sœmia, Sœmia Barba Urbiana et tant d'autres, se laissaient statufier, sur les places publiques, en Vénus. En France, c'est à partir de la Renaissance que les portraits féminins sous l'aspect du « nude » mythiques, font leur apparition.

(2) Cf. C. Vento, les *Peintres de la Femme*

de l'ancienne Rome : *la Vénus de la Porta Portese, la Vénus à la pomme d'or*, et les *Vénus pudiques* : celle de la villa Borghèse, avec une

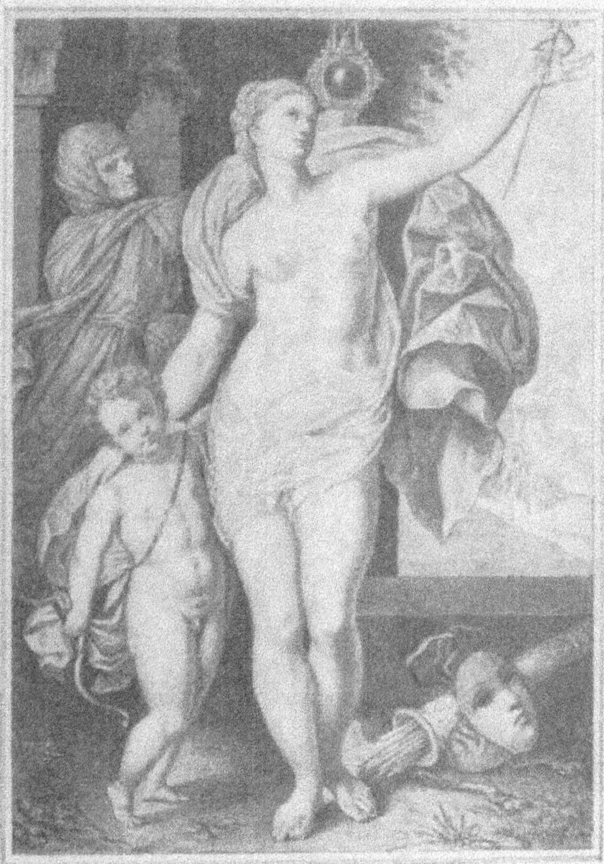

Fig. 126.

tortue, emblème de la « sédentarité », indiquant par là que la femme chaste doit vivre retirée dans sa maison ; une répétition de la *Vénus de Médicis*, que Clément XI donna à Pierre le Grand, et celle, provenant du palais de Néron (collection du cardinal de Polignac), dans l'attitude de la majestueuse *Vénus de Milo*. Cette dernière qui, vraisemblablement, s'appuyait sur Mars, et la *Vénus d'Arles*, autre *Vénus Victrix*, qui tenait dans les mains une pomme ou les armes d'Enée, offrent à l'admiration une gorge altière « qui semble avoir été façonnée par les Grâces ».

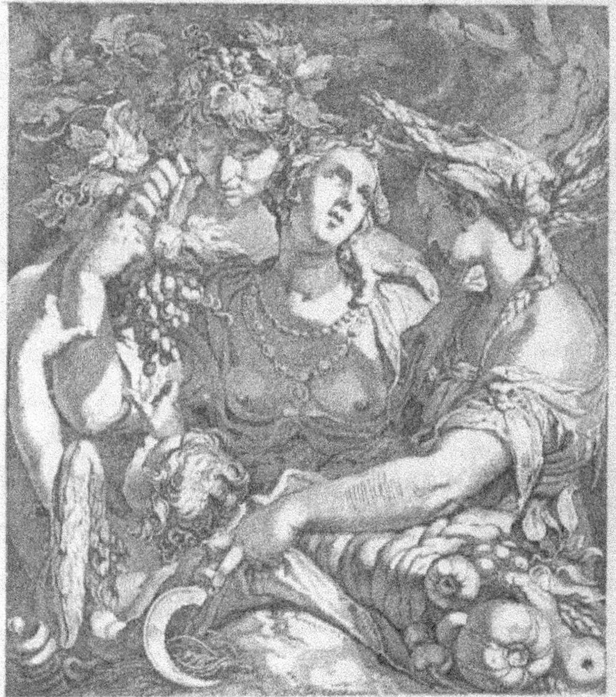

Fig. 127. — Vénus, Cérès, Bacchus et l'Amour.

Praxitèle passe pour avoir osé le premier représenter Cythérée entièrement nue, lorsqu'à sa naissance elle sort de l'écume de la mer ; la déesse elle-même s'en étonne, chez un auteur ancien, qui lui fait dire en prose, versifiée depuis :

> Oui, je me montrai toute nue
> Au dieu de Mars, au bel Adonis,

> À Vulcain même et j'en rougis;
> Mais Praxitèle! on m'a-t-il vue?

Nous savons, d'après Pline, que les habitants de Cos lui ayant demandé une statue de Cypris, Praxitèle leur en présenta deux au choix : l'une drapée et l'autre nue. Pour se conformer à la tradition ils choisirent la première et les habitants de Cnide achetèrent la seconde.

Cette *Vénus* (1) prenait, de la main gauche, une draperie posée sur un vase à parfums, semblable à celui de la *Vénus du Capitole*, et, sous la

Fig. 128. — Vénus populaire.   Fig. 129.

droite, dissimulait tant bien que mal le pubis; mais, par la suite, elle devint le type de toutes les autres *Vénus* et l'attitude de la pudeur fut modifiée : les deux mains jouèrent alors le rôle d'un écran, mais d'un écran illusoire.

Dès la plus haute antiquité, on admettait deux sortes de *Vénus* : la *Céleste* ou *Aphrodite Uranie*, déesse chaste et pure, symbolisant la Beauté, et la *Populaire* ou *Vulgaire*, encore appelée *Libitine, Hetaira, Pandemos, Vulgivaga* ou encore *Omnibus, Sensuelle* (2),

(1) Ménard, *Mythologie*, p. 119.

(2) La *Vénus sensuelle*, aux mamelles sans rivales, est souvent accompagnée de Dionysos — Bacchus et de Cérès; ainsi la représente H. Goltzius (fig. 127), donnant pour légende à sa composition l'aphorisme ancien : *Sine Cerere et Baccho friget*

adorée par les courtisanes, personnifiant la *Volupté*; telle elle était représentée à Élis, moitié nue, assise sur un bouc. C'était le culte de cette dernière déité que l'on célébrait dans les fêtes d'*Aphrodite Erycine*, qui rappelaient l'obscénité des Dionysiaques.

A l'entrée de la salle des Antiques, au Louvre, une curieuse statuette en marbre (fig. 128), qui provient de la villa Borghèse, est appelée par le livret *Vénus mère* ; mais Larousse la considère comme la déesse du libertinage, la *Vénus Pandemos*. En foulant aux pieds un utérus gravide et en arrachant les ailes d'Éros, elle peut apparaître aussi comme une *Vénus Céleste*; elle montre ainsi que la beauté ne conserve ses charmes qu'à la condition de rester chaste. Pour René Ménard, en posant le pied sur un embryon, la déesse indique simplement qu'elle préside à la génération et au développement des germes. « On a voulu, ajoute-t-il, y trouver une allégorie de l'avortement et de la débauche et on a restauré la statuette d'après cette interprétation, contraire à toute la symbolique religieuse de l'art grec. » Singulier geste protecteur que celui qui consiste à écraser sous le pied son protégé. D'après cette interprétation, l'arrachement des ailes de Cupidon signifierait : dès la grossesse, plus de secousses dangereuses de l'amour physique, le but de la reproduction étant atteint! *Tot capita, tot sensus.*

Pausanias admettait les deux Vénus; Cicéron en comptait quatre, mais les monuments du culte de la déesse varient à l'infini; parfois même elle n'est caractérisée que par un symbole ou un attribut particulier. A l'origine, la *Vénus Céleste* avait la forme d'une pierre quadrangulaire et la première *Aphrodite*, adorée à Paphos, avait la figure d'une pierre conique, comme un sein allongé. La *Vénus chaldéenne* ou *Mylitta*, la plus ancienne des *Vénus*, est encore honorée chez les Druses, du Liban, par le culte du cteis, l'organe sexuel féminin. Les coquilles aux pieds de la *Vénus de Médicis* rappellent cette circonstance et sont l'emblème des parties naturelles de la femme.

L'abbé de La Chau, secrétaire du duc d'Orléans, dans son étude sur les *Attributs de Vénus* (1776), reproduit une médaille d'argent de Démétrius II, roi de Syrie, qui a pour type une *Vénus* debout, vêtue pudiquement d'une longue robe, mais entourée de phalli (fig. 129), emblèmes de la force fécondante de la Nature. A Chypre,

<hr>

Vénus, autrement dit *Bacchus* et *Vénus* ne sont pas sans *Plutus*, la trinité en us; ce qui n'est pas rigoureusement exact, car les prolétaires, qui ont le moins de pain et de vin à leur disposition, sont les plus prolifiques; leur nom l'indique.

d'après Macrobe, la statue de la déesse, une encore, quoi qu'en pense

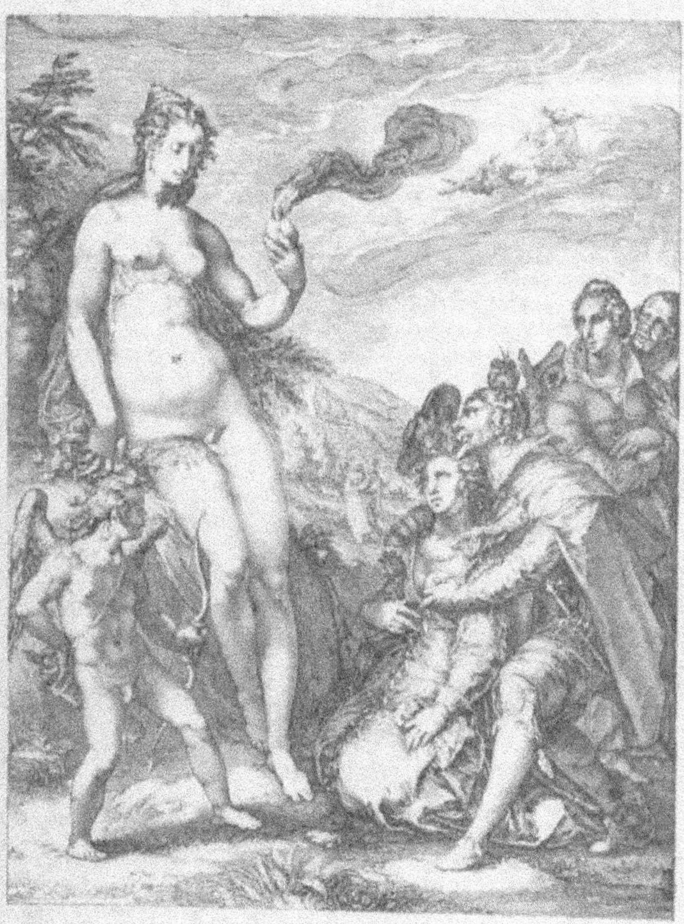

Fig. 130.

Collin de Plancy, portait les marques des deux sexes et une barbe
épaisse, à la façon de la Vierge barbue du portail de la cathédrale
de Saint-Denis.

Comme pour notre Vierge, dont les épithètes varient suivant le culte consacré à ses chapelles (1), il y avait, chez les anciens, autant de variétés d'*Aphrodites* que de villes et de temples, chacune correspondant à un besoin, à un désir, à une fonction déterminés : ainsi la *Vénus* « remueuse » *Peribasia* ou *Divaricatrix* présidait aux attitudes et aux mouvements voluptueux.

Nos artistes n'ont vu dans ce mythe païen qu'un prétexte à modeler le corps d'une belle femme ; aussi les *Vénus* modernes sont-elles toutes « impudiques » ; la déesse cascadeuse n'abaisse plus la main

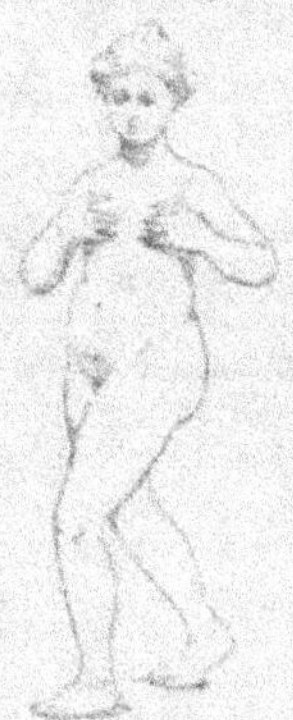

Fig. 131.

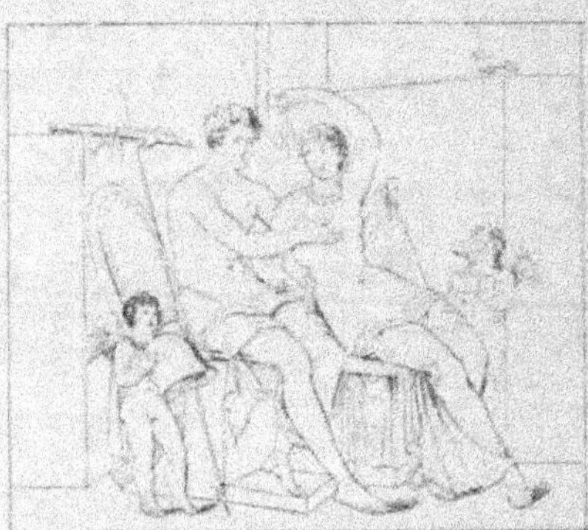

Fig. 132. — D'après une fresque de Pompéi.

sur « le sanctuaire des plaisirs », sur « le jardin du paradis terrestre » ; elle ne voile aucune partie de sa nudité et apparaît dans la majesté rayonnante de sa beauté invincible, uniquement ceinte de son ceston, qui a le don de communiquer la grâce, le plus bel ornement de la beauté.

A la Renaissance, les mains de la déesse s'égarent encore sur ses seins, non plus pour en faire jaillir le lait ou pour les cacher ; bien au contraire, elle les offre aux lèvres et aux caresses de ses adorateurs ; telle une statuette de l'École des Beaux-Arts (fig. 131). Mais

---

(1) « Tel, dit Maximilien Misson, dans son *Voyage en Allemagne* (1688), a une profonde vénération pour Notre-Dame d'un certain lieu, qui ne feroit pas la dépense d'une bougie pour toutes les autres. » A Rome, il n'y a pas moins de quatre-vingts églises consacrées au culte de la Vierge ; chaque fidèle a ses préférences, mais le record appartient sans conteste à Sainte-Marie-Majeure, ainsi que le donne à entendre son nom.

c'est l'exception ; le plus souvent les mains sont occupées ailleurs.
Dans une composition symbolique de Hubert Goltzius, le *Culte de
Vénus* (fig. 130), la déesse Cythérée, assise sur un tertre, domine
de sa haute stature tous les couples amoureux qui viennent l'invoquer
et se soumettre à ses lois. Le galant cavalier du premier plan

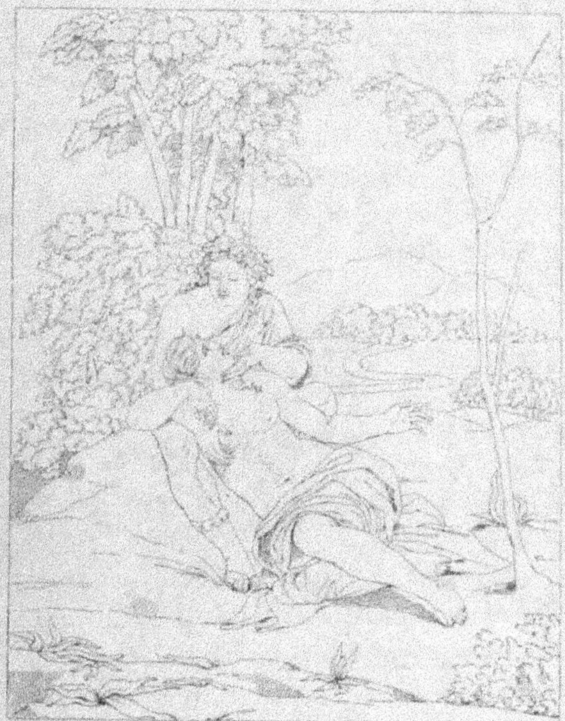

Fig. 133. — D'après Raphaël.

exprime sa foi et sa tendresse, en pressant avec ardeur le sein de sa
belle, à l'exemple de la divinité qui tient à la main un cœur embrasé.

Chez nos *Vénus* en chair, ce sont les mains des amants qui sup-
pléent à l'inertie de celles de leur idole et miment, pour elles, le
geste frôleur et protecteur des antiques. C'est aussi le sort de l'*Aphrodite* mythique, dans le cours de ses intrigues passionnelles : la volage
ne pense plus à cacher sa mamelle ni le reste et laisse ce soin au

favori du moment, *Arès* (fig. 132), *Hermès*, *Poséidon*, voire même son époux *Hephaiston* et de simples mortels, *Anchise* (fig. 133), *Adonis* (fig. 134, 135), qui le dissimulent en le pétrissant à pleines

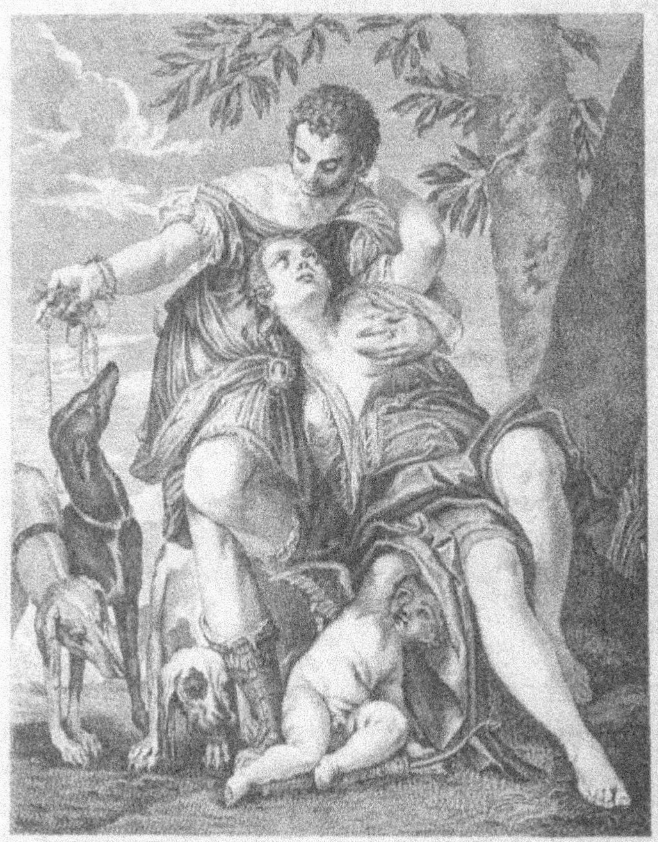

Fig. 134. — D'après le tableau de P. Véronèse, gravé par Simon-François Ravenet.

mains. Tel encore le tableau de Barth Spranger qui montre l'intrépide *Arès* caressant le sein de la déesse des courtisanes. A défaut de galant, les peintres, — Rembrandt (Louvre), P. Véronèse (Trévise), Brouzina (Musée de Londres), etc., — font promener les petites mains potelées d'*Eros* sur le velours et le satin des mamelles maternelles.

Dans le choix des aventures de *Vénus*, les scènes préférées des artistes sont précisément celles où la déesse de la volupté roucoule un duo d'amour, avec ses deux élus de prédilection, *Adonis* et *Mars*. Le Titien (1) a plusieurs fois traité le *Départ d'Adonis* ; la déesse, éperdument éprise du fils de Cyniras et inconsolable de son départ, tourne le dos au public, avec l'intention manifeste de plaire au roi d'Angleterre, comme l'indique ce passage de la lettre d'envoi :

> Et comme la *Danae*, que j'envoyai déjà à Votre Majesté, se voyait tout entière par devant, j'ai voulu varier dans ce second poëme et lui faire montrer la partie opposée, afin que le cabinet où elles doivent se tenir soit plus gracieux à la vue...

Un autre maître vénitien, Véronèse, a peint aussi à plusieurs reprises *Adonis*, avant la scène des adieux, caressant le sein de son adorée (fig. 134, 135).

Chez *Adonis*, *Vénus* recherche la passion idéale des sens et du cœur; elle est attirée vers *Mars* par la séduction de la vigueur corporelle, de la beauté physique du mâle et, comme toutes ses semblables, depuis l'humble nounou jusqu'à l'orgueilleuse duchesse, elle subit le prestige de l'uniforme. Faut-il aussi voir dans cette attraction épidermique une analogie de ligne de conduite, de manœuvres, de mouvements tournants, comme le veut l'abbé Brantôme : « Mars et l'Amour, dit-il, font leur guerre presque de même sorte, et l'un a son camp et ses armes comme l'autre. »

Mars désarmé par Vénus, un des chefs-d'œuvre de Véronèse, était, au même titre que *Renaud et Armide*, un sujet favori des peintres de la Renaissance; il leur fournissait, en outre, l'occasion

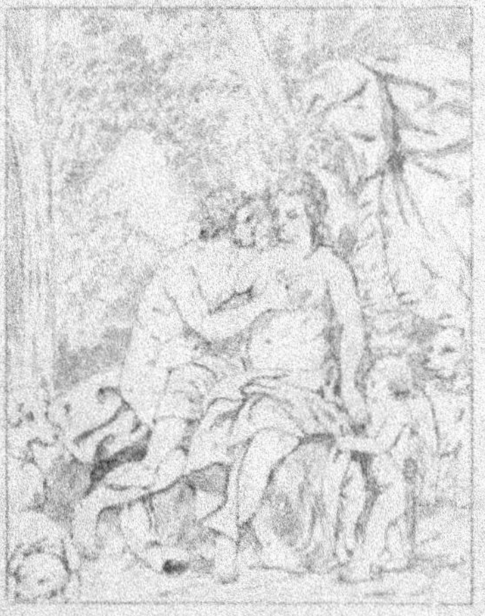

Fig. 135.

<hr>

(1) L'*Adonis* qui vibre aux côtés de la *Vénus* du coloriste vénitien, à la *National Gallery* de Londres, est le portrait du sombre Philippe II, roi d'Espagne, « le plus beau des mortels ».

de portraiturer les grands personnages de l'époque auprès de leurs maîtresses. Rubens, dans un tableau d'une galerie de Gênes (1), *Baccanale a Famiglia di Rubens*, s'est représenté en *Mars*, la main droite sur le sein de sa femme, en *Vénus*; l'*Amour* porte sa dague et *Bacchus* s'efface au fond.

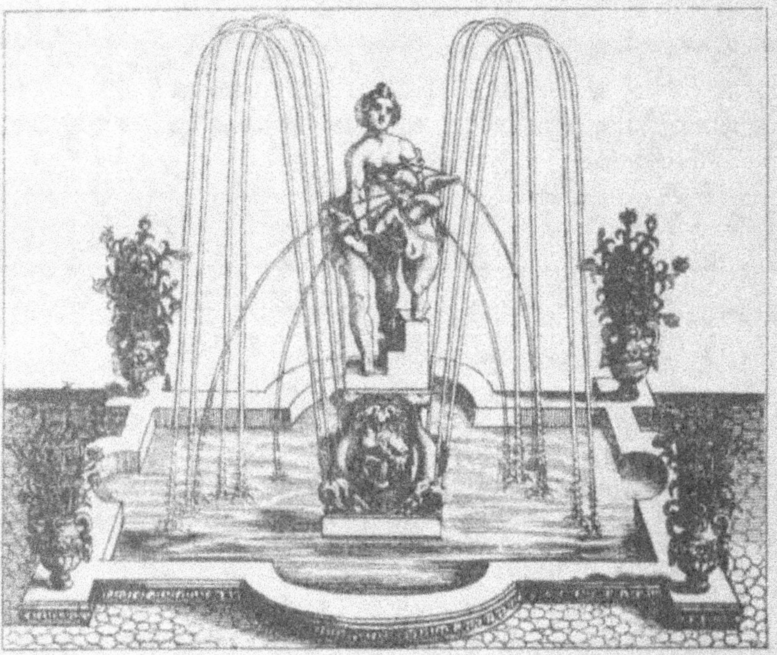

Fig. 136.

Le *Jugement de Pâris* est aussi un sujet fréquent d'étude du nu, en exposant *Vénus*, toujours dévêtue, au contraire de ses concurrentes.

Ce volume ne suffirait pas à une iconographie complète de la déesse des amours; cependant, citons encore la *Naissance de l'Amour*, un des détails de l'*Olympe*, peint par Véronèse au plafond de la coupole de la grande galerie de la villa Barbaro, et par

(1) Ch. Eliel, édit. *A travers l'Italie*.

le divin Sanzio Raphaël, chargé d'orner la salle de bain du cardinal Bibbiena, au Vatican, qui composa la *Fable de Vénus* ou le *Triomphe de la déesse des amours*, en sept tableaux, peints à fresques. Dans le premier, Saturne abélardise Uranus et jette ses organes aux poissons de la mer ; au second, Vénus sort de l'écume fécondée par ce sang, mais le peintre d'Urbino, postulant au cardinalat, pour voiler la nudité de la déesse, la montre de dos ; cependant au tableau suivant, *Vénus blessée se plaignant à l'Amour*, est obligée de découvrir sa mamelle droite qu'elle tient de la main gauche ; d'une goutte de sang qui s'en échappe naîtra sa passion pour Adonis. Par malheur, le cardinal Antonelli plus collet-monté que tous les « petits-collets » de son temps, a fait détruire les fresques inestimables qui récréaient les yeux et l'esprit d'un de ses prédécesseurs, secrétaire de Léon X. Tous les prélats heureusement ne furent pas des vandales ni des prototypes de Tartufe : témoin Benoît XIV, dont nous avons eu l'occasion de louer le goût artistique, qui se rendit acquéreur de la *Vénus du Capitole*, non pour la détruire, comme un fanatique Savonarole, mais pour la conserver à l'art.

Nous sommes plus à l'aise dans le domaine restreint de la fantaisie pure. Le *Jugement d'un Parisien*, par F. Front, du *Courrier Français*, est un concours privé qui se passe au « salon » d'une « Maison Letellier ».

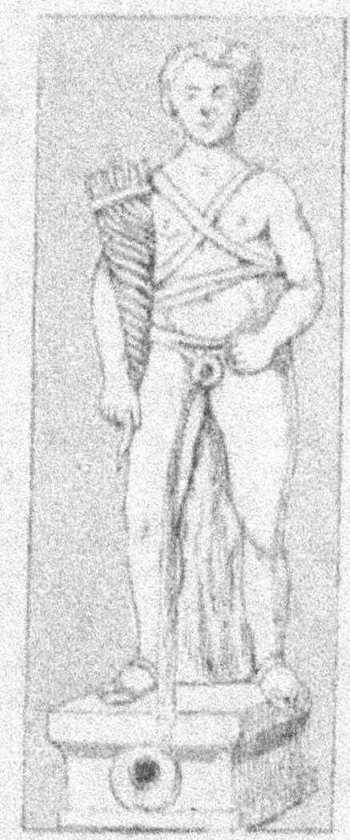

Fig. 136 *bis*.

Projet de fontaine libérale (fig. 136) où l'eau jaillit des seins de *Vénus* et des yeux de *Cupidon* : *Similis alius, Veneris ac Cupidinis et nudi quidem utriusque effigie conspicuus*.

Au Musée municipal de Florence, le dieu de l'amour apparaît encore sous forme d'édicule hydraulique (fig. 136 *bis*), dans l'attitude du petit *Bacchus* de Jean de Bologne.

Les *Jeux de l'Amour*, de Mallet, gravé par Beljambe (fig. 136 *ter*), sont ceux d'une jeune mère, pimpante et reconnaissante, qui offre, en holocauste, à *Eros* une libation de lait, lancé où il convient.

Enfin une ancienne estampe anonyme (fig. 137), « tableau allégorique », avec cette légende : *Sur un libertin*, montre *Vénus* accompagné d'*Eros*, arrosant de son lait *Bacchus*, sans doute, protégé par *Minerve*; nous ne savons à quel épisode cette estampe se rattache.

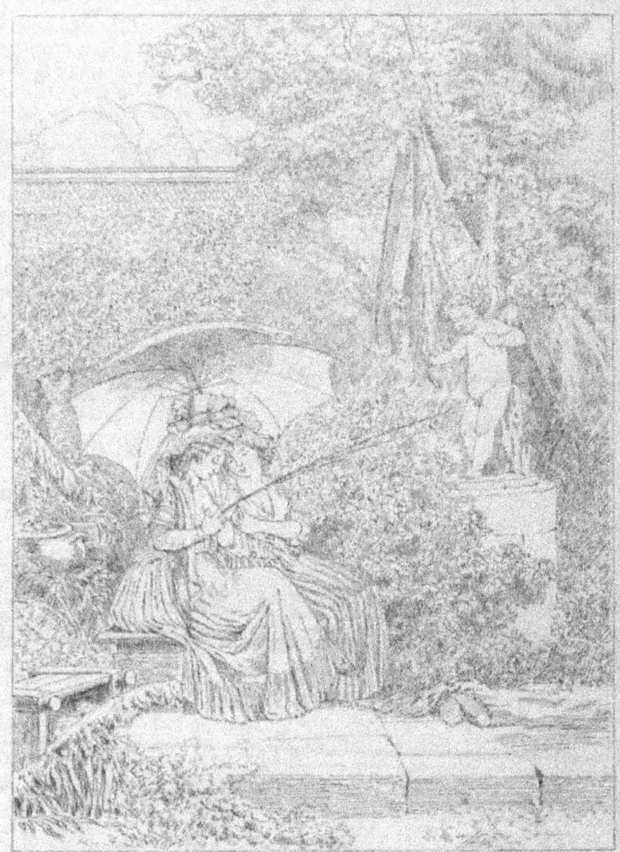

Fig. 136 *ter*. — D'après un dessin de G. Payraud.

C. Héra-Junon. — La sœur et épouse de *Zeus-Jupiter*, la « nopcière » ou la déesse tutélaire des unions légitimes, était primitivement drapée, des pieds à la tête; aussi l'un de ses attributs est-il un voile. Des trois concurrentes du *Jugement de Pâris*, elle est généralement la plus habillée; dans le tableau de Perin del Vago,

cependant, les trois déesses se préparent pour le concours de
beauté et viennent d'être entièrement dévêtues par les nymphes et les
amours (1).

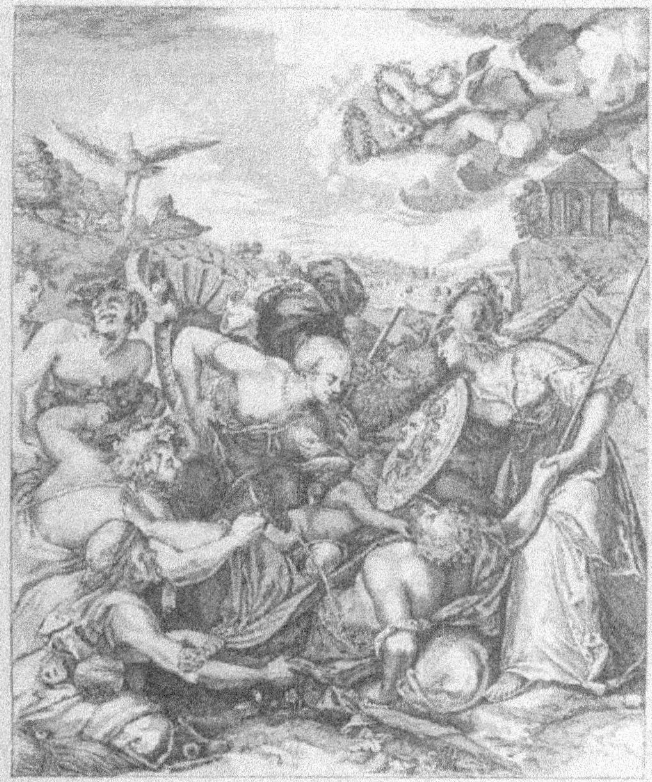

Fig. 137.

Peu à peu, les Grecs découvrirent le torse de la protectrice des
Argiens; et grâce à ce décolletage, *Zeus* put, sous la forme d'un

(1) À la représentation du *Jugement de Pâris*, donnée devant le Régent, « les
trois déesses se montrèrent dans le costume où celles de la fable parurent aux
yeux du fils de Priam », écrit le comte de Tocqueville : Madame de Berri figura
l'eau, deux maîtresses du duc d'Orléans remplirent le rôle de *Minerve* et de *Junon*.

coucou, se réfugier dans son sein et obtenir ensuite sa main (fig. 106).
A l'époque de la Renaissance, le voile de la déesse œgophage flotte
autour de ses appas sans les couvrir; telle la *Junon* d'Anet, sous les
traits de Catherine de Médicis (fig. 138), celle d'Annibal Carrache
et celle de Rubens, du Musée d'Anvers, montrant Ixion, roi des

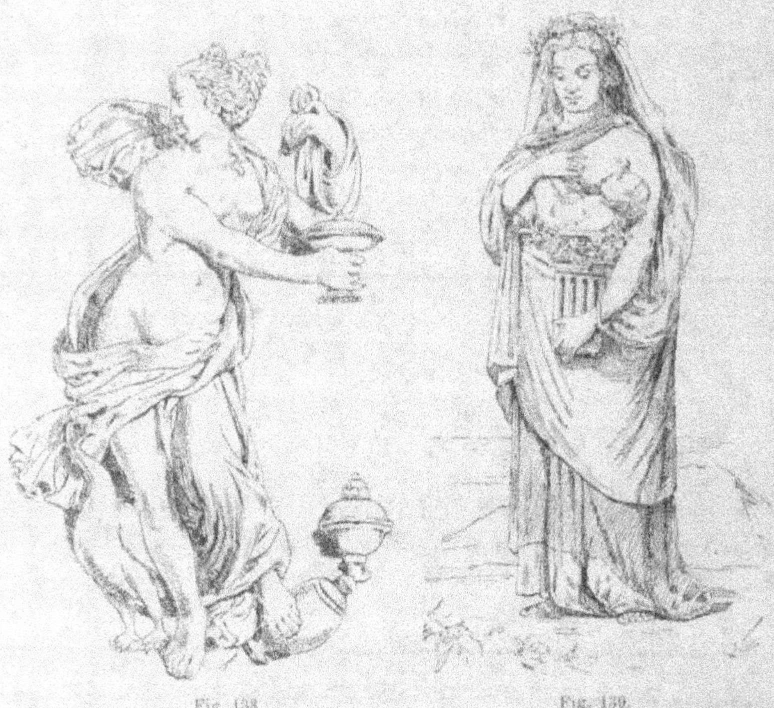

Fig. 138.   Fig. 139.

Lapithes, qui, en reconnaissance de l'hospitalité offerte par *Jupiter*,
cherche à manquer de respect à la déesse, en lui prenant les mamelles.
La reine du ciel eût pu disputer à *Artémis* le privilège de patronner
les nourrices, car on la représente tantôt donnant le sein à *Arès-Mars*
(Musée Chiaramonti, Vatican) (1), tantôt allaitant *Dionysos-Bacchus*
(Palais des Offices) ou *Hercule*, par surprise il est vrai; mais, malgré

____

(1) *Anecd. hist. et rel.*, fig. 49.

ces représentations, quasi classiques, *Héra*, dans l'art grec, ne fut jamais traitée en nourricière, ce rôle était dévolu à *Déméter*; malgré les vivacités de son caractère, elle est pour les Grecs l'épouse modèle. Outre ses deux fils, *Mars* et *Vulcain*, *Junon* eut deux filles *Hébé* (1) et *Ilithyie*. *Hébé*, avant de devenir Mme Hercule, avait en Olympe la mission de verser le nectar aux dieux; elle fut obligée de se démettre de sa charge d'échanson, en faveur de *Ganymède*, — lequel inspira à *Zeus* l'amour à l'envers, — après un faux pas qu'elle fit dans la salle du banquet des dieux; « elle tomba de manière que la pudeur de *Minerve* en fut alarmée », et pour éviter le retour d'un aussi scandaleux accident, on lui donna ses huit jours; Miss Hélyett eut une culbute plus profitable.

Ilithyie, divinité toujours vierge, quoique accoucheuse, prit chez les Romains le nom de *Lucine* et lui associa celui de sa mère : les femmes en couches invoquaient, par trois fois, la mère et la fille, sous la même appellation de *Junon-Lucine*. Telle elle est figurée sur une peinture murale, exécutée par M. Stallaert, pour la maison du docteur Nollet, professeur d'archéologie à l'Académie des

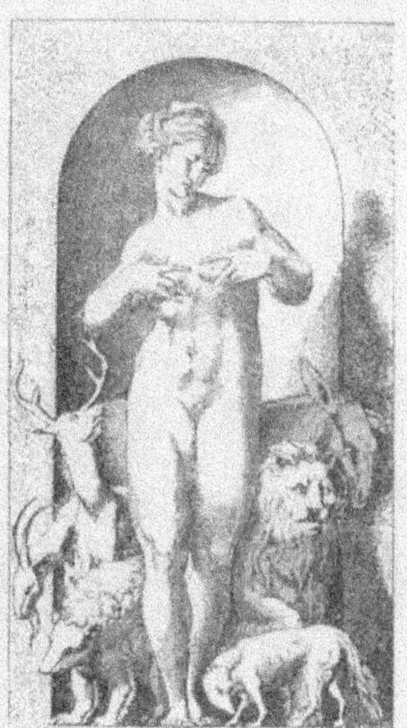

Fig. 140.

Beaux-Arts, de Bruxelles (1869). Ce tableau (fig. 139) est actuellement au Musée Communal. La déesse est vêtue de la tunique talaire; elle porte un nourrisson dans la corbeille mystique et comprime son sein blanc et rebondi devant ses lèvres avides.

Chaque romaine avait sa Junon à laquelle elle prêtait les attributs les plus dissemblables, selon son degré de piété. L'idée religieuse se

(1) Admirable statue, sans la moindre draperie, par Rude, au Musée de Dijon; reproduite dans la *Géographie pittoresque, Côte d'Or*, p. 420. Flammarion, édit.

matérialisant ainsi, aboutit à de grossières superstitions ; il y eut une *Juno fluviona* ou des menstrues ; une *Juno ossipaga* de la grossesse ou consolidant les os du fœtus ; une *Juno nona* ou du neuvième mois de la gestation, etc.

D. BUBASTIS. DIANE. — A Rome, la chaste *Diane* était souvent associée à *Ilithyie* et, à ce titre, partageait ses fonctions génésiques, sous le surnom de *Lucine*. A l'exemple de l'*Artémis Hécate*, des Grecs, elle présidait à la naissance des êtres ; de là une certaine confusion dans les récits mythologiques. Diane eut d'abord de longs vêtements, portant au front le croissant de la Lune qu'elle personnifiait, tandis que son frère Apollon répondait au Soleil.

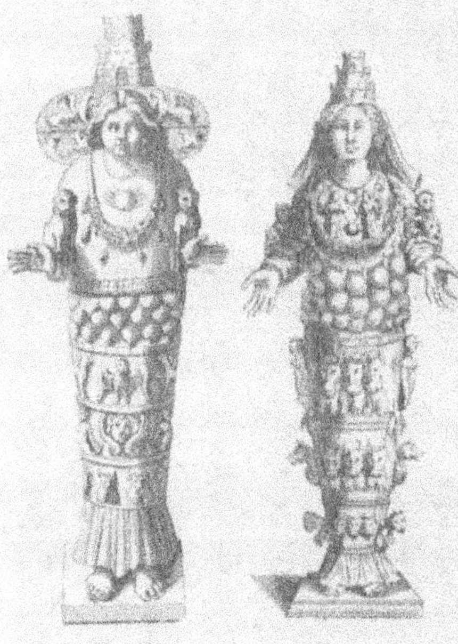

Fig. 141.   Fig. 142.

Considérée comme « chasseresse », elle est vêtue d'une tunique dorienne à franges, courte, laissant les quatre membres nus, et propre à la course ; telle la plus célèbre représentation de l'art antique, la *Diane à la biche*, de Cérinée (Louvre). Depuis la Renaissance, les artistes, — Goltzius, Jean Cousin, Jean Goujon, Houdon, Falguière, Jules Lefebvre, etc., — se sont plu, contre la tradition, à la représenter avec un arc et des flèches, pour tout costume. Rosso, de l'école de Fontainebleau, va plus loin ; dans ses figures décoratives des dieux, elle se palpe les mamelles (fig. 140), pour occuper ses mains et ses loisirs, et cependant la fille de *Latone* ne voulait pas être vue dans cet état, même au bain. Malheur à qui surprenait, en costume balnéaire, *Diane l'Arcadienne ! Actéon*, changé

en cerf, puis dévoré par ses chiens de chasse, l'apprit à ses dépens.
Le *Châtiment d'Actéon* a souvent été interprété par les peintres (le
Titien, Philippo Lauri, Poelenburg, Lesueur, l'Albane, etc.) comme
Diane et ses Nymphes, par le Dominiquin, Rubens, etc.; ces sujets
prêtent à l'étude du nu, chair sur chair, torses et cuisses de nymphes,
femmes ou non, superposés et enchevêtrés.

Le Corrège place *Diane au lit*, en chemise et mamelles au vent,
comme une demi-vierge; elle choisit une flèche dans le faisceau

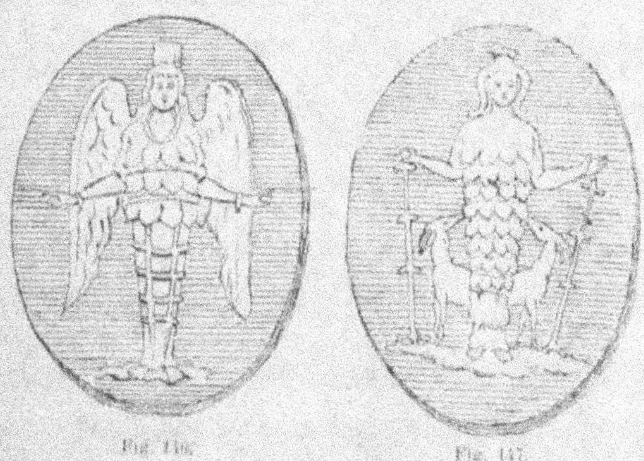

Fig. 116.   Fig. 117.

qu'*Amour* lui présente et la destine à *Endymion*, à moins que ce
soit à *Virbius*, à *Pan* ou encore à *Priape* qui séduisit la vierge suspecte sous la forme d'un âne. Lucas Cranach l'asseoit, avant ou après
le bain, sur un cerf, sans rien cacher de ses charmes, en tête-à-tête
avec *Apollon*, qui a au moins la pudeur de tenir un rameau protecteur, comme l'*Adam*, du même peintre, avec lequel il a d'ailleurs
un air de famille.

Au Salon de 1904, la *Diane* de H. Weigle continue à s'émanciper ;
une draperie en bronze contribue à faire ressortir la blancheur de
son buste, en marbre blanc, et surtout celle de sa mamelle droite,
entièrement découverte.

La *Diane d'Éphèse*, multimammée, n'a rien de commun avec
Diane, la Pucelle (?), la déesse des sports, aux mamelles virginales
et rudimentaires. Les Amazones avaient institué son culte à Éphèse,
dans un temple, cité parmi les sept merveilles du monde ; et cepen-

dant ces guerrières, qui honoraient les mamelles au figuré, brûlaient celles des filles à leur naissance, pour que, plus tard, leur développement ne gênât pas le tir de l'arc. Mais jamais les artistes n'ont tenu compte de cette particularité et leurs Amazones sont bi-mammées. Saint Jérôme fait allusion à cette coutume barbare, quand il reproche à Jovinien « d'avoir, dans son parti, des Amazones, lesquelles, le sein découvert, excitaient les hommes au libertinage, pour les rendre ses sectateurs. »

Les Éphésiens, dans les figurations symboliques de la Diane aux multiples mamelles, ont voulu personnifier la fécondité de la Nature, mère de tous les êtres, nourrice de tous les animaux, *Magna Mater*, *Natura rerum Parens*. Nous avons reproduit plusieurs statues de cette divinité (1), qui diffèrent surtout par les attributs de la gaine (fig. 141 à 147) (2). Celle de la

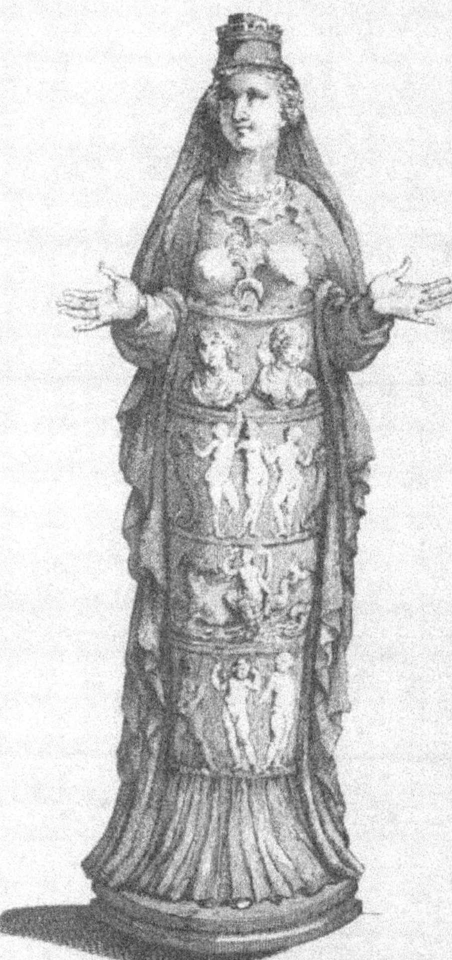

Fig. 150. — Statue en marbre de Penteli.
Muséum du prince Léopold de Médicis.

(1) *Anecd. hist. et rel.* p. 101, 152.

(2) *Symbolica Dianæ Ephesiæ statua, a Claudio Menetreio*; Rome, 1688, donne de nombreuses images de l'*Artémis d'Éphèse*; plusieurs portent les trois Grâces sur

figure 150 porte au cou une branche de palmier, arbre consacré à cette déesse, en souvenir de *Latone* qui, pour la mettre au monde, se cramponna à un palmier. Cette statue diffère de ses congénères en ce qu'elle n'a que deux mamelles. Sur d'autres représentations, *Diane d'Éphèse* est munie d'ailes; c'est une allusion à l'empressement qu'elle met à secourir les mortels.

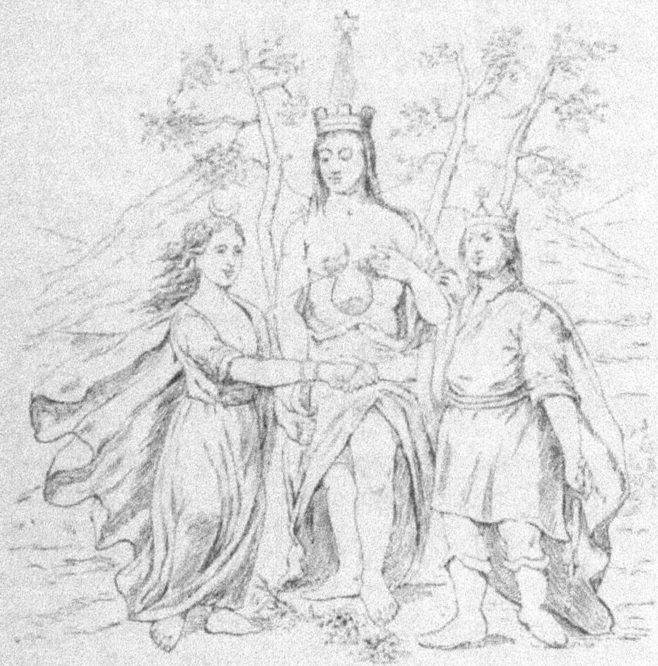

Fig. 151.

Diane d'Éphèse a souvent les attributs de *Cybèle*, entre autres la couronne tourrelée et les mamelles multiples, qui indiquent la même puissance vivifiante. Une vieille peinture (fig. 151), que nous avons dénichée à Vienne, en Autriche, en est un exemple frappant : *Cybèle* préside à l'union d'un jeune souverain catholique, hongrois ou polonais, avec une princesse levantine, et féconde le sein de

ls devant de leur gaîne; d'autres, en forme de momies ovoïdes, sans bras, ont un ou plusieurs colliers de mamelles.

l'épousée du lait qu'elle fait jaillir de sa mamelle. Ce tableau paraît être la consécration d'un fait historique ou une allégorie célébrant l'alliance de la croix et du croissant?

Ajoutons aux figurations de *Diane* Éphésienne, une mosaïque du Vatican et une statue en marbre du Musée chrétien de Latran, à Rome, portant trois rangées de mamelles : cinq supérieures, six médianes et quatre inférieures.

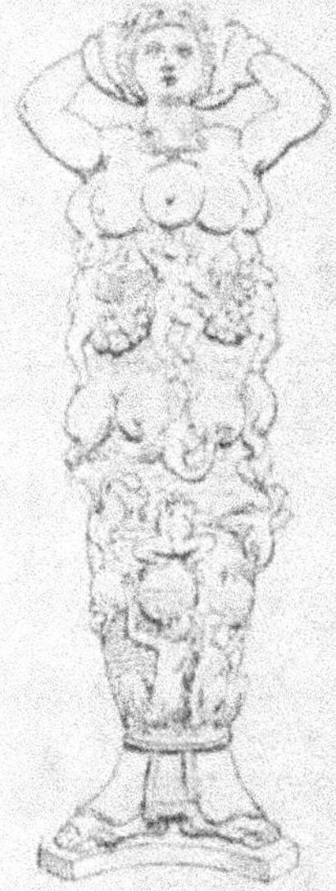

Fig. 152.

Le Louvre (salle VII) possède une *Nature* (1) (fig. 152) en marbre, due au ciseau de Niccolo Perioli, dit il Tribolo, qui provient de Fontainebleau ; sa gaîne est couverte de trois rangs de mamelles, entre lesquels sont interposés des motifs des plus fantaisistes.

Nous ne connaissons qu'une peinture de *Diane d'Éphèse*, par Aristide Sartorio, exposée, en 1900, dans la section italienne de l'Exposition universelle de Paris. La divinité est coiffée du polo, ses extrémités, tête, mains et pieds, sont noires, comme celles de la *Diane* du Musée de Naples, et elle est entourée d'une foule d'hommes, de femmes, d'enfants nus, qui sommeillent ou expirent auprès d'elle, à côté de cadavres d'animaux de toutes sortes : lions, chevaux, vautours, etc., un véritable charnier. Le symbolisme de cette conception nuageuse échappe à notre entendement.

Les *Dianes* multimammes figurent souvent dans l'ornementation ; elles occupent les quatre angles du piédestal de la statue de *Persée*, à la Loggia de Lanzi (Florence) (fig. 155) et, par une coïncidence peut-être voulue, on les retrouve au socle de la statue de Benvenuto Cellini, sur le pont Veccio, où elles jouent le rôle de fontaines ubérales : des filets d'eau coulent de ces multiples mamelles et tombent dans quatre vasques en forme de coquilles (fig. 156).

Avant d'en finir avec *Diane*, relevons une « iconerie » dans le *Jésus-Christ*, du Révérend Louis Veuillot : sur le revers d'une mé-

(1) En raison de sa fécondité, le symbolisme a gratifié la *Nature* de multiples mamelles (fig. 153), où il a gorgé de lait ces organes pour en arroser le globe terrestre (fig. 154).

daille de Claude et Agrippine est gravée une *DIANA EPHESIA*,
dont la poitrine a été grattée, car les mamelles auraient effarouché les
lecteurs éléthéphobes, ennemis de la vérité.

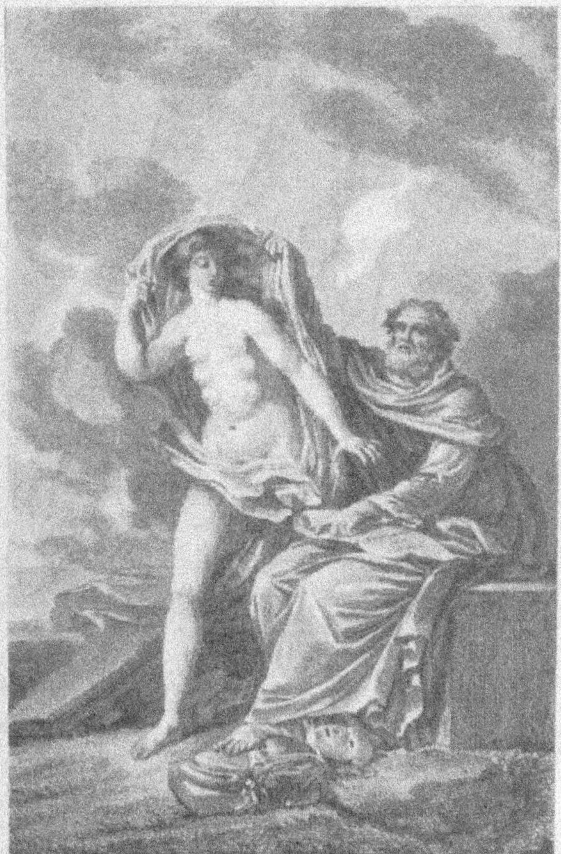

Fig. 159. — Frontispice de l'*Officine Plantinienne*, 1371.

E. Athena-Minerve. — La Jeanne d'Arc de l'Olympe a toujours
la poitrine couverte de l'égide, taillée dans la peau du monstre Agis,
et ornée de la tête de la Gorgone. Ce plastron tutélaire ne dessine

qu'un relief peu accusé au niveau des seins. Pourquoi Anatole France, dans l'*Anneau d'améthyste*, donne-t-il à Pallas l'épithète de « tétonnière » ? Une guerrière n'avait que faire d'appas volumineux, plutôt gênants en campagne ; témoins les Amazones, nous venons de le dire, se brûlant un sein (fig. 155) pour faciliter le tir de l'arc.

La vierge qui a donné son nom à Athènes a donc toujours le corps emprisonné dans un costume, et les artistes qui la déshabillent, excepté dans le *Jugement de Pâris*, où le concours de beauté exi-

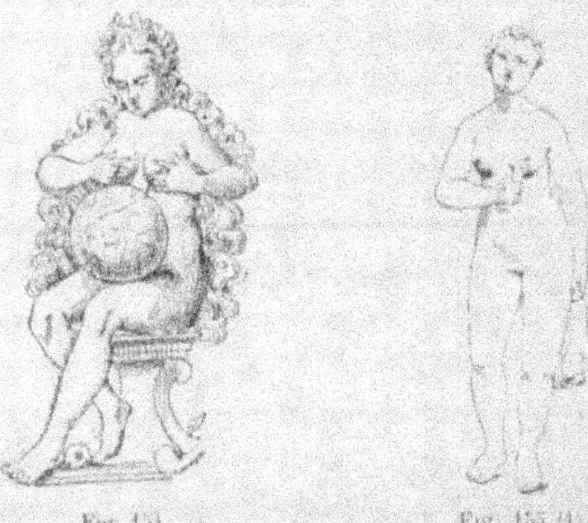

Fig. 154.   Fig. 155 (1).

geait le nu, commettent une faute de lèse-tradition. Sur le fronton du temple d'Égine, dont l'École des Beaux-Arts possède un excellent moulage, *Minerve* semble outrageusement décolletée, au milieu de guerriers casqués absolument nus, mais qu'on y regarde de près et l'on remarquera, à la présence de trous significatifs et à l'absence de toute indication des saillies mammaires, que ce décolletage « en peau » était primitivement recouvert de l'égide ; Clarac et Salomon Reinach ont donc tort de lui appliquer sur la poitrine deux mamelles accusées.

Comme *Diane*, un seul humain la surprit au sortir du bain, le thébain *Tirésias* ; ébloui par l'éclat de ses charmes, il en perdit la vue ; une statue de Gatteaux et une peinture de Lagrené aîné, gravée par Dennel (fig. 158), rappellent ce châtiment. Cependant *Vul-*

(1) Amazone se brûlant le sein avec un flambeau. Renaissance. École des Beaux-Arts.

cain dut la voir de près, sinon dans le lit d'une rivière, du moins dans un autre, puisqu'elle lui donna Erichtonius.

A part la sortie du bain, rares sont les figurations d'*Athéna*, avec

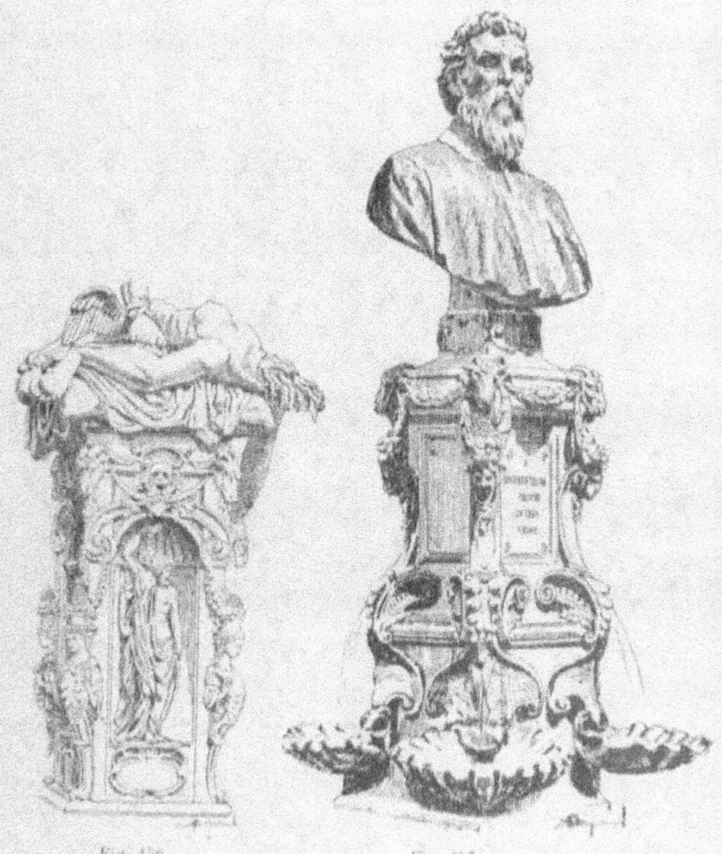

Fig. 156.   Fig. 157.

une poitrine nue, garnie de mamelles exubérantes ; notons cependant celle de la *Casa di Vetti*, à Pompéi (fig. 159) ; un camée antique, en agathe sardoine (fig. 160), il se pourrait que cette figure fût celle d'*Aphrodite Victrix* ou *Casquée*, du temple de Cythère ; et les *Minerves* dodues de Rubens, pour qui toutes les femmes sont des

« gabions de suif », selon la pittoresque expression de l'auteur des *Sœurs Vatard*, dans l'*Apothéose de Henri IV*, la *Majorité de Louis XIII*, etc.

F. DIVINITÉS SUBALTERNES. — Passons aux divinités féminines de second ordre. A l'Exposition de 1900, section italienne, nous avons remarqué un groupe en marbre de Carrare, sculpté par D. Pagano :

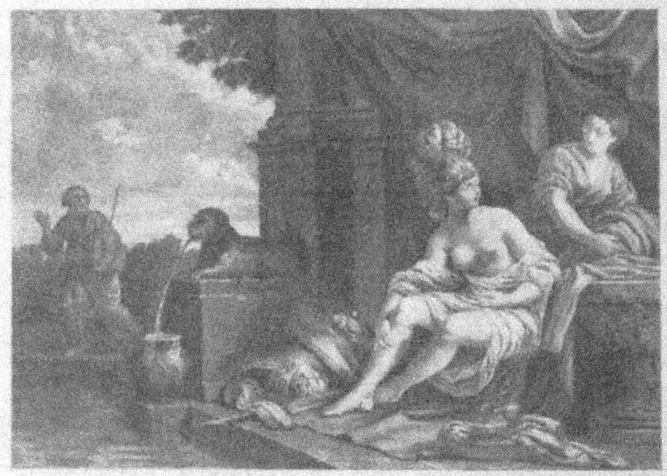

Fig. 158.

Hermès allaité par sa mère Maïa, l'une des sept Pléïades : la nourrice paraît avoir treize ou quatorze ans ; sur l'Olympe, le lait n'attend sans doute pas le nombre des années.

Le mythe de *Psyché* nous intéresse en raison des divers épisodes qui mettent en valeur les formes pectorales et autres de la jeune fille, dont la perfection plastique fit prendre cette beauté pour *Cypris* elle-même. Celle-ci, indignée d'un tel affront, lui dépêche, par représailles, son fils, aussi malin que pervers, l'*Amour*, avec ordre de la flétrir. *Psyché* était donc une merveille, que seule l'imagination pouvait concevoir ; aussi reprocha-t-on à Augustin Pajou le réalisme et la vulgarité de sa conception (fig. 161), copie trop fidèle de son modèle : une fille à la mode, une professionnelle du vice,

incitant plutôt à la volupté qu'à l'admiration d'une âme déchue,
« s'unissant pour toujours à l'amour
divin ».

Les épreuves subies par la victime de
Vénus ont inspiré de multiples et gracieuses compositions; qu'il nous suffise
de rappeler le groupe antique l'*Amour
et Psyché*, de Canova (1), et le marbre
de Pradier (Louvre) ; les tableaux de
Raphaël, le *Peuple aux genoux de
Psyché*, de Zucchi Giacomo ; de Gérard
(Louvre) ; de Thorwaldsen; de Prud'hon,
l'*Enlèvement de Psyché, par les Zé-
phyrs*, l'exquise ascension de la demi-
vierge ; et de Deboisfrémout, *Psyché
blessée par l'Amour*, où la flèche de
Cupidon inocule dans le sein de la belle
endormie le virus des désirs sensuels.
En tête de toutes ces productions artistiques, brillent d'un éclat incomparable

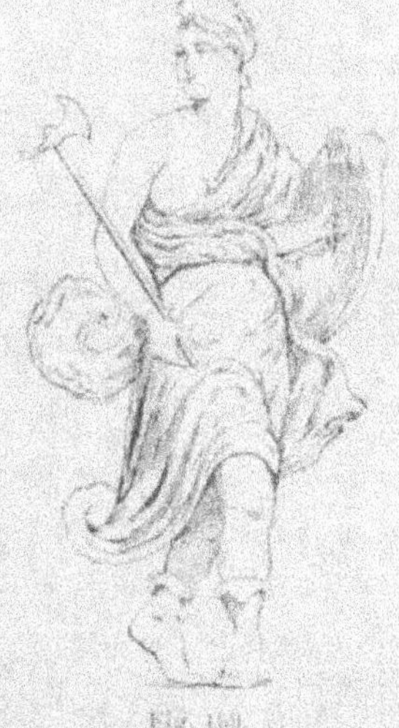

Fig. 160.

les fresques de la Farnésine, les *Noces de Psyché*, du divin Sanzio
(fig. 162).

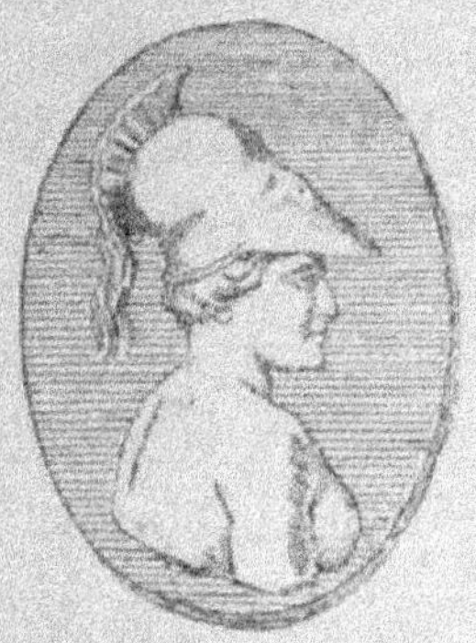

Fig. 169.

Dans les monuments de l'antiquité, les
trois *Charités* ou *Grâces*, — *Pasithée* ou
Euphrosine, Charis ou *Thalie* et *Aglaé*, —
filles ou compagnes de *Vénus*, personni-
fient le charme, l'élégance, le bienfait, la
« grâce » accordée (fig. 1). D'abord vêtues,
comme les *Muses* (2), bientôt les arts plastiques les dépouillèrent de leurs draperies,
même sous le symbole de la bienfaisance et
de la générosité et, comme *Aphrodite*, c'est
dorénavant sans voiles qu'elles se mon-
treront, uniquement pour figurer la « grâce »,
« plus belle encore que la beauté », dit La
Fontaine. Le fameux groupe de Germain Pilon (fig. 163) présente,

(1) Juvad. loc. cit. et ref. fig. 76.
(2) En dépit de la règle et par vertu nationale, sir Joshua Reynolds persiste à

il est vrai, des figures vêtues, une seule exceptée, qui a le torse
nu ; mais il s'agit d'un monument funèbre placé dans une église.
Si les *Grâces* qui ornaient la sacristie de la cathédrale de Sienne
avaient été drapées de la sorte, elles auraient pu passer pour les trois
Vertus théologales et n'auraient pas été exilées, pour cause d'impudicité, dans le Musée de la ville. Mais nous n'aurions pas eu la première toile païenne de Raphaël (fig. 164), qui s'est inspiré de ce

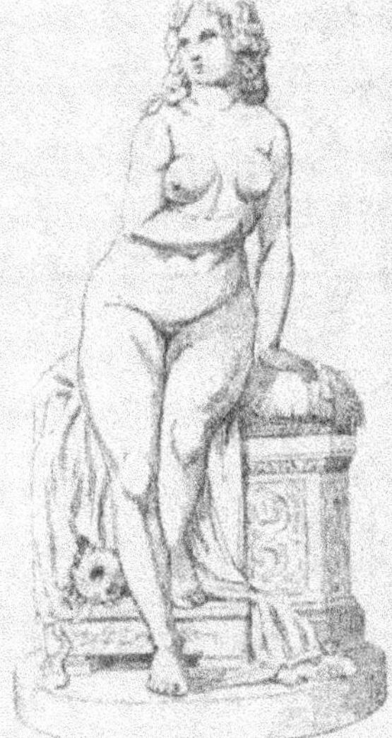

Fig. 161. — « Psyché perdit
l'Amour, en voulant le connaître »,

chef-d'œuvre de la sculpture, ni peut-
être le groupe en marbre de Canova ;
grâces leur en soient rendues !

En peinture, les *Grâces* sont entre-
lacées, comme pour rappeler l'aide mu-
tuelle que les humains se doivent entre
eux ; la statuaire, obligée de les grouper
dans un espace limité, les place, le plus
souvent (1), dos à dos, comme celles de
Benvenuto Cellini, ou ventre à ventre,
comme celles de Barye, et dans cette
dernière attitude elles ont l'aspect de
trois *Callipyges*. A vol d'oiseau, elles
offrent la silhouette de six rotondités,
placées à des hauteurs différentes, qui
s'entrechoquent (fig. 165). Nous l'avons
dit, elles apparaissent toujours dans le
plus simple appareil, quelques-unes
tiennent de légers voiles ou des guirlandes de fleurs, pour occuper leurs
mains, dont elles sont assez embarras-
sées ; c'est la chaîne anglaise. Raphaël
donne à chacune une pomme ; il en fait

autant de déesses de la Beauté du *Jugement de Pâris*. Bonifacio
Bembo (Turin) a imaginé d'occuper l'une à se presser le sein, comme

les habiller « jusqu'au cou », dit Viardot, dans les *Trois Grâces ornant l'autel de
l'Hymenée* ; ces trois grandes dames fort prudes sont, il est vrai, les portraits des
filles de sir William Montgomery.

(1) Celles de Pradier, salon de Vénus au château de Versailles, se présentent de
face. Canova (Réveil VI, 420) les enlace étroitement ; une seule tient une écharpe
de tissu léger qui voile les pubis ; son groupe lui a été commandé par l'impératrice
Joséphine. La première pensée de cette œuvre est une terre cuite, léguée à la ville
de Lyon par Mme Récamier ; elle figure au Musée de sculpture, sous le n° 8

pour en exprimer le lait. A la place de l'urne funéraire de Germain
Pilon, Boucher leur fait porter l'*Amour*; avec Carle Vanloo, elles
sont enchaînées de fleurs par le même *Cupidon*. Quant à leur attitude,
elles sont toujours debout; une fois seulement le Sanzio les peint
assises sur un nuage, à la Farnesine, dans une fresque où l'*Amour*
montre *Psyché* aux *Grâces*. Est-il utile de rappeler le nom des
artistes qui les ont interprétées? P. de Caravage; Rubens, dans
l'*Éducation de la reine* (fig. 57), et plusieurs fois isolément; Eisen;

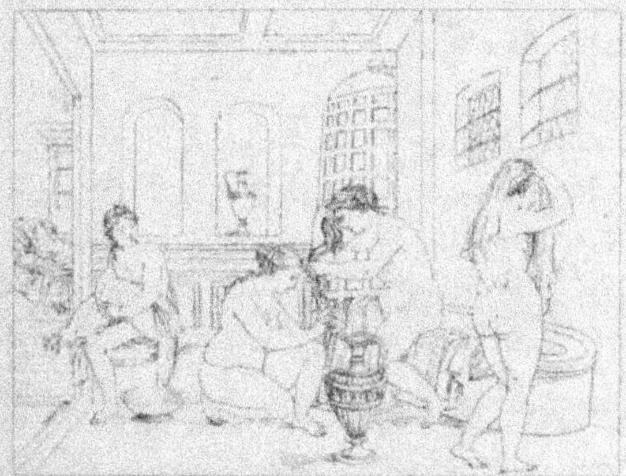

Fig. 162. — *Psyché au bain*; fresque de la Farnésine

Moreau; Canova; Thorwaldsen; P. Dupuis; J.-B. Regnault (Louvre);
etc., etc. La liste en sera forcément incomplète; trop nombreux sont
les peintres ou les sculpteurs qui ont cherché, dans cette interprétation séduisante, un prétexte à des nus voluptueux.

Les *Trois Grâces* ont eu les honneurs de l'Enseigne; dans le Nord-
Est de la France, plusieurs vieilles auberges s'étaient placées sous
leur protection, — on se demande ce que les filles de Vénus viennent
faire en pareil lieu; — mais les Grâces s'appelaient alors les *Trois
Pucelles*; une fontaine de ce nom, dont nous avons donné le dessin (1),
existait à Bruxelles. Par exemple, elles étaient mieux dans leur rôle,
en illustrant les Enseignes galantes; « comme certaines estampes de
Josse Amman, dit John Grand Carteret, elles servirent à annoncer
les belles *bourdelières*, à Francfort et à Hambourg ».

(1) *Les Seins dans l'Histoire*, fig. 8.

La caricature, qui ne respecte rien, s'est emparée de cette gracieuse fiction, pour l'affubler du ridicule des mœurs ou de la politique.

Au XVIIIe siècle, une estampe reproduit, en *Grâces*, trois dames de la cour, qui avaient de grandes prétentions à la beauté : la comtesse de Brionne, la duchesse de

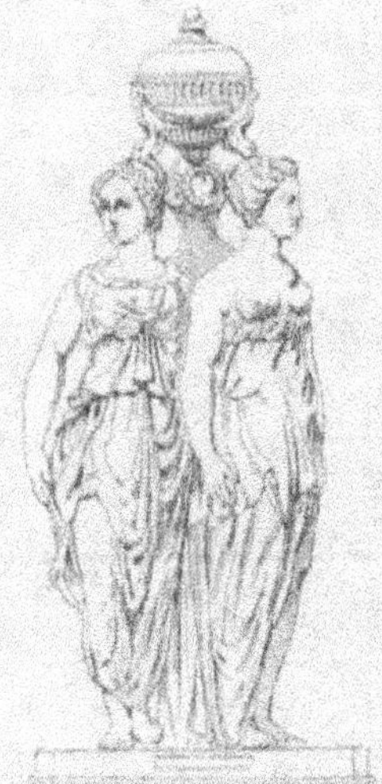

Fig. 163. — Sépulture du cœur de Henri II, de Charles IX et de François duc d'Anjou.

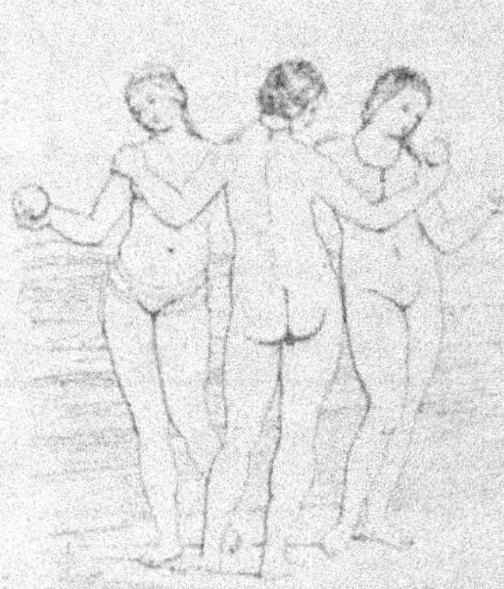

Fig. 164.

Grammont et la comtesse d'Egmont, qui, jalouses de la comtesse Du Barry, refusaient de lui rendre les hommages dus à une favorite en titre. Ces *Trois Grâces* modernes semblent fuir à l'aspect d'une beauté « dont la figure en désordre, les attitudes lascives, les effarouchoient et caractérisoient ce nom, anagramme du mot de Grâce, et qui ne se donne qu'à des femmes perdues, sans front et sans pudeur ».

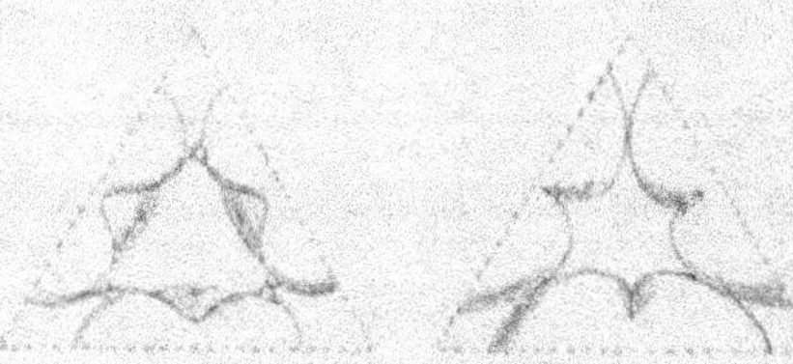

Fig. 165.

Que dire d'une charge anonyme, montrant Jules Favre, — *Julie* — Thiers, — *La grosse Lolotte* — et Ernest Picard, — *Ernestine* — en *Trois Grâces*, groupées sous les bustes tutélaires du duc d'Au-

male et du comté de Paris? Elle vise à la satire aristophanesque,
mais elle est dépourvue de sel attique, tout au plus est-elle assai-
sonnée au sel gaulois de cuisine.

Autre trio féminin mythique, les *Parques* — *Clotho, Lachesis* et
Atropos — sont âgées et ornées de draperies, comme dans la vignette
gravée par A. Vogel, une des illustrations des œuvres de Frédéric-
le-Grand (fig. 166). Michel-Ange, dévôt du nu, cependant, les a cou-

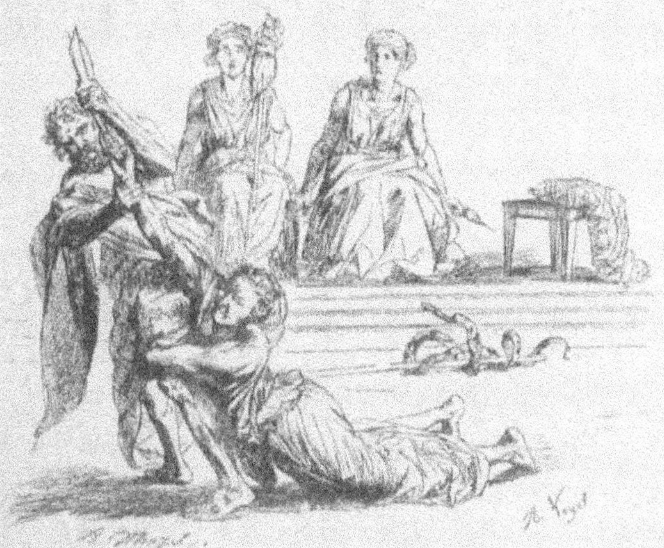

Fig. 165. — Esculape et les Parques (1). (Petscherin et Chuit, édit.)

vertes aussi de vêtements et d'ans, comme des sorcières. D'autres, son-
geant à la température élevée des Enfers, malgré son unique cercle
de glace, donnèrent une entorse à la tradition, déshabillèrent et rajeu-

(1) Le dieu de la Médecine fait tous ses efforts pour arracher à *Atropos* les ciseaux
qui tranchent le fil de la vie humaine; mais elle se cramponne à lui et se laisse
arracher de son siège, sans lâcher les ciseaux fatidiques.
Cette vignette semble suggérée par la dernière lettre que Frédéric écrivait à sa
sœur, le 10 août 1786, et où il dit : « Le médecin de Hanovre (Zimmermann) a
voulu se faire valoir chez vous, ma bonne sœur; mais la vérité est qu'il n'a été
inutile. Les vieux doivent faire place aux jeunes gens, pour que chaque génération
trouve sa place. A bien examiner ce que c'est que la vie, c'est voir mourir et enterrer
ses compatriotes. » Sa sœur, la duchesse, lui écrivait que l'aîné de ses petits
enfants avait été à toute extrémité, mais qu'il avait été sauvé par Zimmermann.

nirent les filles du Destin ; c'était les rendre plus décoratives. L'école de Fontainebleau, sous François Ier ; Rubens, dans la *Destinée de la Reine* (Louvre) ; J.-B. de Bay (Bruxelles) ; Mlle Lucy Robbins (Salon de 1891) ; etc., suivirent cet errement.

A l'origine, la tenue des *Nymphes* des bocages était relativement convenable ; avec l'essor de l'art, elle devint de plus en plus immodeste. Ainsi, la plupart des marbres antiques ne montrent que leur torse découvert (fig. 167) ; mais le sensualisme de la Renaissance fit tomber leurs jupes, ce qui facilitait les entreprises folichonnes

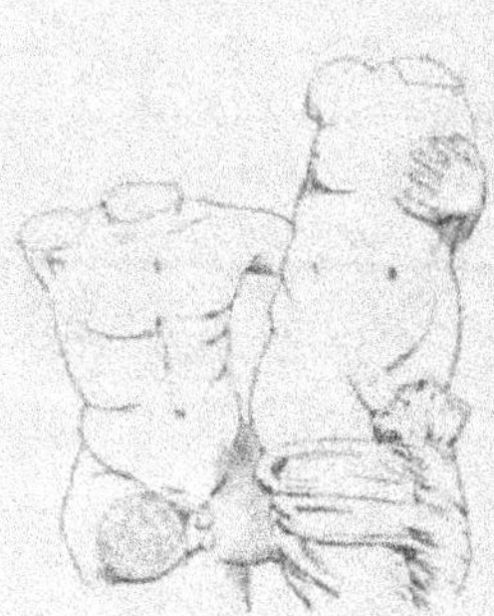

Fig. 167. — Nymphe et Satyre (Louvre).

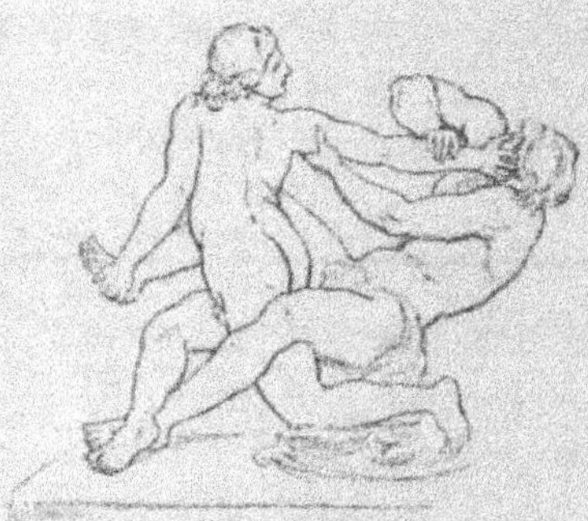

Fig. 168. — Androgyne luttant avec un satyre (Dresde).

des *Satyres* et des *Faunes* (fig. 168, 169). Les pièces à conviction, les corps du délit de ces attentats aux mœurs pullulent ; qu'il nous suffise de rappeler : *François Ier reçu par les nymphes de Fontainebleau*, dessin du Primatice ; la *Nymphe de la Fontaine et le chien Bleau*, de la galerie de François Ier ; et de nos jours, *Écho et Narcisse*, haut-relief de R. Baucour, au Salon de 1904, où les grâces câlines et juvéniles de la nymphe énamourée, comme une autre Putiphar, sollicitent en vain la tendresse du beau dédaigneux, fils de Céphise.

Quant aux *Bacchantes*, livrées à leurs danses échevelées et aux plaisirs sexuels, elles ont des draperies flottantes qui mettent en évidence tout ce qu'elles sont destinées à cacher, surtout quand elles s'abandonnent, sous l'influence de l'ivresse, à leurs ébats chorégraphiques ; telles elles figurent sur les fresques de Pompéi. Parmi celles qui suivirent *Bacchus* à la conquête de l'Inde, le poète Nonnos en cite une qui « portait sur son sein un lionceau arraché à la poitrine velue de sa mère, et confiait au lait d'une mamelle humaine cet illégitime nourrisson ». Pour la rareté du fait, signalons une *Satyre* femelle à la villa Albani; la seule *Satyre* connue.

Les *Centauresses*, monstres fabuleux, moitié femmes et moitié juments, ont toujours le buste nu (fig. 170, 171); un tableau, de Zeuxis (fig. 172) montre une centauresse qui allaite deux enfants à la fois, avec ses mamelles de femme et de jument (1).

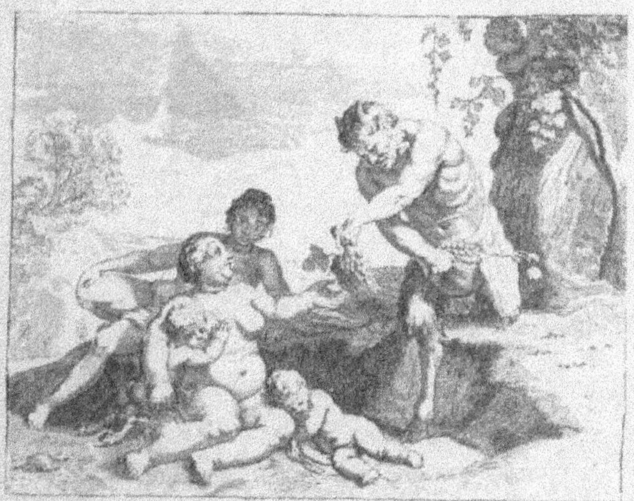

Fig. 169. — Faunes et Nymphes. Tableau de C. Holstdyn, gravé par Maaye.

Les *Tritonides*, filles de Neptune et d'Amphitrite, sont des femmes à corps de poisson. On les confond généralement avec les *Sirènes* au corps d'oiseau, que les *Muses*, dans un combat singulier, détruisirent, après les avoir plumées et jetées à la mer. Ces êtres fantastiques se rencontrent souvent dans les églises, surtout au voisinage des baptistères; Rubens en fait figurer un certain nombre dans le *Débarquement de Marie de Médicis, à Marseille*; le peintre flamand, selon son habitude, a donné à l'une d'elles les traits d'une de ses femmes.

(1) La gravure de ce tableau de famille est accompagnée d'un quatrain, en latin, dont voici la traduction : Regarde une œuvre de Zeuxis, que l'on disait engloutie dans la mer, sauvée, après une destinée malheureuse, par une main habile; car les talents industrieux de notre temps remplacent ce que le temps destructeur et l'eau ravissent au talent.

3° L'Age d'or. — Les anciens ont divisé l'histoire des premiers temps de l'humanité, en quatre *Ages* auxquels ils ont donné le nom

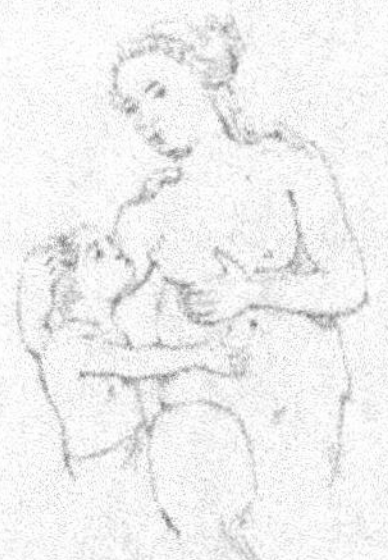

Fig. 170. — Centauresse offrant le sein à son petit. (Louvre.)

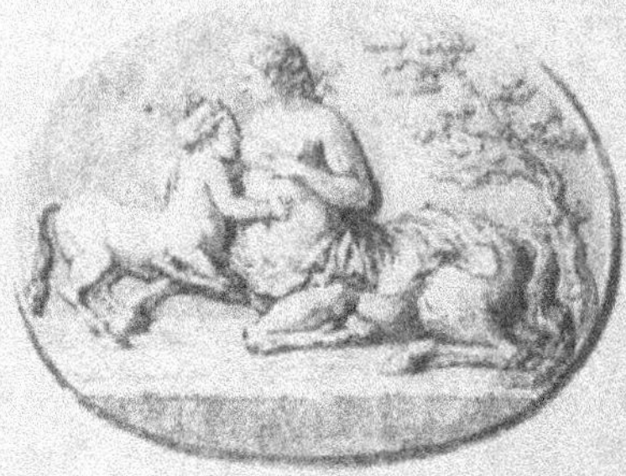

Fig. 171. — Centauresse allaitant. D'après une pierre gravée.

de métaux : l'or, l'argent, l'airain et le fer. Pendant l'*Age d'or*, le printemps, comme la jeunesse, était éternel ; le bonheur régnait sur

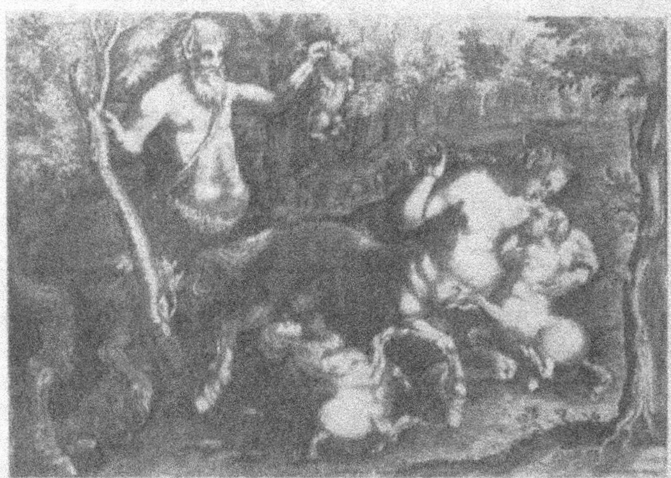

Fig. 172. — Reconstitution d'une œuvre de Zeuxis.

toute la terre ; les concierges, les belles-mères, les maladies et par suite les médecins étaient inconnus ; les femmes avaient un caractère

célèbres par leurs crimes chauviniques. Rappelons qu'elle fit demander par Salomé, sa fille, à Hérode Antipas, son époux, la tête du précurseur qui s'était payé la sienne : la loi du talion. La *Salomé* de
Henri Regnault, son chef-d'œuvre, l'*Hérodiade* de Thoren (1898) et

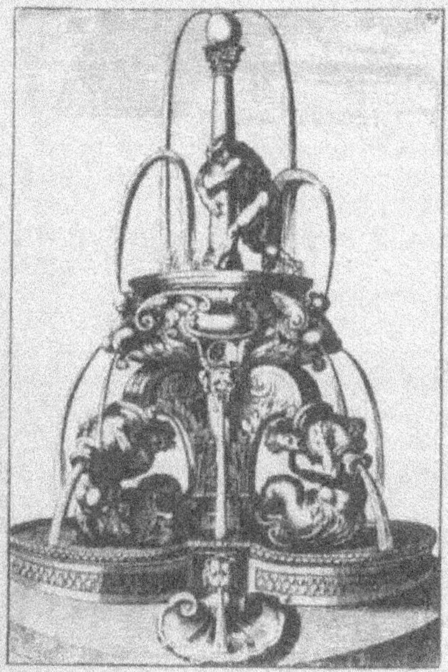

Fig. 185.

celle de G. Laudelle posent pour le torse, comme de vulgaires courtisanes.

Signalons enfin deux vignettes caricaturales de la *Bible amusante*,
de Léo Taxil, le converti désabusé : Josas élevé en secret, au pis
d'une vache, par le grand prêtre Joiada et Mathusalem, père à cent
quatre-vingt-sept ans, jouant le rôle de nourrice sèche, donnant le
biberon à son rejeton.

CHAPITRE III

CATHOLICISME

1° Iconographie de Jésus. — Le fils avant la mère, par droit de toute puissance, sinon de naissance ; c'est dans l'ordre religieux.

A partir du XIV° siècle, les artistes commencent à dévêtir l'enfantelet divin ; de là l'expression « nu comme un petit Jésus ». En même temps, ils ouvriront le corsage de la Vierge-Mère, pour en modeler le sein. Ainsi, jusqu'à son sevrage, Jésus est nu ou à peu près dans les tableaux religieux, par exemple la *Vierge au chapelet*, de Memling (Bruxelles), et met en évidence son sexe, tels la *Vierge à l'oiseau*, d'Albert Dürer (Berlin), la *Vierge et l'Enfant*, de Gaudenzio Ferruri (Milan), la *Madone au coussin*, terre émaillée de Luca della Robbia, un bas-relief, en marbre, du Verrochio, la *Vierge au raboteur*, du Corrège (1), où le bambino est vêtu seulement au-dessus du nombril, comme pour la danse du ventre ; etc. Quelques peintres l'ont ainsi figuré, même avant sa naissance, à l'état fœtal ; dans certaines *Visitations*, il apparaît comme le petit saint Jean, en présentation pelvienne décomplétée, au centre des ventres rebondis de Marie et d'Elisabeth : au Musée de Lyon, (n° 211) un tableau, sur bois, d'un primitif, présente, comme au Musée d'Utrecht, peints sur les abdomens maternels, Jésus bénissant Jean, agenouillé et tous deux nus comme des fœtus (2).

Il n'est que naturel de figurer Jésus à sa naissance nu « comme

(1) Réveil, XII, 829.

(2) Strophes d'une légende de Saint Jean-Baptiste, du XV° siècle, citées par Didron :

Mais la bonne Vierge Marie,	Nostre-Dame, qui estoit pleine	Dedans le ventre de sa mère,
Qui estoit de sa parente,	De Nostre-Seigneur Jesuscrit,	S'agenouilla devant son maistre ;
La vint veoir, bien doubler nous,	Si vint veoir sa chière cousine,	Doulce chose et non pas amère,
Par très grande humilité.	Qu'entendez que l'enfant fist.	Car ils estoient loin d'un à l'aultre.

l'enfant qui vient de naître » ; sa mère est quelquefois couchée, mais
le plus souvent agenouillée aux pieds du fils du Saint-Esprit, sans
cordon ombilical, coupé ou non ; parfois, aussitôt né, il prend le sein,
en présence des rois mages.

Bientôt vient la *Circoncision*, le baptême des juifs (1), dont les représentations les plus réalistes sont à Saint-Marc, de Venise, et, à

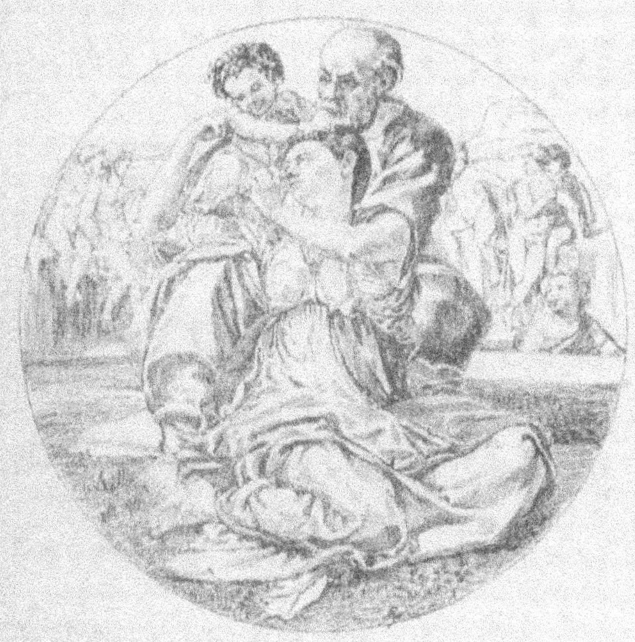

Fig. 186.

Florence, celle de Fra Angelico ; « tout y est, les ciseaux et le reste
avec un luxe de détails et une rare précision de mise en scène », dit
Jean de Bonnefon. Mais jamais, ni pendant ni après, cette opération
ne laissera de traces ; Jésus sera toujours muni de son prépuce tir-
bouchonné en phimosis. On donne comme raison que le rôle de
modèle ayant toujours répugné à la nation juive, les artistes avaient
dessiné servilement un enfant non circoncis ; nous pensons que cette

(1) En signe de l'alliance que le Seigneur contracta avec Abraham, il lui ordonna
de se couper le prépuce, qui symbolisait l'anneau de cette alliance.

abstention est voulue, pour éviter d'accentuer, par un détail anatomique trop vif, l'immodestie enfantine de Jésus.

Pour en finir avec le saint prépuce dans l'art, rappelons que le
Dr Van de Lanoitte (de Verviers), a signalé dans la *Chron. médicale*,
de magnifiques gravures de G. d'Iode et C. Visscher figurant : 1° Une
circoncision d'Abraham ; 2° Une circoncision d'un groupe d'Hébreux,
« dont plusieurs se tiennent par l'endroit sensible, comme s'ils regret-
taient déjà cette *diminutio capitis*. »

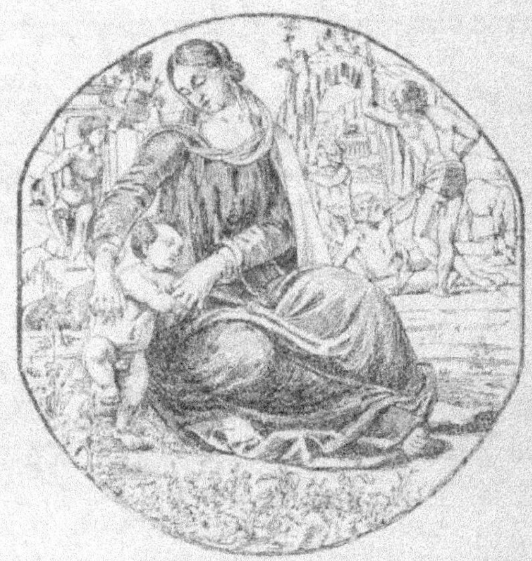

Fig. 187.

De sa première enfance, pendant la période du sein, l'iconographie du Sauveur nous offre certaines singularités : une des rares
peintures de chevalet du jeune Buonarroti (fig. 186) vise à l'effet,
par sa composition tourmentée ; la Vierge, agenouillée au premier
plan, élève sur son épaule Jésus, complètement nu, et le passe à
Joseph, placé en arrière. Au fond du tableau, il use de la même licence
que Luca Signorelli, dans une de ses meilleures pages, la *Vierge avec
l'enfant* (fig. 187) : il place six figures de jeunes gens, absolument
nues, et étrangères à son sujet. Les adultes de Signorelli sont au
nombre de quatre et pourraient, à la rigueur, passer pour les quatre

frères « du fils du charpentier » (1). Naguère le tableau de Michel-
Ange, en forme de médaillon, était recouvert d'un rideau — par
pudeur, appât du gain ou protection ? — ainsi que la *Vénus*, du
Titien, la maîtresse d'un des Médicis ; il fallait payer comme pour
lever les voiles ou les draps d'une courtisane.

Dans une autre composition, un bas-relief en bronze conservé à la
Casa, Michel-Ange passe d'un excès à l'autre (fig. 188) : ici, il est à
cheval sur les principes ; là, il s'asseoit
dessus. Jésus, pour téter, enfouit sa tête
sous le corsage de sa mère et porte
ostensiblement sa main en arrière, comme
pour indiquer qu'au besoin il sait se
tenir convenablement à table, sans mettre
les pieds, ou plutôt les mains, dans le
plat. A la chapelle de Médicis, considérons la *Vierge*, marbre non terminé du
même maître florentin : Jésus a un tel
désir de montrer ce qu'il devrait cacher
que, pour y parvenir, au risque d'attraper un torticolis et un tour de reins, il
se livre à de véritables acrobaties. Contorsions identiques dans le tableau de
J. Romain (fig. 189) ; ce n'est pas ainsi

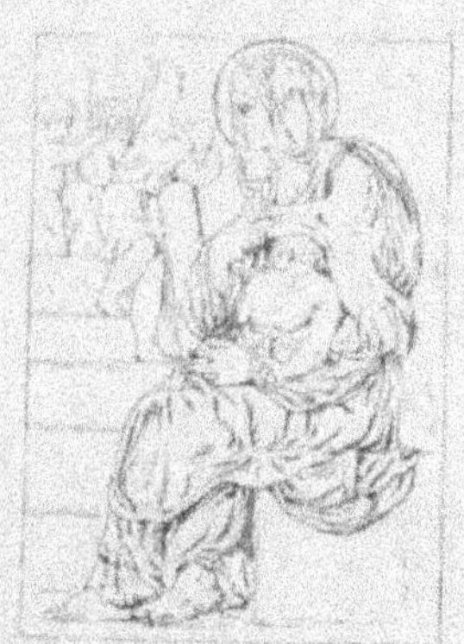

Fig. 188. — Bas-relief de la Casa
Buonarotti.

que les mères ont coutume de donner le sein. Le même peintre, dans
la *Sainte Famille au bassin* (Dresde) (2), place Jésus au milieu d'un
tub et le petit Saint-Jean, sans plus de costume que son cousin, lui
verse une douche sur le corps ; durant cette séance d'hydrothérapie,
le bambino ne perd pas son temps et moule, de sa main droite, un
sein de sa mère, tandis que, de la gauche, il cherche à ouvrir la
robe.

C'est ainsi que, sans respect pour le caractère divin du nourrisson,
les artistes font de ce palladium de la morale chrétienne, un petit
« peloteur » ou mitron, pétrissant, sans cesse, la miche maternelle. Qu'il
montre son ... nu « à tous les passants », avec l'ingénuité de cet
enfant qui ne sait distinguer Adam et Eve « parce qu'il ne sont pas
habillés », passe encore, mais les caresses mammaires sont jeux des

(1) Jean XI, 12. « Celui-ci n'est-il pas le fils du charpentier ? sa mère ne s'appelle-
t-elle pas Marie et ses frères ne s'appellent-ils pas Jacques, José, Simon et Jude ? »
(2) Revell. XI, 764.

sens et les mettent en branle; à ce point de vue, le petit Jésus n'est qu'un grand sensuel.

Un ivoire de la fin du XIIIe siècle, de la collection de M. Devillier, reproduit le geste familier du divin Jésus : d'une main, il caresse et presse la mamelle gonflée de lait, symbole de la régénération du

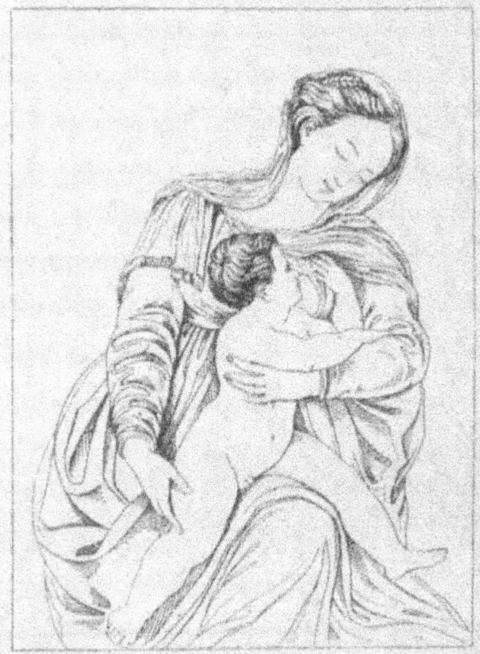

Fig. 189. — D'après Revell.

monde par le christianisme; mais, doué du don d'ubiquité, de l'autre main, il trace, avec un stylet, une sentence — à moins que ce soit ses impressions — sur un phylactère déroulé.

Le Jésus de Marco da Oggiono (Louvre) reprend haleine, au milieu d'une tétée, et, d'une main, retient le sein, dans la crainte qu'il ne lui échappe. Celui de Boltraffio Antonio (Milan), pendant un arrêt aussi, s'accoude sur la pleine lune émergeant du corsage de sa mère; ignorant des usages, il met les coudes sur la table. Le bambino de Bernardino De'Conti (Bergame), encore au repos, repose sa tête sur

l'oreiller moelleux et élastique, que la Madonna soutient par en bas
et presse par en haut. Musée Poldi-Pezzoli, à Milan, du même peintre
(fig. 190), toujours dans un intervalle de repos, il retient le sein,
engagé dans une fente du corsage, fermé à l'aide d'un lacet. Même
précaution et même fente lacée, dans la *Vierge* de Burgiardini. Deux
charmantes *Santa Fami-
glia*, de Rubens (Turin) et
du Baroccio (Rome), mon-
trent Jésus, occupé ailleurs,
caressant le sein maternel
dans l'inaction ; le Joseph
du premier tableau, om-
bragé et ombrageux, sem-
ble, selon son habitude,
plongé dans d'amères ré-
flexions, tandis que le second prend part en souriant
à la joie du ménage.

Les exemples de double
compression manuelle ne
sont pas rares; qu'il nous
suffise de citer la *Madonna,
Bambino et un Angelo*,
de l'école de Fra Filippo
Lippi (Milan) et la *Sainte
Famille*, attribuée au maître de la Mort de Marie

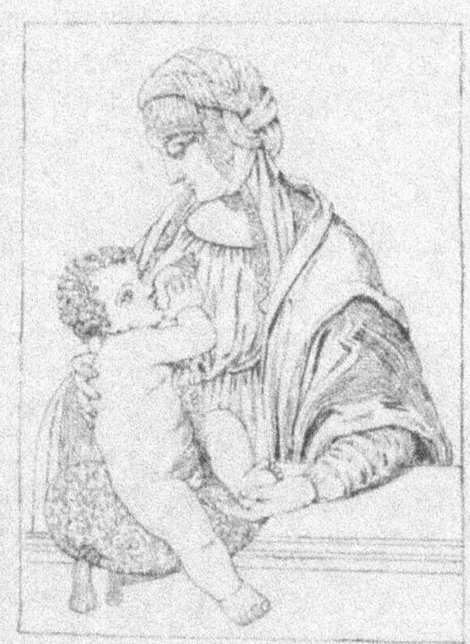

Fig. 190 [1]

(Épinal, (fig 191) ; Jésus semble jouer au ballon, à moins que le
sein ne symbolise le globe terrestre et n'indique que le Christ en
sera le maître absolu. Quoi qu'il en soit, il semble se pâmer d'aise et
ronronner le refrain de Grétry :

> Où peut-on être mieux qu'au sein de sa famille ?

En statuaire, le Jésus d'un gracieux bas-relief de Pierin da Vinci
(Florence), ne se soucie nullement de sa nudité, alors que son voisin

(1) Dans son *Répertoire de Peintures du moyen âge*, S. Reinach remarque que
toutes les écoles d'Italie, à l'exclusion de l'école Milanaise, « n'ont pas ou n'ont
presque jamais figuré la nudité du sein de la Vierge » Nous n'acceptons cette
assertion que sous bénéfice d'inventaire.

le petit saint Jean la cache, tant bien que mal, sous une peau d'agneau ;
il ne songe qu'à pétrir et à exprimer, à deux mains, la source où il
puise la vie et de déplorables habitudes.

Que si Jésus ne presse pas de ses lèvres ou de ses mains le sein de
sa mère, il est tout au moins occupé à fourgonner dans son corsage :
exemple peu édifiant à placer sous les yeux de l'enfance. Le Sanzio,
lui-même, si réservé dans ses interprétations religieuses, a peint, à

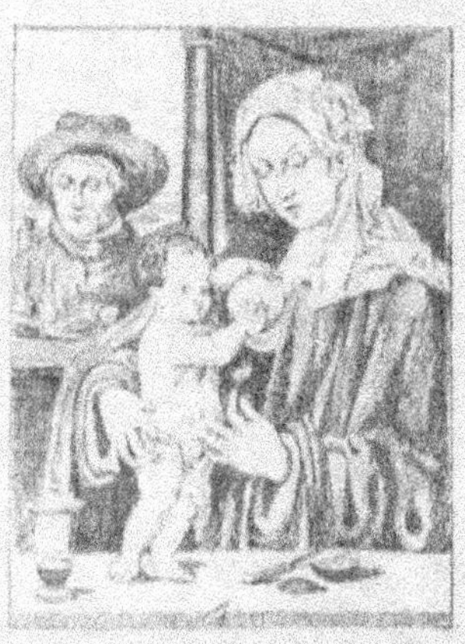

Fig. 191.

plusieurs reprises, dans la *Vierge au
livre* (Berlin) et la *Sainte Famille*
(Florence), le divin espiègle, nu comme
un ver luisant, tirant sur l'ouverture
de la robe maternelle. Sur le tableau
de Cesare da Sesto (Milan), le petit
polisson est parvenu à vaincre la
résistance du corsage, et il enfonce
le bras droit jusqu'au coude, où la
civilité puérile et honnête ne permet
aux bébés que le toucher des lèvres.
Même impudicité dans une des plus
belles conceptions de Léonard de
Vinci, la *Vierge, Jésus, saint Joseph
et sainte Catherine*, mais aggravée
d'une nudité complète et d'une attitude
exposant toute la « boutique » du
jeune fourrageur : sa mère et son père, putatif ou nourricier, suivent
d'un œil paterne les petits doigts farfouilleurs de leur espiègle ché-
rubin. La sainte Catherine d'Alexandrie serait le portrait de la belle-
sœur de Léon X, pour qui ce tableau a été exécuté.

Contre toute attente, dans un tableau de Jan Gossaert, à Vienne,
une seule fois la Vierge intervertit les rôles et tient à pleine main le
sein hypertrophié du Jésus (fig. 192) : le nourrisson paraît avoir
plus de poitrine que sa nourrice !

La triple immersion du Christ dans le Jourdain, pour le Baptême,
est une autre circonstance de sa vie qui l'oblige à se dévêtir. A propos du tableau de Lambert Zustris, vers 1500, au Musée de Caen,
Louis Enault se demande pourquoi, au milieu d'une scène éminem-
ment religieuse, où les trois personnes de la Trinité figurent sous
leur forme la plus auguste, le peintre a placé une femme toute nue,
« qui prend des poses sur un rocher ; il y a temps pour tout, ajoute-

t-il, mais ici l'heure est mal choisie ». Cette « indécence » est naturelle au point de vue orthodoxe ; c'est une catéchumène qui attend son
tour. Dans le *Baptême*, de Fréminet, le Christ est entouré de plusieurs
hommes nus ; l'un d'eux assis de face sur la rive opposée exhibe
complaisamment son sexe (fig. 193). Le peintre commet un anachro-

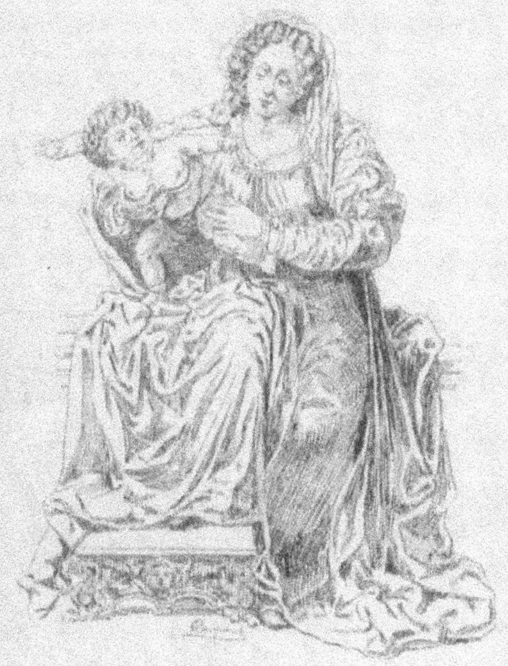

Fig. 193.

nisme liturgique, en faisant verser de l'eau sur la tête du Christ par
saint Jean-Baptiste : le baptême par infusion a succédé au baptême
par immersion. Même critique pour le Jésus, tout nu aussi, du
tableau de Gio di Paolo da Siena (New Gallery) (1). C'est surtout
pendant la Passion que le Christ sera dévêtu : d'abord au *Pilori*
(J. Gossard, à Anvers), ensuite, à la *Flagellation* — voyez le
marbre extra-réaliste de l'église de la Sorbonne, — surtout à la *Cru-*

(1) S. Reinach, *Répert. de peint.* p. 381.

cifixion, où Marie cacha, dit-on, les organes de son fils avec le voile transparent qu'elle détacha de sa tête; « la gaze, dit Louis Philbert, a plus de provocation et d'indécence que la nudité ». Par ailleurs plusieurs saints, Cyprien, Athanase, Ambroise, Augustin, etc., pensent que la nudité du Christ sur la croix était absolue. « le second Adam, selon ces autorités, ayant voulu sauver l'homme dans l'état où le premier l'avait perdu ». Sur un dessin de Toussaint Dubreuil (Louvre), les deux larrons sont complètement nus (fig. 193 *bis*).

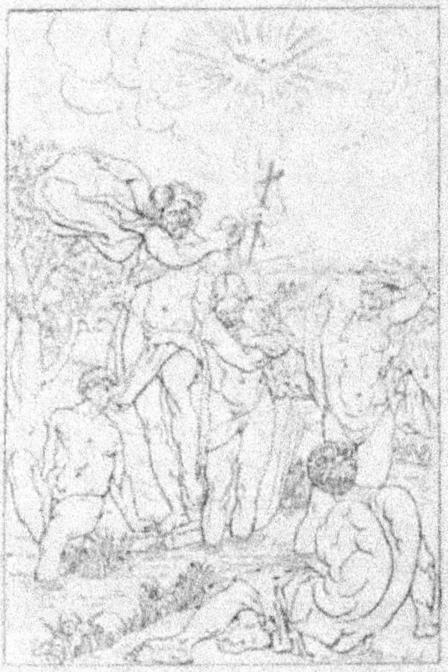

En novembre 1901, les journaux de Rome annonçant qu'une sévère inspection des églises venait d'être ordonnée par le Vatican, « pour que soient détruites ou corrigées toutes les peintures dévêtues ou trop peu vêtues », le *Courrier français* répondit par un dessin de A. Willette, montrant le Christ habillé au décrochez-moi ça, avec cette légende : « Habillez d'abord vos Christ ! » En Italie, il est souvent couvert d'une robe frangée d'or, serrée par une ceinture d'argent.

Dans la *Descente de croix*, Jésus, sur les genoux de sa mère, formant le groupe dit la *Pieta*,

Fig. 193

est à peu près nu. Le marbre de Michel-Ange, à Saint-Pierre, est assez pudique; mais deux de ses tableaux (fig. 194, 195) osent représenter le Christ dans un état de nudité absolue.

L'auteur des *Cas de conscience* croit qu'il n'existe au monde qu'un seul Christ nu, celui de Fra Angelico, à la galerie de Florence; « encore, objecte-t-il, n'est-ce pas une nudité complète, car Jésus est orné, vers le milieu du corps, d'une gaze absolument transparente ». Le naturalisme de la peinture de Buonarotti est plus nette : pas la moindre gaze; une insignifiante draperie, placée trop loin pour remplir un office pudique. Le peintre florentin est d'ailleurs coutumier du fait; ainsi : nous avons encore de lui un dessin de la

Crucifixion (fig. 196) et une peinture, *l'Institution de l'Eucharistie* (fig. 197). Le *Christ*, de Madrid, sculpté par Benvenuto Cellini, ne comporte pas non plus le moindre linge protecteur; ce qui n'a pas lieu de nous étonner de la part d'un sculpteur habitué à « travailler dans la glaise » et qui préférait dans l'architecture humaine le « plein

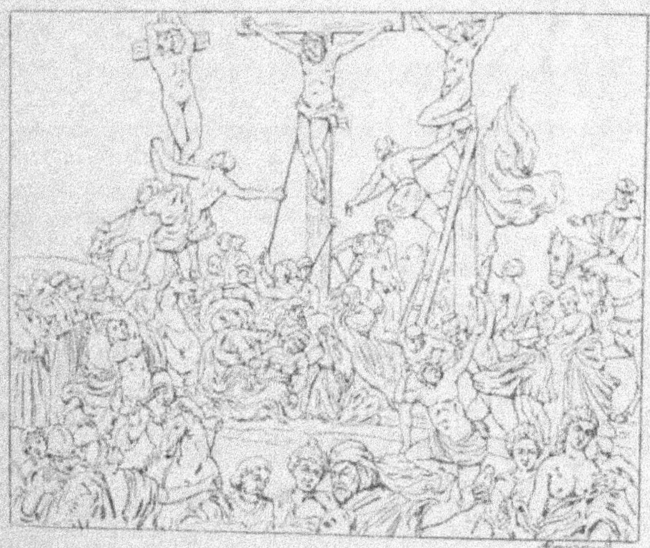

Fig. 193 bis.

cintre difforme » à « l'ogive énorme », selon les expressions pittoresques et rabelaisiennes de l'auteur des *Jeunes France*.

Après sa *Résurrection*, où encore apparaîtra le Rédempteur à saint Thomas; van Dyck lui fait tenir une draperie, qui ne cache rien, sous le bras gauche; celle de van der Werf est placée où il convient.

Nous le retrouverons aussi, plus ou moins habillé, à la présidence de tous les *Jugements universels* ou autres compositions similaires de Rubens : le *Christ voulant foudroyer le monde* (à Bruxelles), pour les Franciscains, de Bruges, et les *Saints préservant le monde de la colère du Christ*, commandé par les Domini-

eins de Gand (Musée de Lyon), motifs contraires à l'esprit catholique, mais conformés à la menace que saint Mathieu lui met à la
bouche et dont l'invective de saint Jérôme est la paraphrase : « la
véritable piété c'est d'être impitoyable ! » Dans le premier, la Vierge
implore la miséricorde de son fils, en lui montrant le sein qui l'a
allaité.

De tous les épisodes de la vie de Jésus, ceux de la femme adul-

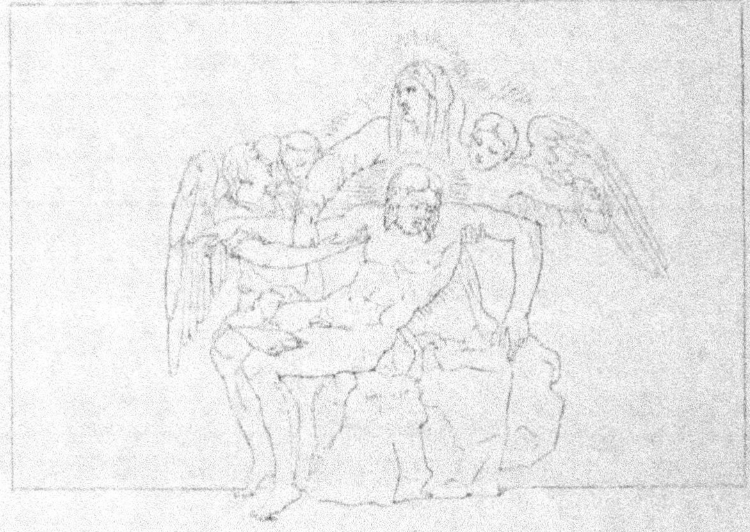

Fig. 194.

tère et de la Madeleine sont les seuls favorables aux artistes pour
montrer les seins de ces belles pécheresses, agenouillées aux pieds
de leur protecteur; par exemple, les toiles de Poussin (1) et du
Titien (Modène) où la femme coupable est peinte « à demi nud », dit
de Brosses.

2° Iconographie de la Vierge. — Reconnaissons, tout d'abord,
comme J. Bonnasieu, que la Vierge avec l'enfant Jésus constitue le
programme le plus inépuisable et le plus heureux qu'un artiste puisse

(1) Réveil XIII, p. 899.

désirer, à la condition qu'il ait beaucoup de talent et évite toute
nudité du côté de la mère et de son divin nourrisson ; il produira alors
un groupe délicieux de tendresse maternelle et d'amour filial. Plusieurs
de ces œuvres, pas trop nombreuses, vous empoignent par le sentiment de bonté et de beauté qui en émane. Mais ici nous ne cherchons
que le détail original qui éveille seulement la curiosité. Marie, comme

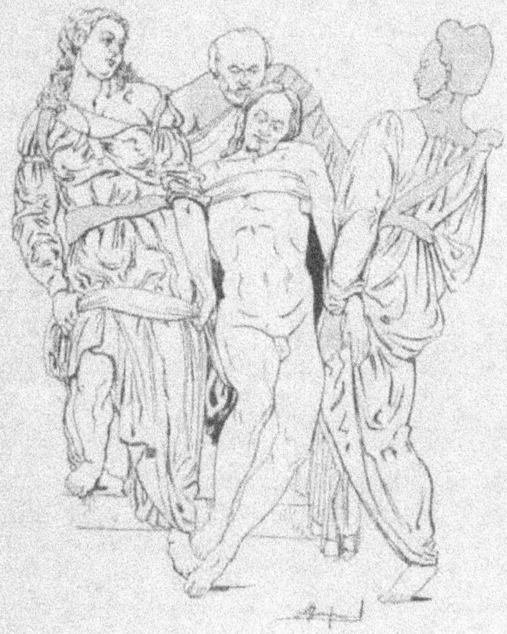

Fig. 195. — *National Gallery (London)*.

son Fils, a été figurée, avant sa naissance, dans l'utérus maternel,
sous l'aspect d'un fœtus, du sexe féminin, en présentation pelvienne,
les mains jointes. Ce type de la conception de la Vierge a été mis en
vogue par l'émaillerie limousine, au XVIᵉ siècle ; un spécimen de ces
précieux émaux est exposé au Musée de Cluny, sous le nº 1545.
Avant le dogme de l'*Immaculée Conception*, le sermonnaire Guillaume Pépin insinue que la mère n'a pas eu le privilège du fils,
« qui fut conçu *sine semine* ». Des peintres du moyen âge ont fait
sortir la Vierge, « comme un rayon de soleil », du nombril de sainte

Anne. La *Nativité de la Vierge*, ivoire du Vatican (1), montre les seins de la future mère de Jésus; mais elle vient de naître et est lavée dans un baquet par une sage-femme, sainte Lucie ou sainte Anastasie. C'est aussi nue, « comme l'enfant qui vient de naître », que Baccio Bandinelli la peint, au moment où l'on procède à sa première toilette, mais sous l'apparence d'une fillette de cinq ou six ans !

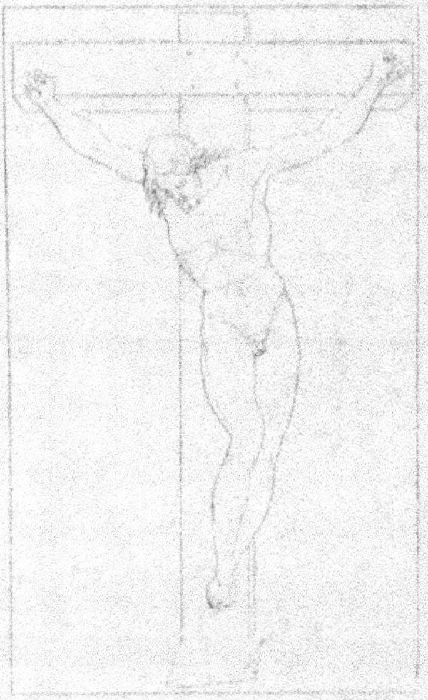

L'auteur pudibond d'une étude sur le *Nu dans l'art chrétien*, justifie la remarque de Bernardin de Saint-Pierre, « l'homme est le seul être qui a honte de paraître nu », en protestant contre toute nudité religieuse qui, selon lui, pourrait être évitée à l'aide d'un artifice quelconque; ainsi, pour ne pas montrer la Vierge nue, à sa naissance, il veut qu'on l'enveloppe de ses langes. Telle elle apparaît à sa nativité, dans une miniature de la Bibliothèque Nationale : la petite Marie est déjà emmaillottée, entre les jambes de sa mère qui, elle, est assise au pied de son lit, dans un état de nudité complète, suivant la mode du temps où l'on considérait la chemise comme un luxe superflu (fig. 73) (2).

Ouvrons une parenthèse à l'adresse des austérités exagérées des gens élevés sur les genoux de l'église et qui ont, dans les veines, du

Fig. 196.

---

(1) *Iconographie chrét.* Pl. XXXI, fig. 324.

(2) Dans ses curieuses *Indiscrétions de l'Histoire* (1903), le Dr Cabanès cite des scènes historiées et des enluminures de manuscrits qui prouvent que nos aïeux se passaient de chemise la nuit : entre autres la vignette d'un psautier, de la première moitié du XV⁵ siècle, où Marie reçoit les derniers sacrements, au lit, « le buste et les bras nus ». Dans une Bible du XIV⁵ siècle, conservée à la Bibliothèque Nationale, ajoute le même fureteur, toutes les femmes qui accouchent — Thamar, Rébecca, Rachel — sont nues, dans leur lit.

sang froid de saurien britannique; rappelons, à leur intention, la spirituelle réponse du Nunciata à un pudique personnage qui lui demandait une *Vierge* décente et d'un certain âge : il la peignit avec de la barbe au menton, comme sainte Wilgueforte? Elle figure aussi sur le portail de la cathédrale de Saint-Denis, munie de l'attribut de la toute puissance masculine.

Les arts plastiques se sont rarement occupés de l'*Allaitement* de la Vierge.

Au musée de Dijon, sous le n° 59, la petite Marie, nue jusqu'à la hanche, prend à deux mains le sein gauche de sa mère, AVEC PERMISSION DU ROY, dit une inscription placée en tête de cette curieuse peinture sur bois. Le sein droit, en liberté, fait une saillie telle qu'il paraît en érection; comme la mamelle d'une des femmes de la *Présentation au temple*, de Vittore Carpaccio, à Venise, le mamelon darde sa pointe vers le ciel.

Nous ne verrons pas la Vierge dans le costume primitif du

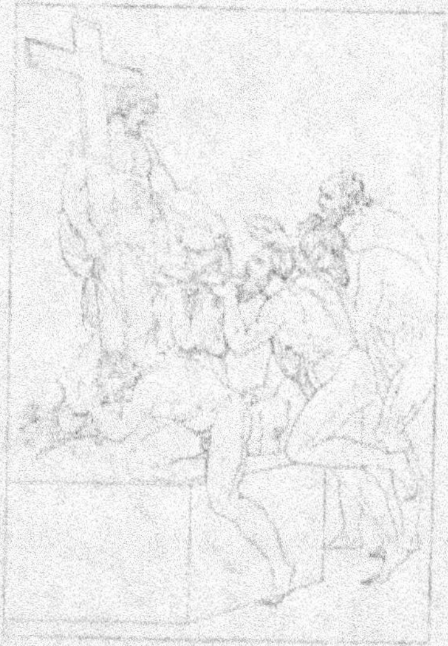

Fig. 197.

Baptême par immersion, car, chose étrange, la mère du Christianisme ne fut pas plus baptisée que la première hérétique venue !

Dans le domaine de la religion, purement imaginatif et contemplatif, les artistes sont autorisés à devancer les événements ; ils ont de plus le symbolisme pour excuse. Telle la licence de l'*Annonciation*, par Hoeffer (1594) : la Vierge, agenouillée devant le messager du ciel, est déjà pourvue d'un abdomen à terme. Le peintre a pris à la lettre ce passage du *Cantique des Cantiques* : « Il a mis la main sur mon ventre et mon ventre s'est trouvé contrefait » (fig. 200).

Le Brun, dans sa *Conception*, représente galamment Marie en Vénus (1), habillée d'une gaze transparente, comme le nuage qui

(1) Sainte Vénus est d'ailleurs inscrite au calendrier romain, avec d'autres divinités païennes, et un hameau de ce nom existe en Calabre, du côté du Pizzo.

couvre la lune sans la voiler, « en sorte que l'on découvre tout son corps à nud ». Est-ce par conscience que l'artiste a cru donner un costume de circonstance, en rapport avec l'acte? Est-ce pour rappeler que Marie, dont le nom, en hébreu, veut dire « étoile de mer », a hérité du culte de Cypris? Quelle que soit l'intention de l'auteur, l'œuvre n'en est pas moins empreinte d'un cachet d'originalité tout spécial.

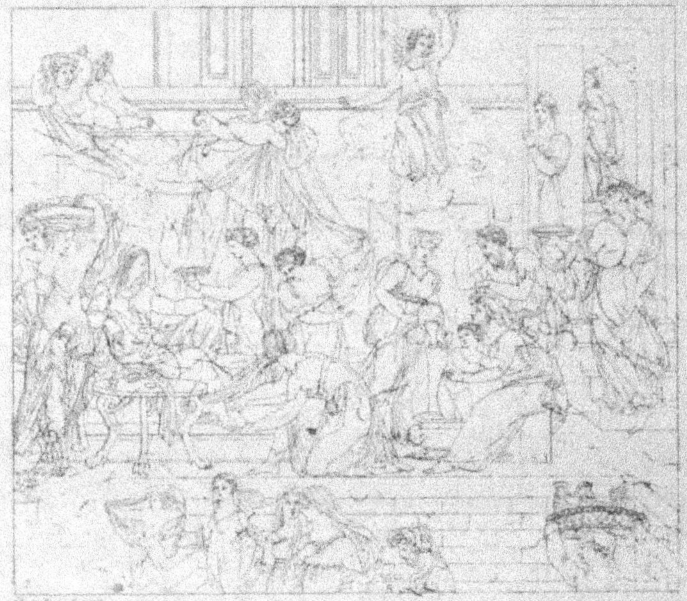

Fig. 198.

Pendant la période d'allaitement, la Vierge-Marie, la Vierge déipare, comme Cybèle, personnifie la régénération des mœurs par le Christianisme; elle accomplit sa fonction nourricière avec chasteté et semble ignorer les privautés frôleuses de son petit glouton. C'est un sujet mille et mille fois traité, surtout en Italie, où il est d'usage d'avoir dans ses lares, comme autrefois Vénus, une image de la Vierge; il n'est permis qu'au talent d'éviter l'écueil de sa monotonie.

Au début, le corsage reste hermétiquement clos et, jusqu'au

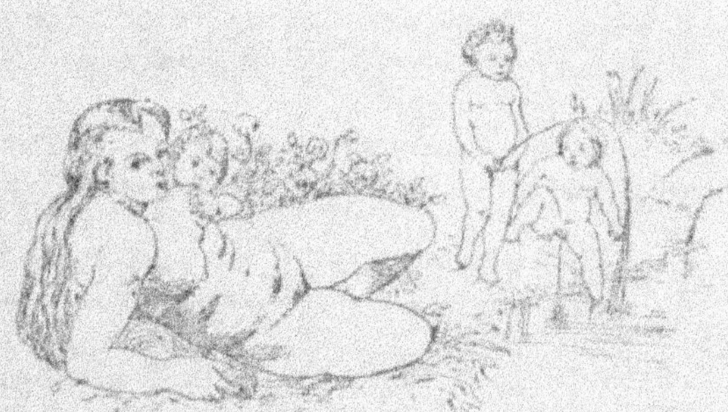

Fig. 173. — L'âge d'or.

aimable, loyal, égal et réfléchi; « on voyait de toutes parts des ruis-

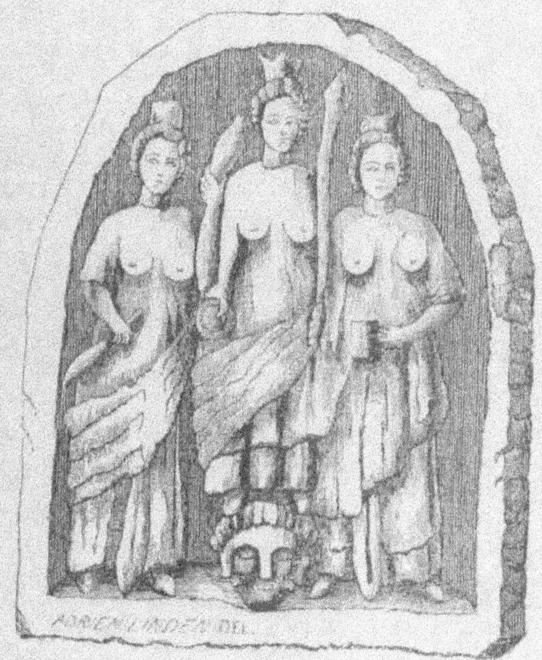

Fig. 175 ter.

seaux de lait et de miel couler du tronc des arbres ». Les artistes ont brodé à l'envi sur ce thème lyrique ; ils nous ont montré cette ère de béatitude sous des aspects différents, suivant leur goût et l'idée que leur époque se faisait du bonheur idéal.

Ainsi trouvons-nous, dans l'*Age d'or*, du Florentin Zuccheri Fédérico, au premier plan, un groupe d'une singulière allure (fig. 173 : une mère, étendue sur l'herbe, sans le moindre voile, abandonne le sein à son dernier né, tandis que, non loin d'elle, ses autres enfants, une fillette et un garçon, regardent comme une joie suprême de décrire des jets courbes et rectilignes, puis des ronds ondulatoires dans un ruisseau voisin.

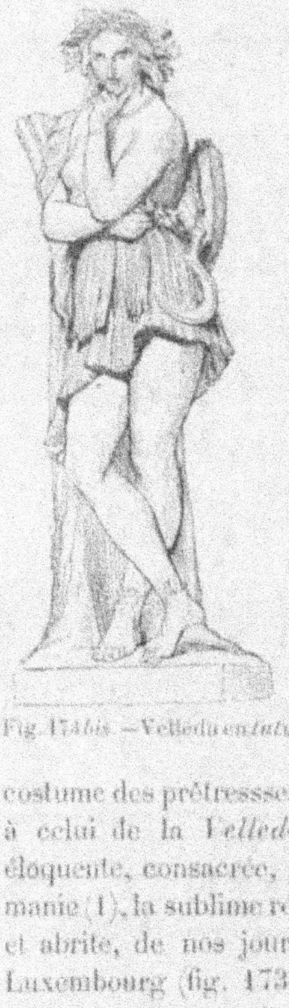

Plus poétique est l'*Age d'or* de Bouguereau (Salon de 1867), groupe des plus sympathiques : l'épouse, auprès de son mari, qui s'abandonne à un doux *far niente*, offre le sein à leur enfant, assez grand pour le prendre debout. Rien, en effet, ne personnifie mieux la véritable félicité que le spectacle, combien rare, d'un ménage uni et exempt de soucis.

IV. — CELTE GALLO-ROMAIN. — Le nu se retrouve dans le druidisme, la religion des anciens Gaulois ou Celtes : les victimes humaines, immolées dans les sacrifices, ne portaient sans doute pas de vêtement ; le costume des prêtresses ne les couvrait que peu, si l'on s'en rapporte à celui de la *Velleda*, de Maindron, qui s'est inspiré de la page éloquente, consacrée, par Chateaubriand, à cette prophétesse de Germanie (1), la sublime révoltée qui orna le triomphe de Domitien à Rome, et abrite, de nos jours, sa mélancolie, sous les frais ombrages du Luxembourg (fig. 173 *bis*).

Comme à Rome, les idoles gauloises et germaines, contemporaines

Fig. 173 bis. — Velleda en *tutu*.

---

(1) C'est de l'île de Sein que le chantre des *Martyrs* a tiré l'épisode de la dernière des neuf vierges qui y desservaient le sanctuaire de Teutatès. La silhouette de l'île de Sein, longue de 2 kilomètres 1/2, offre, à ses extrémités, une largeur de un kilomètre, et se rétrécit à sa partie moyenne : elle rappelle ainsi la figure des deux seins de la femme.

de l'âge celto-druidique, sont, en grande partie, dévêtues; nous n'en retiendrons que les trois déesses Maires, *tri-Mairæ*, *Trimazos*, ou génératrices, de la vallée Mosellane (fig. 173 *ter*), aux mamelles exubérantes, et les figurines de *Cybèle*, mère et nourrice des Dieux

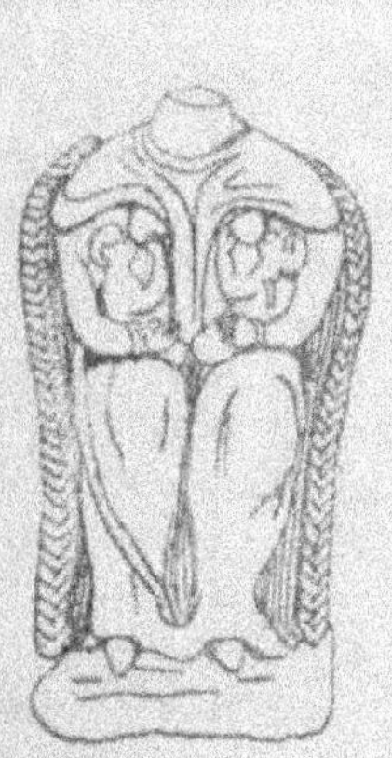

Fig. 174. — Figurine gallo-romaine découverte dans le Finistère par Duchatellier.

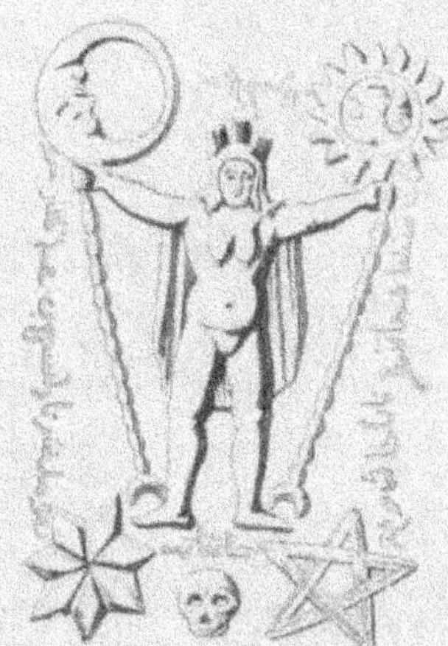

Fig. 175. — Reproduite dans le *Culte de Priape*, par R. Payne-Knight.

(fig. 174), à moins que ce soit *Isis* ou *Lucine*, divinités lares, protectrices du foyer domestique, à l'Ouest de la Gaule.

Une figure nue, trouvée à Essarois par M. de Hammer, en 1851 (fig. 175), sur le couvercle d'un coffret en pierre et provenant, vraisemblablement des Templiers, représente une divinité de l'une des sectes gnostiques de l'Orient.

CHAPITRE II

JUDAÏSME

Personnages et scènes bibliques. — Les représentations de nos premiers parents sont innombrables ; dans l'embarras du choix, nous nous contenterons de quelques types ; notre copieux inventaire du *Nu à l'Église* en fournira beaucoup d'autres. Selon la légende biblique, *Adam et Ève* doivent être représentés en peau, avant le péché originel, et vêtus de peaux, après. Certains artistes y sont allés franchement et, couverts par les textes sacrés, nous ont servi un plat nature, sans cresson ; mais la fabrique effarouchée a parfois protesté, comme pour l'autel en orfèvrerie de Saint-Jacques, à Pistoja : maître Pietro, de Florence, montra *Adam et Ève* sans la moindre fioriture ; les maîtres de l'œuvre, scandalisés, mandèrent en vain un orfèvre de Sienne, *pro decidendo questionem vestentium*. Le divin et pudique Raphaël, lui-même, fut bien obligé de nous montrer *Ève*, avant la cueillette de la pomme, vêtue seulement de son innocence et sans la moindre interposition des mains. Au *Campo-Santo*, de Pise, *Adam* subit l'opération césarienne, aussi nu qu'*Ève*, à la sortie de son flanc (1), aidé par le malin esprit. De même dans la Chapelle Sixtine, les sexes sont évidents à la naissance d'*Ève*, mais après la faute, Michel-Ange les affuble d'un brayer de pampres. Toutefois, *rara avis*, l'*Ève* de la chaire à prêcher de la cathédrale d'Anvers et celle de la cathédrale de Reims sont complètement drapées !

Quant au dessin de la région sexuelle, peintres et statuaires suivent la convention : point de vulve et l'organe viril réduit à sa plus simple expression, ce qui jure surtout sur les colosses de Michel-Ange ; enfin, le pubis de l'un et l'autre sexe toujours chauve. Théophile Gautier s'élève contre ce préjugé artistique, dans les strophes

(1) D'où la flagornerie des féministes qui font de la femme une « côte d'or » — chef-lieu Dijon ! — et comparent sa tête à un caillou... du Rhin — le caillou de l'ours ; mais caillou, sans autre désignation, suffit.

« éblouissantes » — le qualificatif est de Paul de Saint-Victor — de sa fameuse priapée, *Musée secret*, dont il a renié, pour le *cant* dira-t-on, la paternité ; mais la pureté du style, la finesse de l'esprit et la richesse de la rime, trahissent le prestigieux auteur d'*Émaux et Camées*.

> Des déesses et des mortelles
> Quand ils font voir les charmes nus,
> Les sculpteurs grecs plument les ailes
> De la colombe de Vénus.
>
> Sous leur ciseau s'envole et tombe
> Le doux manteau qui la revêt,
> Et sur son nid froid la colombe
> Tremble sans plume et sans duvet.

Il pardonne aux Grecs, où l'épilation était habituelle (1), et s'en prend aux modernes, qui n'ont point cette excuse, de ne pas suivre l'exemple du Titien,

> Roi des tons chauds et diaphanes,
> Soleil du ciel Vénitien,

Ses nymphes et ses courtisanes,

> Elles étalent bravement
> Dans sa pâleur mate et dorée
> Un corps superbe où rien ne meut.
>
> . . . .
>
> Et l'on voit sous leurs doigts d'ivoire,
> Naïf détail que nous aimons,
> Germer la mousse blonde ou noire
> Dont Cypris tapissa ses monts.
>
> . . . .
>
> Mais nos peintres fondant leurs toiles
> Comme des marbres de Paros,
> Fauchent sur les beaux corps sans voiles
> Le gazon où s'assied Éros.

Au corps du serpent, enroulé autour de l'arbre de la science du Bien et du Mal, est soudée, tantôt une tête de jeune homme, l'em-

(1) Seules, rappelle le Dr E. Callamand (Chron. médic.), les prêtresses d'*Astarté* ne s'épilaient jamais, « pour que le triangle de la déesse marquât leur ventre comme au temple ». (Pierre Louys, les *Chansons de Bilitis*.)

blème du ménage à trois ; tantôt la figure d'une femme, le symbole
de la tentation. Sur une miniature d'une Bible ancienne, nous avons
vu l'animal diabolique avec deux têtes ; l'une tente *Adam*, l'autre *Ève*.

Il est curieux d'étudier les artifices auxquels les artistes embar-
rassés ont recours, « pour masquer la nature » du premier couple
humain. Les uns s'en tirent par la position des corps enchevêtrés ou
isolés, de trois quarts, tels Hubert et Jean Van Eyck, dans les volets
de l'*Agneau*, de Saint-Bavon (Bruxelles) ; le *Premier baiser*, de
Flatters (fig. 259). Le *Paradis perdu*, de Jarains du Peyrou (Montpellier) ; les autres s'ingénient à diriger un rameau, tenu à la main
ou provenant d'un arbuste du voisinage, à « l'endroit où l'homme se
bifurque », dit Dante, comme Lucas Cranach (Berlin). D'autres sau-
vegardent les bonnes mœurs, à l'aide d'une ceinture de feuillage ou
d'un paquet de feuilles, tenu par les intéressés au bon endroit, tels
Michel-Ange et Hans Memling (Vienne) ; d'autres encore, par exemple
François (Trinité de Paris), voilent Adam avec les cheveux flottants
d'Ève, poussés par le zéphyr sur le point culminant. Sa chevelure
lui rend aussi le même office, à moins que ses mains, à la façon des
Vénus antiques, couvrent l'une le sein, l'autre le pubis, ou les deux
la poitrine, au préjudice du reste. Les *Èves* graciles, infantiles, de
Botticelli et de Cranach, qui, d'après le mélancomique J.-K. Huysmans, « sont des courtisanes maigriotes et bouffies, avec des têtes
rondes à petits yeux de crevettes, des lèvres modelées dans de la
pommade rosat, des seins en pommes remontées près du cou », ne
se préoccupent pas de leurs pommes d'apis imperceptibles et les laissent baller librement. Des Primitifs surtout ont imaginé de dissimuler
les organes mis à l'index, en piquant le corps entier de longs poils,
comme dans l'hypertrichose d'Ésaü, sauf aux extrémités et aux seins,
par exemple, le tableau de Jean Bourdichon (1510). Certains ont
résolu la difficulté, à la façon d'Alexandre, en coupant, ni plus, ni
moins, le nœud gordien, le corps du délit, le sujet en litige ; ainsi
paraît l'*Adam* eunuque du couvent de Saint-Grégoire, du Mont-
Athos, qui, de plus, est comme sa compagne, privé de nombril, « la
première bouche » du Dante ; « cette partie, dit-il, par où nous
prenons notre première nourriture. »

> . . . . . . Astre du ventre,
> Œil blanc dans le marbre sculpté.

Un des plus fameux tableaux de Jean Santerre présente cette par-

ticularité ombilicale, qui concorde avec le récit de l'Ecriture (1).
Dans quelques manuscrits, le sexe n'apparaît qu'à la sortie du paradis;
avant la désobéissance, en effet, il n'avait aucune raison d'être
et cependant la Genèse (2) assure que Dieu fit *Adam* « mâle et

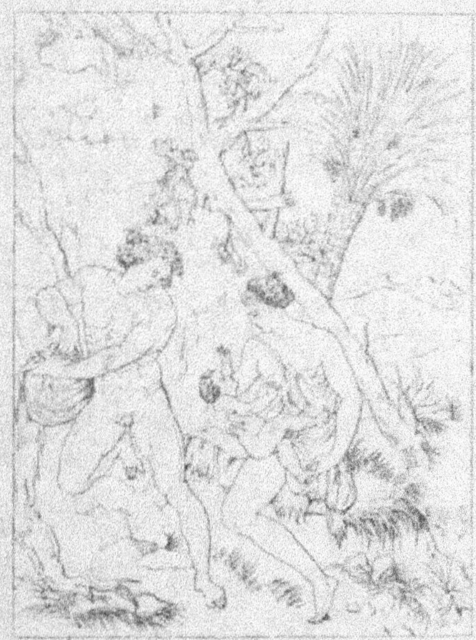

Fig. 177

femelle », donc hermaphrodite; or pas un seul artiste n'a encore osé
se conformer à ce texte !

Quant à l'essence de l'arbre édénique, elle a son importance pour la
détermination de la nature du *fruit défendu* et varie suivant l'époque
et la contrée. Au XII° siècle, en Grèce et en Italie, c'est le figuier qui
domine, sans doute en raison de la forme du fruit; au XIV° siècle, le
pommier, en Normandie; au XVI°, le cerisier, en Picardie. Par la suite,

(1) Le Dr P. Noury a donné à la *Chron. méd.* un *Adam* et une *Ève*, sans nombril,
tiré de l'*Anatomie* de F.-M. Didier (1778). Ces exemples ne sont pas très nombreux,
quoique conformes à la légende biblique.

(2) Ch. 1, v. 27. Dieu créa l'homme à son image. Il le créa à l'image de Dieu;
il les (les animaux et l'homme ?) créa mâle et femelle.

au pays où fleurit l'oranger, l'arbre de l'Eden est tout indiqué ; en Espagne, c'est le bananier, la banane, unie à la figue, formerait l'image emblématique du sexe masculin ; au mont Athos, couvent de Saint-Grégoire, l'arbre à serpent est un oranger ; mais dans l'art, c'est la pomme d'Adam qui a prévalu, personne n'a songé aux prunes Monsieur et cependant n'était-ce pas le fruit de circonstance ?

De nombreuses compositions déshabillent nos coupables parents, longtemps après la chute... sur la coudrette : *Adam et Eve*, de Joseph Cesari ; *Adam et Eve, après leur désobéissance*, de Michel Ange (fig. 177) (1), et *pleurant la mort d'Abel* (fig. 258), du même peintre ; les fresques d'Antonio Vitte, à Pistoia ; le *Premier berceau*, marbre d'Auguste Debray (Bruxelles) ; le *Paradis perdu*, groupe de Jarains du Péron, où nos premiers parents, longtemps après la faute, sont vêtus de leurs cheveux, etc.

Jusqu'à la Renaissance et souvent après, les personnages de l'histoire sainte, *Adam* et *Eve*, en particulier, manquent absolument d'expression, et se contentent de s'exhiber sans vestiture ; le peintre Julien Hervé, de notre époque, « le créateur de l'expressionnisme », s'est donné à tâche de combler cette lacune, dans *Adam et Eve*, la *Tentation de saint Antoine*, etc. Mais le Dominiquin, pour ne citer que celui-là, était déjà un excellent « expressionniste », sans s'en douter : précisément dans la *Fuite du Paradis* (palais Barberini), il a « exprimé », avec son énergie habituelle, dit Paul de Musset, « les sentiments de la honte, de la douleur et du repentir... », trois expressions dans la même physionomie !

Dans toute scène du *Déluge*, une place importante est réservée à une mère désespérée, les vêtements en désordre, les mamelles au vent ; à l'une d'elles s'attache un enfant qu'elle serre fiévreusement dans ses bras. Ainsi Michel-Ange (Sixtine), Raphaël (Loges), le Poussin (Louvre), Antoine Carrache (Louvre), Girodet (1806), J. Cossiers (Bruxelles), ont tiré partie de cette scène de désolation ; Cossiers campe, au premier plan, un enfant debout qui tette, avec insouciance, sa mère, affolée et affalée aux pieds d'un arbre et qui s'arrache les cheveux de désespoir.

A cette période de dévastation se rattachent *Noé faisant entrer les animaux dans l'arche* et *Noé dans les vignes du Seigneur*, que nous

---

(1) Le dessin accusé des organes d'*Adam*, opposé au *modus faciendi* du maître florentin, semble donner raison à ceux qui attribuent cette toile à Baccio Bandinelli.

retrouverons au *Campo-Santo*, de Pise. Le Bassan a traité le premier sujet avec une singularité inexpliquée et peu galante : il n'a peint que des femmes dans la compagnie du patriarche hébreu ! Est-ce une satire ? Il est vrai que dans l'arche de bois de gopher, il y en avait au moins quatre, d'après la Genèse (1).

Quant aux autres scènes bibliques qui se prêtent à des poèmes de chair, nous les passerons en revue, non plus d'après l'ordre chronologique, mais en tenant compte seulement de leur importance.

Tout d'abord, *Bethsabée au bain*, dont les appas grisent ce paillard de David qui, dans son délire érotique, fait mettre à mort Urie, le mari importun. Nos rois étaient plus humains : quand ils séduisaient la femme d'un de leurs sujets,

> Ils le faisaient marquis, duc, prince ou chambellan.

Sous le règne de David, « le plus heureux des trois » ne l'était pas : c'était l'amant,

> Ce bandit méritait la corde ; au lieu de ça,
> Le drôle, ayant la pourpre, on le canonisa.

Raphaël, au Vatican, a peint la femme adultère à sa toilette, *coram populo*, devant des légionnaires qui défilent, tout nus, eux aussi, à ses pieds ; leurs boucliers, il est vrai, leur sont d'immenses feuilles de vigne. G. Porta detto Salviatino l'assied devant un *tub*, les jambes et la poitrine découvertes ; ces appas attirent et hypnotisent l'œil ribolant du roi des emballés. La *Bethsabée*, de Paul Véronèse (Lyon), s'est à moitié couverte, à l'approche de David ; la coquette n'oublie que le sein droit, dont elle presse le mamelon, entre l'index et le médius gauches, comme si elle offrait au vieux roi, tombé en enfance, de reprendre le sein : « Ta bouche, bébé ! » L'héroïne de C. Marratus, une beauté, et celle de Rembrandt (Louvre), un laideron, ont le costume d'*Aphrodite* sortant de l'onde ; les laides réalités du maître hollandais n'ont rien de comparable aux « morceaux de roi » de Rubens, son voisin. Cornelis Drost la montre, en chemise ouverte sur la poitrine, plongée dans d'amères réflexions, pensant au crâne du pauvre Urie-Yorick et se demandant, avec anxiété, s'il doit l'être ou ne pas l'être. Le tableau de Victor Orsel (1824) est expressif et bien vivant, la baigneuse est « à poil »... Mais nous

____

(1) Gn. VI, v. 18. Tu entreras dans l'arche, toi, tes fils, ta femme et les femmes de tes fils (Sem, Cham et Japhet) avec toi.

n'en finirions pas si nous voulions énumérer toutes les toiles commémoratives du coup de foudre, ressenti par le futur auteur, non encore
repenti, des *Psaumes*; c'est « la grande passion ».

D'ailleurs une autre circonstance de la vie licencieuse du roi

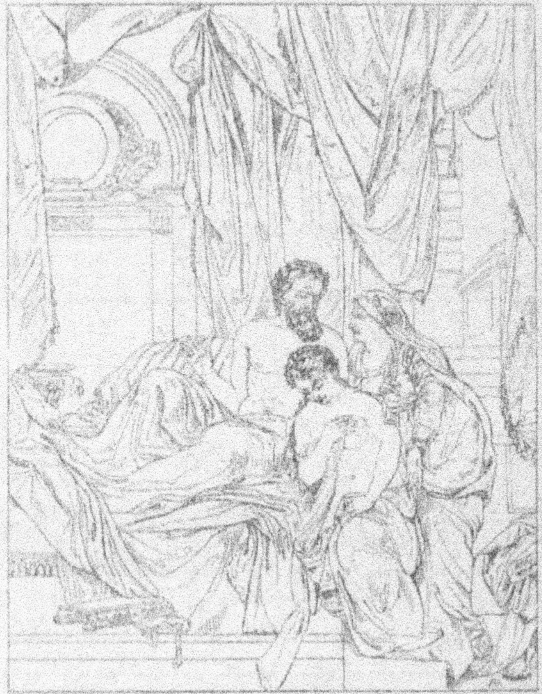

Fig. 178. — D'après Reveil.

satyre, remet en scène l'ancêtre décati du Christ, encore aux prises
avec une jeune beauté. Vers la fin de ses jours, il éprouvait un tel
refroidissement général que rien ne pouvait le réchauffer ; ses serviteurs, au courant de ses goûts libertins, imaginèrent de faire coucher
auprès du vieux refroidi, en guise de « moine », une belle jeune
fille, Abisag, de Sunam. Vander Werf et Desch ont tiré de ce thème
une œuvre de premier ordre (fig. 178).

L'outrage qu'Amnon, fils aîné de David, fit subir à sa sœur

Thamar, pour justifier le proverbe « bon chien chasse de race », a inspiré une composition d'un réalisme outré, de Henri Aldgrever (1549). « Cette image type, dit J. Grand-Carteret, qui fait voir de quelle façon le XVIᵉ siècle aborda les sujets scabreux — de et par l'histoire sainte — montrent aussi quelle rondeur, quelle ampleur il mettait dans les gestes... expressifs. C'est comme un véritable poème de la prise de possession. »

Du vieux marcheur honoraire, David, aux juges « rameneurs » et libidineux qui surprirent au bain la *Chaste Suzanne*, épouse de Joaquim, la transition est toute naturelle. N'est-ce pas Diderot, écrit l'auteur du *Nu à travers les siècles*, qui s'est demandé pourquoi, ayant été tant de fois surprise au bain, elle continuait à s'y rendre? Nous répondrons : s'il faut renoncer à compter les *Suzanne au bain*, c'est précisément, selon la remarque du président De Brosses, parce que cette « chaste » baigneuse offre aux artistes un sujet peu chaste. « In-

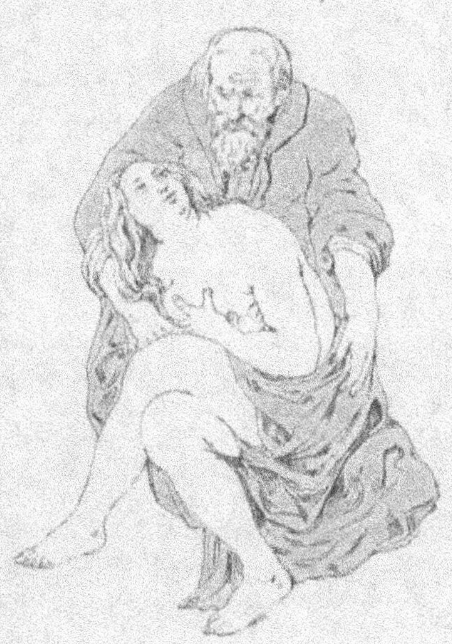

Fig. 179.

fâme sujet, s'écrie avec amertume un critique sévère, que tant de peintres se sont complu à représenter, surtout vers Louis XV, sujet ignoble et immoral ». Certes, des concupiscences séniles sont contre nature et s'il est immoral de s'occuper de cet épisode, la faute en est au livre de Daniel, qui l'a exhumé de la nuit des temps ; quant à l'art, il n'est ni moral ni immoral, il est amoral et se chaut du sujet.

La *Suzanne* de Rembrandt (*Nat. Gallery*) est le portrait de sa servante Henriette. « Il semble fort singulier, dit sir J. Reynolds, que Rembrandt se soit donné tant de peine pour produire une figure si laide et si désagréable ». En effet, il n'y a que des Céladons atteints de cécité sénile, pour découvrir des charmes dans une telle horreur. De même la *Suzanne au bain*, du Guerchin, est entièrement nue, au bord d'un bassin, et pour qu'elle ne puisse rien cacher de sa carnation, en défaisant les tresses de sa chevelure, « le magicien de la peinture la lui a coupée à la Titus ! » Celle de Santerre (Louvre) est plus décente, quoique sans chemise aussi : un vrai tableau d'église. On ne peut en dire autant de la protagoniste de Joardens (fig. 179) ; en protégeant ses mamelles contre les entreprises d'un des deux vieillards, elle les écrabouille littéralement entre ses doigts crispés et, comme dit un *Cantique* de 1789 qui se moque de la mesure :

> Sa main veut couvrir ses appas ;
> Mais cacher l'un c'est montrer l'autre,
> Si bien qu'on les voit l'un après l'autre
> Du haut en bas.

Deshayes (1) et P. Caliari ont aussi brodé sur le texte des Écritures, en faisant palper les seins de la juive par ses futurs accusateurs. Mais les juges prévaricateurs n'ont joué que le rôle passif de « voyeurs » et la baigneuse biblique n'est qu'une *Noli me tangere*, ce qu'ont compris et bien exprimé Guido Reni et Antoine Van Dyck. Dans sa composition savante, ce dernier emprunte à H. Goltzius une fontaine ubérale, sous forme d'un buste de femme, qui jette l'eau par ses mamelons.

Qu'il nous suffise de rappeler parmi les plus connues, les *Suzannes* de Véronèse, Bronzino (Uffizi), Luc a Giordano (Dresde), Louis Carache, Rubens, Mieris (Bruxelles), Allari (Florence), etc.

Le cas de Loth est encore un exploit de vieux roquentin, avec circonstance aggravante de l'inceste : ses filles, avides de progéniture, le mettent en état d'ivresse éthylique et de griserie érotique, puis le sollicitent au jeu de l'amour, le *footing* et la *pelote* basque de l'époque :

> Il but
> Il devint tendre
> Et puis il fut
> Son gendre (2).

Sujet scabreux s'il en fut, quoiqu'émanant des Livres saints, et

______

(1) *Anecd. hist. et rel.* fig. 92.

(2) Comme quoi la justice divine ne vaut pas mieux que la justice humaine, si souvent inhumaine : Mme Edith Loth expie une simple curiosité par la transformation de sa chair en sel, insoluble à la pluie, « ayant chaque mois son écoulement sanguin » ! tandis que son époux fait impunément la « bombe » avec ses filles et devient le père de ses petits enfants.

dont nombre de peintres se sont emparés sans scrupules : Henri Goltzius (1) ; Lucas Giordano (Dresde) (2) ; J. F. Detroy (fig. 180) ; le cavalier Liberi, habitué à peindre cavalièrement les sujets libres ; et tant d'autres.

Parmi les scènes lubriques, nous voulons dire bibliques, le plus souvent fixées sur la toile et popularisées par la gravure, figure la *Chasteté de Joseph*, aux prises avec Mme Putiphar.

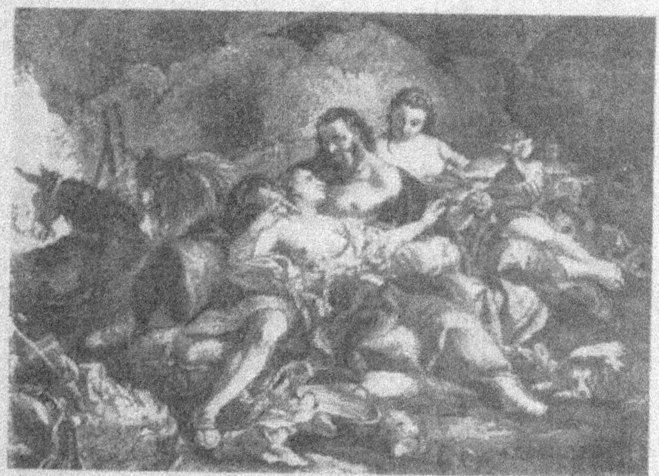

Fig. 180.

Quelques Flamands, dit Paul de Musset, et surtout les faiseurs d'eaux-fortes, ont donné à la femme des appâts capables de mettre en fuite un homme moins vertueux que Joseph, sans songer qu'ils détruisaient ainsi tout le mérite de la résistance. On ne commet pas de ces fautes-là en Italie et surtout dans l'école florentine.

En effet, la *Putiphar* de Biliverti (palais Barberini) est jeune et séduisante. Celle d'Alexandre Véronèse (fig. 181) s'accroche à Joseph ou mieux le raccroche, comme une pul... iphar ou une Messaline-Lycisca insatiable :

> Lasse de voluptés, mais jamais assouvie.

(1) *Anecd. hist. et rel.* fig. 91.
(2) *Réveil*, V. 311.

On dirait d'une hystérique échappée de la Salpêtrière. Le geste passionné de la maîtresse de Joseph, aspirant à la devenir à un autre titre, dans l'œuvre de Carlo Cignani (Dresde), n'est pas moins expressif :

La femme de Putiphar, écrit V. Tissot, essaye d'attirer Joseph contre sa poitrine nue, que soulèvent d'inappréciables désirs. Le peintre a fait de la Putiphar une jeune femme de vingt ans, seins droits et durs, d'une beauté de statue, bouleversée d'ardeur secrète, frémissante de luxure inassouvie comme l'épouse d'un vieillard qui cherche des compensations.

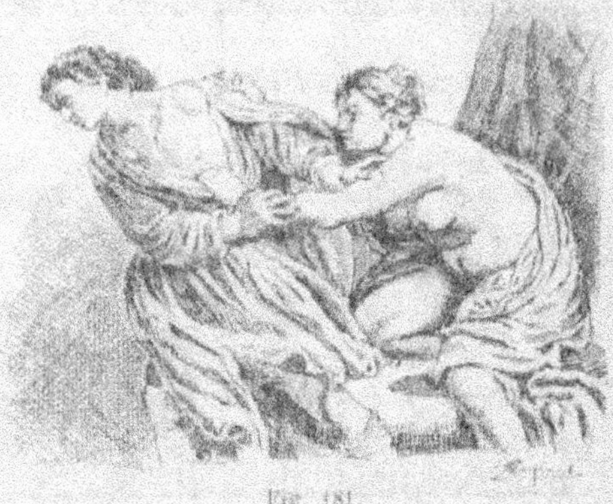

Fig. 181.

Le tableau de A. Van der Werff, bien que la possédée d'amour soit en costume de satin de peau, ne blesse pas trop les convenances. Il en est de même de celui de Jacques Blanchard.

Le mauvais exemple de l'épouse légitime de l'officier de Pharaon, on le sait, fut suivi, sans plus de succès, par Phèdre et Fausta, à l'égard de leurs beaux-fils, Hippolyte et Scipion Crispus, fils de Constantin, qui se conduisirent en véritables Joérisse ou Joseph. Antiochus, moins réservé, eut la satisfaction de voir sa belle-mère, Stratonice, lui céder, par humanité et sur l'ordre de Séleucus.

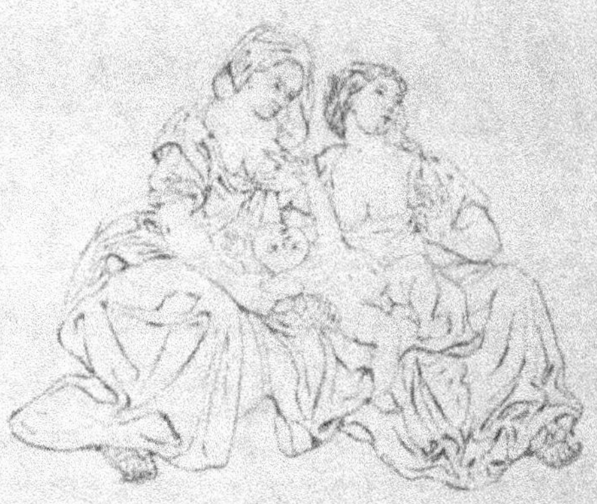

Fig. 182.

En Egypte, nous avons encore *Moïse sauvé des eaux* qui provoque

l'ouverture de corsages féminins, pour réconforter le petit naviga-
teur ; Fietaor Jean (1640, Dresde) le confie à Jocabed, sa mère,
qui lui tend le sein ; Coypel (fig. 182), comme Paul Véronèse
(Calliari), charge de ce soin une suivante de la fille du Pharaon ;
enfin, un gracieux marbre, moderne, montre le mautonnier entre

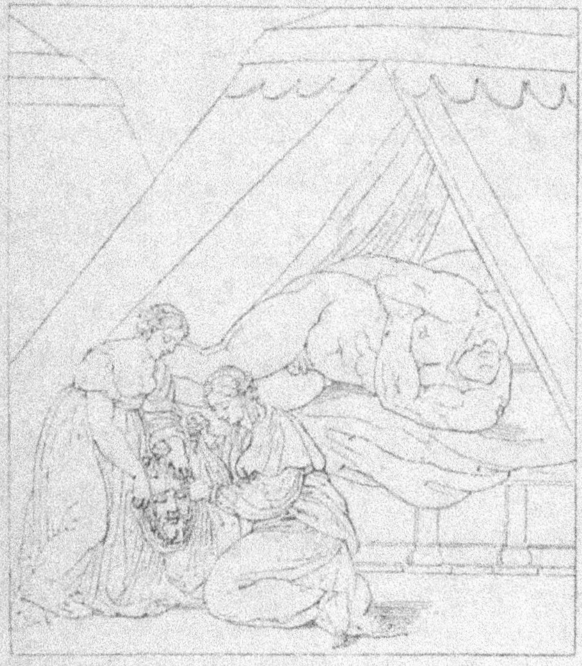

Fig. 183.

les mains d'une jeune Égyptienne, suffisamment mamelonnée pour
remplir son office de nourrice improvisée.

Après le lubrique, le tragique, comme dans la plupart des crimes
passionnels des ecclésiastiques. D'abord l'histoire de la jeune veuve,
patriote et fort riche, de Béthulie : *Judith coupe la tête à Holopherne*, qui vint mettre le siège devant la ville.

Le tableau de Michel-Ange, « le peintre de la Bible », d'après
Mme de Staël, pour qui Raphaël est « le peintre de l'Évangile »,
nous offre un double intérêt anatomique : l'exagération des mamelles

de Judith (fig. 183) et le nanisme des organes génitaux du colosse,
le général de Nabuchodonosor. Nous avons fait remarquer cette
disproportion voulue qui est, pour ainsi dire, une signature michelan-
gesque. De même, du corsage de la justicière de Rubens, s'échappent, comme toujours — autre marque de fabrique — des seins
flamands enflammants. La *Judith* d'Allori Cristoforo (P. II.) est très
célèbre ; c'est le portrait d'une maîtresse du peintre, l'altière Mazza-
firra ; la suivante qui tient le sac est sa belle-
mère, avant la lettre, dont il avait aussi à subir
la tyrannie, et lui-même est peint sous les traits
d'Holoferne, la victime décapitée.

Il voulait représenter, dit Louis Viardot, dans
cette espèce d'allégorie, le supplice que lui faisaient
incessamment éprouver l'orgueil capricieux de la
fille et l'avare rapacité de la mère.

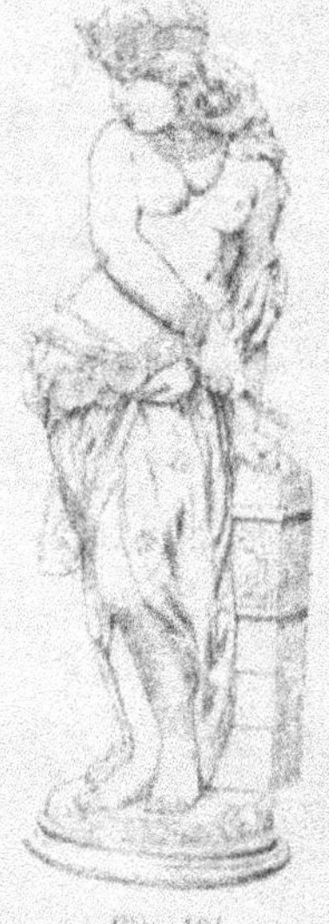

Molière a été moins cruel et tout aussi plaisant pour railler la coquetterie de sa femme :
il en fit le modèle de sa Célimène.

Autre épisode non moins « patriotique » et non
moins sanglant : Samson, subjugué par les
charmes de la courtisane Dalila, fut livré aux
Philistins après une coupe savante de sa chève-
lure, où résidait sa « toute puissance ». La perfide a toujours au moins le buste nu, telles les
Dalila de la *Galleria Andreoni* (Rome) (fig. 184),
de Rubens (1), de C. Dell Acqua (Bruxelles).
Celle de Lucas Cranach, de l'hôtel de ville

Fig. 184.

d'Augsbourg, a des appas non moins capiteux : « on reconnaît à
première vue, dit Kotzebue, dans Dalila, malgré sa beauté, une
femme sans pudeur et sans foi ».

A Tivoli (fig. 185), une fontaine expose, au-dessous de Samson,
aveugle, ébranlant une colonne du temple de Dagon, des chimères
munies de seins monstrueux d'où s'échappent des jets d'eau.

Toujours au mépris de la chronologie, rangeons ici, par analogie, la
Vengeance d'Hérodiade ; cette héroïne du Nouveau Testament peut
faire suite aux femmes de l'Ancien Testament, qui se sont rendues

____

(1) *Anecd. hist. et rel.*, fig. 94.

xv⁰ siècle, la mamelle fait saillie à travers une fente très limitée. A
partir de cette époque, les artistes s'émancipent; ils dégèlent et ani-
ment les images hiératiques et ankylosées des primitifs, encore emprisonnées dans les règles étroites de l'école byzantine; ils s'inspirent,
à défaut de souffle mystique, de modèles vivants.

Geiler de Kaisersberg, dans la cathédrale de Strasbourg, Savonarole, à Florence, se plaignent de l'habitude prise par les peintres de
représenter les Vierges et les compagnes des Saints, sous les traits
de leurs maîtresses. Fra Filippo Lippi, pour modèle d'une *Madone*,
destinée à un couvent, prit une nonette à l'air angélique et l'enleva
(fig. 263). « Les Italiens de la Renaissance, dit l'auteur de *La Cathédrale*, ont excellé dans cet art de feindre, singeant la note religieuse;
et ils sont relativement rares ceux qui, comme Botticelli, ont la franchise d'avouer que leurs Vierges sont des Vénus et leurs Vénus
des Vierges ». De même la Violante, fille de Palme le Vieux, posa
d'abord pour les Vierges de la Rédemption, puis, devenue la maîtresse du Titien, le peintre de l'amour et de la beauté en fit une
Aphrodite sortant de la mer, « vêtue de vagues transparentes ».
A l'église d'Anderlecht, François d'Assise est en adoration devant la
Vierge, qui n'est autre que la nièce du peintre, Gaspard de Crayer;
de même, l'église de Beaufort, en Anjou, possède une *Annonciation*,
où M⁰ᵉ de Montespan a servi de modèle pour la Vierge (1).

Dans une épigramme épicée, saupoudrée de poivre cubèbe, la
Vierge et le Chantre, Piron tire parti de l'inconvénient de transfor-
mer des filles de joie en Vierges :

> Un peintre fit en s'amusant
> Le portrait de la Chanterie (2),
> Et le vendit dans un couvent
> Pour orner l'autel de *Marie*.
> Un jour, après l'*Alleluia*,
> Le chantre en passant s'écria :
> Je veux que le ciel me punisse
> Si ce n'est cette Vierge-là
> Qui m'a donné la chaude-pisse.

Même licence dans le choix des détails de la composition. A
l'époque de la Renaissance, l'art cesse d'être mystique, dès lors il est
familier et sensuel : les corsages des Vierges s'entr'ouvrent de plus en

_____

(1) Cf. l'*Intermèd. des cherch. et des cur.* 1877.
(2) Fille de l'Opéra.

plus; Jésus devient égrillard, s'impatiente et va au-devant du sein qui ne quitte pas assez vite sa retraite.

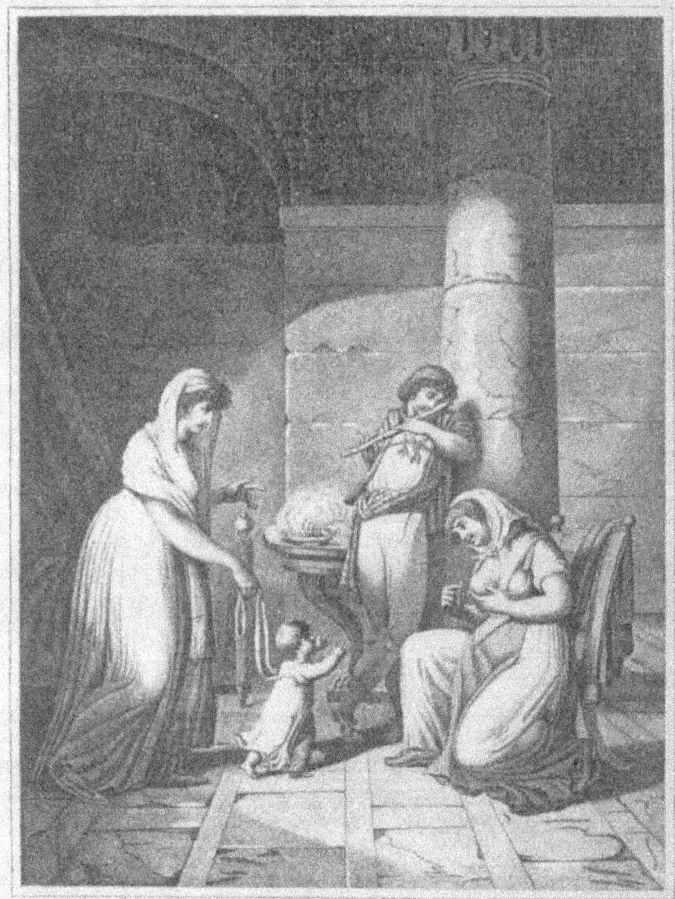

Fig. 192. — La *Nourrice liguvienne*, gravée par Lemaire, d'après Courteille; pendant de *Voilà ton père!*

Occupons-nous d'abord des sujets où, seules, les lèvres du bambino touchent le sein. Des milliers de tableaux reproduisent cette

scène banale, rappelons les plus curieux et leurs auteurs : Andrea
Solari (1), Bartolozzi et Orazio Lomi, où la Vierge nourrice est agenouillée à la mode italienne (fig. 199) et allaite Jésus debout; van

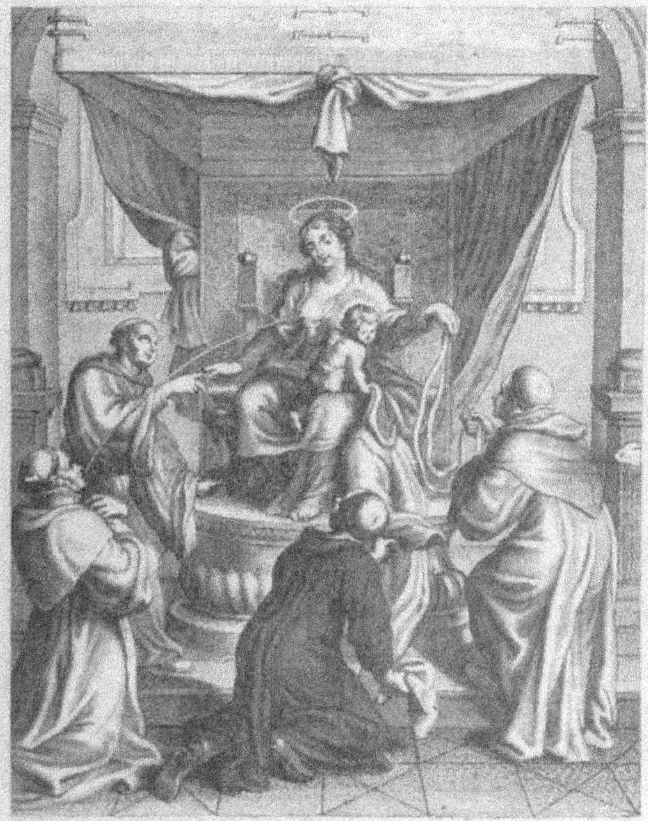

Fig. 200. — Abr. Diepenbeck *del.*; F. Huberti *excudit.*

Eyck (Anvers) (2); Le Guide (Bologne); Léonard de Vinci (Saint-
Petersbourg); Rembrandt, la *Famille du menuisier*; Pierre Mi-

(1) *Anvers, hist. et rel.* fig. 83.
(2) *Ibid.* fig. 84.

gnard; B. Dowen, la *Vierge aux cerises*; Henri de Blès (xvie siècle),
l'*Enfant-Dieu disant son chapelet*, de corail! tandis que Joseph,
en chapeau de paille, lézarde au soleil et fait sa méridienne; van
der Goes; Prospero Fontana, etc., etc. Dans toutes ces productions, Jésus a une tenue irréprochable : il regarde et ne touche
pas.

Citons encore la *Reine des Vierges* qui allaite, du Musée chrétien,
au Vatican (xve), bien que ces deux mots vierge et allaiter jurent de
se voir accouplés; la science, en dehors des miracles, a rapporté, il
est vrai, de nombreux cas de sécré-
tion lactée chez des vierges... des
deux sexes.

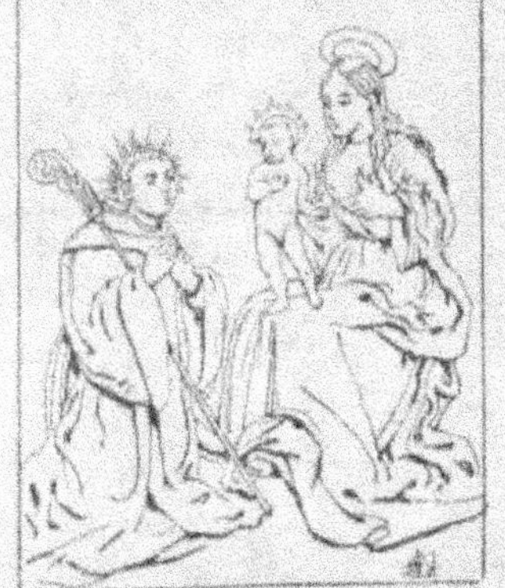
Fig. 201.

Parmi les madones contemporaines,
la *Vierge aux rosiers*, de Mme Sadie
Waters, est remarquable par le charme
pudique de la Mère divine, dans
l'exercice de ses fonctions. M. Gervex
n'a pas cherché à se singulariser : il
a développé ce thème, admirable dans
sa simplicité allégorique, en reproduisant, d'un pinceau expérimenté, une
mère de famille qui allaite.

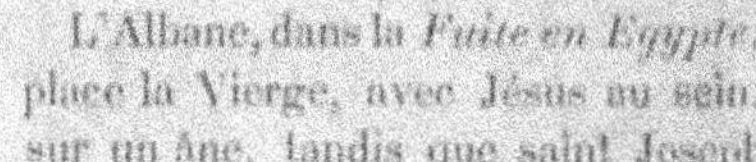

L'Albane, dans la *Fuite en Egypte*,
place la Vierge, avec Jésus au sein,
sur un âne, tandis que saint Joseph
marche à pied : or, cette attitude est absolument contraire aux mœurs
orientales, encore de nos jours : l'homme — mais Joseph est-il un
homme (1) ? — est commodément installé sur son âne, alors que sa
moitié l'accompagne à pied, portant le rejeton et le baluchon familial ;
c'est une seconde bête de somme.

Raphaël, le peintre des Vierges, n'a jamais peint à l'huile une
Marie allaitant; nous n'avons de lui que deux dessins, celui du
Louvre (1507) et la gravure de Marc Antoine (1509), vraisemblablement des études pour un projet de tableau. Or le professeur Nicole,
de l'Université de Lausanne, a découvert une peinture à l'huile,

(1) Certes, la continence conjugale n'est pas impossible: Grégoire de Tours en cite
plusieurs exemples, et nous savons que saint Amour l'Egyptien, contraint au
mariage par ses parents, vécut pendant dix-huit ans, à l'état de séparation de
corps, avec sa femme qui mourut vierge ; mais Joseph, qui l'obligeait à se marier?

signée du maître, datée de 1510, qu'il a appelée la *Vierge à l'Incarnation ou Vierge au sein* — le sous-titre prête à la confusion — qu'il attribue au Sanzio et où il retrouve les traces des deux études authentiques.

D'ordinaire, le repas de Jésus se fait en famille; d'où le nom des *Saintes Familles*. Mais il arrive assez souvent à Marie de découvrir sa mamelle virginale, quoique nourricière, devant des étrangers, sanctifiés d'ailleurs, tels que saint Damien et saint Cosme, dans la chapelle des Médicis; il est vrai que ce sont des médecins; tel aussi saint Luc (1), auquel elle sert de modèle d'atelier (tableau d'autel de Jean Gossaert, à la cathédrale de Prague), tel encore saint Bernard, qui reçoit un jet de son lait sur les lèvres (fig. 200) et fut trois fois favorisé de cette voie lactée surnaturelle. Au Musée de Berlin, un chef-d'œuvre de l'école hollandaise (fig. 201) montre ce bienheureux, en extase, devant la mamelle que lui présente Marie. « Le peintre, dit Jean de Bonnefon, n'a même pas cherché l'excuse de l'allaitement;

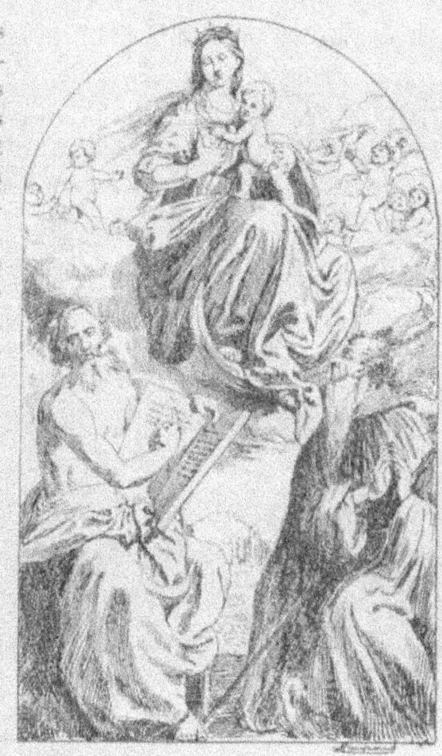

Fig. 202.

----

(1) Van der Weyden, écrit le Dr L. Nass, nous le montre devant son modèle; la Vierge donne le sein à son fils; celui-ci, une vraie poupée articulée, pose tout nu avec conscience, — tableau entièrement choqué, depuis l'attitude fausse des personnages jusqu'au palais à colonnettes remplaçant l'étable de Bethléem.

car Jésus, debout et nu dans un rayon, s'éloigne de sa mère, tenant un fruit et se dirigeant vers saint Bernard. » (1).

La *Vierge*, de Fabrizio Santa Fede (Naples), assise sur une nuée, les pieds sur le croissant de la lune, comme une Diane d'Ephèse, — ville où le culte de la Vierge fut inauguré cinq siècles après la mort

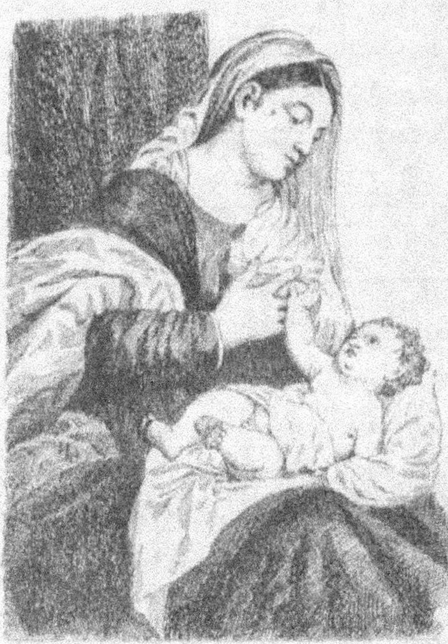

Fig. 205.

du Christ — montre sa mamelle à deux saints, mais plus particulièrement à saint François, qui a déjà eu la même faveur dans la scène du *Christ voulant foudroyer le monde*. Le geste de Marie est-il ici le symbole de son rôle protecteur de l'humanité (fig. 202) ?

Le Titien a plusieurs fois placé la Vierge allaitant, au milieu de plusieurs saints ; dans l'église de Pieve-di-Cadore, le sein de la Mère-Dieu passe par une fente latérale du corsage ; Jésus tient le mamelon entre ses doigts, couché sur un coussin, dans le giron maternel. A la droite de la nourrice se tient, agenouillé, Joseph le taciturne, absorbé dans son ineffable mélancolie, « la tristesse du bonheur » ; à gauche, saint André et saint Titien, à genoux aussi, ont le regard fixé sur la mamelle virginale. Aux Musées de Vienne (fig. 203) et du Louvre (n° 458), du même maître vénitien, la madone

(1) Ajoutons à la liste des œuvres artistiques qui traitent ce sujet lactaire (fig. 13) une estampe de Ch. David, d'après Ph. de Champaigne, et une gravure de Thomassin (1589), accompagnée de ce distique :

Uno natam pariunt, servus bis pascis adultos
Ubere virgo tuos, quos sacer orbis amet.

et le bambino sont à la droite de saint Étienne, diacre et martyr, saint Ambroise, évêque de Milan (1) et saint Maurice, chef de la région Thébaine, en Arménie. Le sein de la Vierge, du tableau du Louvre, a été recouvert d'un voile blanc, après coup, comme le prouve la disposition de l'index et du médius, écartés pour offrir le mamelon nourricier. Ces conceptions sont identiques; à celle de Vienne, le sein est découvert.

Assez souvent, la Vierge laisse son sein à nu, soit pour l'offrir, soit qu'elle ait oublié de le rentrer après la tétée et, dans ce cas, le petit repu fait sa sieste à côté de son garde-manger ou repose sa tête dessus.

« Cachez ce sein que je ne saurais voir » écrit M. de Bonnelon, n'a jamais été la devise des peintres catholiques aux grandes époques. Ceux du Nord comme ceux du Midi, les maîtres de la Hollande humide, les Espagnols en feu et les Italiens en ardeur ont aimé à montrer sur leurs toiles le front de l'Enfant à côté du sein de la Mère, comme s'ils voyaient dans ces deux rondeurs, les symboles du monde et du ciel. »

Toutes les *Saintes Familles*, de Rubens, qui a tant de fois célébré « la fanfare de la chair », sont dans ce cas ; le repas pris, la nappe reste mise.

Le Jésus de la *Vierge*, de Jean Fouquet (2), est un prétexte pour portraicturer, jusqu'au nombril, Agnès Sorel, la « Dame de beauté » de Charles VII.

La gorge de la *Vierge aux cerises* (3), de Bartholomé Darven, déferle aussi en dehors du corsage, tandis que le petit Jésus, les jambes écartées pour mieux montrer son sexe, joue avec les cerises que lui tend sa mère.

Dans ces compositions, Jésus est en récréation ; d'autres le montrent endormi, telles les *Saintes Familles*, de Sébastien Bourdon (4), une peinture flamande du XVI° siècle (5), l'*Heilige Familie*, de Rembrandt (Munich), etc. Ce dernier offre deux singularités : Jésus est habillé et Joseph sourit à son enfant adoptif, dont la tête repose à l'ombre du sein volumineux de la Vierge; mais est-ce la tête du

(1) A Vienne, ce saint ne porte pas de bonnet rouge ; sa tête de pape, décorative, est nue.

(2) *Anecd. hist. et rel.*, fig. 110 bis.

(3) *Ibid.* fig. 85.

(4) *Ibid.* fig. 86.

(5) *Ibid.* fig. 87.

nourrisson ou la tette de la nourrice qui l'occupe et le fait sortir de
sa tristesse habituelle ? En voilà un qui ne l'a pas le sourire !

Parmi les *Repos pendant la fuite en Égypte*, l'érudit critique
d'art du *Correspondant médical*, le D' Lucien Nass, signale ceux
de Bol et de Gentileschi. Dans le premier, Jésus, habillé, dort,
ainsi que sa mère, après le repas, entre une gourde d'eau et celle

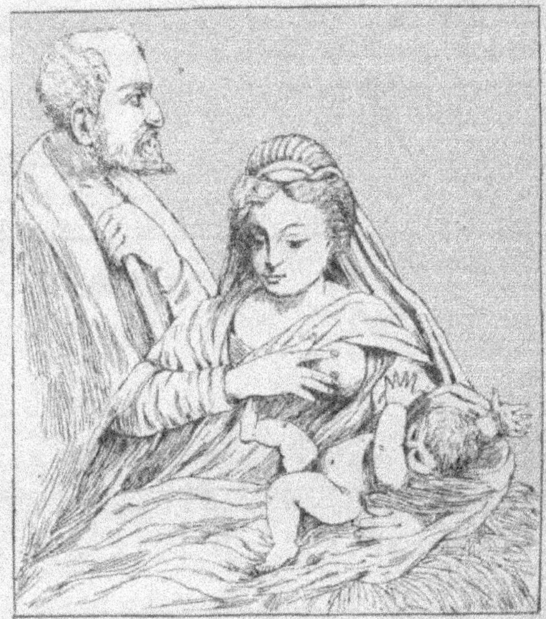

Fig. 201.

en chair qu'il vient de vider ; au second plan, Joseph veille et contem-
ple ce charmant tableau de famille. Le *Repos*, de Gentileschi, montre, au contraire, le père de convention, profondément endormi,
tandis que le divin nourrisson, absolument nu, selon sa coutume, un
pied à terre et à moitié assis dans le giron maternel, prend le sein,
mais sans y toucher, ce qui n'est pas son habitude ; il faut dire qu'il
paraît bien quatre ans, et, à cet âge, la raison lui interdit les privautés
permises aux premiers mois de la naissance. Notons encore une
particularité : le sein est assez ferme pour se tenir de lui-même ;

les mains de la mère, comme celles de l'enfant, sont occupées ailleurs.
Quant aux tableaux où Jésus refuse le sein qui lui est offert, par

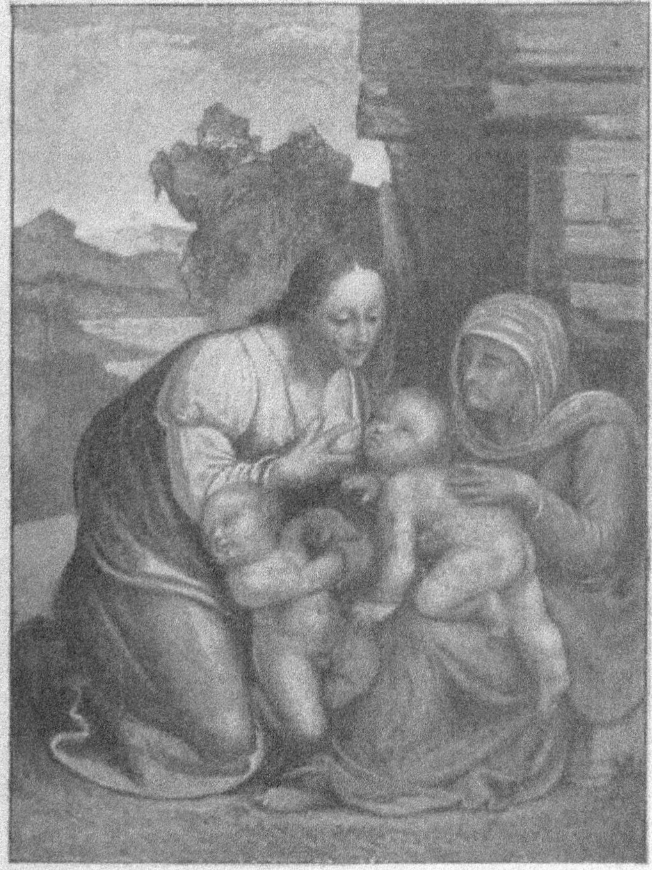

Fig. 203.

caprice, espièglerie, dédain ou défaut d'appétit, leur nombre est assez
restreint ; nous connaissons ceux de Joseph Cesari (1) ; de Pedrini

(1) *Ibid.* fig. 81.

(G. Borghèse), où l'attitude dédaigneuse du *Bambino* et le geste de
bonté de la *Vergine* sont pleins de charme, de Lemattre, de Flemale ;
enfin nous possédons *Sacra famiglia bambino lattante*, de Lazzarini
(école vénitienne) (fig. 204). Cette peinture montre un Jésus turbu-
lent, rassasié ou récalcitrant. Mais le côté original de la composition
est dans l'attitude effacée de Joseph, aux traits toujours empreints de
mélancolie « et pour cause », disait le peintre Giotto, qui avait le
mot pour rire ; n'était la couleur différente des vêtements obscurcie par le temps, le bras de la Vierge,
qui tient le sein, semblerait appartenir à son époux
in partibus ; et l'on se demande si c'est avec intention
que l'artiste s'est prêté à cette confusion facétieuse
ou par inadvertance.

Les *Saintes Familles*, selon la juste remarque de
Réveil, peuvent être classées en deux groupes : les
scènes mystiques et les scènes familières. C'est à la
seconde catégorie qu'appartiennent ce tableau et le
suivant, qui fait aussi partie de notre petite galerie.
Il s'agit d'un curieux primitif, de l'école de Luini ou
du Pérugin, peinture à l'huile, sur bois (fig. 205).
Dans cette composition qui mêle, de façon comique,
le profane au sacré, la Vierge s'agenouille pour donner
le sein à saint Jean, sur les genoux d'Élisabeth, et

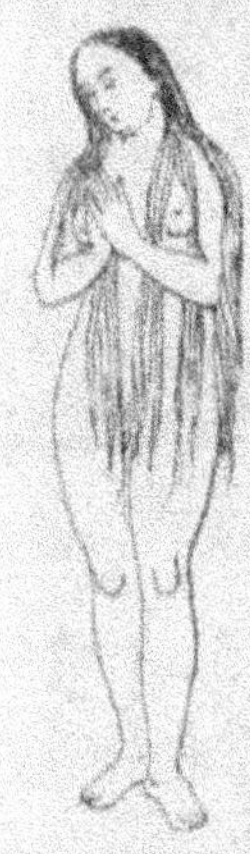

Fig. 206.

le petit égoïste de Jésus, toujours très viril, mais fort
contrarié, proteste par son air maussade et sa tentative de fuite ; le
boudeur cherche à se dégager de l'étreinte maternelle. La scène familière de ce tableau de genre constitue un groupe exquis de grâce, de
naïveté et de malice.

Rien ne fut sacré pour la Renaissance : elle introduisit la nudité
charnelle du paganisme dans l'art chrétien et ne respecta même pas
la Vierge, dans son ultime *Assomption*. Didron a signalé une peinture sur bois du XVe siècle (fig. 206), où la Vierge est transformée en
déesse de l'Olympe, « montant au ciel au milieu d'un essaim de
petits amours, dans un état de nudité complète. » Notre *Nu à l'église*
fournira un autre exemple d'une semblable priapée. Brantôme, pour
une fois moraliste, assimilait ces peintures, « qui portent plus de nui-
sance à une âme fragile qu'on ne pense, aux salauderies qui font
sauter la rougeur au visage ». Dans ce tableau, il s'agit bien de Marie
l'Immaculée et non de Marie Madeleine la pécheresse repentante, car,

Didron le fait remarquer, dans le bas, la Vierge morte est entourée des apôtres; « saint Jean, dit-il, a la poitrine d'une femme ».

Avant d'envisager l'esthétique du sein virginal, liquidons les dernières curiosités artistiques qu'il présente. Torrigiani, en 1522, fit, à Séville, pour le duc d'Arcos, une statue de la Vierge portant le *Bambino*. Le duc la paya en maravedis que deux hommes portaient dans des sacs ; le sculpteur, qui n'avait pas fixé de prix d'avance, crut qu'il recevait une somme importante. Dès qu'il reconnut sa méprise, il prit un marteau et brisa sa statue. Furieux de cette offense, le duc dénonça l'artiste à l'Inquisition, pour cause d'hérésie, et le malheureux se laissa mourir de faim dans sa prison. On conserve, à Séville, une très belle main de la Vierge brisée qui repose sur l'un des seins ; elle est connue sous le nom de *mano de la teta* (fig. 206 *bis*). C'est le même iconoclaste qui brisa le nez de Michel-Ange.

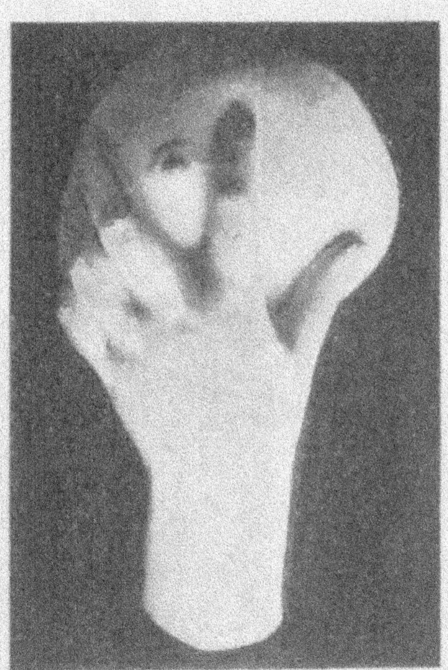

Fig. 206 *bis*. — D'après le moulage de l'École des Beaux-Arts.

Antoine Van Dyck peignit sa femme, Marie Ruthven, fille de lord comte de Gowry, et son enfant, sous les apparences de *Marie allaitant Jésus* ; mais il s'est dispensé de s'affubler en père nourricier, sombre et grognon, dans l'attitude classique de la résignation (fig. 206 *ter*).

Nous connaissons cette autre fantaisie, imaginée par Rubens : Marie arrose de son lait le visage de Jésus (1) ; Colibert s'est amusé du même sujet badin, mais il substitue Vénus à la Vierge et l'Amour à Jésus (fig. 124).

(1) *Amour, hist. et rel.* fig. 87.

Gœthe raconte à Eckermann, dans l'un de leurs « entretiens », qu'il a vu, en Italie, un tableau du Correzio représentant le sevrage de Jésus, où « les vierges sont pareilles à des fleurs spontanément écloses ».

L'enfant est sur les genoux de Marie; on le voit hésiter entre le sein maternel et une poire, ne sachant comment fixer son choix. Il y a là de l'esprit, de la naïveté, du sentiment tout ensemble. Cette composition sacrée est devenue d'un intérêt qui touche l'humanité entière; on dirait le symbole d'une période de la vie par laquelle nous passons tous.

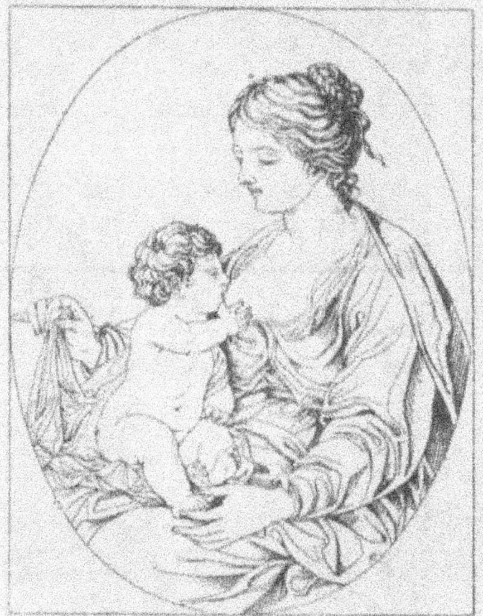

Fig. 206 *ter.* — D'après Bézoil.

Jésus se retrouve, à peu près, dans la situation de l'âne de Buridan et ne sait à quel sein ou à quelle poire se vouer.

N'oublions pas la bizarre Vierge barbue, de Ribera, à l'Académie de Madrid, décrite par Viardot :

Au centre du tableau, une tête de vieil homme à barbe noire, sur le corps d'une femme qui donne le sein à un enfant au maillot; puis quelque peu en arrière, un autre vieillard qui est là comme le saint Joseph de cette étrange Madone.

Une inscription dans l'angle du tableau donne la clef de cette singularité picturale : « Portrait de Madeleine Ventura, née dans les Abruzzes, âgée de cinquante-deux ans. Elle en avait trente-sept lorsqu'il commença à lui pousser une longue barbe. Elle eut trois enfants de son époux, Félix de Amici. Copie d'après nature, pour l'admiration des vivants, par Joseph de Ribera. »

Un mot sur les *Vierges noires* : *Nigra sum, sed formosa* « je suis noire, mais je suis belle ». Elles sont très répandues, à Moulins,

Dijon, Bourg, Liesse, Rocamadour, Nyons, près Chambéry, Chartres, *Nostra Dame negro*, Tulle et la plupart des Saintes Maries auvergnates des Notre-Dame du Puy, de Murat, d'Aurillac, d'Orcival, du Port, de Vassivière, etc. Ces madones byzantines, couleur chocolat, dites *Vierges de saint Luc*, pareilles à la Sulamite du *Cantique des Cantiques*, étaient portées, dit L. Viardot, à la tête des armées impériales ; elles ont un air de famille avec certaines Isis d'Égypte et Dianes d'Éphèse.

Les *Vierges noires* sont plus pudiques que les blanches : rarement on voit la couleur de leurs seins et le divin négrillon ne montre à nu que ses extrémités (*Chron. méd.*, mars 1907).

Nous nous sommes occupé ailleurs des Vierges enceintes (1), nous ne les signalerons, ici, que pour rappeler l'ampleur de leur corsage (2).

L'une de ces Vierges, d'après la bosse, mérite cependant une mention spéciale : une statuette en albâtre, du XVIᵉ siècle, sous le nᵒ 9256, au Musée de Cluny, collection Wasset, représente, d'après M. Haraucourt, la Vierge d'une *Visitation*, à moins que ce ne soit celle d'une *Annonciation* : l'abdomen

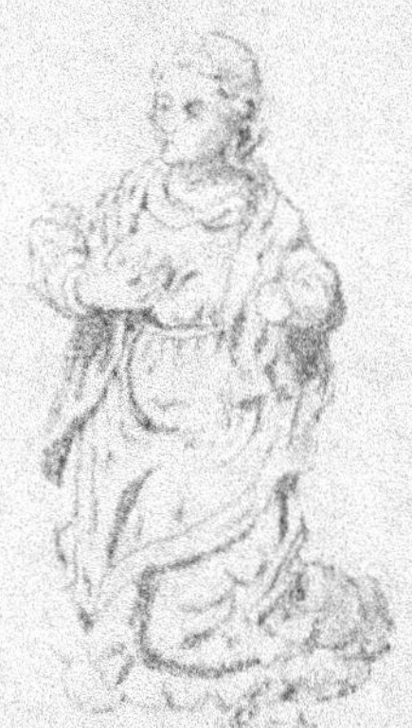

Fig. 207.

est saillant ; elle est agenouillée devant sainte Elisabeth, bien que le contraire soit plus naturel, comme on le voit dans le tableau des trois gravidiques, la suivante de Marie comprise, de la *Visitation* de Ghirlandajo, du Louvre ; elle presse de la main droite le sein droit « comme pour en faire sourdre du lait virginal », dit le Dʳ Bouchacourt, dans les *Annales de la société obstétricale de France* ; le bras gauche manque (fig. 207).

Suivant J. de Bonnefon, la forme donnée aux seins de la Vierge concorderait avec celle des styles en architecture, « depuis le dôme byzantin, jusqu'à l'ogive gothique, en passant par la courbe romane... J'ai fait mouler, ajoute-t-il, trois cents vingt seins de la Vierge; il n'y en a pas deux qui soient semblables ». L'aimable secrétaire de la rédaction de l'*Art et l'Autel* nous a engagé à visiter, dans le Cantal,

(1) Les *Accouch. chez tous les peuples*; les *Accouch. dans l'art, la littérature et au théâtre*.

(2) Voir *Chron. médic.*, la *Visitation* de Le Brun, gravée par Poilly.

sa curieuse et unique collection ; nous n'y manquerons pas ; cependant, *a priori*, nous doutons de cette immense variété de structure mammaire : en dehors de l'état gélatineux, celle de pâte ou de peau et de croissant (fig. 208), les deux extrêmes de la vie des seins, il n'y a guère que deux courbes propres aux mamelles adultes qui sachent

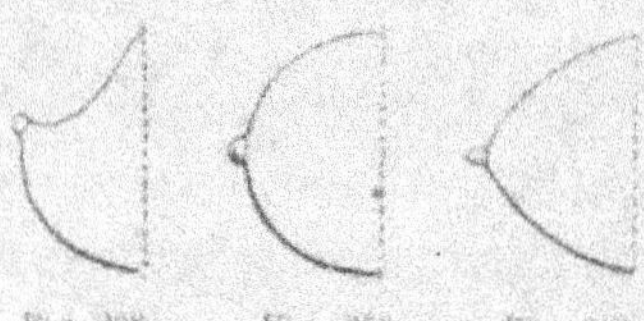

se passer de tuteur, le roman et l'ogive ; c'est-à-dire les formes dites « en pomme » (fig. 209) et « en poire » (fig. 210).

D'après le même auteur des *Cas de conscience modernes*, on ne connaît qu'une peinture où Marie montre ses deux seins ;

Fig. 208.   Fig. 209.   Fig. 210.

c'est une fresque de l'église Saint-Augustin, à San Giminiano (fig. 211) ; comme quoi les peintures murales des églises ne sont pas toujours des peintures morales. Ce spécimen bi-mammaire — *bis repetita placent* — n'est pas unique ; nous avons vu au *Bargello* de Florence une statue de la Vierge nourrice avec ses deux seins nus, dont elle offre le droit.

3° Iconographie des saints et des saintes. — Après la Madone et le Christ viennent les Saintes et les Saints, les divinités subalternes du polythéisme chrétien et de la mythographie catholique, car chacune d'elles a son culte, aussi bien que les chefs de file.

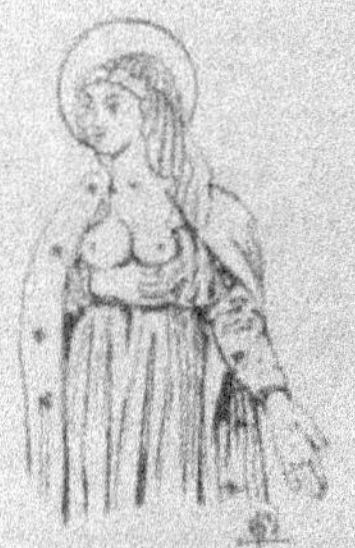

Fig. 211.

A. SAINTES. — Au IIIe siècle, le gouverneur Quintien, épris des charmes de sainte Agathe, lui fit tenailler les seins avec des pinces rougies au feu, puis elle fut roulée, nue, sur des charbons ardents, mêlés à des pots cassés. Son corps entier est à Catane, qui dispute à Palerme l'honneur de lui avoir donné le jour ; Palerme a un bras et Douai un autre ; les mamelles sont à la fois à Catane, à Rome (Saint-Étienne-le-Rond), à Paris (Saint-Merri), à Siponto et à Capoue. Cette mutiplication des pains ou plutôt des seins fait de cette sainte une seconde Diane d'Éphèse. Guido Reni (Montpellier), Lorenzo Lippi (fig. 212), Laini (Gal. Borghèse) (fig. 213), G. A. Beltraffio (église Saint-Maurice de Milan), une jolie pièce de Valdor et la fresque

de Paul Flandrin, sur la frise du chœur de Saint-Vincent de Paul
représentent sainte Agathe portant ses seins coupés, comme de gros
œufs, sur un plat. Le tableau de Lippi montre la jeune martyre
décolletée, mais de dos, pour cacher ses plaies ; sur celui de Luini,
elle est de face, le corsage montant et accusant la saillie des mamelles, ce qui en ferait quatre, en comptant les deux de rechange
sur le compotier : abondance de seins ne nuit pas.

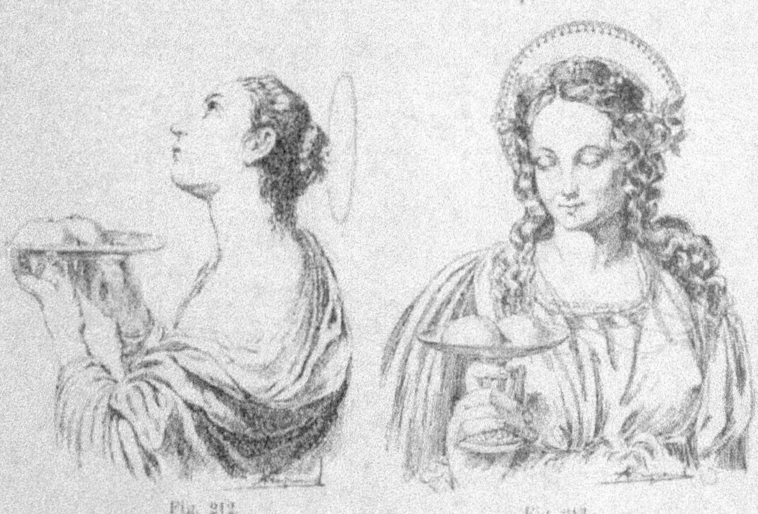

Fig. 212.   Fig. 213.

Au premier plan de *La Vergine col Figlio in trono e santi*, de
Michele Cortelleni (Pinacoteca Municip. Ferrare), sainte Agathe, à
côté de sainte Claire qui tient ses yeux sur un plat, présente son
sein entre les mors d'une tenaille (fig. 37).

Nous connaissons le remarquable tableau de Sébastien del
Piombo (1), autre cueillette des boutons de roses, où les gracieux
contours du torse de la sainte révèlent la noblesse de son origine.

Un tableau du Bassan, commandé par Remondini, donne la première partie du martyre de cette sainte ; nous reproduisons le fac-
simile de la gravure burinée par G. B. Mazza (fig. 214). Au Musée
du Havre, une toile de Luys Carrachio traite le même sujet, d'ail-

____

(1) *Anecd. hist. et rel.* fig. 48.

leurs familier à l'école italienne, A. Vaccaro di Napoli a peint la
sainte dans sa prison, les deux seins à moitié coupés par le bourreau;
ces organes étaient si volumineux, qu'après l'opération il en reste

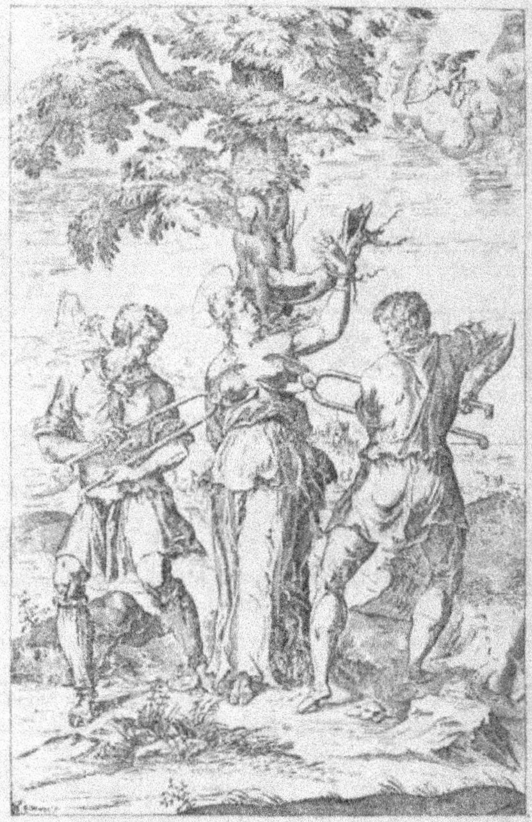

Fig. 311.

encore suffisamment « pour remplir la main d'un galant homme »,
Golchin la place dans le même lieu, un ange lui apporte un baume
— le précurseur de notre seccotine « qui colle tout même le fer »
— pour recoller ses globes marmoréens.

Ajoutons aux œuvres déjà signalées (1), qui ont trait à ce supplice, le tableau d'Ant. Van Dyck, gravé par Corn. Galle, ceux de Wierix (2), de Jean Erasme Quellin (Anvers), de Jean Gigoux (Lyon) ; dans ce dernier, la sainte est enchaînée, nue, à un poteau, tandis qu'un vieillard lui présente une divinité païenne, d'où elle détourne les yeux.

Le *Museo del Rey*, de Madrid, possède deux toiles consacrées au *Martyre de sainte Agueda*, qui endura le même supplice que sainte Agathe, l'une de Lanfranc et l'autre de Paul Véronèse.

Ce sujet, écrit Viardot, était assez scabreux, car Véronèse n'a pas craint de montrer la sainte à demi nue, avec les deux seins coupés, dont elle cherche encore, par instinct de pudeur, à cacher la place sanglante aux yeux de l'ange qui vient la consoler après son supplice.

Sainte Barbara ou Barbera, sainte Calliope et sainte Marguerite, subirent à peu près la même torture que sainte Agathe, à cette différence près que leurs seins, au lieu d'être coupés, furent brûlés avec des torches. La première est peinte dans les *Apprêts du supplice* (Bergame), dans un tableau de Van Den Heuvel, à l'église Saint-Michel de Gand et à l'église de Nice ; la seconde l'a été par J. Callot. Enfin sainte Marguerite, que les Grecs et quelques Latins nomment Marine, dans une toile attribuée à Ambrogio da Predis, est représentée le torse nu, suspendue par les mains, entourée de bourreaux munis des instruments de son supplice : ongles de fer, clous, flambeaux ardents (3).

Sainte Agnès, au IV⁰ siècle, fut exposée dans une maison de prostitution (fig. 31) ; à peine entrée, son corps se couvrit d'un poil épais, suivant les uns ; ses cheveux poussèrent subitement, suivant d'autres, pour cacher sa nudité. Le Dominiquin a fait de ce supplice l'objet d'une de ses plus belles pages, gravée par Gérard Audran.

On consacre, paraît-il, deux agneaux blancs, chaque année, à l'église Sainte-Agnès, de Rome, en l'honneur de cette martyre. Le pape distribue leur laine entre tous les prélats, en souvenir de la pousse subite du système pileux de sainte Agnès, et aussi pour leur rappeler que le bon pasteur doit porter ses brebis sur ses épaules.

(1) Fig. 37 et 38.
(2) Série des Saints. Bibl. Mazar., t. I, fol. 17, 18, 21.
(3) S. Reinach, *Répertoire de peintures*, p. 609.

Certains sceptiques y voient un encouragement symbolique à tondre le troupeau des fidèles brebis de Panurge.

Les victimes des Césars, destinées à être dévorées par les fauves du cirque, avant de « mettre les bêtes en appétit », faisaient le tour de l'arène, dépouillées de tout vêtement et s'arrêtaient devant l'Empereur, pour lui adresser la formule consacrée de ce cérémonial funèbre : « César, ceux qui vont mourir te saluent! » En saura-t-on jamais le nombre? Combien ont été dédaignées par les beaux-arts! Nous avons déjà cité quelques privilégiées, célébrées par la peinture ou la sculpture ; ajoutons Sancta Benedetta ou Benoîte d'Origny, au diocèse de Laon, torturée sur le chevalet (1) ; sainte Catherine de Sienne, peinte par Luini Auriolio (Pitti), le torse nu, au moment où elle s'apprête à être déchiquetée par les dents d'une roue ; sainte Ursule, la fille du roi de Bretagne Deonatus, qui mourut, à Cologne, d'un coup de flèche reçue en pleine poitrine. P. Nuovolone (Karlsruhe) l'a peinte, contrairement à son habitude, la poitrine nue, les seins découverts en entier ; dans le même déshabillé paraît la sainte Justine, de Véronèse, à l'instant où le bourreau lui perce son sein juvénile.

A défaut de renseignements précis, nous suivrons les errements des artistes qui confondent Marie-Madeleine, la démoniaque, hantée de sept démons, ni plus ni moins, — c'est, entre parenthèse, sur cette autorité maladive que s'appuie la preuve de la Résurrection — et Madeleine, la pécheresse, « mal vivant en charnalité », qui verse des parfums sur les pieds du Christ, chez Simon,

> Fille oisive
> A mal pensive.

Les musées et les églises regorgent de Madeleines repenties ; mais rarement cette hétaïre nous apparaît dans sa vie de dissipation, telle que Charpentier l'a conçue, avec le torse nu et les dépendances charnelles à s'agenouiller devant. Ce n'est pas ainsi que l'a dépeinte A. Dumas : « Elle portait le manteau ouvert par devant, qui laissait voir une gorge merveilleuse, soutenue par un réseau d'or et que les Latins appelaient *cæsicium*, à cause des blessures qu'il faisait au cœur des hommes ». F. Masriera (1881) la montre aussi, la poitrine nue, alors qu'elle se dépouille de ses parures de demi-mondaine.

(1) V. la planche des fol. 167 et 168 du 1er vol. de la collection des Images des saintes, au cabinet des estampes.

Après la Vierge, c'est la nudité de l'amoureuse du Christ qui a
inspiré le plus de tableaux mystico-profanes, érotico-religieux. L'atti-

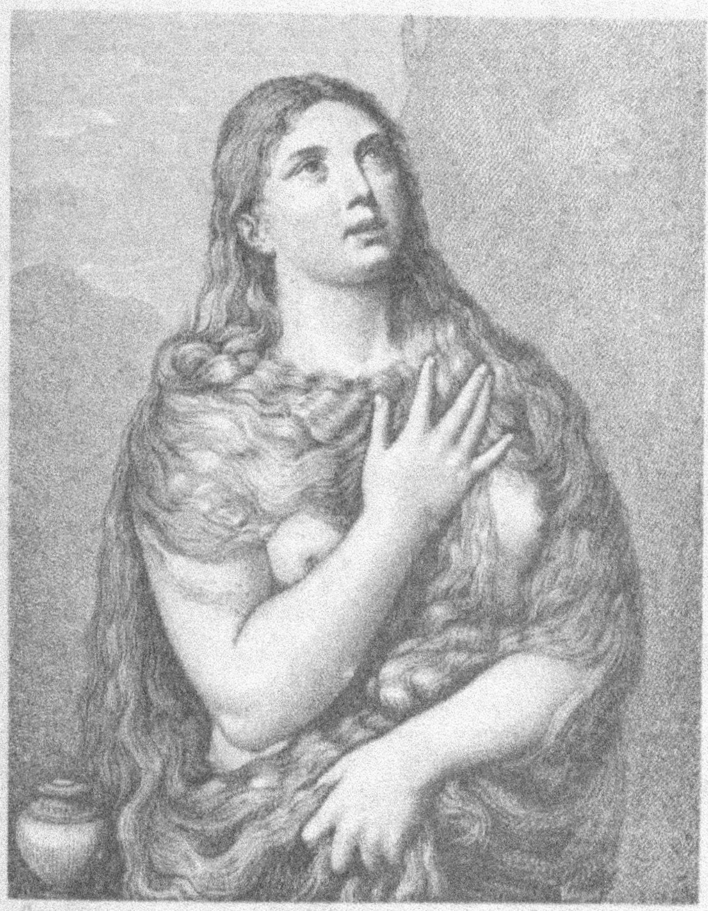

Fig. 213.

tude préférée de cette ex-professionnelle du vice est nécessairement
l'horizontale; mais pour mieux faire valoir ses mamelles, elle les

étale sur le gazon ou le sable de sa thébaïde et adopte le décubitus abdominal. Cette pose est si fréquente, qu'on se demande s'il est nécessaire d'être ainsi étendu pour se repentir. Le plus souvent elle n'a d'autre vêtement que le flot ondoyant de sa chevelure, rappelant celle de Rosalie Michon dans *Francillon*, « qui est si longue que l'on marche dessus quand elle va se coucher ». L'ermite saint Onufrius, qui fut pris par des chasseurs pour une bête sauvage, avait au moins la pudeur de se vêtir de feuilles. Michel Menot, le caustique Cordelier, dépeint, dans ses prônes colorés, Madeleine « demi-nue, *quasi nuda*, n'ayant que son corset ou sa cotte simple et léchant les pieds du Christ, comme une chienne ». A défaut de vêtement, son attribut principal est le vase de parfums, dont elle couvrit le Sauveur et qu'elle conserva dans le désert.

Cherchons dans les toiles connues, les détails qui peuvent nous intéresser. La *Madeleine repentante*, de F. Battoni (Dresde), a pris la posture horizontale contemplative ; mais, contrairement à la tradition de l'iconographie chrétienne, elle ne découvre qu'une mamelle, l'autre est en retraite, comme en pénitence. Celle de Cristofano Allori (Uffizi) rentre dans la règle et produit son torse en entier, à vol d'oiseau, toujours couchée sur le ventre, position favorite de Cuvier, pour la méditation. Du même peintre, même Galerie, une *Madeleine dans le désert*, assise contre un rocher, sans autre vêtement que les longues tresses de ses cheveux et « réunissant à merveille la beauté profane avec le saint repentir ». Quant à la *Madeleine* de Claude, à Madrid, rappelons qu'elle est un des chefs-d'œuvre du peintre.

La *Madeleine* du Corrège (Dresde), universellement connue par les copies et la gravure, est couchée sur l'herbe touffue, la poitrine découverte, laissant voir « des beautés qui ne semblent pas être arrivées à l'âge ordinaire des repentirs », selon l'expression de Réveil (1) ; elle semble murmurer ces vers luisants de la *Beauté*, de Baudelaire :

> Je suis belle, ô mortels, comme un rêve de pierre,
> Et mon sein, où chacun s'est meurtri tour à tour,
> Est fait pour inspirer au poète un amour
> Éternel et muet ainsi que la matière.

Devant ce chef-d'œuvre, on est tenté, avec Diderot, de lever le

---

(1) Vol. II, pl. 97.

bas de son habit de pénitente, « seulement pour voir si les formes sont aussi belles là-dessous qu'elles se dessinent au dehors ». Les princes de la maison d'Este ne voyageaient pas sans ce morceau friand, peint sur cuivre, enchâssé dans un cadre d'argent, orné de pierreries; le roi de Pologne en hérita par la suite et le choyait comme un reliquaire.

La *Madeleine* du Titien (Galerie Pitti) (fig. 215), est debout, les

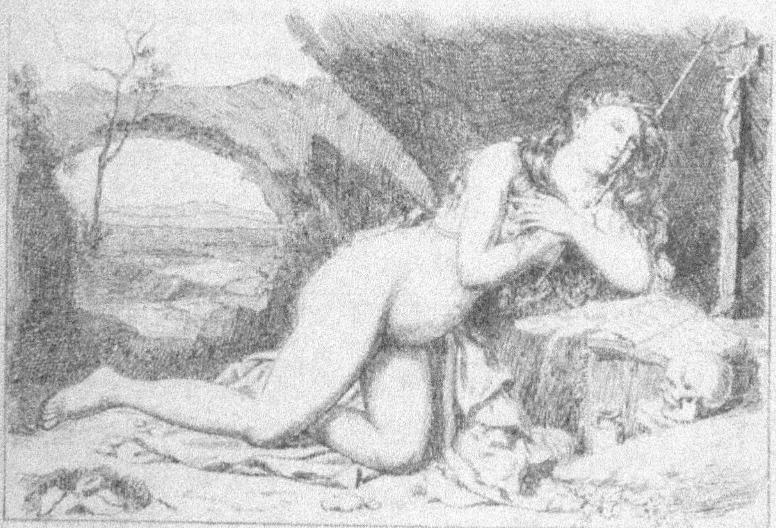

Fig. 215.

yeux remplis des larmes du repentir et levés au ciel. Embroussaillée dans la forêt de cheveux d'or, que Dieu fit pousser pour cacher sa nudité, la pécheresse eût pu réserver quelques tresses à voiler ses mamelles; mais elle les sait superbes et un vieux levain de coquetterie l'invite à les exhiber; il eût été dommage d'enfermer de pareils trésors dans un écrin. La belle amoureuse, à qui le Christ a pardonné parce qu'elle avait beaucoup aimé, n'est ici qu'un prétexte au portrait, dans le simple appareil, d'une amie du duc d'Urbin. Une statue, mais drapée, de cette sainte, à la chapelle du Calvaire de la Madeleine, par J. Le Moyne, représente la comtesse Feuquières, fille de Pierre Mignard; elle décorait le tombeau de son père aux Jacobins,

A Rome, palais Doria, une autre *Madeleine* du chef de l'école vénitienne, reprend la posture conventionnelle, allongée, du repentir : « Une Madeleine gaillarde, dit Taine, étalée à pleine poitrine n'est qu'un simple animal ». Pas galant et peu indulgent, le philosophe critique.

Nous ne connaissons pas de *Madeleine* plus nue que celle de A. Costantin (Turin), et cependant elle a sous la main de quoi se dra-

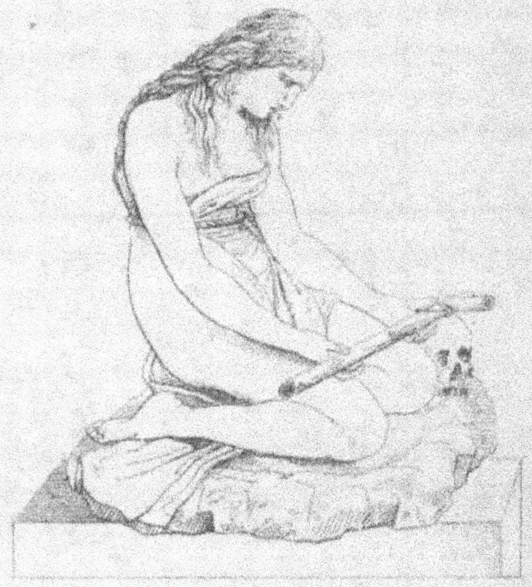

Fig. 216 *bis*. — D'après Revett

per décemment ; mais l'habitude est une seconde nature (fig. 216).

La pénitente ne peut pourtant pas rester couchée ; aussi est-elle plus souvent assise, mais toujours en peau. Le marbre de Canova (fig. 216 *bis*) l'assied sur ses talons, les seins et le ventre, en partie cachés sous une draperie bizarre, retenue à la taille par une ceinture, à la façon du tablier en cuir des hôtes de la Morgue. Adrien Van der Werff, dans deux compositions, de face et de profil, lui octroie juste assez de linge pour voiler son bassin ; les cheveux rejetés au loin ou passant au milieu des seins laissés en liberté absolue. Celle de Van Dyck (Bordeaux) est nue jusqu'aux hanches, che-

velure et poitrine au vent ; aucun voile protecteur, la main libre
repose, non sur un sein, mais au-dessus, crainte de le cacher.
Les tresses ondulées d'une *Madeleine*, de Murillo (Gal. Narischkin)
(fig. 216 *ter*), serpentent entre les monticules pectoraux ; sur l'un
d'eux repose un Christ, comme sur un calvaire de chair fraîche.
De même pour la peinture de P. Cand, la chevelure ne voile que le sein

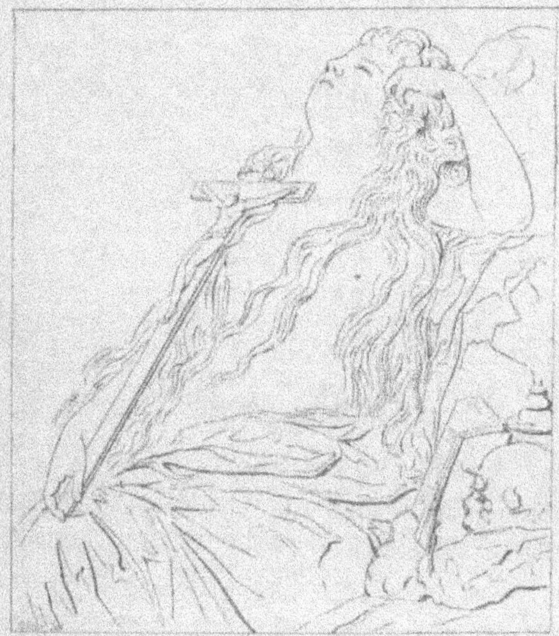

Fig. 216 *ter*.

gauche, mais encadre l'autre coquettement. La plus pudique est celle
de Guido Réni (Louvre) ; ses mains, en croix de saint André, appliquent sur sa poitrine un paquet de cheveux. Les *Madeleines* assises
de Cigoli (Florence) (1) et de Furini (Belvédère) (2) ne sont vêtues que
de leur chevelure, mais seulement en arrière et ne cachent que les
« seins postérieurs ». Le pinceau de Henner (1874), qui a un faible

(1) Revell. XI, p. 731.
(2) Revell. VIII, p. 538.

pour les femmes nues, couchées sur le gazon, a assis la repentie au
fond d'une grotte, vêtue de la toison de ses cheveux d'or. Celle de
Chantron (1903), relativement décente, quoique nue, en prière,
s'arrange pour cacher ses seins avec ses bras, mais sans ostentation.

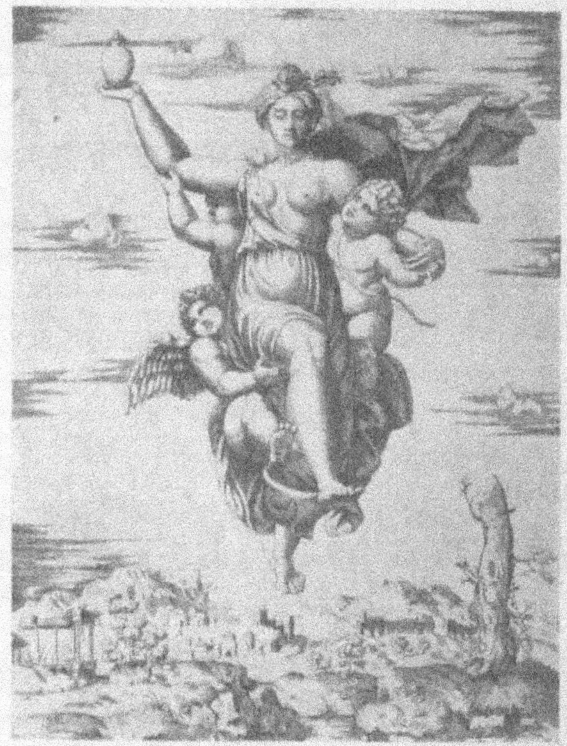

Fig. 216.

Elle nous servira de transition naturelle avec les *Madeleines* pudiques, les Sapho chrétiennes et galantes. D'abord, celle de Guido
Reni (Louvre), que nous venons de citer ; puis la *Madeleine* de Rembrandt (Venise), « chef-d'œuvre d'expression, dit A. Houssaye, elle
n'est pas nue comme ses sœurs ; on la voit à mi-corps et de face,
habillée en Hollandaise ». Murillo a complètement habillé, sauf les

bras, sa *Marie-Madeleine*, celle qui habitait le bourg de Magdala ;
Ribera a corrigé la nudité de *Marie-Madeleine dans sa cellule*
(Dresde), par un drap de blanche toile, « dont un ange, femme de
chambre céleste, l'enveloppe », d'après la remarque de Félix Régamey ;
mais le record de la pudicité appartient à la comtesse de la Vallière,
retirée au couvent des Carmélites du faubourg Saint-Jacques, et que
Lebrun peignit en *Madeleine pénitente*, avant que ses vêtements ne
fussent tombés par l'usure (1). Quant à Lorenzo da Credi (Berlin), il

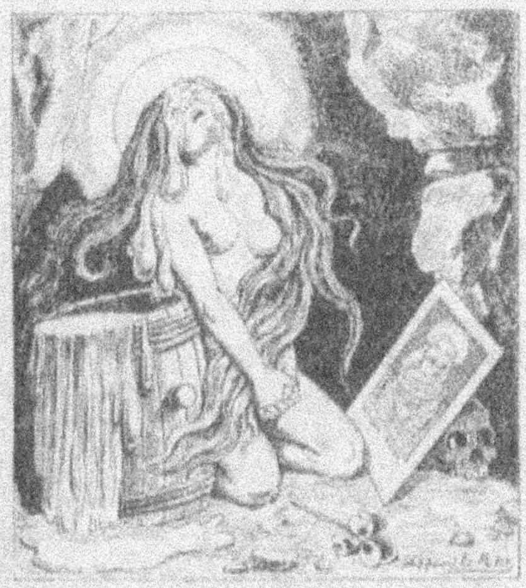

Fig. 217. — Comme dans la vie, le rire y voisine avec les larmes.

a fort diminué le mérite de son héroïne, en la représentant dans son
extrême vieillesse et moribonde.

Avant sa retraite, la Madeleine est souvent figurée aux pieds du
Seigneur chez Simon, tableau de Paul Véronèse (Gênes, palais
Durazzo), ou à la mise au tombeau, tableau de Van Dyck (Gal
Borghèse), toujours la gorge largement découverte.

A sa mort, la « vierge folle », devenue « vierge sage », est
enlevée au ciel par des anges ; elle plane ainsi, revêtue seulement
de la gloire de Dieu, sur des tableaux exclusivement religieux :

(1) Naguères, la favorite bancale et strumeuse se faisait peindre en déshabillé de
Flore (Musée de l'Ermitage, Saint-Pétersbourg). *Quantum mutata ab illâ !*

Joseph César Arpinas et Jean Gossaert (triptyque de Bruxelles) se sont distingués dans l'exécution de cette Assomption.

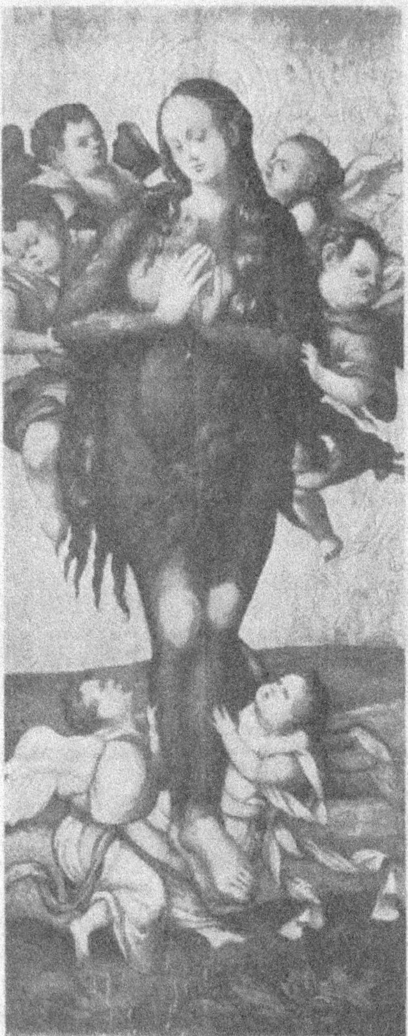

Fig. 218.

La Galerie d'*Hampton-Court* possède une très belle *Madeleine*, à l'état de nature, par Véronèse, mais soit en souvenir de son ultime ascension, soit plutôt par bégueulerie luthérienne affectée, elle a été placée hors de vue, au plafond, *gloria in excelsis!* Enfin, sur une eau-forte ancienne (fig. 216), d'après un tableau de Raphaël, l'ex-prêtresse de Vénus opère son ascension dans le désert de la Beaume (*baoumo*, grotte), non loin d'Aix, où elle se retira, suivant une légende accréditée en Provence. Elle est soutenue par des anges, l'entraînant au royaume des élus ; celui sur lequel elle s'appuie a la figure de Cupidon, ceint de son arc vainqueur!

Alfred le Petit nous fournira la note drôlatique avec sa *Madeleine repentante* (fig. 217), qui verse des torrents de larmes amères sur ses fautes passées ; elle « pleure comme une Madeleine » ; c'est tout dire!

Une autre affamée d'amour et sanctifiée, mais de plus bas étage, Marie l'Égyptienne ou la Jussienne qui, à l'époque du règne de Claude,

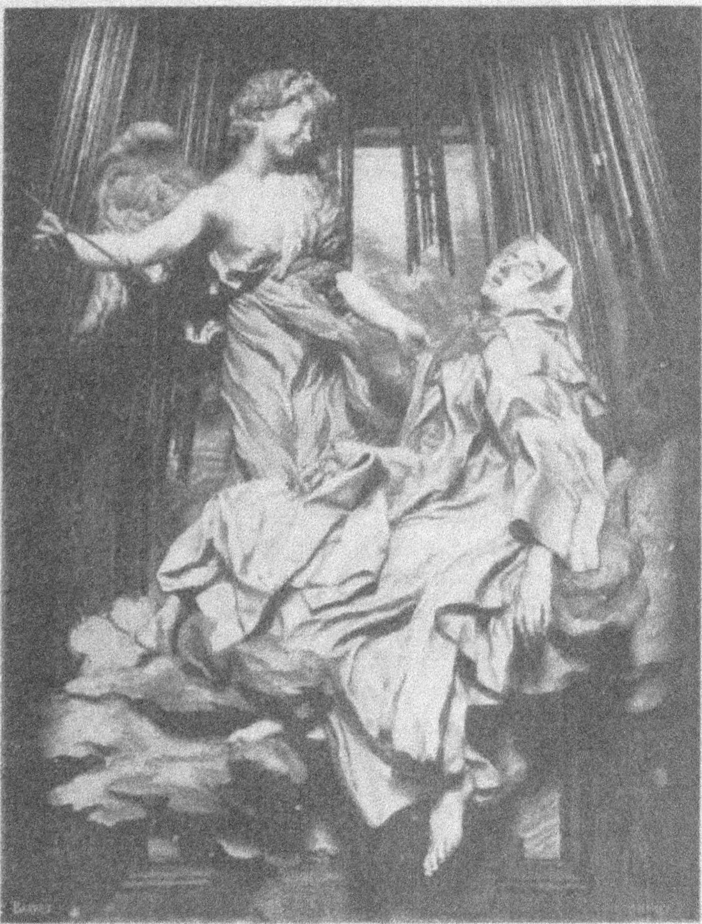

Fig. 219.

opéra dix-sept années à Alexandrie, fit un pèlerinage à Jérusalem
et offrit son corps, en paiement de la traversée, à l'équipage tout
entier. Puis elle se retira avec ses « trois pains » dans le désert et

pendant les dix-sept premières années de sa vie solitaire, la durée de
sa vie de débauche, elle eut à souffrir des « tentations de la chair ».
Elle n'était aussi vêtue que de sa chevelure,

> Et le flot de cheveux déferlent sur les seins,

et fut de même emportée au ciel par des anges (Lucas Cranach). Cette
Marie figure dans des tableaux ou sculptures de sainteté, mais moins
souvent que la Madeleine, qui a reçu le pardon du Sauveur. Sur l'un
des volets d'un triptyque du Musée de Bruxelles, dont le motif principal est l'*Annonciation*, elle se tient, nue et poilue, avec ses trois
pains, derrière la vierge Marie en prières. De même, un tableau
singulier, d'un réalisme criard, de l'école flamande (xvi* siècle)
(Musée de Budapest) (fig. 218), montre la sainte, en compagnie d'an-
gelots joufflus, le corps nu « comme un singe », recouvert de longs
poils, à l'exclusion des extrémités et des mamelles.

L'Égyptienne est parfois en compagnie d'un voisin de sa thébaïde,
Zozime, qui, à leur première entrevue, jeta son manteau sur la
nudité de la sainte et lui porta le viatique à sa mort ; le saint ermite
procéda à sa sépulture, avec l'assistance d'un lion dressé à la Bidel,
qui lui creusa sa fosse.

L'amour divin et l'amour profane, qui ont plus d'affinité qu'on ne
pense (1), comme le mysticisme et l'érotisme d'où ils émanent, tor-
turèrent une autre sainte névrosée, la belle extatique, visionnaire et
surtout hystérique, sainte Thérèse, la Vierge d'Avila, qui s'éna-
moura du Christ après sa mort... « Certes, pour cette grande amoureuse de Jésus, écrit le Père Antonio Arino, la mort eut de secrètes
caresses et d'ineffables jouissances, car sa bouche, après que son
cœur eut cessé de battre, en garda l'extase et le sourire ». La *Sainte
Thérèse, en méditation*, de Santerre, produisit, à son apparition
dans la chapelle de Versailles, une si vive impression sur Louis XIV,
qu'il fit donner une pension au peintre. Cette passion maladive de
Thérèse pour le protagoniste de la « Passion » inspira au Bernin
son œuvre maîtresse, son admirable groupe en marbre de l'église
Santa-Maria-della-Vittorio, à Rome, la *Transverbération de sainte
Thérèse* (fig. 219), c'est-à-dire l'extase à son maximum ; la grande

---

(1) En cour d'assises de l'Hérault, le président lisant une lettre d'une des paroissiennes de l'abbé Cassan, qui commençait ainsi : « Mon époux adoré, mon tendre
amour... », le curé inculpé répondit, pour sa défense : « C'est, Monsieur le Président, un langage spécial entre confesseur et pénitente. »

passion, avec des yeux blancs « chavirés d'extase ». D'ailleurs, le ciseau merveilleux du Bernin ne fit que traduire un passage des mémoires de la sainte :

A mon côté gauche j'ai vu un ange de forme corporelle ; il avait à la main un dard qui était d'or, qui me paraissait avoir à l'extrémité un peu de feu ; il me semble qu'il l'enfonça diverses fois dans mon cœur et que toutes les fois qu'il l'en retirait, il m'arrachait les entrailles et me laissait toute brûlante d'un si grand amour pour Dieu que la violence de ce feu me faisait jeter de grands cris.

> Et d'un dard enflammé lancé d'une main sûre,
> Il lui fit dans le cœur une large blessure.

Taine et Zola, à leur tour, se pâment d'admiration devant ce chef-d'œuvre :

Elle est adorable s'exclame le premier, couchée, évanouie d'amour ; les mains, les pieds nus pendants, les yeux demi-clos, elle s'est laissée tomber de bonheur et d'extase.

L'auteur de *Rome* fait traduire, par l'un de ses personnages, l'enthousiasme qu'il ressentit, lui-même, à la vue de cette exquise convulsée :

Ah ! cette sainte Thérèse ! le ciel ouvert, le frisson que la jouissance divine peut mettre dans le corps de la femme, la volupté de la foi poussée jusqu'au spasme, la créature perdant le souffle, mourant de plaisir aux bras de son Dieu !... J'ai passé devant elle des heures et des heures, sans jamais épuiser l'infini précieux et dévorant du symbole.

C'est en effet le dernier mot de l'art.

L'extatique Thérèse eut une émule dans sainte Rosalie, qu'Andréa Vaccaro, au Musée de Madrid, expose aussi en pâmoison, comme sous un ciel... de lit d'ange, analogue à celui de Marie-Thérèse.

B. SAINTS. — La *Tentation de saint Antoine*, intrépide anachorète de la Thébaïde, par l'esprit infernal qui, entre autres transformations, prend la figure d'une « effrontée », dont il repousse victorieusement les attaques, a inspiré les interprétations les plus truculentes, avec l'appoint des charmes séducteurs de courtisanes sans voiles, comme l'indique ce couplet du pot-pourri de Sédaine :

> Air : *Sous un ormeau*
>
> Sur un sopha,
> Une diablesse en falbala,
> Aux regards fripons,
> Découvrait deux jolis monts
> Ronds.

Sujet badin qui a tenté maintes et maintes fois le pinceau d'artistes en quête de chairs potelées et rosées. Les uns, d'après la lettre de la légende, ne placent qu'une tentatrice auprès du moine; les autres, suivant l'esprit, aiguillonnent le malheureux par un bataillon de Cythère : Henri de Blès (Bruxelles), Louis Gallait (Bruxelles, 1848), Philippe Zacharie (Rouen, 1849), John C. Dollman (Londres, *Academy*, 1847), Fantin-Latour (1), H.-C. Beroud, A. Baillet (Salon, 1879), etc.

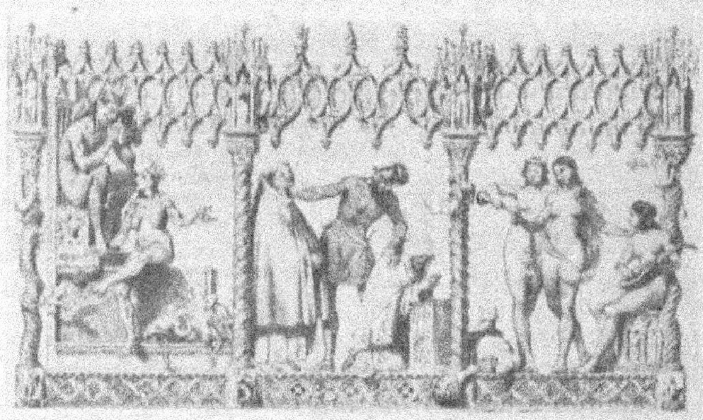

Fig. 220.

Le groupe en plâtre de Julien Hervé, *Obsession*, mérite une mention spéciale : le saint ermite est terrifié par des visions charnelles qui se pressent derrière lui, sous la forme de trois beautés charnues ; leurs torses rebondis lui font un dossier moelleux, muni de coussins élastiques, constitués par trois paires de mamelles soyeuses et savoureuses. José Frappa campe le saint sur son fidèle compagnon, au milieu d'un essaim de créatures sans chemises qui le lutinent. Une composition, tirée de la *France départementale* (fig. 220), ne manque pas non plus de fantaisie. Mais entre tous les artistes dont la verve comique a été émoustillée par ce sujet, un des plus célèbres est le facétieux Téniers. Madrid possède trois de ses toiles où il l'a traité avec des extravagances fantastiques qu'a popularisées la gravure. Dans ces *Tentations*, le peintre des buveurs de

(1) H. Bouchot, la *Lithographie*, p. 197.

bière a placé un poussin, brisant les deux extrémités de son œuf
et digérant par la postérieure. Les détails drôlatiques de la *Tentation*, imaginée par Alfred le Petit, ont un brio plus outré et
frisent la caricature (fig. 221).

Autre *Tentation* bizarre : dans un tableau mystico-mythique de
Vasari, saint Jérôme, prosterné aux pieds d'un crucifix, prie le Seigneur d'éloigner de son esprit les pensées impures, tandis que Vénus
et les amours se retirent, après avoir lancé, en pure perte, sur les
habits du saint, de nom-
breuses flèches que les
colombes de Cypris
s'empressent d'emporter
dans leur bec.

On a représenté saint
Augustin, entre la
Vierge, qui allaite Jésus,
et le Christ, qui montre
ses plaies ; l'évêque
d'Hippone dit, dans un
langage cénobitique :
« *Hic ab ubere lactor,
hic a vulnere pascor ;
positus in medio quo
me vertar nescio.* »

Saint Sébastien est
toujours nu, percé ou
dans l'attente des flèches

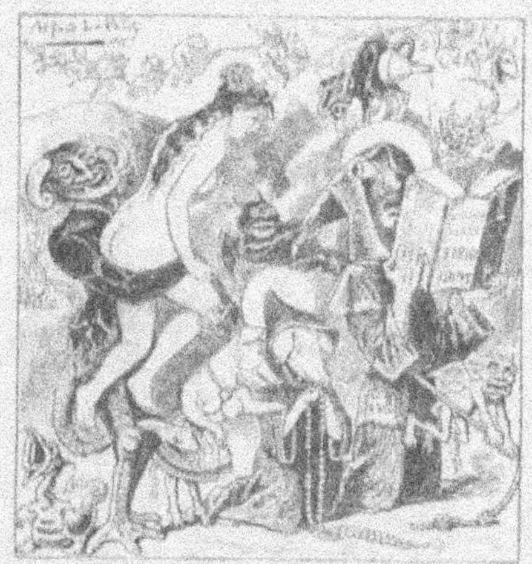

Fig. 221.

meurtrières. Le marbre de J. Coudray (Louvre) le montre encore
attaché à un arbre ; il vient de subir son martyr et cependant son
corps ne porte aucune blessure !

Par une singulière anomalie, au Musée d'Anvers, dans la *Dernière
Communion*, de saint François, par Rubens, et dans celle de saint
Jérôme, par le Dominiquin, les deux religieux sont entièrement nus
au milieu des moines habillés.

Saint Vincent de Paul, qui institua l'œuvre des Enfants trouvés,
a été nécessairement caricaturisé en père nourricier, donnant le sein
à l'un des petits orphelins.

L'attitude joyeuse d'un groupe du *Martyre de saint Vital*, peint par
Frederico-Brocci (Musée Brera), offre un contraste choquant avec la

scène tragique qui se déroule à côté et évoque la cohue repoussante
et tumultueuse de noctambules fêtards, attirés par l'attrait des exécu-
tions capitales ; tandis qu'on enterre le saint vivant, la tête en bas,
le peintre a placé au premier plan, parmi les curieux, une mère qui
allaite son nouveau-né et sourit à son second enfant ; est-ce l'*épouse*
du crucifié, enchantée d'être débarrassée de son mari, ou bien cette
inconscience personnifie-t-elle l'égoïsme de l'amour maternel ?

En feuilletant la collection des *Saints*, du Cabinet des Estampes,
nous avons trouvé une
des gravures que l'abbé
Migne qualifie de « com-
positions absurdes ou
ignobles et de plus la
honte de l'art ; la nudité
y est affectée sans autre
motif que de donner car-
rière à une imagination
licencieuse ». En effet,
ce document grafique
(fig. 222) présente incon-
grûment saint Boniface
en bonne fortune, et porte
cette naïve légende :
« L'amour, en sa jeu-
nesse, eschauffe tant son

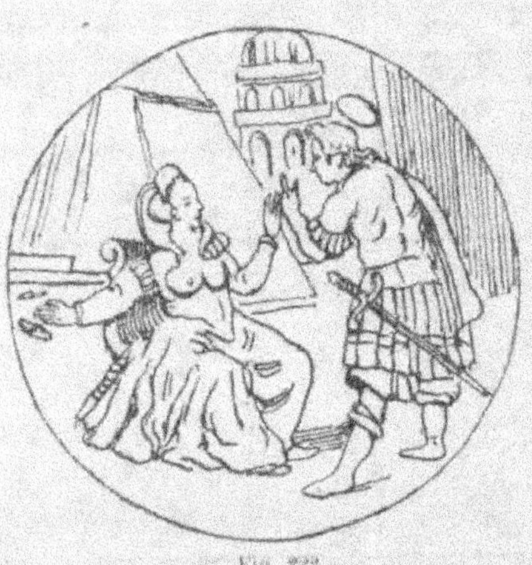

Fig. 222

cœur qu'il pêche avec Aglais (Aglaé), offensant le Sauveur (1) »

4° Sujets religieux symboliques. — Au moyen âge, par un raffinement de mysticisme de commande, les imagiers religieux abusaient du symbolisme, surtout dans les figurations des Vertus et des
Vices ; plus tard, les peintres et les sculpteurs laïques, subissant
l'entraînement de la mode, suivirent à l'instigation du clergé, le mouvement de la symbolique chrétienne.

A. Vertus théologales (fig. 65). — La *Foi* est quelquefois figurée nue
jusqu'à la ceinture ; ce qui signifie, d'après Mgr Barbier de Montaut :
« Dans la foi, il y a tout ensemble clarté et mystère ». Nous voulons

(1) Le paradis de l'Islam a fourni à Fragonard le sujet d'une fort belle peinture
figurant le culte céleste « dans le vase qui n'est pas légitime » de St. Augustin et de
Mohammed (Dr. P. de Régla).

bien, et vous? Mais Rubens, pour le *Triomphe de la Religion*, drape la *Foi* et découvre le sein de la *Religion* (fig. 223).

L'iconologie de l'*Espérance*, *Speranza*, nous offre une figure allégorique d'ordre profane (1) : une femme, debout, abandonne son sein à l'Amour. *Donna vestita di verde, con una ghirlanda di fiori, tenendo Amore in braccio, al quale dia a succhiare le proprie mammelle.*

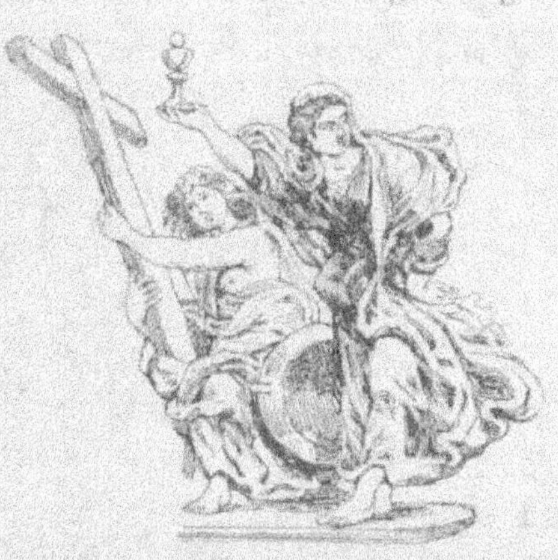

Fig. 223.

Des trois vertus théologales, la *Charité*, la première selon saint Paul, est celle qui a le plus souvent exercé le pinceau et le ciseau des artistes. Rarement elle se montre complétement nue, comme sur le soubassement du mausolée de Henri II, à Saint-Denis (fig. 224), et sur un médaillon de la cathédrale d'Amiens, où elle figure sous l'aspect d'une femme, portant une brebis et se dépouillant de ses

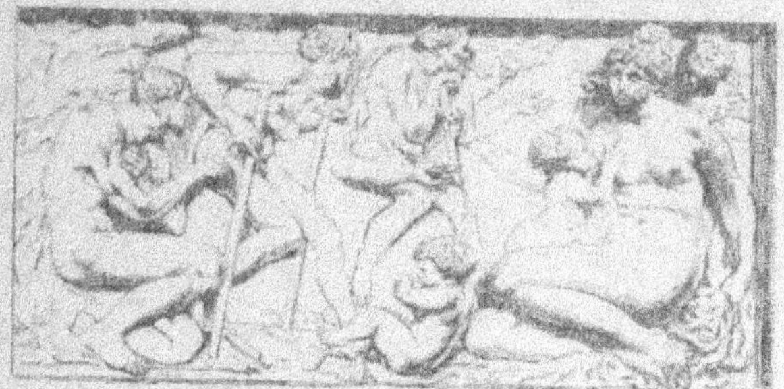

Fig. 224. — D'après les *Tombeaux de Saint-Denis*, par MM. Vitry, Brière et Longnel.

vêtements pour les offrir à un miséreux ; elle fait pendant à l'*Avarice*, comptant ses trésors. Il est de tradition, surtout en Italie, de la représenter avec la poitrine entièrement découverte, pourvue de fortes

(1) *Les seins dans l'Histoire*, fig. 213.

mamelles, toujours prête à allaiter les orphelins, privés de nourriture,
et entourée de marmots qui se jouent à ses pieds. Telles les interprétations d'Annibal Carrache (1), de J. Romain (Galerie nationale de
Londres), du Cappucino (Gênes), de Véronèse (Marseille), de
Rubens, de Schadow Godenhaus, de F. Salviati, de Bergeret; enfin
la *Charité et ses pauvres*, de V. Orsel (1822) et de tant d'autres.

Nous ne nous arrêterons qu'aux œuvres qui se distinguent par
l'originalité de composition ou d'exécution. Parmi les plus gracieux
morceaux de ce genre, nous noterons la *Charité* d'Antonius Allegri,

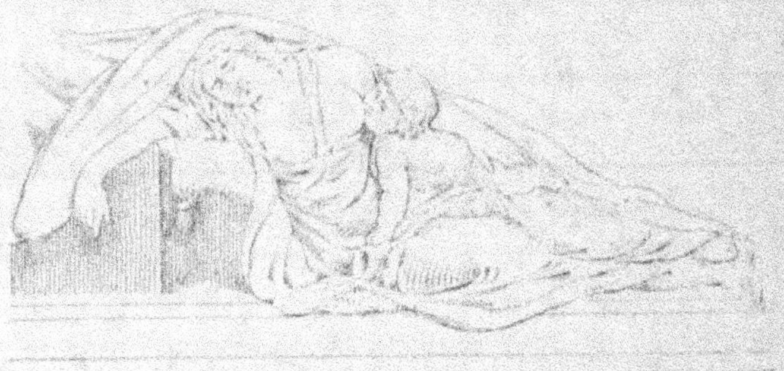

Fig. 225.

vulgo Corregio, celle d'Andrea del Sarto (Louvre), son chef-d'œuvre,
peinte pour François Ier, et celle de Blanchard : un petit orphelin
avide, se dresse sur la pointe des pieds pour saisir à pleines mains et
à pleine bouche le sein qui lui est offert généreusement.

Au lieu du caractère évangélique ordinaire à cette allégorie, le
tableau du Corrège donne plutôt l'impression d'une Vénus qui folâtre
avec les Amours et leur offre son sein, « comme un fruit savoureux
et épanoui qui sollicite la dent gourmande ». Au contraire, la *Charité* de Legros (Louvre), en buste, pourrait être prise pour une
Vierge hiératique et d'une esthétique irréprochable.

Ce symbole de l'abnégation orne souvent les monuments funéraires,
à titre décoratif pur, ou souvent par flatterie, en souvenir des quali-
tés morales prêtées au défunt; contentons-nous de citer les tombeaux de J.-J. Rousseau (1), à Ermenonville, de Lamoricière, à

(1) *Cur. art.* (fig. 141). — *Seins dans l'Histoire*, fig. 7.

Nantes, par Paul Dubois (1), de Mgr Donnet (2), de la reine Catherine Opalinsk, par Sébastien Adam, du roi Stanislas, de Pologne, à
l'église de N.-D. de Bon Secours, par Vassé et Lecomte (fig. 225).

La courtisanerie des artistes n'attend pas toujours la mort du personnage pour mettre en valeur cette figure emblématique. Nous connaissons déjà le portrait de Mme de Montespan (3), tableau d'autel,
ou plutôt d'hôtel, de la chapelle du château de Fontainebleau,
dont un pinceau complaisant fit une *Charité*! L. Gallait (Musée
de Bruxelles) a placé au fond du portrait de la reine des Belges,
en robe noire décolletée, une *Charité* qui donne le sein à un enfant
et présente une coupe à un autre orphelin, comme la favorite de
Louis XIV.

A part cette licence artistique exceptionnelle, la représentation
de la *Charité* ne se prête guère à la fantaisie; aussi est-il difficile
aux peintres et surtout aux sculpteurs, dont le champ est plus limité,
de ne pas tomber dans le conventionnel et le poncif. Qu'on en
juge par le groupe qui couronne le fronton du temple protestant de
la rue Saint-Antoine (4). Une réserve exagérée, conforme au puritanisme de la religion réformée, concourt à augmenter la froide roi-
deur de la sculpture, en cachant les deux seins sous le corsage, de
sorte que l'enfant de gauche tette une étoffe, comme dans la toile
« expurgée » de la Montespan. O pudeur! que de bêtises on commet
en ton nom! La *Charité*, de L. Montgazon, pour éviter l'écueil de la
banalité, donne le sein à un enfant vigoureux, venant de lui-même à
la mamelle, comme un jeune chien. Telle encore la *Charité* qui forme
cariatide sous la chaire, dite de Vérité, de la cathédrale d'Amiens :
ses bras sont occupés ailleurs et son nourrisson debout se cramponne
à sa poitrine, par la force des biceps. De même, celle d'Antonio Cario,
du Musée du Capitole : l'enfant est pendu au mamelon comme une ven-
touse, par la force du vide, tandis que les bras de la mère battent l'espace.

Certaines *Charités* ont cependant un aspect assez original. Celle
de Raphaël (Vatican) a les deux seins occupés, ce qui est assez rare,

(1) *Cur. art.*, p. 171, fig. 111.
(2) *Cur. art.*, p. 173, p. 115.
(3) *Seins dans l'Histoire*, fig. 159.
(4) Dans la même note académique : la *Charité* de A. Carracci; celle de G. Don-
ducci detto Mastelletta (Uffizi), dont les surgeons sont trop petites; celle de Ignatz
Unterberger (Buda-Pesth); celle de Lemontgazza, au XVe siècle, (sculpture Renaissance du Louvre, salle 8); etc. V. p. 171 et suivantes de nos *Curiosités sur les
Seins*.

tandis que les trois autres petits lactophiles semblent se disputer leur
tour, *unguibus et rostro* (fig. 226). La poitrine de l'*Été*, de F. Besson, est aussi assaillie par trois intrépides dévorants qui montent à
l'assaut de ses mamelons blancs.

Les seins de la *Charité*, dans le portrait d'Urbain Ier, par Jules
Romain (Vatican), sont aussi occupés par des nourrissons avides ;
trois grimpent sur celle de Dunducci. La *Charité* de G. detto Mas-
teletta (Galerie Uffizi, de Florence), a adopté deux enfants : l'un utilise
une mamelle pour le bon motif, l'autre prend la seconde comme l'oreiller.

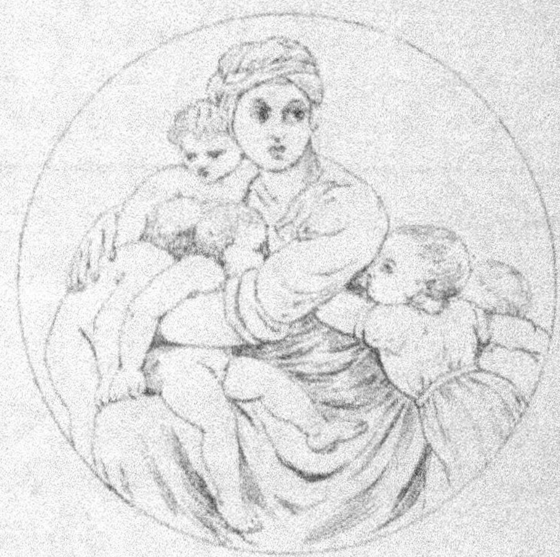

Fig. 226.

Dans un tableau des hospices d'Anvers, Rubens montre un Christ
nu, appuyé sur sa croix et, à ses côtés, une *Charité* prolifique,
debout, entourée de trois enfants ; elle en porte un quatrième à la
mamelle et un cinquième, emmailloté, sur le bras : une véritable
mère Gigogne.

La *Carita* de Gregorio Lazzarini (Venise) a le torse nu, comme la
plupart des *Charités* italiennes, et un garçonnet fait sa sieste, la tête
appuyée sur le sein qu'il vient de vider. Celle de Paolo Véronèse est
debout ; elle porte un enfant sur le bras droit et lui donne la mamelle
opposée ; de l'autre main, elle tient un grand anneau auquel s'accroche un enfant plus âgé ; c'était, sans doute, un usage du temps pour

empêcher les mères de se pencher, en promenant leur progéniture.

La *Charité* d'Antoine Franceschini a trois enfants : l'un endormi

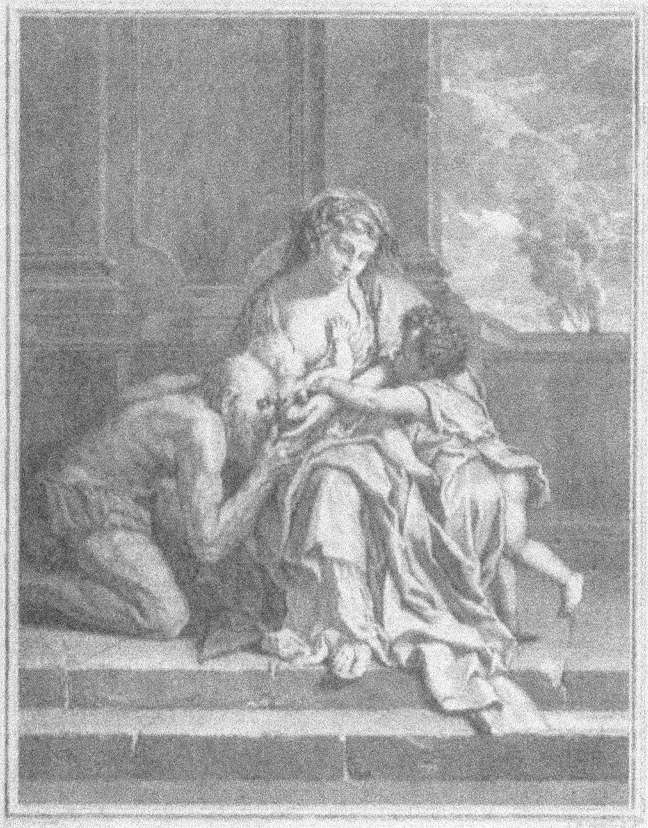

Fig. 237

sur le sein gauche, l'autre sur le genou droit et un troisième qui
grimpe sur le dos pour atteindre la bouche maternelle; dans la main
libre, elle a une grenade ouverte, symbole de la fécondité. C'est une
réminiscence de celle de Franc-Albani, l'Anacréon de la peinture :

une mère est aussi entourée de trois enfants, dont l'un vide le sein droit ; dans la main gauche également une grenade ouverte,

Non secus ac dulcissima nutrix (Horat).

Une *Charité*, de l'école vénitienne, a les seins nus, inoccupés ; elle tient, à la main droite, un cœur enflammé, en signe d'amour de l'humanité souffrante. Enfin la délicieuse page de C. Lebrun (fig. 227), tout en retombant dans la convention, traite avec grâce et délicatesse ce sujet ressassé.

Entre autres *Charités* modernes qui sortent des chemins battus, citons un projet de *Trone pour l'œuvre des Filles-mères*, de E. Derre (Salon de 1901). Cet artiste qui vise, non sans mérite, à l'originalité, nous montrera, par la suite (1906), la contre-partie de l'allaitement, c'est-à-dire un bébé, tenu par sa mère,

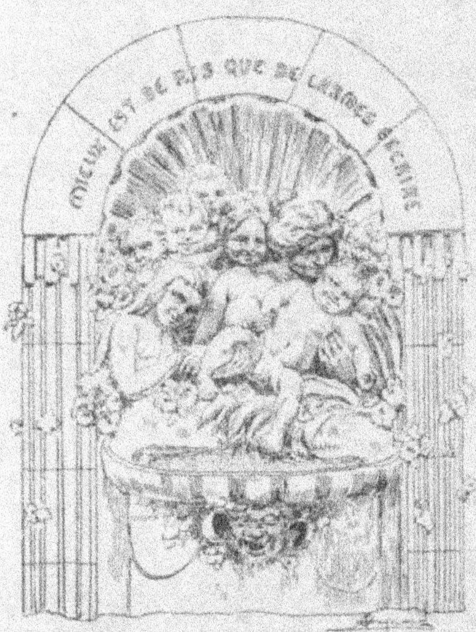

Fig. 228. — Fontaine des Innocents.

les jambes écartées, qui expulse le superflu de sa boisson lactée. C'est une *Petite fontaine des innocents créée pour la joie du peuple*, commandée par la Ville de Paris, pour le jardin du square de Saint-Pierre, à Montmartre. Paris n'aura rien à envier à Bruxelles du côté des fontaines uréthrales, il aura son petit *Mencken-Pis*, plus naturel, plus gracieux et plus décent (fig. 228).

De Victor Koos, *Non omnis moriar* (Salon de 1902) : au premier plan, une mère nourrice, symbolisant la *Charité*, gicle du lait dans la bouche d'un garçonnet, debout devant elle, tandis que deux autres enfants se battent pour recevoir la douche régénératrice.

Voici encore le motif central d'une magistrale composition allégorique de M. Recipon (fig. 229) et la curieuse *Charité*, sur le retour, de P. Noé (fig. 230), pressant sur sa poitrine cinq nourrissons que des adeptes égoïstes de la Ligue à Piot ont tirés du néant, sans même leur assurer la subsistance et qui, nous le craignons, ne rencontreront pas ce qu'ils espèrent dans des seins hors d'âge et de service. Cette artistique enseigne de bureau de nourrices et l'œuvre précédente ont été exposées au Salon de 1902 (1).

La note gaie sera fournie par H. Gerbault (fig. 232), dont le crayon, toujours gracieux et de bon ton, sait être satirique et même mordant à l'occasion; il caricature, dans le *Rire*, l'*Alma-Mater*, la sauvegarde, la « Princesse », l'« Assiette au beurre », la « Galette » des budgétivores, ces sangsues innombrables et indestructibles de tous les pays dits civilisés. Charles Quinel commente cette désopilante composition d'une pièce de vers épigrammatique, en rimes et style montmartrois, qui commence ainsi :

Voyez ce beau profil sévère,
Dont les charmes sont étalés,
Et qui donne à téter un verre
A ses jolis petits salés...

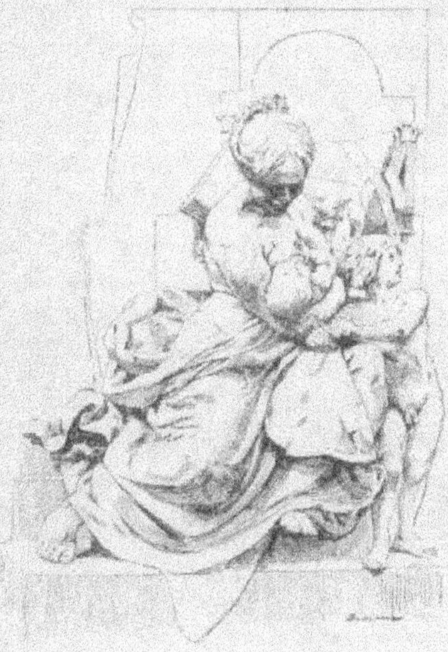

Fig. 229.

Combien de fois a été reproduite, par les artistes, la scène touchante de la *Charité romaine*, d'après les récits de Valère Maxime, de Pline et de Festus ! Ce dernier y voyait un général grec, Cimon, nourri par sa fille (Péra) et a fait de ce sujet une *Charité grecque*.

(1) Une *Charité* allaitant est toujours figurée dans la seconde des *Sept œuvres de miséricorde*, résumées dans ce vers latin :

Visito, poto, cibo, redimo, tego, colligo, condo.

C'est-à-dire : visiter les malades, abreuver ceux qui ont soif, nourrir les affamés, racheter les captifs, vêtir les nus, accueillir ceux sans abri, ensevelir les morts.

Nous avons donné déjà une longue liste (1) des œuvres qui ont célébré cet admirable exemple de dévouement filial, peut-être imaginaire ;
nous en ajouterons d'autres, sans espoir de la compléter : les tableaux
du Parmesan (Naples) ; de G. Flinck (Gal. Corsini), où la fille étale
ses deux chastes mamelles (fig. 231) ; de Fiammingo (villa Alban.),
dont l'héroïne est coiffée d'un turban à la grecque, selon la version
de Festus ; de Benedetto Crespi (Madrid). Le Guide a interprété plu-

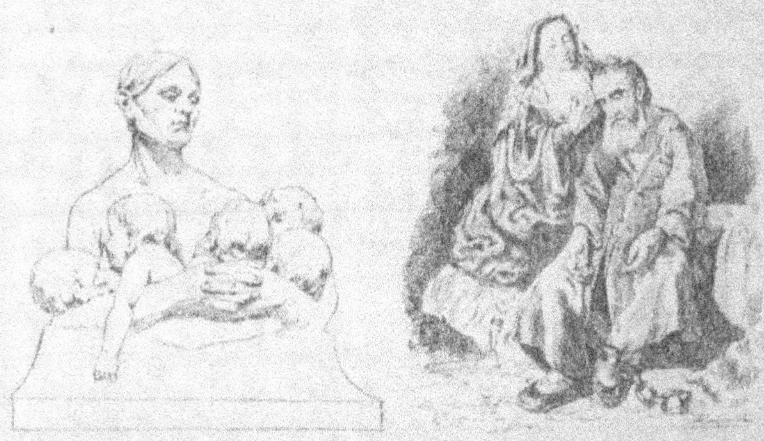

Fig. 230.   Fig. 231.

sieurs fois et diversement ce séduisant sujet ; nous connaissons sa
toile de la galerie Durazzo, de Gênes (2) ; Marseille possède une
bonne œuvre du maître sur le même thème, « pour accroître encore
le charme par l'effet d'un contraste, écrit Henri Bruneel, l'artiste a
peint la tête du père avec une touche un peu rugueuse, de telle sorte
que les traits heurtés, les profondes rides du vieillard font paraître
et plus lisse et plus ferme le beau sein qui les avoisine. »

Jules Lefebvre, au Salon de 1864, s'est inspiré d'une estampe anonyme, de 1542, que nous avons reproduite (3), et a placé la nourrice filiale à l'extérieur de la prison, où, malgré un bambin embar-

<hr>

(1) *Anecd. hist. et rel.*, p. 58 ; *Curios. sur les Seins*, p. 57, 162 à 164 ; *les Seins dans
l'Hist.*, p. 135.

(2) *Seins dans l'Hist.*, p. 146.

(3) *Curios. sur les Seins*, fig. 164.

rassant, sur les bras, elle allaite son père à travers les barreaux de son cachot ; n'eût-il pas été plus simple de passer par ces ouvertures un bon morceau de viande... cuite.

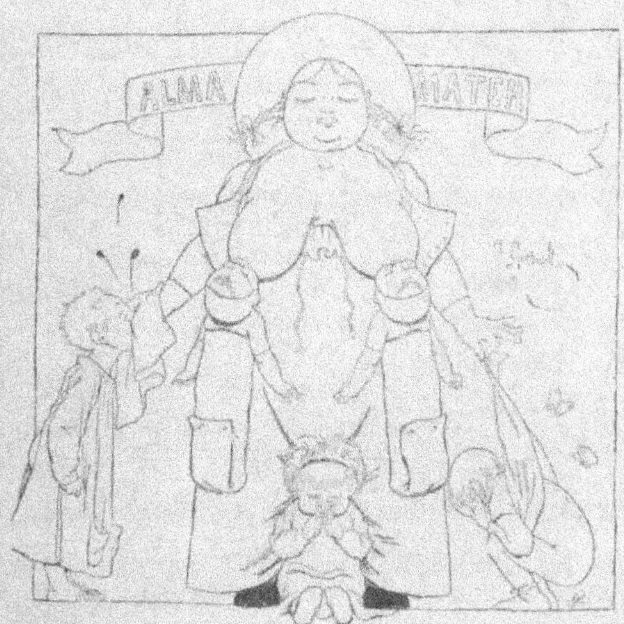

Fig. 232. — L'Alma mater ludopathore. — La frêle Vierge aux enflés seins.

Donnons, enfin, une gravure ancienne de I. Mesager (fig. 233), accompagnée, suivant la règle, de deux quatrains en prose rimée :

A voir cette figure icy,
Le naturel le plus sauvage,
Fléchissant son cœur endurcy,
A par soy tiendra ce langage :

Vrayment cette fille eust raison,
Et la Charité fut profonde;
D'alaiter dans une prison
Le père qui la mit au monde.

B. Vertus cardinales. — De ces quatre vertus, la *Force* sereine est celle qui montre le plus souvent sa poîtrine à nu, flanquée de mamelles vigoureuses, son attribut caractéristique; « elle est mamelue en signe de vigueur corporelle », dit Mgr Barbier de Montaut.

La *Justice* presse parfois ses mamelles d'où le lait jaillit en abondance, « emblème de miséricorde ».

La *Prudence* et la *Tempérance* ont plus de modestie et n'exhibent que rarement leurs seins.

La *Bénignité*, autre vertu familiale et sociale, au Vatican, fait sortir de ses mamelles deux jets lactés, où se désaltèrent un cerf et un chien, l'animal sauvage et l'animal domestique. Celle de César Ripa (fig. 235) apaise la soif de quatre chiens, par la même source.

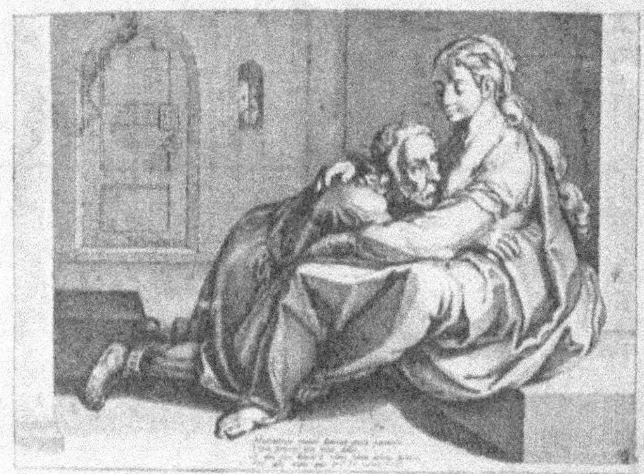

Fig. 235.

Une fresque du Vatican (xvie siècle) figure la *Bonté*, à l'apparence d'une vieille femme qui prend une jeune fille sous sa protection et tient en main une Diane d'Éphèse, aux multiples mamelles, « parce qu'elle se prodigue de toutes façons ». Dans une église de Rome, toujours d'après le même Monseigneur, cette vertu est « fort nue, d'une chair si bien rendue, qu'elle a séduit un vieux satyre, à pieds de bouc, mais qui est honteusement repoussé. »

La *Clémence* (Vatican), l'*Innocence* (Vatican) et la *Pénitence* ont les seins découverts; la première, « car elle y attire », la seconde, pour rappeler l'innocence de nos premiers parents, avant la pomme de discorde, la dernière « en signe de dénuement ».

La *Vérité* ne peut émaner que du Nu ;
Les poètes l'ont dit et les peintres l'ont cru.

Toujours au Vatican, la *Miséricorde* invite à boire à ses mamelons, qu'elle offre généreusement.

La *Pudeur*, celle de Frédéric (1896), par exemple, est souvent toute nue, mais baisse modestement les yeux ; c'est égal, on a de la peine à se figurer sans voiles l'antagoniste de la *Luxure*.

C. VICES. — Avec celle-ci nous passons aux Vices ; ses mamelles et ses parties sexuelles sont souvent dévorées par des

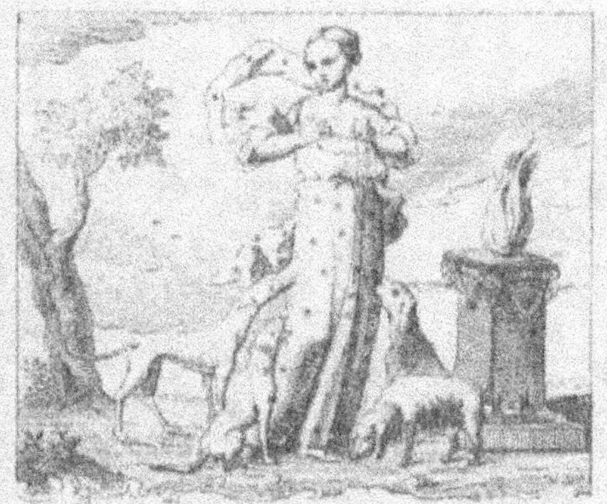

Fig. 234.

crapauds ou des serpents ; elle est punie par où elle a péché. La *Lascivité*, de Henri Aldgrever (1549), est debout, le torse nu et se presse le sein, une invite aux luxurieux. L'*Intempérance* a les traits d'une femme, quasiment nue, à l'œil égrillard et aux appas opulents ; l'*Avarice* excrète du lait noir, aliment des vices ; la *Colère* se déchire la poitrine ; la *Vanité*, par coquetterie, a le sein nu. L'allégorie de la *Médisance* a été traduite par Giovanni Bellini (Venise) sous la figure originale d'une femme nue, blottie au fond d'un immense coquillage, expectorant, sur son passage, des serpents venimeux. Les mamelles de l'*Envie*, qui distillent le fiel, dit Ovide,

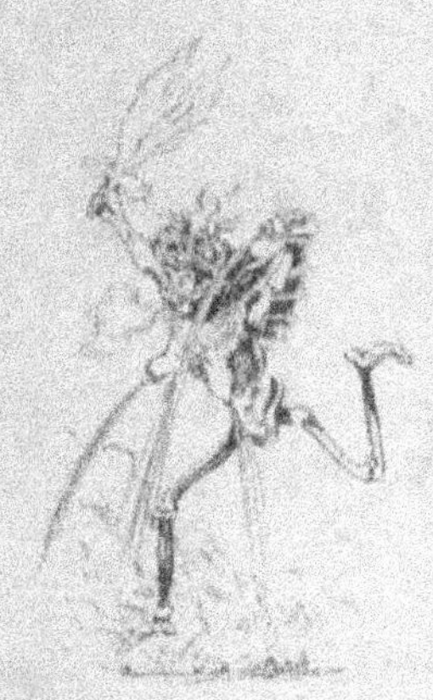

Fig. 235.

sont flasques et pendantes ; des serpents détachés de sa tête de Méduse y puisent leur venin. Ses sœurs de lait empoisonné, l'*Hérésie* et les *Furies*, sont toujours nues. Dans l'*Apothéose de Hoche*, le satirique crayon de Gillray rampe au premier plan la furie de la *Dévastation*, « hideuse, grimaçante, l'épée flamboyante » ; elle répand l'huile bouillante par les seins ; le pétrole était inconnu (fig. 236). Guido Gagnacci montre les victimes de l'*Hérésie*, sous la figure d'une *Jeune Martyre* nue, expirante. La *Religion chrétienne*, dans le *Triomphe de la Religion*, de Rubens (fig. 223), nous l'avons vu, expose sa mamelle régénératrice aux yeux de tous ; elle traîne derrière son char la *Nature*, soumise,

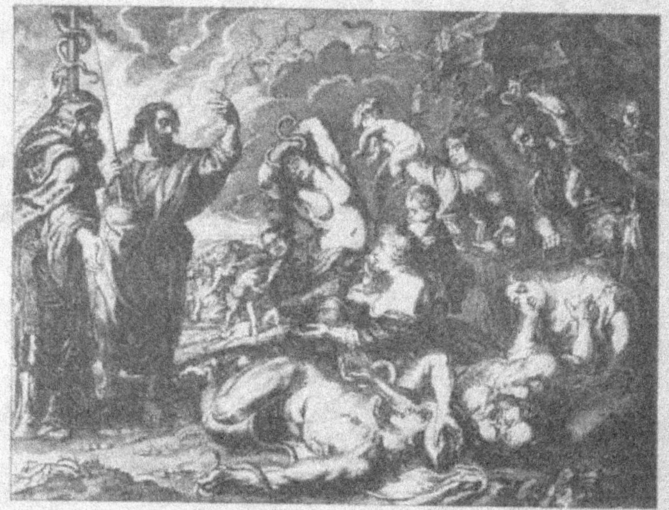

Fig. 237.

les entraves aux poignets, la poitrine chargée de mamelles, *pectora felle virent*.

Le sécond maître de l'école Flamande, dans une autre toile allégorique (fig. 237), qui justifie, une fois de plus, son surnom de « fleuve de chair », donné par Baudelaire, traduit, avec son pinceau caressant et vigoureux à la fois, le passage symbolique de la *Sagesse* (Ch. XVI), où il est écrit :

Des bestes cruelles et furieuses ayant attaqué vos enfans, ô mon Dieu, et des serpens pleins de venin les déchirant par leurs morsures, vous leur donnâtes un signe de salut ; et les dents même empoisonnées des dragons ne les purent vaincre, parce que votre miséricorde survenant les guérit.

C'est vous, Seigneur, qui êtes l'arbitre souverain de la vie et de la mort,
et qui conduisez jusqu'aux portes de la mort et qui en retirez.

Jean Bellegambe, dans la *Fontaine sanglante* (fig. 238), ne s'appuie sur aucun texte; des pécheurs des deux sexes y accourent en

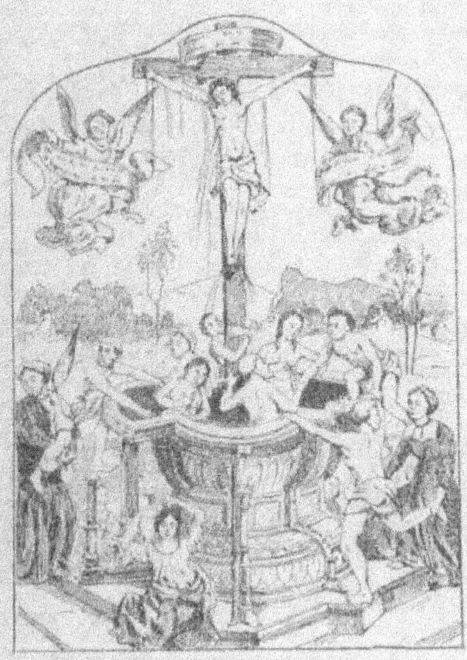

Fig. 238.

foule pour se laver dans le sang du Christ. S'il a voulu se singulariser
et viser à l'effet, il y a admirablement réussi et l'on peut, employant le
style figuratif en rapport avec son œuvre tumultueuse, lui appliquer
l'expression : *il pisse dans un bénitier*, comme le sang du Sauveur.
Cette piscine imaginaire est à l'amour divin ce que la piscine réaliste
de Raphaël est à l'amour humain; à part l'effusion d'un groupe par
trop sympathique, dans la conception du peintre d'Urbin, le grouille-
ment du nu est identique.

À la même obscurité symbolique appartient le *Pressoir mystique*,

« qui traduit la Rédemption ». Le vitrail de Robert Pinaigrier (1520), à Saint-Pierre, de Chartres, expose Jésus, couché nu au milieu d'un pressoir ; le sang ruisselle de ses cinq plaies. On y voit saint Pierre fouler la vendange, cueillie par les apôtres, tandis que des papes et des prélats roulent des barils de vin !

Les artistes du moyen âge adaptèrent les représentations mythologiques à l'expression de la symbolique chrétienne ; ils s'efforçaient d'y découvrir un sens religieux pour les faire admettre dans le domaine de l'art. Le *Trésor de la numismatique et de la glyptique* a reproduit une curieuse figure d'un bas-relief en ivoire (fig. 239) qu'il cite comme une variété bouffonne du *Jugement de Pâris* ; or, E. Cartier pense, au contraire, et avec raison, qu'une pensée sérieuse plutôt qu'une inspiration païenne conduisit la main de l'artiste : dans Pâris, il reconnaît un docteur de l'Église, la pomme en main, et dans les trois déesses, la *Vie voluptueuse* qui « parole » au premier plan, la *Vie active*, qui marche, et la *Vie contemplative*, plus calme, toutes trois accompagnées d'un

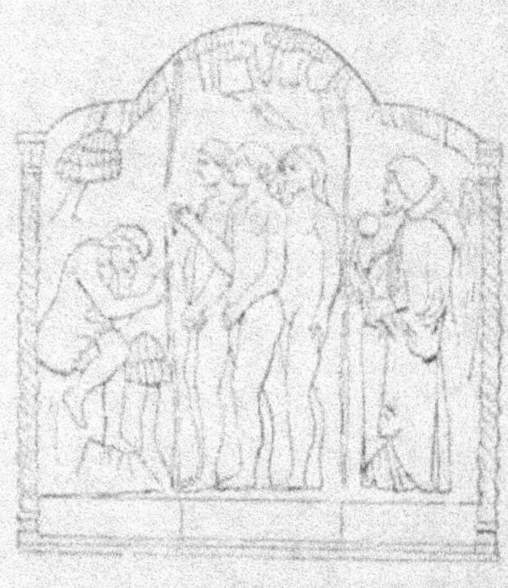

Fig. 239.

ange tutélaire. Cette conjecture est conforme au récit de Philippe de Vitry, poète du début du XIVe siècle, pour qui le *Jugement de Pâris* est la lutte de l'esprit et de la chair :

Ces trois dames qui contendoient
Et la pomme d'or demandoient,
Nous donnent entendre à délivre
Trois divers usages de vivre.
Juno, note la vie active
Et Pallas, la contemplative,
Vénus, vie voluptueuse
Qui est pessime et curieuse
Dequerre tout charnel délit.

5° Sujets légendaires, historiques et fantaisistes — Un tableau de l'école française (Louvre, vers 1480) représente l'*Inven-*

tion de la croix, « invention » est le mot. On connaît l'anecdote :
Sainte Hélène, la mère de Constantin, dans son zèle de néophyte,
ordonne des fouilles à Jérusalem et découvre les trois croix du
Christ et des deux larrons. Pour reconnaître celle du Rédempteur,
elle les applique sur la poitrine d'une moribonde, qui recouvre la

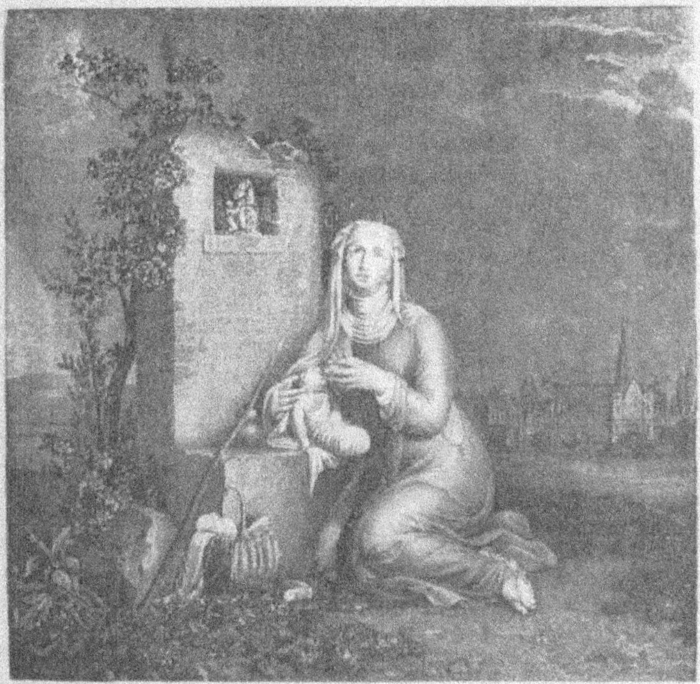

Fig. 240

santé au contact de la vraie croix ! Il est bien extraordinaire que du
bois ait résisté à un séjour de près de trois siècles dans le sol ; l'esprit
rationaliste le moins prévenu est en droit de se demander si la crédulité de la sainte, dont la mentalité était celle d'une ancienne servante d'auberge, — la caque sent toujours le poisson, — n'a pas été
indignement exploitée par quelque habile marchand de lorgnettes et
d'antiquités de l'époque : la tiare de Saïtapharnès, truquée par

Rakhomowski, est un exemple récent du succès de ce genre de supercherie.

Sans contrôler la légende des *Dix mille chrétiens martyrisés sous
le roi de Perse Sapor*, Albert Dürer en a fait, nous le savons, le thème

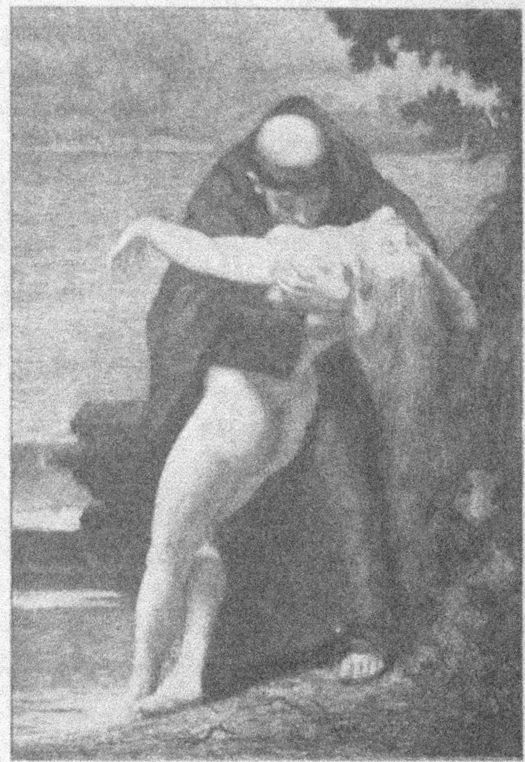

Fig. 231.

d'un curieux tableau (Vienne); il n'a vu là qu'une étude académique des deux sexes, sous tous ses aspects.

La *Religieuse d'Oviedo* ou *l'Innocence outragée* (fig. 240), tableau
de Ph. Van-Brée, gravé par Charles Schuler, est un épisode de l'in-
vasion des Asturies, en 1809, par le maréchal Ney. Une religieuse
d'Oviedo, outragée par les français victorieux, est affalée auprès

d'un banc de pierre, épuisée de fatigue et de honte; elle donne le sein à son enfant, de père inconnu, par une fente du corsage, à l'exemple des Vierges médiévales et comme il convient à une ex-recluse.

Une gracieuse et touchante composition de Dantan, *Phrosine et Mélidore* (fig. 241), est inspirée d'un opéra, en trois actes, d'Arnault, joué en 1794; le livret est banal, mais relevé par les mélodies de Méhul; il rappelle un drame passionnel, du domaine de la fiction : des amants vertueux, persécutés par des parents dénaturés. Le jeune homme entre dans les ordres et retrouve, sur la plage, le cadavre de sa bien-aimée, qui n'a pu survivre au désespoir de leur séparation ; son amant platonique, séraphique même, dépose un baiser pudique entre les deux seins de neige et de glace de la morte.

Sous le grand Roi, au siècle des courtisans et des courtisanes, les artistes, par courtisanerie aussi, donnaient aux anges insexués des mamelles de femme (fig. 242); ils semblaient prendre à la lettre les exclamations inconscientes et délirantes des galants, qui comparent volontiers l'objet

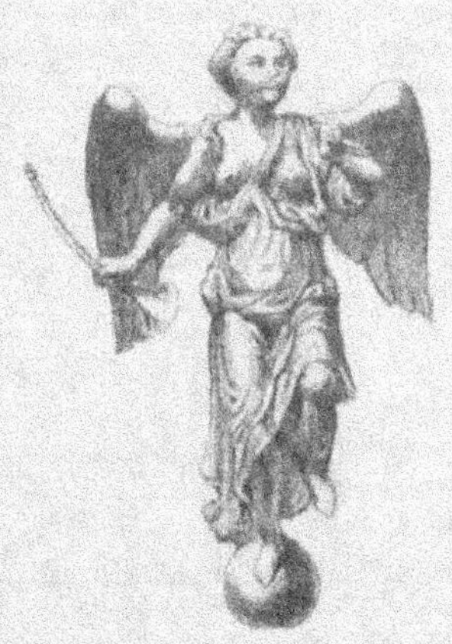

Fig. 242. — Console d'applique en bois sculpté et doré, du palais de Versailles.

de leur culte et de leur asservissement à un ange sacerdotal, à un « bon » ange, mais non à un « rebelle ». Seule l'Église ne s'est jamais inclinée devant « sa Majesté la Femme » et ne figure pas dans sa cour de thuriféraires; longtemps même elle hésita à lui donner une âme : le concile de Mâcon ne lui fit cette concession qu'à quatre voix de majorité. Les Pères de l'Église ne furent pas tendres pour elle : d'après saint Jean Chrysostome, « la femme est la plus grande des pestes »; elle n'est qu'une « méchante bourrique », aux yeux de saint Jean de Damas; saint Grégoire-le-Grand lui refuse « le sens du bien »; c'est « la larve du démon », pour saint Bonaventure; « l'arme du diable », pour saint Jérôme, et « le diable en personne » pour saint Augustin, qui l'avait vue de près.

La sculpture, d'accord avec les autorités ecclésiastiques, lui don-

naît, sur nos cathédrales, la figure démoniale, aux extrémités cro-
chues d'un oiseau de proie ou d'un gallinacé. Au dôme de Sienne, le
tabernacle du maître-autel, ciselé par Donatello, est orné d'une statuette du Christ, qui appuie la croix sur une tête de femme soudée au
corps d'un serpent, enroulé autour du piédestal : sévère allégorie de
la perversité d'Ève.

Dans les représentations du *Jugement universel*, les femmes composent la plus grande partie des réprouvés, complètement nues : elles
peuplent l'*Enfer des Luxurieux du Dante*, sur le plateau circulaire

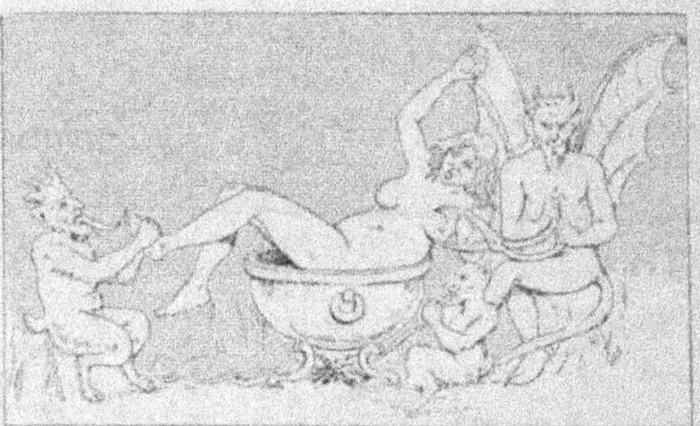

Fig. 243.

en bronze, de Jean Garnier (Lyon) ; on voit aussi, chez Beelzébuth,
les cinquante filles de Danaüs qui, la nuit de leurs noces, se débar-
rassèrent, sauf une, de leurs époux et furent condamnées à remplir
d'eau un tonneau sans fin.

Au *Cabaret de l'Enfer*, boulevard Clichy, où l'on se « gargarise
la dalle et se rince l'œil », disent les sataniques bonimenteurs de
l'endroit, les différentes variétés de tortures qui attendent les damnés
figurent en relief sur les murs du caveau. Nous y relevons le *Bidet
de Satan* ou la *Peine du talion* (fig. 243), infligée à une Carmen,
« une dame du trottoir, une fleur de bitume », dont le bassin bout et
rissole dans un bain de siège de bitume, en forme de « marmite »,
où elle mijotte à son tour, tandis qu'un démon lui chatouille la plante
des pieds de sa langue râpeuse, hérissée de picots, et qu'un autre
lui tenaille les seins.

Le Sabbat et les sorcières qui s'y rendent, sur un manche à balai,

(*Linda maestra*, de Goya, et la *Jeune Sorcière*, de Waertz), rentrent

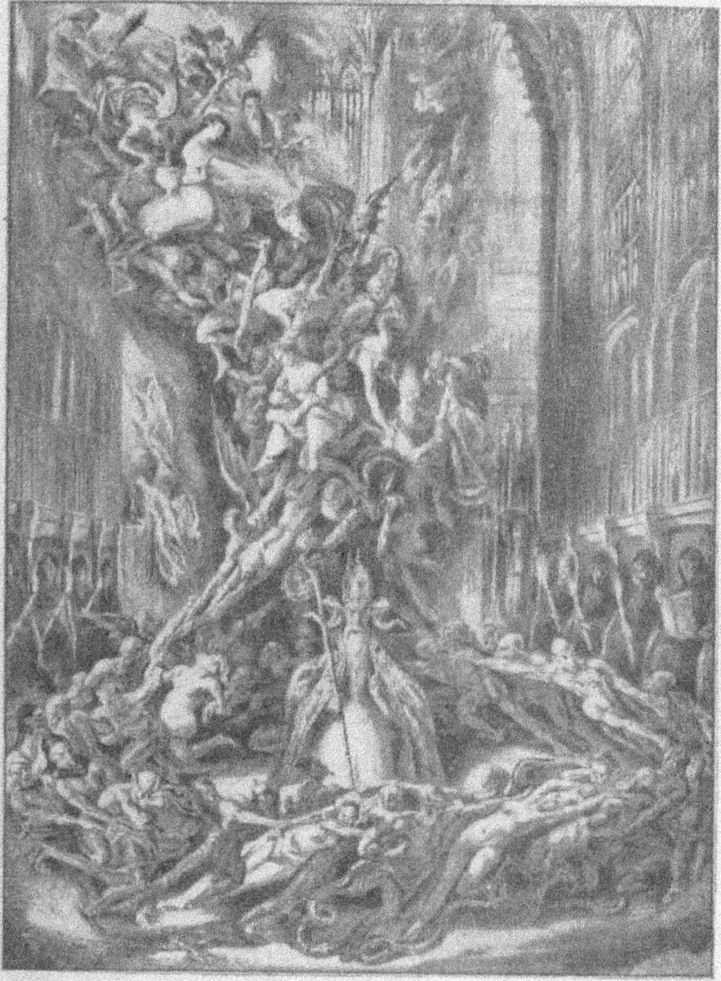

Fig. 214. — Sarabande des zélateurs de Satan.

dans la série iconographique des diableries sans voiles. La fameuse illustration de Louis Boulanger (fig. 244), véritable « roulis de chairs », est digne de la ballade de Hugo, qui l'a inspirée : on ne pouvait réaliser plus habilement la vision du poète des poètes.

LA RONDE DU SABBAT

Voyez devant les murs de ce noir monastère
La lune se voiler, comme pour un mystère !
L'esprit de minuit passe, et, répandant l'effroi,
Douze fois se balance au battant du beffroi.

Les larves, les dragons, les vampires, les gnomes,
Des monstres dont l'enfer rêve seul les fantômes,
La sorcière échappée aux sépulcres déserts,
Volant sur le bouleau qui siffle dans les airs,
Les nécromants, parés de tiares mystiques,
Où brillent flamboyants les mots cabalistiques,
Et les graves démons, et les lutins rusés,
Tous, par les toits rompus, par les portails brisés,
Par les vitraux détruits que mille éclairs sillonnent,
Entrent dans le vieux cloître où leurs flots tourbillonnent !
Debout au milieu d'eux, leur prince Lucifer
Cache un front de taureau sous la mitre de fer ;
La chasuble a voilé son aile diaphane,
Et sur l'autel croulant il pose un pied profane.

Les mains cherchent les mains. Soudain la ronde immense,
Comme un ouragan sombre en tournoyant commence

　　　» Sorti des tombeaux,
　　　Que dans chaque stalle
　　　Un faux moine étale
　　　La robe fatale
　　　Qui brûle ses os,
　　　Et qu'un noir lévite
　　　Attache bien vite
　　　La flamme maudite
　　　Aux sacrés flambeaux ! »
Et leurs pas, ébranlant les arches colossales,
Troublent les morts couchés sous le pavé des dalles.

Une estampe de Breughel, gravée par Cock, dont l'auteur de *Là-Bas* a donné la description, représente les *Vierges sages et les Vierges folles*, généralement habillées sur le portail des églises ; mais, ici, elles apparaissent en état complet de nudité, c'est ce qui particularise l'image : « ... Les cinq Vierges sages, charmantes et nues, bran-

dissent les lumignons en flammes, montent vers une église gothique
où le Christ les fait entrer, cependant que de l'autre côté, les
Vierges folles, nues aussi sous leurs pâles toisons, frappent vainement à la porte close. »

Non moins que la politique et les mœurs, la Religion eut à subir les
persiflages de la Satire.

La truie ou le porc, fidèle compagnon de saint Antoine, a servi
plus d'une fois à renforcer la note comique de la caricature religieuse (1). Au moyen âge, les juifs sont traqués, parqués, poursuivis

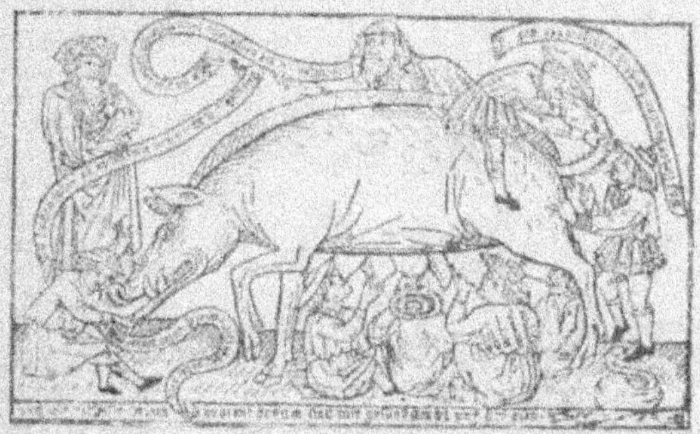

Fig. 245. — D'après une estampe de l'époque (2).

de tous côtés par les persécutions, un peu par esprit religieux, beaucoup par esprit de rapine : c'est à leurs biens *temporels* qu'on en
voulait surtout. Pitié et piété ne vont pas toujours de pair. Les
chrétiens accusaient les israélites des méfaits dont les païens char-
geaient les premiers adeptes du christianisme ; rien de plus « humain »,
ce qui ne veut pas dire que cela soit propre et humain. Les monuments civils ou religieux reflètent eux-mêmes ces animosités, entre-
tenues par le clergé et son fidèle troupeau, « gibier de confessionnal »,
suivant l'expression inattendue de Louis Veuillot. Une sculpture de
la cathédrale de Magdebourg reproduit une truie phénoménale, caressée, léchée, tétée par des Israélites (fig. 245).

(1) On sait que Calvin, le pape de Genève, — la Rome calviniste — appelait son
coreligionnaire Luther « le pourceau de l'Allemagne » : l'invective du violent meur-
trier de Servet était peu charitable, mais peut-être le moine Augustin, dans ses
hallucinations, voyait-il son concurrent huguenot sous les traits de Beelzebuth
et par représailles, lui lançait-il son encrier à la tête ?

(2) Reproduite par J. Grand-Carteret, in *Les Mœurs et la Caricature en Allemagne*

Cette sculpture, écrit J. Grand-Carteret, n'est point un fait isolé : elle se retrouve, avec plus ou moins de variantes, à la cathédrale de Ratisbonne, à l'Église paroissiale de Wittenberg, à l'église Saint-Nicolas à Zerbst (Anhalt), à Heiligenstadt (Saxe prussienne), à l'hôtel de Ville de Salzbourg, aux cathédrales de Bâle et de Freising en Bavière, et chose assez singulière, sur plusieurs boutiques d'apothicaires. Quels crimes de lèse-corporation avaient donc commis ces juifs, pour que les pharmaciens eux-mêmes crussent devoir les caricaturer !

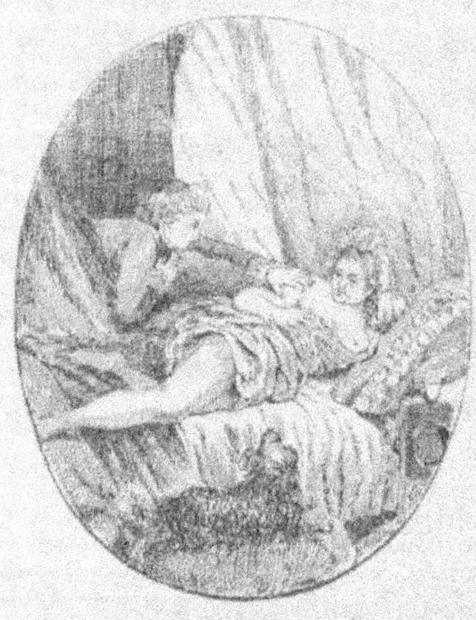

Fig. 245.

A cette époque, l'Angleterre n'était pas encore dévorée par les mites d'un puritanisme pe surface. « En l'église cathédrale de Cistre, dit Henri Etienne, dans son *Apologie pour Hérodote*, Jehan Hylle n'avoit que treize paillardes ; c'est beaucoup, dira quelcun, mais qu'est-ce toutes fois auprès de Jehan Blanke, prieur de Bermondsey, qui en avoit vingt ! »

Nous nous souvenons comment, sous le règne de Henri III d'Angleterre, Robert-Grosse-Tête, évêque de Lincoln, vérifiait, *de visu et tactu*, mais non sur parole, la chasteté des religieuses, en pressant leurs mamelles : *facit exprimi mamillas*.

Le relâchement des ordres religieux n'était pas moindre en France : les plus jolies nonains de l'abbaye de Fontevrault, raconte Lacroix, devinrent grosses du fait de son fondateur, le fameux Robert d'Arbrisselles : *Urgente partu aliæ fractis ergastulis elapsæ sunt ; aliæ in ipsis ergastulis peperant*. « Sensuel comme un homme d'église », disait-on autrefois et non sans raison.

Au Musée de La Haye, un des pastels capiteux de Cornélis Troost détaille la déclaration, un peu libre, de Reinier Adriensen à Saartje Jans.

Le vertueux puritain, drapé dans la redingote à mille boutons des clergymen, affirme que la concupiscence charnelle est un hideux péché, mais que les grâces dévoilées de la commère triomphent de ces scrupules, et il agite le mouchoir de Tartufe devant le corsage de Dorine.

La Constitution civile de 1790 divisa le clergé en « assermentés » et « réfractaires » ; ce schisme procura au crayon libertin d'Augustin de Saint-Aubin le prétexte d'une de ces compositions badines, où il excelle, le *Réfractaire amoureux* : « C'est, dit le tonsuré, en désignant la poitrine d'une belle, sur cet autel où je prête le serment. » (fig. 246).

Une caricature de Koystrand, du *Wiener caricaturen* (1903), reproduite par le *Rire et la Galanterie*, plaisante agréablement l'audience donnée par le pape, à la danseuse sensationnelle Tortajada. Le lys des vierges — folles — en main, la ballerine de Music-Hall défile, dans un de ses costumes, jambe levée, devant des cagoules noires figées, en apparence, et tenant des cierges aussi allumés que leurs yeux.

Une des meilleures charges des *Corbeaux*, intitulée *Cruelle séparation*, fait allusion au vote de la loi de divorce de l'Église et de l'État (1906) : la France scie la chaîne qui unit la mamelle du pape au coffre-fort de la République française.

Après la satire politico-religieuse, les satyres, affublés de la robe monacale ou ecclésiastique, fournissent une ample matière à la verve endiablée des artistes humoristes. La légèreté des mœurs sacerdotales remonte très haut, voyez le papyrus du Musée de Turin qui retrace les amours d'un prêtre et d'une danseuse : « le galant est chauve, dit A. Alexandre, et ses exploits sont difficiles à conter. »

Il en est de même d'un autre petit sujet libre sur la copulation (1), le *Moine dans le jonc*, attribué à Rembrandt ; c'est une imitation du *Ledekant* (lit à la française) du même artiste, et pour laquelle nous aurions de la peine à trouver le mot « propre » ; aussi nous contenterons-nous de relever les renseignements donnés par le catalogue du maître hollandais, dû à feu Gersaint (1751) :

Maniekje in 't Riet, le *Moine dans le jonc* (1646) ; on y voit une campagne dans laquelle est une pièce de bled, et au milieu, un sujet aussi indécent que le précédent, le *Ledekau*. Rembrandt n'a pas jugé à propos de mettre son nom à ce dessin, mais il y est facilement reconnu[2].

(1) Cette image, « à faire rougir un singe », porte 2 pouces 5 lignes de large, sur 1 pouce 2 lignes de haut.

(2) Nous devons la communication de ces détails, accompagnés de deux photographies des dessins, trop flous malheureusement pour être reproduits, à notre érudit et serviable confrère P. Noury, de Rouen.

Comme les littérateurs, Théophile Gautier en tête, les artistes ont
leur *Musée secret*.

Le clergé régulier, principalement, n'a pas toujours joui de mœurs
d'une pureté cristalline; aussi, de tout temps, a-t-il prêté le flanc aux
satiriques de la plume et du crayon. Déjà saint Bernard disait des

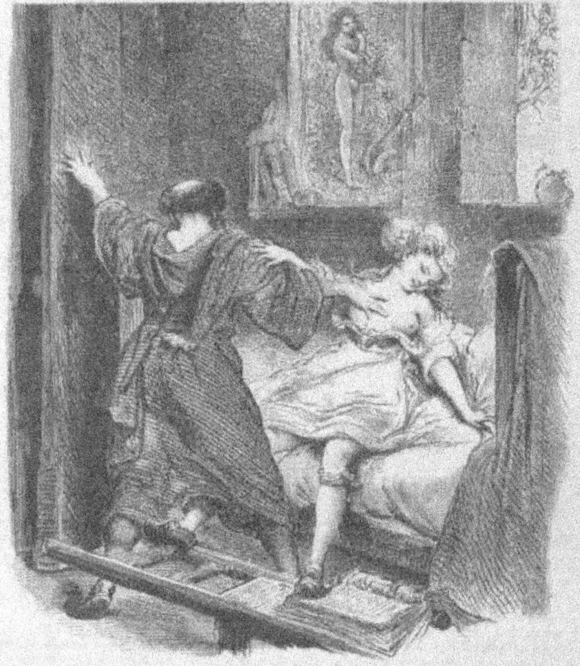

Fig. 247. — Tirée des *Contes*, de la Fontaine; édition Garnier.

prêtres romains : « Ils n'aiment trouver à Rome un ecclésiastique
qui ne soit ou ignorant, ou concubinaire, ou simoniaque. » Rabelais
assurait que « seulement l'ombre du clocher d'une abbaye est
féconde »; pour Érasme, « les cloîtres avaient été fondés par le
diable ». Henri IV apprenant qu'un couvent de moines n'était séparé
d'un couvent de religieuses que par un mur mitoyen : « Ah! dit-il,
les batteurs sont bien près de la grange. »

Le bon temps de la moinerie, des « gastrolâtres », était le XVIe siècle ; moines et moinillons de tous ordres, ou plutôt de tout désordre, surtout les Cordeliers — cœur de moine, cœur de moineau — pensaient comme Raoul Ponchon :

> Sachant que l'amour sur terre
> C'est la femme de son voisin,

ont alimenté par leurs aventures scandaleuses, réelles ou fictives,

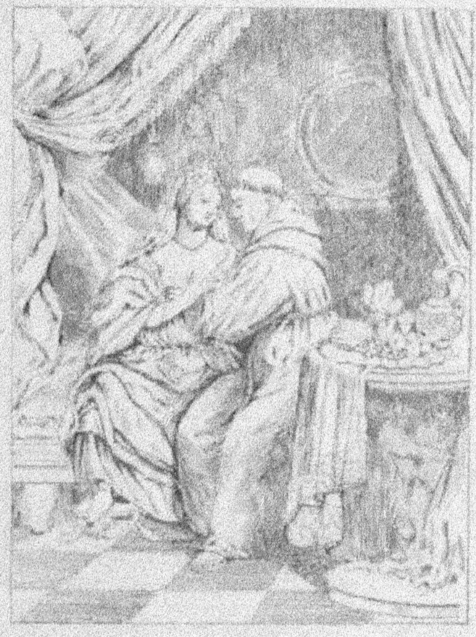

Fig. 248.

les *Bibles*, *Nouvelles*, *Joyeux devis*, *Contes*, de nos littérateurs, où la gent encapuchonnée faisait tous les frais, par exemple dans le conte de La Fontaine, *Comment l'esprit vient aux filles* (fig. 247) :

> « Quoi c'est ainsi qu'on donne de l'esprit ?
> — Et vraiment oui », repart Sa Révérence,
> Puis il lui met la main sur le téton,

Une gravure en manière noire (fig. 248) place un moine converse en singulière posture : il serre de près une beauté facile qui nourrit son nouveau-né ; le frocard lui presse le sein d'où jaillit du lait et aspire à prendre momentanément la place du bébé.

Au temps où les jeunes abbés étaient les arbitres de l'élégance,

— témoins le « Qu'en dit l'abbé? », de Moreau, et l'abbé de La Garde,
qui jouait le rôle de souffleur au théâtre de Cotillon IV, favorite de
Louis, le bien-aimé, — la satire n'épargnait pas ces galants enjuponnés.
De là ces tableaux de mauvais goût, où les peladés réguliers et
séculiers jouent un rôle actif, le *Matin* de P. Baudoin (fig. 249), par
exemple, auquel nous avons dû faire subir une retouche, qu'il est

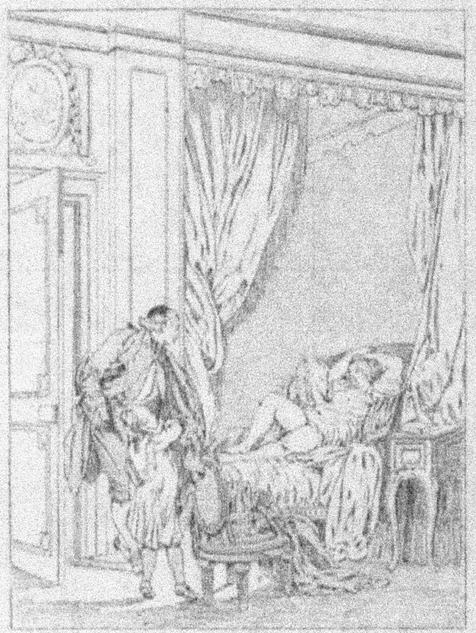

Fig. 249.

inutile de préciser autrement. Les peintres du XVIIIᵉ siècle étaient des
fervents de la « nature »; celle de la femme, en particulier, avait leur
faveur. Nous savons que le *Confessionnal*, du récidiviste Baudoin,
fut retiré du Salon de 1765, par ordre de l'archevêque de Paris. Cette
toile excommuniée eût pu porter en légende ce dialogue d'un dessin
d'Abel Faivre, représentant une jolie cliente se déshabillant dans le
cabinet d'un docteur :

— Oh, dit-elle, un médecin c'est comme un confesseur.

— J'espère, réplique l'homme de l'art, que vous ne lui montrez pas
tout cela?

Une estampe anglaise de Netver, se moque d'une *Petite maîtresse anglaise pinçant de la guitare* (fig. 250); elle chante un duo d'amour avec un clergyman, aussi laid qu'elle, qui « en pince » pour la guitariste

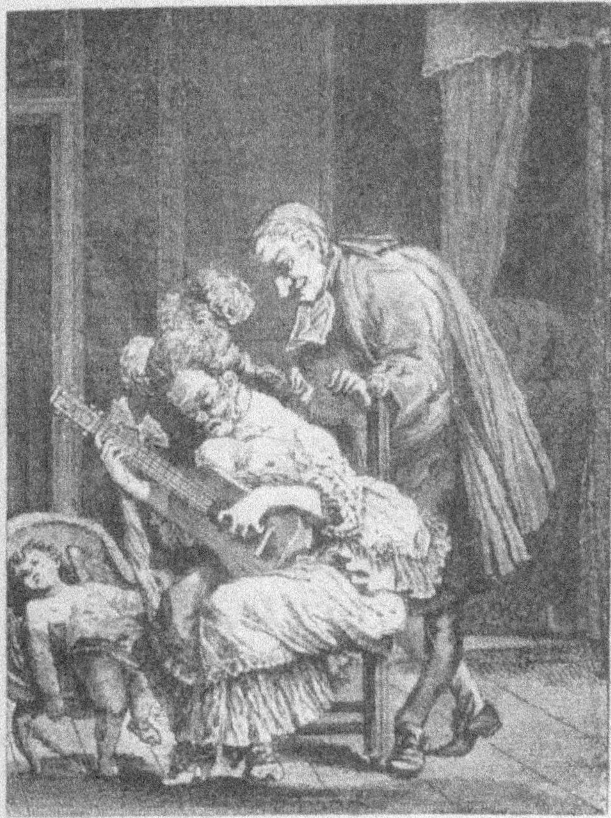

Fig. 250.

et jette des regards de convoitise sur des seins bulbiformes et gélatiniformes, lesquels ne seraient pas déplacés à l'étalage d'un tripier. Parodie grotesque de la *Leçon de viole* de Gaspar Netscher : le professeur, un adulte ici, tient la musique devant les yeux de la jeune élève, tandis que les siens plongent dans un corsage des plus émoustillants.

Hâtons-nous de vider le portefeuille aux images cantaridiennes du siècle de la galanterie. Quévédo place aux genoux d'un quart de vierge, un abbé qui postule pour entrer dans l'ordre de sa jarretière.

> Monsieur l'abbé, songez-y bien ;
> Vous même attachant ce lien
> A la cuisse de Climène,
> Pour votre cœur, vous forgez une chaîne.

Autre scène de galanterie, quasi orthodoxe, de la même époque : une estampe, reproduite par le Dr Cabanès, dans son étude sur les bains : un abbé surprend une belle au *Retour du bain* ; la nouvelle Bethsabée n'éprouve, en réalité, aucune surprise à cette visite attendue, n'avait-elle pas négligé de tirer le verrou ? Pour en finir avec le siècle galant et les prêtres ou prêtresses du culte de Cypris, empruntons au *Rire et galanterie*, mine inépuisable de J. Grand-Carteret, une image de dessus de boîte qui pourrait porter en légende : *Coquetterie au couvent*, et servir de réclame illustrée à un « brillant belge » quelconque ;

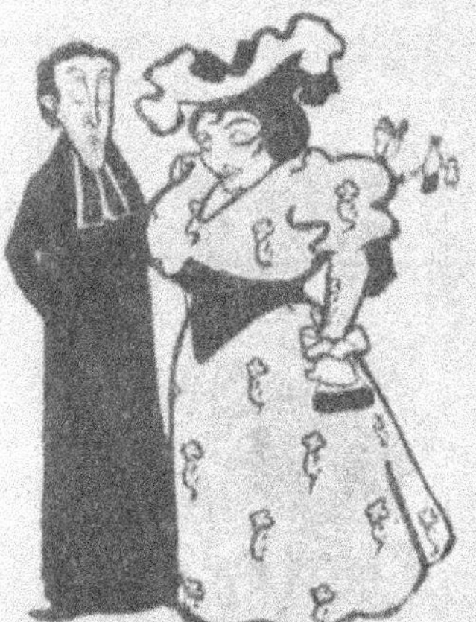

Fig. 251. — J'en ai gros sur le cœur, allez, monsieur l'abbé.

elle est accompagnée du quatrain de rigueur :

> Du couvercle de sa marmite
> Cette sœur, faisant un miroir,
> Couvre sa gorge qui s'irrite
> D'être en prison sous un mouchoir.

Au siècle suivant, les mœurs des gens d'église perdent leur caractère volage et aimable, pour tomber dans l'abjection et se germaniser : les intrigues clérico-galantes quittent l'alcôve parfumée des petites maîtresses et se réfugient dans l'ombre des écoles congréganistes et des vespasiennes, où s'ébauchent des idylles *more canino*. Nos illustrés, à part quelques organes spéciaux, font rarement allusion à ces exceptions trop nombreuses et ne croquent du prêtre qu'à titre fantaisiste. Telles, la *Confession* plaisante, du *Rire*, par Rouveyre (fig. 251), et la *Dame patronesse* de Gil Baer. Cette joyeuseté décente comporte une suite de trois dessins. Dans le premier (fig. 252), le bedeau de la commune de Saintes-les-Briques fait remarquer à Monsieur le Curé qu'il y a urgence à restaurer les saints du portail de l'église, qui tombent en ruine ; dans le second, que nous ne repro-

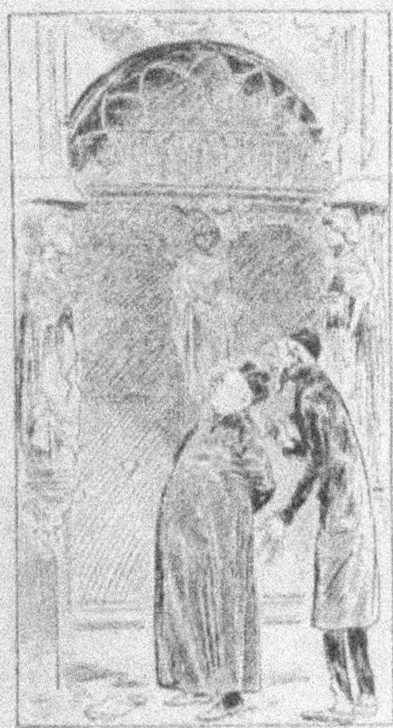

Fig. 252.

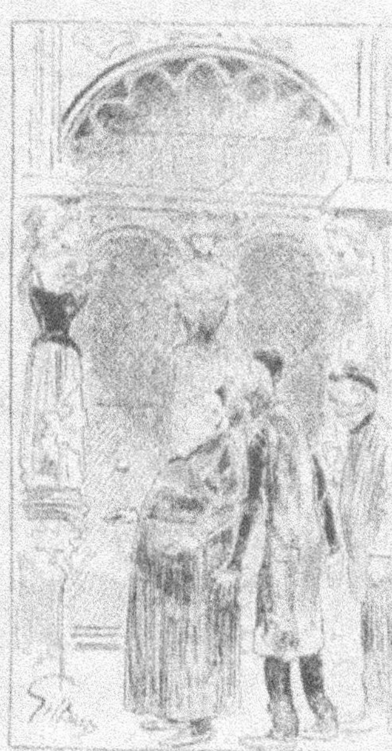

Fig. 253.

duisons pas, Monsieur le Curé parle de la chose à sa nouvelle paroissienne, Madame de Sainte-Cunégonde, qui avait promis son concours à toutes les œuvres religieuses : « Oui, ma chère dame, avait dit le vénérable abbé, tous nos saints dégringolent, si toutefois je puis m'exprimer ainsi. » Quelques jours après, les saints du portail étaient garnis de corsets (fig. 253) : « Des seins qui tombent, je sais ce qu'il faut pour les relever, avait pensé Madame de Sainte-Cunégonde, et mes vieux corsets feront bien l'affaire. »

Dessin de la fin : projet de vitrail d'Alfred Le Petit, tiré de la *Vie drôlatique des saints* (fig. 254) ; on y voit saint Thomas, le patron des gynécologistes — lesquels ne croient que ce qu'ils voient et touchent — lutinant sainte Madeleine, patronne de la corporation des *Femmes amoureuses*, dames au « corps gent », d'abord pour-

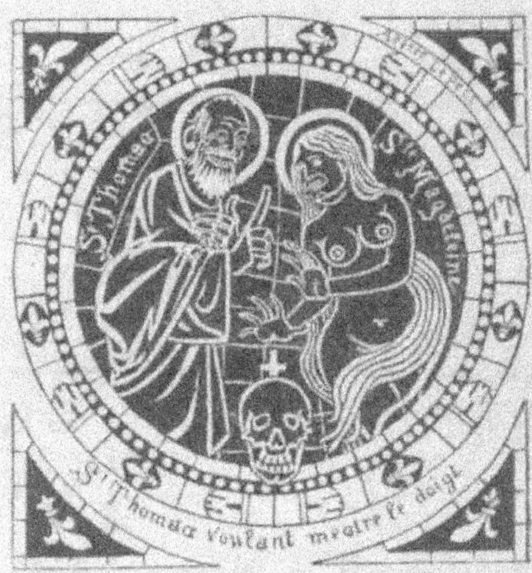

Fig. 254.

chassées par « l'Empereur, à la barbe fleurie », puis reconnues d'utilité publique par saint Louis et ses successeurs.

ADDENDA

Indécences mystiques (P. 27). — Au temple de *Mylitta*, l'ancêtre Babylonienne de *Vénus*, les femmes, suivant Hérodote, devaient se livrer, une fois par an, à un étranger ; les monuments religieux étaient ainsi transformés en maisons de rendez-vous « de noble compagnie ». Chez les Madianites, la virginité des jeunes filles était réservée aux prêtres — l'origine du droit du Seigneur — et les Hébreux attachaient à certains de leurs temples des prostituées (*Kedeschott*), au profit des sanctuaires, comme plus tard en Grèce. Les lupanars ou *dicterions* helléniques étaient déclarés lieux d'asile et inviolables, à l'exception de leurs pensionnaires, bien entendu ; les églises catholiques jouirent longtemps de ce privilège.

Le Dr Cabanès, dans ses *Indiscrétions de l'histoire*, assure, d'après M. Ferrera, auteur des *Maisons*, de Rio-Janeiro, que tous les immeubles d'une rue de la capitale du Brésil sont des lieux mal famés, « loués par un ordre religieux très riche, qui en tire de gros bénéfices, tout en feignant d'ignorer à quel usage ils sont affectés ». Nos vieilles cathédrales n'abritaient-elles pas, sous leur ombre, les « bordeaux » ? Elles recevaient au pied des autels la corporation des filles publiques, à la fête de leur patronne, sainte Madeleine, et la cérémonie se terminait par une procession. À Strasbourg, au début du xvie siècle, Cadet de Gassicourt note, dans son *Voyage en Autriche*, qu'une maison publique s'établit dans la cour même de la cathédrale ; « les femmes qui s'y trouvaient étaient nommées *Munster Schwalbe* (les hirondelles de l'église). »

En Provence, au moyen âge, les maîtresses de maisons hospitalières étaient appelées *abbatissæ* (abbesses) ; aussi bien celles des couvents n'avaient pas toujours une réputation d'une blancheur d'hermine et plusieurs menaient une vie assez dissipée qui donna lieu à bien des médisances; ainsi pour Louise-Adélaïde, abbesse du monastère de Chelles, dont le Régent était « l'amoureux directeur » ; de même le couvent de la Madeleine de Traisnel était, disait-on, « une sorte de sérail » pour d'Argenson, au mieux avec l'abbesse, Mᵐᵉ de Villemont ; M. de Jarente donna deux abbayes à la concubine, une religieuse, de l'évêque de Grenoble, M. de Brienne, qui se suicida ; etc.

Dans les *Perversités de la femme*, le Dr Paul de Régla, alors médecin à bord d'un paquebot des messageries impériales, détaille une aven-

ture qui lui est arrivée à Messine, vers la fin du règne du roi Bomba,
quelques mois avant la prise de l'île par Garibaldi ; elle prouve que les
ecclésiastiques Siciliens n'avaient pas la morgue hypocrite de leurs
collègues *in sacris* de Rio-Janeiro.

Donc à peine sur le « plancher des vaches », un capucin, un *sancta
padre*, s'attache à ses pas et le pilote dans « un couvent, dont les jeunes
prêtresses, *sans poils*, — c'est le cénobite qui parle, — étaient les plus

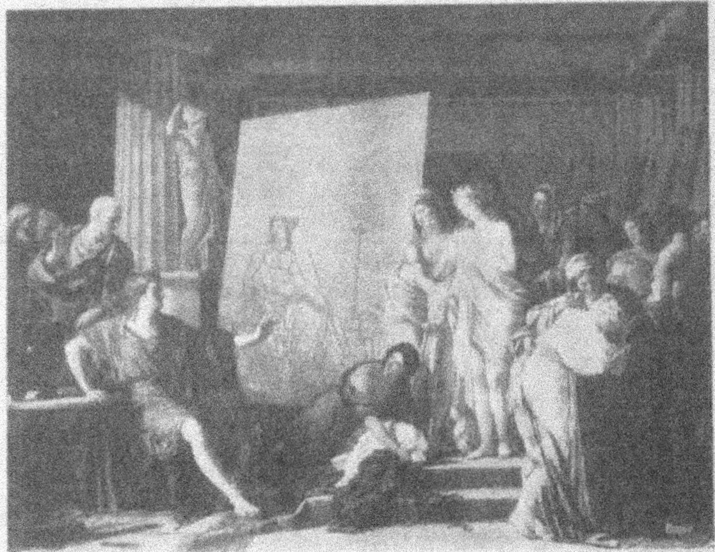

Fig. 230. — Zeuxis peignant une *Hélène courtisane*. Vincent *pinxit* (Louvre).
(P. 28).

jolies créatures qu'on ne vit en Sicile ». Dès leur arrivée, la clochette
du monastère tinte et les recluses, en nymphes, descendent toutes
« au salon ». En passant devant le père rabatteur, elles en baisent, avec
componction, un pan de robe et reçoivent sa bénédiction. Tout à coup
on entend un grand vacarme : la *patrona*, furieuse d'avoir perdu à la
loterie, piaffe et « vomit des injures à la Madone » pour manque de
protection, comme saint Janvier en reçoit quand son ampoule reste
figée ; en outre, pour punir la Vierge, elle vient de lui retirer la chaîne
d'argent dont elle l'avait parée, puis après avoir soulevé sa jupe, elle la
flagelle d'importance !

Cette mystiquerie ithyphallique est, par atavisme, le propre des
populations de l'Italie, surtout dans la région méridionale. En Sicile,

tous les temples consacrés au culte de Vénus étaient alors sous le
vocable de la Madone ou d'une sainte et, dans chaque cellule de recluse,
brillait une image ou une statuette de la divinité protectrice de la chapelle érotique. Les paysannes de la Pouille donnent encore au membre
viril le nom de *il membro sancto*, lointain souvenir du phallus sacré.

La Femme houspillée par les Pères de l'Eglise (P. 53). — Esope
déjà trouvait à la femme « la tête belle, mais sans cervelle » ; le proverbe
arabe, souvent cité, la caractérise par de longs cheveux et de courtes
idées ; or les Pères de l'Eglise ont encore
renchéri. On vient de lire (p. 283) quelques-
unes de leurs aménités à son adresse ; l'*Eglise
et l'Amour* de notre confrère, le Dr de Régla,
nous aidera à allonger, sans la compléter, la
liste de ces brocards peu galants d'auteurs sacrés et misogynes. Les opinions de ces Pères
psychologues sur « l'éternel féminin » sont
déconcertantes :

On a honte quand on réfléchit à la nature
de la femme (*Clément d'Alexandrie*). — Un
homme sur mille peut être pur ; une femme
jamais (*Grégoire le Thaumaturge*). — La
femme est l'organe du diable (*saint Bernard*)
— Sa voix est le sifflement du serpent (*saint
Antoine*). — La femme est un scorpion (*saint
Bonaventure*) — La fille du mensonge, l'enne-
mie de la paix (*saint Jean d'Amiscine*). — La
femme a le poison de l'aspic, la malice d'un

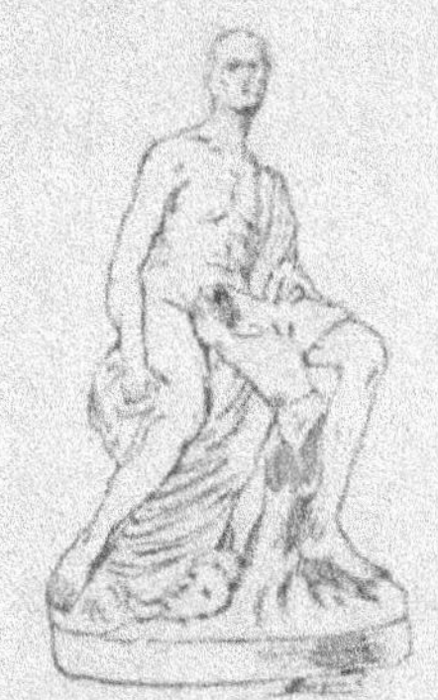

Fig. 227. — Statue de
Voltaire, par Pigalle
(P. 56).

dragon (*saint Grégoire le Grand*). — De toutes les bêtes féroces, la plus
dangereuse est la femme (SAINT JEAN CHRYSOSTOME, *Bouche d'or*), etc.

Les Hindous pensent, comme le sage Salomon, qu'on ne peut compter
sur la chasteté féminine : « Une femme, dit le code religieux des Gen-
toux, n'est jamais satisfaite des approches d'un seul homme ; ainsi que
le feu n'est jamais satisfait du bois qu'on lui donne à dévorer ; ou l'océan,
des fleuves qui s'y engloutissent ; ou l'empire de la mort, des hommes
qui s'y précipitent sans cesse. » Toutes les religions, assaisonnent ainsi
la femme à la sauce piquante.

A notre tour, décochons la flèche du Parthe, lançons une dernière
banderille dans les flancs du minotaure féminin, en complétant la
pensée de *Policke* : « On prend la femme de trois façons : quelquefois
par les sentiments, souvent par la taille et toujours par l'intérêt » *In
cauda scorpionis venenum*.

Organes sacrés devenus honteux (P. 56). — Dès l'origine du
Christianisme, les organes de la génération perdent leur prestige, en
public. Au temps d'Abraham, on prêtait serment en plaçant les mains
sur ses génitoires (*Jereki*).

D'après Dulaure, les prêtres de *Chiven*, le dieu mâle de la religion de
Brahma, se promenaient dans le pays de Canara et agitaient des son-
nettes, « pour appeler les femmes désireuses de leur embrasser pieuse-
ment les parties génitales, » comme une patène. Dans les *Cérémonies
et coutumes religieuses de tous les peuples* (1723), par Bunzen de la

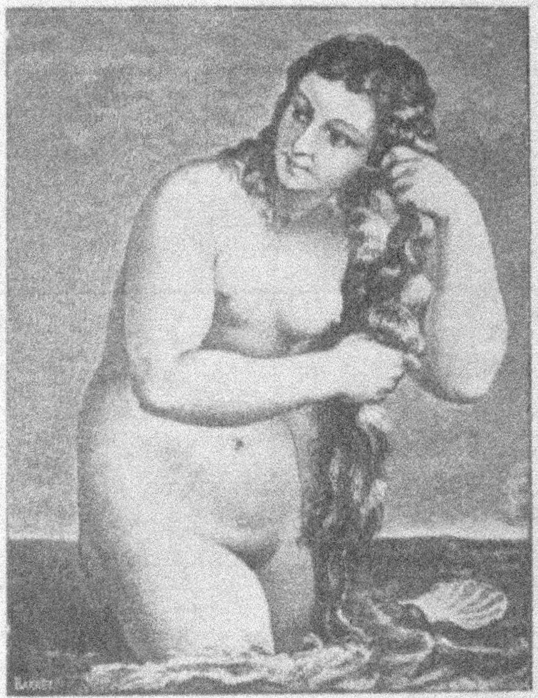

Fig. 255. — *Vénus à la coquille*, du Titien. (P. 235.)

Martinière, illustrées par Bernard Picart, nous voyons (planche 18,
tome 1) une Hindoue, agenouillée devant un fakir nu, ithyphallique ;
elle baise à l'endroit consacré ce Priape en chair et en os, pour obtenir
la guérison de sa stérilité ; encore une variété de la médecine des
signatures ! Guérir le mal par le mâle.

Dans le code des Bramines, il existe un règlement assez singulier
relatif à ces prêtres ; on y lit :

Si un brame, d'un talent médiocre, qui n'est ni savant ni ignorant,
commet un vol qui mérite la mort, le magistrat imprimera sur son front,

avec un fer chaud, la marque de *pudendum muliebre* et il le bannira du royaume (1).

Ici l'image de l'organe féminin devient une flétrissure, comme dans le langage vulgaire, chez les peuples latins, et pourtant :

> Qui que tu sois, voici ton maître ;
> Il l'est, le fut ou le doit être.

Dissolution des cours pontificales et royales (P. 115). — Très curieux le conte des trois « velves » que Brantôme appelle « belles et honnestes » et du Bouchet, « vertueuses, dévotes et chastes » — chaste la comtesse de Chateaubriand, l'amie intime de François Iᵉʳ ! (2) — Nous les avons vues demander à Clément VII, venu à Marseille, en 1533, « faire les nopces de sa nièce (Catherine de Médicis) avec 'M. d'Orléans (le futur Henri II) », une dispense de chair en carême ; leur introducteur, le duc d'Albanie, mystifie le souverain pontife, en lui disant à l'oreille que ces dames sollicitent l'usage de « la chair vive ». Complétons cette histo-riette par un détail, dont nous avons déjà dit deux mots. Depuis saint Louis, un escadron volant ou plutôt un peloton de « filles de joye » suivait la cour dans ses déplacements

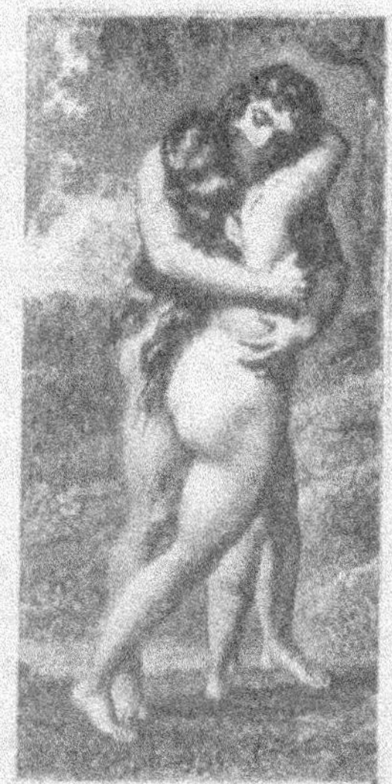

Fig. 259.

et était préposé, sous la surveillance d'une « dame », qui fut Cécile de Viefville en 1540 (3), aux ébats et menus plaisirs des gentilshommes célibataires ou veufs ; elles faisaient donc aussi cortège à la cour de Clément VII qui était confondue avec celle du roi. A bien considérer, ces attachées d'embrassades étaient moins dangereuses pour la moralité publique que les filles de Charlemagne, transformant en bateau de fleurs le palais de leur père ; c'est aussi l'avis de l'auteur des *Amours de François Iᵉʳ* ;

Pape protecteur du nu artistique (P. 119). — Dans la séance du 22 février 1907, la Chambre, bien inspirée, — une fois n'est pas cou-

---

(1) Les mêmes stupidités se rencontrent dans toutes les religions ; nous avons signalé le respect de certains mystiques pour les bestioles, et les Bramins s'enveloppent le nez et la bouche, crainte de tuer quelque insecte en l'avalant ; de plus, ils ont soin de balayer la poussière devant leurs pas pour écarter les petites bêtes sur lesquelles ils pourraient marcher.

(2) Au déclin de sa vie, il eût pu dire, comme plus tard Henri IV, en jouant sur le dernier mot : « Tout mon mal vient de la chair. »

(3) Hauriau, *François Iᵉʳ et sa cour.*

tume, — a renvoyé à la commission, c'est-à-dire blackboulé un projet de loi sur la répression des outrages aux bonnes mœurs, où elle distinguait trop peu nettement la limite entre les bonnes mœurs et les autres.

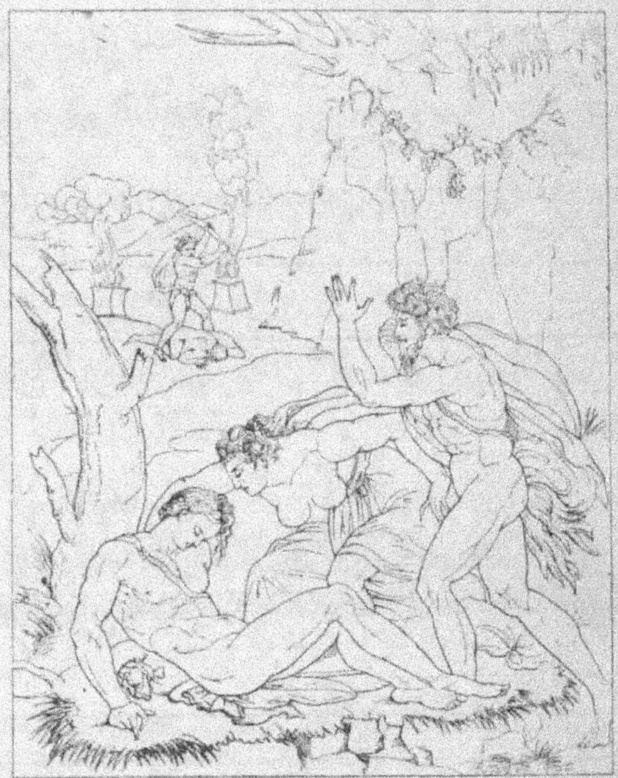

Fig. 260.

M. de Castelnau, qui « s'élève contre tous les despotismes, même contre celui de la vertu (1), » a égayé le débat en rappelant cette anecdote,

(1) Les esprits et les écrivains étroits qui prennent la défense de la vertu, » se sont faits moraux, dit Lescure, faute de pouvoir être amusants. »

L'ennui naquit, un jour, de la moralité.

En effet, les moraux sont moroses et de plus la vertu est insatiable, comme le vice; ainsi le tablier de cuir de la Madeleine, de Canova, lui paraîtra insuffisant; tout au plus serait-elle satisfaite s'il se composait des sept cuirs du bouclier d'Achille. »

qu'on pourrait intituler : *Vous êtes orfèvre, M. Josse !* Un industriel

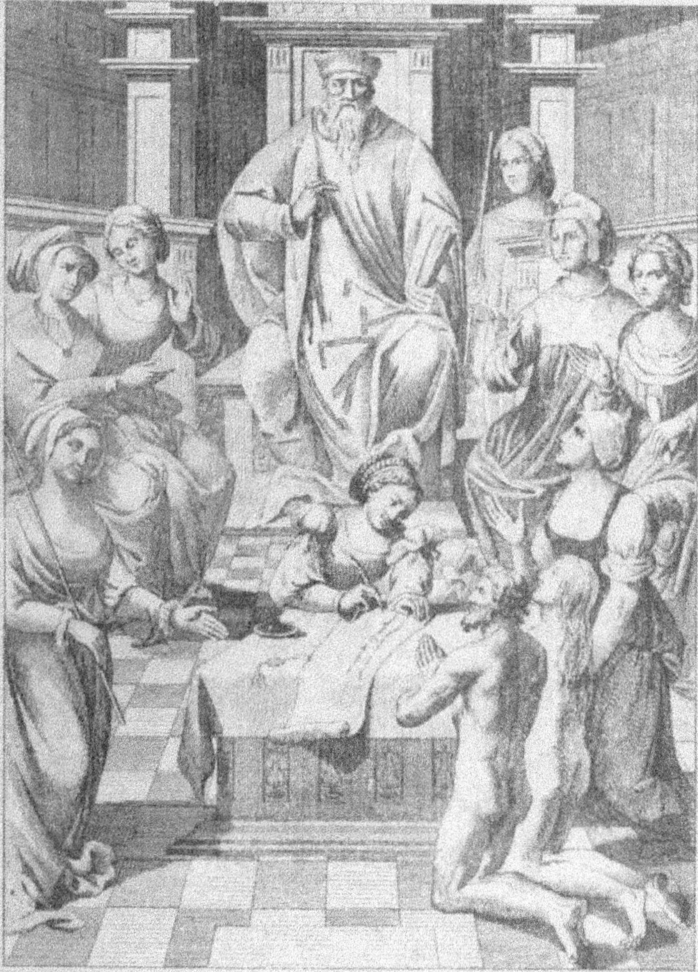

Fig. 261.

était, un jour, reçu par Pie IX — il doit y avoir confusion de nom, car
comment s'agirait-il du pontife qui a transformé en ceps de vigne les

organes des statues — et se plaignait à lui d'avoir vu dans le musée du Vatican des sujets un peu lestes. Pie IX lui répondit, avec sa finesse narquoise : « Vous devez être marchand de toile, pour vouloir ainsi jeter un voile sur tout. »

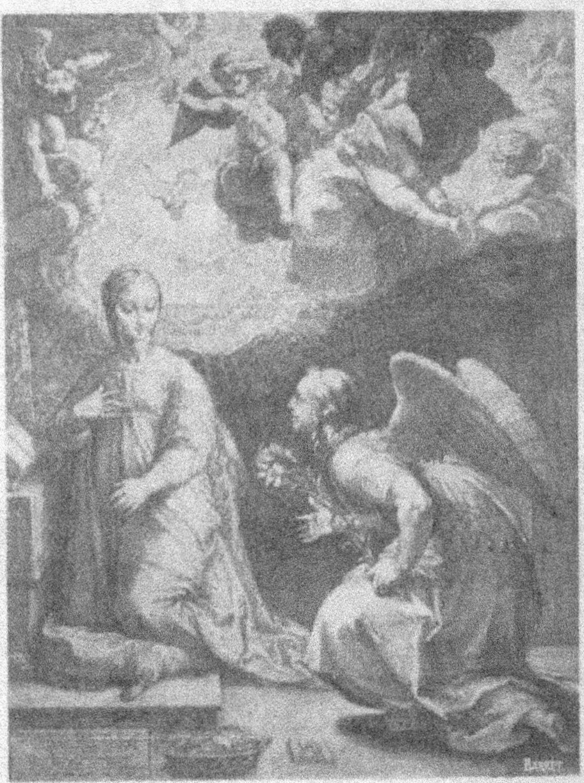

Fig. 204.

Livres d'Heures truqués (P. 175). — Saint Odon et les moines, au moyen âge, se permettaient le poulet, les jours maigres, sous le fallacieux prétexte que les oiseaux et les poissons avaient été créés le même jour ; beaucoup plus tard, dans la *Chronique de Charles IX*, de P. Mérimée, et surtout dans la *Dame de Monsoreau*, de Dumas, le subtil casuiste Gorenflot, l'hôtelier de la *Corne de cerf*, baptise carpe, en carême, le poulet dont une cuisse devient une nageoire ; de même pour les livres de messes, en y regardant de près aux offices, combien en trouverait-on qui n'ont des missels que la couverture ? Qu'il nous suffise de rappeler deux exemples historiques.

Le régent, digne de figurer en tête de ses familiers, les *roués*, dénommés ainsi parce qu'ils les croyaient dignes de la roue, emportait

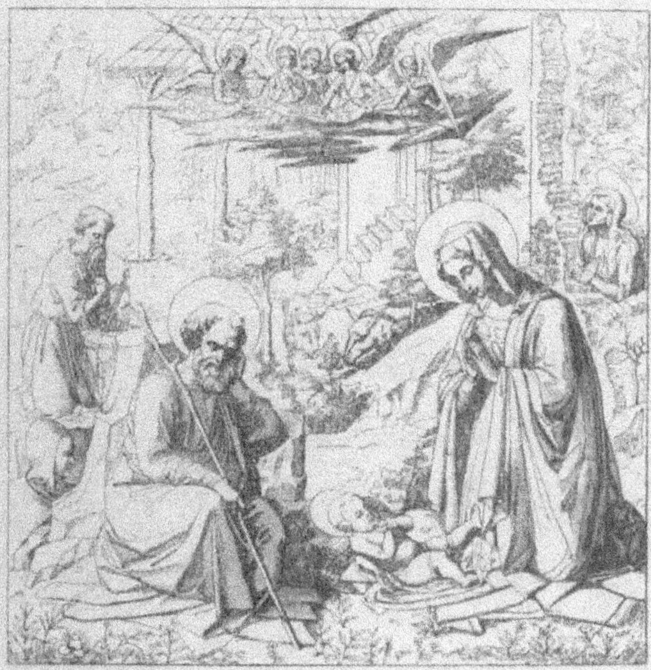

Fig. 263. — *Nativité*, de Filippo Lippi. D'après l'*Hist. des peintres*, de C. Blanc.

un Rabelais à une messe de minuit, en guise de livre de messe, et les Heures de Marie-Antoinette n'était autre que l'*Histoire d'Ernestine*, de Mme Riccoboni. Cela s'appelle, en Italie, *dire l'oraison du singe*. Mme de Boigne cite des exemples aussi édifiants.

Pensée de Luther (P. 202). — Mamelles de femme sont comme mamelles de la terre ; elles doivent pouvoir nourrir l'humanité.

Un tour de Benvenuto (p. 221). — François Ier commanda à Benvenuto Cellini, pendant son court séjour en France, un *Jupiter*, d'argent sur un piédestal d'or ; le maître de l'Olympe tenait, de la main gauche, le globe du monde et lançait la foudre de la dextre. La statue terminée, Benvenuto la fit transporter à Fontainebleau, où était le roi. Celui-ci vint la voir, mais seulement dans la soirée, sur le désir de la duchesse d'Étampes, qui détestait la rude franchise du sculpteur italien et espérait nuire ainsi au jugement de son œuvre. Néanmoins, François Ier s'extasia sur la beauté du *Jupiter*, éclairé à l'aide d'une torche, par l'artiste, auquel nous laissons la parole :

Madame d'Étampes insinua que, de jour, ma statue paraîtrait mille fois moins belle que de nuit, et que, de plus, il fallait considérer que je l'avais couverte d'un voile pour cacher ses défauts. J'avais, en effet, jeté une légère et gracieuse draperie sur mon *Jupiter*, pour lui donner plus de majesté. A peine eut-elle proféré ces mots, que je soulevai le voile et le déchirai avec colère, en découvrant les parties génitales de ma statue. Mme d'Étampes pensa que je n'avais montré cette nudité que pour l'insulter.

Contrairement à la *Vergognosa* du Campo-Santo, de Pise, la dame galante ne put cacher son indignation devant le geste outrageant et audacieux, renouvelé de Cham. Peu s'en fallut que cette exhibition *ab irato* ne coûtât la vie à Cellini. Les courtisans de la duchesse partagèrent l'affront et ne perdirent aucune occasion de nuire à Benvenuto ; Saint-Pol, par exemple, offrit au roi un moyen infaillible de retenir à jamais sur le sol français, selon son désir, « l'artiste incomparable enlevé à l'Italie », c'était de le pendre haut et court comme un vulgaire insolent ; le roi piqué, accorda au flagorneur de la favorite la permission de « brancher » le coupable, mais pas avant qu'il « lui trouvât un artiste de sa taille ».

Phillis callipyge (p. 236). — A propos de ses *Stances, sur une Dame dont la jupe fut retroussée, en versant dans un carrosse, à la campagne*, Voiture a été accusé de « prostituer la chasteté des muses », par un bel et saint esprit de l'école d'Aminte-Cathos ; la pauvre ! elle ne pouvait souffrir la pensée de « coucher contre un homme, vrayement nud ». Voici le corps du délit, l'une des deux poésies finement libertines que commit ce spirituel académicien et qui firent les délices de la cour et de la ville ; à tout péché mignon miséricorde. Donnons à cette « impudicité », peu connue de notre siècle gourmé, la publicité qu'elle mérite ; aussi bien elle tient en germe l'aventure de *Miss Helyett*, la callipyge moderne.

<table>
<tr><td>

Phillis ie suis dessous vos loix
Et sans remède à cette fois,
Mon âme est vostre prisonniere :
Mais sans justice et sans raison,
Vous m'avez pris par le derriere,
N'est-ce pas une trahison ?

</td><td>

Je m'estois gardé de vos yeux ;
Et ce visage gracieux
Qui peut faire paslir le nostre ;
Contre moy n'ayant point d'appas,
Vous m'en avez fait voir un autre,
De quoy ie ne me gardois pas.

</td></tr>
</table>

D'abord il se fit mon vainqueur,
Ses attraits percerent mon cœur,
Ma liberté se vit ravie,
Et le méchant en cet estat,
S'estoit caché toute sa vie,
Pour faire cet assassinat.

Il est vray que ie fus surpris,
Le feu passa dans mes esprits ;
Et mon cœur autresfois superbe,
Humble se rendit à l'Amour,
Quand il vit vostre c..., sur l'herbe,
Faire honte aux rayons du iour.

Le Soleil confus dans les Cieux,
En le voyant si radieux,
Pensa retourner en arriere;
Son feu ne servant plus de rien ;
Mais ayant veu vostre derriere,
Il n'osa plus montrer le sien...

En decouvrant tant de beautez
Les Sylvains furent enchantez,
Et Zephyre voyant encore
D'autres appas que vous avez ;
Mesme en la presence de Flore,
Vous baisa ce que vous sçavez.

La rose, la reine des fleurs,
Perdit ses plus vives couleurs,
De crainte l'œillet devint blesme ;
Et Narcisse alors convaincu,
Oublia l'amour de soy-mesme,
Pour se mirer en vostre c...

Aussi rien n'est si precieux,
Et la clarté de vos beaux yeux,
Vostre teint qui iamais ne change,
Et le reste de vos appas,
Ne meritent point de loüange,
Qu'alors qu'il ne se montre pas.

On m'a dit qu'il a des defaux,
Qui me causeront mille maux,
Car il est farouche a merveilles ;
Il est dur comme un diamant,
Il est sans yeux et sans oreilles,
Et ne parle que rarement.

Mais je l'aime, et je veux que mes vers,
Par tous les coins de l'Univers,
En facent vivre la memoire,
Et ne veux penser desormais
Qu'a chanter dignement la gloire
Du plus beau c... qui fut iamais.

Philis cachez bien ces appas,
Les mortels ne dureroient pas,
Si ces beautez estoient sans voiles ;
Les Dieux qui regnent dessus nous,
Assis là haut sur les Estoilles,
Ont un moins beau siege que vous.

Adam et Eve (p. 278). — Les artistes ont surtout recours à l'attitude, pour dissimuler « les parties qu'on ne nomme pas »; la gravure de Caron et Lalaisse (fig. 259) en est un des meilleurs exemples. Dans *Adam et Eve pleurant la mort d'Abel* (fig. 260), Michel-Ange obtient le même résultat pour le père et le fils, par un artifice analogue ; en dépit de la peau de « chauffeur » d'*Adam*, qui vole au vent ; quant à *Eve*, il l'a affublée d'une jupe, sans corsage, et cependant, à part ses mamelles débordantes, elle n'a rien de saillant à cacher, pas même sa honte d'avoir « empaumé » *Adam* ; mais a-t-on jamais rencontré une femme qui se reconnaisse, un tort ! Le beau sexe, on le sait, a un faible pour les confitures et la pommade, prises au propre et au figuré.

La figure symbolique 261 nous est tombée sous la main sans autre indication; elle servait vraisemblablement de frontispice à un ouvrage dogmatique du xvi⁰ siècle. Le sujet de la composition nous semble aussi obscur que son origine. A en juger sur les apparences, Adam et Ève sont appelés à comparoître devant un tribunal féminin, sous la présidence d'un vénérable vieillard, pour se disculper de l'accusation portée contre eux par la vindicte publique. Une huissière invite les prévenus à répondre à l'interrogatoire ; ils sont assistés d'une avocate d'office et agenouillés devant une jeune greffière souriante, à qui le costume d'Adam et ses pièces à conviction semblent donner des

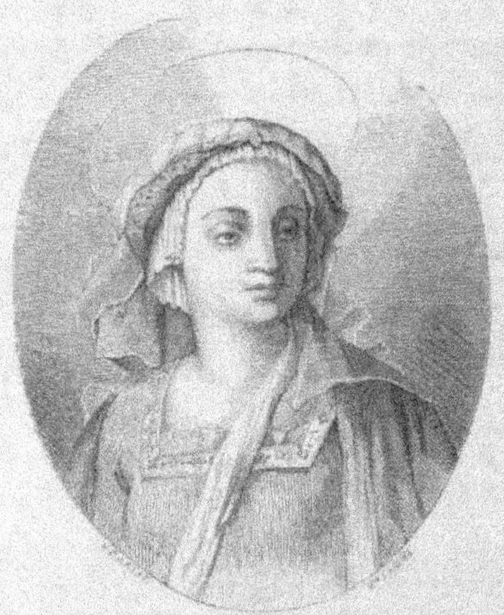

Fig. 261.

distractions. Bien différente est l'attitude sévère des quatre assesseuses de cette affaire croustillante qui ne paraissent pas disposées à admettre de circonstances atténuantes.

Annonciation. — La figure 262 est la reproduction du curieux tableau de Hœffer, dont il est parlé p. 363.

> *Gaude, Virgo, Mater Christi,*
> *Quæ per aurem concepisti...*

Ce début de vieux cantique et un couplet d'un *Noël Bourguignon*, de La Monnoye[1], autorisèrent Molière à faire dire à Arnolphe, dépeignant la candeur de son Agnès :

[1] L'ainge echevan ce prepo,   Ses antraille fremissire,
Mairie, etrainge merveille,   Du Varbe au-dedans logé
An concevi pe l'oraille   Et dans trois mois quemancire
Le fi de Dei tô d'un cô   At Santi l'anfan roge.

L'autre jour, pourrait-on se le persuader,
Elle étoit fort en peine, et vint me demander,
Avec une innocence à nulle autre pareille,
Si les enfans qu'on fait se faisoient par l'oreille !

Joseph, le mari présomptif de la Vierge, qui joue le rôle effacé de « père » de Jésus, dans les tableaux religieux où sa silhouette est toujours

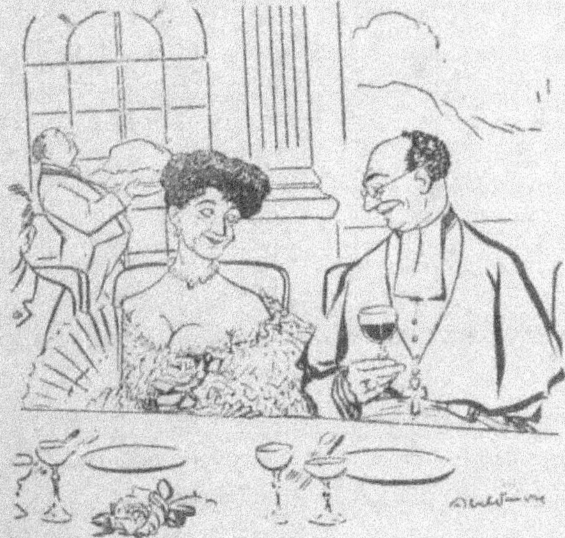

Fig. 265. — Tirée du *Journal*

enveloppée d'un clair-obscur discret, n'est jamais présent à l'*Annonciation*, ou du moins, n'y figure qu'à l'état de « compère ». A ce moment, en effet, il s'éclipse ; peut-être son épouse l'a-t-elle envoyé chercher « deux sous de lait dans une assiette plate », pour prolonger son absence, le temps nécessaire à la confection ou la conception de leur fils. Est-ce en pensant à cet ostracisme du précurseur d'Arnolphe que La Bruyère écrivait : « Il y a telle femme qui anéantit ou qui enterre son mari au point qu'il n'en est fait dans le monde aucune mention » ? Un bon charpentier, dit-on, ne fait jamais d'éclats.

Nativité (p. 305). — Vers 1458, le carme Filippo Lippi entreprit, pour les religieuses du couvent de Sainte-Marguerite, de Prato, près de Florence, une *Nativité* (fig. 263), que possède le Louvre et qui devait décorer le maître-autel de leur chapelle ; l'artiste demanda, pour la figure de la Vierge, une jeune pensionnaire, Lucrezia Buti (fig. 264), qu'il avait remarquée et dont il fit le portrait. Le tableau terminé, le peintre religieux enleva son modèle, qui lui donna, en 1460, un fils, Filippino Lippi. N'est-ce pas en prévision de cet événement qu'il l'avait représentée agenouillée devant le divin Jésus, à sa naissance ?

La genèse cythéréenne de ce tableau pseudo-religieux et l'attitude embarrassée des personnages, auxquels la pensée substitue les protagonistes de cette idyle conventuelle, évoquent à l'esprit le *tiet motif* de l'*Amant timide* d'Hégésippe :

LUCREZIA

Qu'avons-nous fait là, grands dieux ?

FILIPPO

Oh ! rien qu'un enfant, Madame,
Oh ! rien qu'un enfant... ou deux !

Mot de la fin. — Un croquis humoristique d'Abel Faivre (fig. 265), « la Cène à faire », montre un prélat à table, non sainte, en communion sous les deux espèces, le verre en main « ceci est mon sang », l'œil braqué sur les fortes miches « ceci est ma chair » de sa voisine, avec qui il échange de libres paroles :

— Je suis ravie, Monseigneur, de me trouver à côté de Votre Éminence.

— Et moi, Madame la duchesse, si près des vôtres.

P. S. — A propos de la tache d'encre du groupe de Carpeaux, nous avons observé que ce procédé était familier aux Italiens. D'ailleurs nous avons mieux désormais en France. Depuis les « Inventaires », les croyants, inspirés d'Ézéchiel sans doute, ont adopté une matière qui est chez eux, semble-t-il, en grande odeur de sainteté. Tel, par exemple, l'abbé Simon Trilhe, secrétaire général de l'Archevêché à Auch, qui, à plusieurs reprises, barbouilla de matières fécales l'huis de M. Desmars, secrétaire général, lui aussi, mais de la préfecture du Gers ; le tribunal accordera généreusement des circonstances atténuantes à l'irascible récidiviste chanoine, car, si le mot a coûté la vie à Cambronne, la chose porte bonheur, assure la sagesse des nations.

Un autre acte de vandalisme vient d'être commis à Beauvais, sur une fontaine due au ciseau d'Henri Greber et représentant la *Naissance de Vénus*. Le haut de la tête, le nez et le coude droit de la déesse de l'amour physique ont été mutilés, vraisemblablement par un adepte des effusions mystiques, qui a fait vœu de chasteté et n'admet que le nu des murs d'églises ou celui des seins de la *Santissima*.

ORDRE DES MATIÈRES

LIVRE II. — **Littérature et éloquence religieuses.**

LIVRE III. — Iconographie religieuse

ÉVREUX, IMPRIMERIE CH. HÉRISSEY ET FILS

AVANT-PROPOS

LES SEINS AU PRÉTOIRE

PLAIDOYER *Pro domo sua*

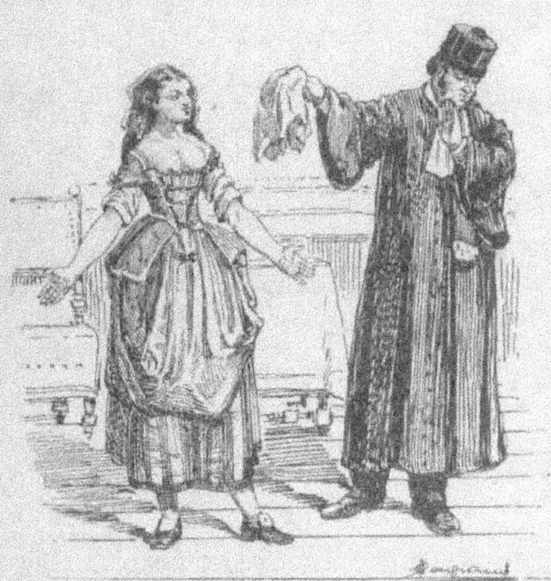

Maître Tartuffe (Acte III, Scène II).

Il est fort désagréable de s'attarder à parler de soi dans l'Avant-Propos d'un ouvrage où l'on doit étudier une question d'un vif intérêt.

Aussi aborderions-nous de suite notre sujet, sans souci de querelles privées, si nous n'avions été précisément attaqué dans la dignité de notre œuvre et dans la moralité de notre dessein. Nous nous permettons donc de porter à la connaissance de nos fidèles lecteurs un débat qui les intéresse directement, et dont ils seront d'autant meilleurs juges qu'ils en connaissent tous les éléments, c'est-à-dire nos ouvrages. Ils comprendront que nous ne pouvions laisser passer sans protestation des attaques injustifiées contre notre œuvre et toute une vie de labeur désintéressé.

Certes, nous n'avons à répondre ici qu'à des « paroles d'Avocat », assez peu dignes d'être prises en considération. Peut-être eût-il suffi de dire regarde et passe ou de rappeler que « les injures suivent la loi de la chute des corps », qu'elles « ne frappent que lorsqu'elles tombent de haut »(1). Mais le dédain n'est pas toujours une arme suffisante, et certaines insinuations demandent une riposte directe. Aussi avons-nous toute assurance que nos lecteurs nous excuseront de cette explication nécessaire, que nous nous devons et que nous leur devons.

_

C'est à l'occasion d'un procès au civil, en province, que nous avons vu s'élever contre nos ouvrages — Qui l'eût dit? Qui l'eût cru? — des attaques déloyales et des imputations calomnieuses, dont nous ne saurions faire trop complète justice. Nous nous présentions comme témoin à décharge, en faveur d'une honnête mère de famille qui n'avait d'autre tort que d'avoir cessé de plaire.

Notre témoignage, porté en toute sincérité de conscience, n'eut pas le don d'être agréable à l'Avocat de la partie adverse, M⁰ X..., qui, invoquant les « droits imprescriptibles de la défense »(2), donna libre carrière à sa verve gouailleuse contre notre œuvre. Nous déclarions innocemment n'avoir jamais constaté chez la personne incriminée la moindre manifestation de « l'injure grave » dont on l'accusait. Mais de quelle valeur

<hr>

(1) Le mot est de Dupin, un Avocat précisément.

(2) « Qu'on vous décrie, » dit de Villemessant, « qu'on vous diffame, qu'on vous calomnie, qu'on vous traîne dans la boue, qu'on vous assoie sur la sellette, tout est permis, c'est le droit sacré de la défense ! »

pouvant être une telle déclaration dans la bouche d'un témoin de Moralité, dont les écrits n'étaient qu'un tissu de récits impudiques.

Où l'honnêteté souffre et la pudeur gémit!

Ne venions-nous pas de composer sur les *Seins et l'Allaitement* une série d'ouvrages d'une immoralité révoltante? Bref, l'Avocat en question nous travestit en pornographe (1) achevé, dont le témoignage favorable devait être considéré plutôt comme une charge accablante.

(1) Parbleu, le mot n'a pas été prononcé, mais tel est bien le sens de l'accusation portée contre nous. Il serait d'ailleurs curieux de se demander quelle est celle de nos gloires littéraires qui n'a pas eu à subir des attaques analogues de la part de censeurs ridicules et hypocrites. Ces gens affectent la recherche des périphrases, celle des mots « incommodes » ou « chastrés », comme *mûres* pour confitures. Ils ne se choquent pas des mots « enveloppés », maquillés, mais ils se fâchent d'un « mot de gueule »; ils disent un *fond* d'artichaud; ils évitent de regarder une épée nue; ils trouvent l'*Avare*, de Molière, inconvenant parce qu'on n'y parle que d'écus; etc. Rangeons aussi dans cette galerie de grotesques, ce sot bourgeois, des Goncourt, qui interdit à sa femme les écrevisses bordelaises, « convaincu que c'est un manger de lorette! » *Stultorum infinitus est numerus*, dit le sage Salomon.

Se souvient-on que l'Académie, pour complaire à son envieux fondateur, accusa le *Cid* d'immoralité et que de « vertueux » censeurs proclamèrent obscène la *Sainte Théodore*, du père de la tragédie française? Ne s'est-il pas rencontré un Lebrun (donnez-moi l'onction de ce nom!), pour publier, en 1846, une « édition épurée » de Corneille! Cet aïeul du rocher de *Flers* 117 est, avant tout, pour la Morale; il a supprimé, avoue-t-il avec inconscience, « les expressions sentimentales, dangereuses pour la paix du cœur » et les a remplacées par des équivalents; c'est ainsi que « la mort de votre amant » devient « la mort d'un combattant »; « ô ton Rodrigue », « don Rodrigue »; « ma Chimène », « Ah! Chimène »; ce vers:

Ma tête est à vos pieds, vengez-vous par vos mains

est remplacé d'avantageuse manière:

Rodrigue est à vos pieds, vengez-vous par ses mains!

Nous demanderons avec M. Andrieux: « En quoi, s'il vous plaît, *Ma tête est à vos pieds* est-il *Shoking*? Une tête d'homme aux pieds d'une femme ne peut éveiller d'idées folichonnes que si cette femme est en train d'escalader l'impériale d'un omnibus... » De même, au lendemain de *Lucrèce Borgia*, un pertaillon de sacristie a bavé sur Victor Hugo, qu'il définit:

Un Homère assidu de la fille de joie.

A l'apparition des *Chansons des rues et des bois*, un autre disciple de Basile, passe le « Jupiter du romantisme » au fil de sa plume venimeuse; « M. Victor Hugo, cassé par la débauche, n'ayant plus un cheveu sur la tête ni une dent dans la bouche, vient de publier un livre obscène... » Vous le voyez, on est toujours le pornographe de quelqu'un.

Citerons-nous encore quelques exemples d'escobarderie publique? N'a-t-on pas

Il appuya son dire sur quelques citations tronquées de nos ouvrages,

entendu Lamartine, qui faisait « de sa lyre une drôlerie », traiter d' « infâme cynique » le précurseur de la Révolution, l'auteur du « divin » *Pantagruel*, l'épithète est de Proudhon ? Mais cet Alphonse — le bien nommé — ce « gentilhomme sous-marin », *desiit in piscem*, trouva lui-même un censeur dans sa femme, une puritaine d'outre-Manche, qui lui offrit sa main et sa bourse : elle fit retirer certain passage du *Lys* et remplacer le fameux « Ils ont aimé » par un « Ils ont passé » beaucoup moins compromettant. « Un pur trouve toujours un plus pur qui l'épure ».

Elle est loin l'époque où Joseph II, d'Autriche, après avoir lu la *Pornographe*, un véritable code de Cythère, envoyait à son auteur, Restif de La Bretonne, son portrait sur une tabatière enrichie de diamants, et dedans, un diplôme de baron. Hélas ! trois fois hélas ! nous ne sommes plus au siècle de Voltaire, mais à celui de Basile et de Tartufe !

Au fond, la plupart de ces critiques, dirigées contre les écrivains au nom de la Morale, partent d'un profond loyolisme, qui n'a rien de commun avec le loyalisme. Telles attaques doivent d'autant moins nous surprendre aujourd'hui que le jésuitisme triomphe en tout lieu et qu'il préside à l'éducation de la jeunesse des Écoles.

Voyez, par exemple, l'École Polytechnique, d'où surgissaient naguère des martyrs de la liberté, comme Vanneau, qui fut tué le 29 juillet 1830. N'est-elle pas devenue une succursale de l'École de la rue des Postes, sa voisine, et, en cas de nouveau conflit populaire, n'est-ce pas du côté des canons de l'Église que nous la verrions se ranger ? N'a-t-elle pas expulsé de son sein l'honnête Dr Grimaud, professeur de chimie — qui en est mort — pour avoir déposé, selon sa conscience et aussi selon la Justice et la Vérité, dans l' « Affaire » ? Et pourtant le Jésus, que ces hiboux prétendent servir — mais dont ils se servent plutôt — n'a-t-il pas dit à Matthieu, dans son sermon sur la montagne : « Heureux ceux qui seront persécutés pour la Justice, car le royaume des cieux est à eux », et non par aux persécuteurs. Voulez-vous une autre preuve du cléricalisme de cette École ? Allez à Saint-Étienne-du-Mont, vous y remarquerez à la chapelle des Âmes *du purgatoire*, une plaque commémorative de son centenaire, célébré en cette église le 17 mai 1894 !

Se rendent-ils compte, ces futurs ingénieurs de l'État, qu'ils emboîtent le pas à ce prêtre breton, contempteur de la science et du progrès, *sancta simplicitas*, qui, s'inspirant d'un mandement de Mgr Mathieu, archevêque de Reims, où celui-ci s'élevait contre les chemins de fer, tua, à coups de fusil, un malheureux chef d'équipe, venu dans sa paroisse pour commencer les travaux de construction de la ligne de Paris à Brest ? Le Dr G. Delaunay, de qui nous tenons ces détails, assure que ce crime, commis sous l'Empire, demeura toujours impuni ; les cléricaux sont hors la loi — « La boue paraît blanche sur le noir », a dit Claude Tillier — et puis Pie IX n'était-il pas le parrain du Prince Impérial ? Napoléon III ne terminait-il pas ses missives au Saint-Père par cette marque de respect filial : « De votre Sainteté, votre dévot fils ? » Parenté oblige, dira-t-on. D'ailleurs la Bretagne « catholique » en est encore à l'âge du renne et la capitale de l'ancien duché ne pouvait être mieux nommée.

Les autres Écoles, à peu de chose près, sont logées à la même enseigne que Polytechnique. « On a quelquefois donné le nom de séminaire à l'École Normale, dit le cardinal Mathieu, dans son discours académique, vingt-sept prêtres en sont sortis, dont un missionnaire en Chine, le P. Combier et un martyr de la Commune, le P. Olivaint » ; ajoutons son prédécesseur à l'Académie, le cardinal Perraud. Et cependant, c'est là, peut-être, notre École où l'esprit est le plus libéral.

Pour Saint-Cyr, ce n'est pas d'aujourd'hui que date l'union du sabre et du goupillon ; cette École est toujours placée sous l'ombre tutélaire de la Veuve Scarron, dont le plus beau titre de gloire fut la persécution de ses anciens coreligionnaires ; digne émule sur ce point d'une autre dame galante et sanguinaire, Veuve aussi d'un époux « tolérant », de Brézé.

Quant aux Écoles de droit, ce sont, nul ne l'ignore, autant de pépinières d'ardents catholiques romains, férus surtout du droit canonique. Oyez ce qui vient de se passer (février 1907), en Normandie, le paradis de la chicane : Le barreau de Lisieux a refusé de se faire représenter aux obsèques civiles d'un collègue, Edmond Groult, parce que ces

dont il travestissait le caractère, *omnis homo mendax* (1); et cette tactique, qui ne lui fit pas gagner sa cause, n'est guère faite pour lui concilier l'estime des honnêtes gens. On ne saurait, en effet, approuver de tels procédés; et dès lors, n'est-il pas plaisant que l'homme qui en use vienne se poser en défenseur de la Morale menacée ?

Laissons de côté, pour l'instant, le caractère de nos ouvrages et ne considérons que celui de l'Avocat. Notre qualité d'écrivain scientifique fait de nous un témoin d'une autorité douteuse, selon Maître X ; mais la profession de Maître X permet-elle d'attribuer la moindre valeur à son dire, et lui donne-t-elle une aptitude spéciale à définir la Moralité ?

**
*

N'est-ce pas, en effet, la caractéristique de la profession d'Avocat qu'elle abolit au sens de celui qui l'exerce, toute distinction entre le Pour et le Contre, le Vrai et le Faux, le Bien et le Mal ? La règle élémentaire de l'art veut qu'on n'y admette d'autre table de valeur qu'une table de valeur monétaire, et qu'on ne tienne compte d'aucun autre argument que la bourse qui paie, *argumentum ad crumenam*, « l'argument sans réplique » de Basile. Et c'est un fait avéré que Maître X excelle en son art (2). Nous n'en avons que plus de droits à le récuser comme défenseur de la Morale. Au reste, que Maître X se rassure ; nous n'aurons pas la cruauté d'aller chercher, à notre tour, dans ses

telles toques et empanachés considèrent qu' « une inhumation civile est une manifestation anti-religieuse » ; *ib.* nos ...

Et le Corps médical, lui-même, si sceptique naguère, se désagrège chaque jour, rongé par le ver clérical. Notons, en passant, que la chapelle de Saint-Luc, au Sacré-Cœur, a été vouée à l' « Association des médecins chrétiens ». Eu égard à l'anagramme du nom de ce saint, on conviendra que nos pieux confrères ne pouvaient choisir avec plus de fondement leur patronage.

N'avons-nous donc pas raison d'entonner le *De profundis* sur le siècle de Voltaire ? « Ça marche ! Ça marche ! » pourrait continuer à murmurer Rodin, le représentant de la Compagnie de Jésus dans le *Juif errant*. En effet, tous les chemins des Écoliers conduisent à Rome.

(1) « Dans l'ardeur du travail, dit M. Raymond Poincaré de Waldeck-Rousseau, l'un des défenseurs du *Petit ...*, l'Avocat arrive trop souvent à confondre le sophisme avec le raisonnement... ». Or le sophisme n'est autre chose qu'un faux raisonnement avec l'intention d'induire en erreur. On n'est jamais trahi que par les siens.

(2) « Dans notre métier, dit M. Agé de la *Maison des Juges*, la bonne foi n'est pas nécessaire... je dirai même qu'elle est nuisible. Elle empêche de voir clair dans les intérêts du client... En n'acceptant que les affaires honorables, il n'y aurait jamais qu'un Avocat à la barre et il y en a toujours deux qui prétendent, chacun, que l'affaire de l'autre n'est pas honorable du tout ! »

ouvrages(1) de quoi le confondre, estimant que ses actes le condamnent
suffisamment. Aussi bien de plus grands esprits qu'il ne l'est nous ont
dit ce que nous devions penser de sa profession prétendue libérale —
qui exclue, cependant, la moindre libéralité. Nous trouverons dans leur
jugement l'expression de la méfiance qu'elle a toujours inspirée, et
Maître X aura grand profit à se pénétrer de ces critiques sévères mais
justes, chaque fois qu'il aura quelque démangeaison de se poser en
arbitre suprême du Bien et du Mal.

Hélas ! ce n'est pas d'hier que Quevedo disait des Avocats : « Il s'en
trouve toujours qui défendent les coupables, pourvu qu'ils aient de
quoi payer les menteries et les absurdités qu'ils inventent, dans le
dessein d'anéantir la vérité et de faire valoir le mensonge. » Et Mme de
Girardin stigmatisait assez joliment leur faconde, en nous disant que
« c'est précisément parce qu'il n'a de conviction en rien que l'Avocat
est toujours si admirablement prêt à parler de tout ». C'est dire assez
combien il diffère de l'honnête homme qui n'a qu'une conviction et
qu'une parole pour le servir. Ce Corps a si mauvaise réputation qu'on
trouve presque admirable que quelqu'un de ses membres puisse échapper
à la fâcheuse influence qui en émane : découvrit-on jadis parmi les Avocats un homme de bonne foi ? On en fit aussitôt un saint. C'est l'histoire de l'Avocat Yves, que nous racontons à Maître X, de l'Avocat
canonisé comme le seul honnête homme de son Ordre, et dont les
chants populaires célébraient ainsi les mérites :

> *Sanctus Yvo erat Brito*
> *Advocatus et non latro,*
> *Res stupenda populo !*

Saint Yves est assurément l'exception qui confirme la Règle ; mais

---

(1) D'ailleurs, notre rigide Zoïle, persuadé que les bons onguents sont dans les
petits pots, *pauca sed bona*, n'a pour tout bagage littéraire qu'un seul opuscule, le
« livre de chevet » idéal, dans ce sens qu'il invite au sommeil. Il lui servira cependant
de talisman pour franchir le seuil de l'Académie, qui a été et est restée une « chapelle »
— celle du collège des Quatre-Nations — où sa place est marquée : le fauteuil de Fer-
dinand-le-Catholique, prophète de la « faillite de la science », lui tend les bras, entre
François-la-Bonne-Souffrance et le cardinal « vert » Mathieu, apologiste des « triomphes
quotidiens de la science » qui lui servira de Petit Chaperon rouge, tandis que le bienheureux récipiendaire fredonnera gaiement, sur un air connu :

> Tiens, voilà Mathieu !
> Comment vas-tu, ma vieille ?

nous inclinons fort à penser qu'il fut bien l'unique exception. Cependant, ces accusations que nous rappelons sont-elles assez graves ? En vérité nous ne le croyons pas. Louis de Cormenin reprochait aux Avocats de « parler pour qui veut, tant qu'on veut, sur tout ce qu'on veut ». Ajouterons-nous qu'ils parlent aussi sur ce qu'on voudrait leur voir taire, et qu'ils oublient trop souvent que certaines choses commandent le silence et le respect ? Ils soulèvent les voiles les plus sacrées ; ils pénètrent en cambrioleurs au plus intime de la vie et des consciences ; parfois ils font pis encore, car ils ne sauraient retenir un trait acéré capable d'amuser la galerie, même s'il doit blesser au cœur. Et tout ce mal, toutes ces injustices, au profit de qui les commettent-ils ? C'est une triste nécessité de la prostitution de la parole au plus offrant, qu'elle s'emploie presque toujours à la défense d'individus riches(1) et haut placés, dont la Moralité est souvent suspecte, monstres d'égoïsme et de suffisance béate, dont l'indignité éclate à tous les yeux qui ne sont pas aveuglés par l'éclat de l'or(2). Et vraiment,

(1) Crésus voués au culte ithyphallique de Plutus, Bacchus et Vénus ; ventrus, repus, cossus et souvent cocus. « Ça porte bonheur », assure la sagesse des nations ; l'« Infortuna », en effet, conduit à la Fortune. Un audacieux paradoxe soutient même qu'une épouse qui n'assure pas « l'honneur » de son époux manque de tendresse à son égard, car elle ne fait rien pour assurer son « bonheur ». Aussi les fronts paraphés ou ramés d'Actéon et les « Joûtysss de l'amour » se rencontrent-ils surtout chez les ploutocrates, comme le rappelle cet impromptu à intention épigrammatique, qui vise l'un d'eux. *Fenum habet in cornu* et dans ses bottes :

> L'infortune de vous... Gogo,
> Vivant au sein de l'opulence,
> Prouve que, dans le cornuage,
> Cornus sont cornus d'abondance.

(2) Théophile Gautier, qui connaissait bien cette tare morale, l'a stigmatisée de la belle façon, dans un quatrain peu connu et que Maître X doit ignorer, car il fait partie des œuvres *badines* du poète :

> Hypocrisie et vice vrai, c'est bien là le monde !
> Belles maximes et grands airs
> Jetés comme un manteau sur la craque immonde
> D'un cœur tout gangrené de vers.

Grâce à l'exercice de notre coupable industrie, nous connaissons, Dieu nous pardonne, l'un des bas « ventres dorés » de cette brillante cohorte de « cœurs cornis » ci-ripolin de l'honorabilité. Ce « pourceau de troupeau d'Épicure », *Epicuri de grege porcus*, plusieurs fois millionnaire, non content d'apporter à sa femme les *pedicali pubis* de ses malpropres maîtresses, voulait encore lui faire partager un autre cadeau de « noces », leurs gonocoques virulents, en la sommant, mais inutilement d'ailleurs à la suite de nos instructions, d'avoir à remplir ses devoirs conjugaux. La maxime favorite et cynique de ce joli grand monde est celle-ci : « Avec de l'argent, on obtient tout ce qu'on désire — et même ce que l'on ne désire pas — il suffit d'y mettre le prix ! »

Maître X, les considérez-vous comme gens honorables, ces « fils à papa », dont « les valeurs n'attendent pas le nombre des années », qui vous achètent un brevet de Moralité, et pour qui vous tissez dans vos discours une belle robe d'innocence, sans tenir compte de l'avertissement des *Provinciales* : « Qui veut faire l'ange fait la bête » ? Oubliez-vous ce mot terrible et si juste de Bourdaloue, qu'il y a toujours à l'origine des grandes fortunes « des choses qui font frémir » (1), tant leur acquisition suppose de basses pratiques et de rapines ? Ou considérez-vous comme moins criminels ceux qui se contentent de jouir d'une fortune qu'ils n'ont point constituée eux-mêmes ? Par leur jouissance du profit du crime, ne deviennent-ils pas complices du crime ; sans compter que leur vie sereine d' « Inutiles » n'étant rendue possible que par le travail d'autrui, et grâce à la rançon de la misère, ils perpétuent l'iniquité sociale, sans que le moindre scrupule vienne jamais les émouvoir.

Dans son ardeur à défendre ses clients, Maître X va jusqu'à confondre leur cause avec celle de la Morale éternelle, et c'est un grand honneur qu'il fait à celle-ci. Il se proclame son chevalier servant ; il brandit en son nom le glaive de l'Archange ! Maître X ne devrait-il pas se contenter de plaider et de perdre les causes qu'on lui confie ; faut-il qu'il prenne en main les intérêts de la Morale, qui certainement n'a pas fait appel à son ministère et qui n'a rien à voir avec lui ?

Tenez, Maître X, voulez-vous un sage conseil, que nous vous donnons par pure bonté d'âme ? « Ceci n'est pas dans la nature de votre talent », dirait Mme de Staël ; contentez-vous d'une gloire plus modeste que ne dédaignait point Basile. Vous souvient-il que ce cher homme avait retourné à son usage un certain nombre de proverbes usés (2) qui prenaient ainsi un sens plus frappant, et qu'il en était très

<hr>

(1) Paraphrase de cette réflexion de Ménandre : « Jamais homme de probité ne s'enrichit subitement. »

Nous connaissons l'étalon de l'honneur, selon l'archevêque de Reims, Le Tellier : ce prélat ne prétendait-il pas qu'on ne pouvait être « honnête homme », à moins d'avoir dix mille livres de rentes ? C'était l'avis du marquis de Conflans, qui fit à Louis XVI ce cynique aveu : « Il est vrai que j'ai pillé comme un autre ; mais depuis que j'ai deux cent mille livres de rentes, je suis devenu un honnête homme ! »

(2) Médius, le chef des flatteurs d'Alexandre, ordonnait à ses suppôts de calomnier hardiment les honnêtes gens de l'entourage du roi, en leur disant que « quand la plaie se guérirait, la cicatrice en resterait toujours ». Ses émules n'ignorent pas non plus que, comme le charbon, la calomnie noircit quand elle ne brûle pas. D'où la nécessité de s'élever contre elle.

fier ? Vous lui ressemblez, en prouvant chaque jour que la parole est d'or et le silence même pas d'argent. Encore une fois, contentez-vous de cette gloire, elle est grande ; mais abandonnez votre prétention à représenter parmi les hommes les intérêts de la Moralité.

*
* *

Supposons pourtant que l'autorité ne manquât pas totalement à Maître X dans le ministère qu'il assume : ne suffit-il pas d'une intelligence élémentaire pour comprendre qu'il n'y a pas de jugement de Moralité ou d'Immoralité à porter sur des œuvres scientifiques, comme en général sur la plupart des productions de l'esprit : « Le protocole de la Moralité est encore à établir », pensent les Goncourt. Avant eux, une autorité de l'Église, saint Augustin, n'a-t-il pas dit aussi : « Le scandale n'existe que dans l'impureté de leur cœur. » Et en fait, une œuvre d'art sincère qui fixe les lignes et les formes de la Nature, n'est pas plus immorale que la Nature elle-même. Ou bien dites-nous, Maître X, y aurait-il quelque subtile immoralité inhérente aux formes naturelles ? Auquel cas vous seriez contraint d'avouer que le Maître Souverain fut indécent en créant Ève (1), chose fâcheuse pour un bon croyant comme vous ! Et l'œuvre d'art qui traduit la forme est-elle immorale de ce fait ? Voyons, répondez, Maître X, et désirez-vous qu'on blanchisse à la chaux la galerie des Rubens, au Louvre, où l'on voit assurément plus de seins que vous n'en trouverez jamais dans aucun de nos ouvrages ?

Croyez-vous enfin que la Médecine, qui étudie scientifiquement ces formes naturelles et leur constitution intime, soit particulièrement

---

(1) C'est à l'intention de vos paroles en mentalité, Maître X, qu'Henry Salomon a aiguisé ce trait :

> Le Beau, dites-vous, nous élève,
> Et l'honneur nous naquit du Nu ;
> Le Maître donc, en créant Ève,
> Fut indécent, c'est convenu.

Et Huysmans, ce bénédictin laïque, à jamais imprégné de ses origines zolistes, — sa robe de Nessus, — renchérit encore, dans *La Cathédrale*, par cette brutale mais judicieuse boutade :

Il suffit qu'une œuvre ne se contente plus de raconter de simples historiettes ou d'aimables mensonges, se terminant par des conclusions de vertu récompensée et de vice puni, pour qu'aussitôt la pudeur de la bienmoralité se mît à braire.

immorale, et qu'on puisse davantage tenir rigueur au savant qui approfondit les mystères de l'organisme, qu'au sculpteur ou au peintre qui nous rendent les apparences des corps ?

Vous allez nous objecter que nous enregistrons dans nos ouvrages une foule de cas pathologiques : mais d'abord sommes-nous responsable des égarements, des déviations de la Nature et les sciences médicales auraient-elles jamais fait aucun progrès si elles s'étaient toujours bornées à l'étude de faits normaux ?(1) De plus, nous avons pris en considération tous les cas qui nous avaient été révélés par l'observation et l'histoire ; nous n'avons pas cherché l'extraordinaire, mais nous n'avons rien rejeté non plus, nous proposant d'atteindre à la vérité totale. Nous avons toujours été persuadé que l'érudition n'a rien à voir avec les questions que soulève l'artificieux Maître X. et nous nous sommes toujours conformé à la maxime de Champfleury : « Tout dire sans intentions malsaines. » A vous, Maître X, de tout lire en de pareilles dispositions ; mais nous ne pouvons rien quant à nous, pour la réformation de votre naturel. Notez d'ailleurs que nos livres ne peuvent surprendre personne ; nous n'écrivons pas pour les Pensionnats de jeunes filles et n'avons jamais eu l'affreux dessein d'instruire oiselles et demi-oiselles, « pour épargner cette peine aux maris », selon le mot de P.-L. Courrier. Nous nous garderons donc d'imiter saint Ambroise qui, avant de raconter le viol de sainte Théodore, s'écrie en forme de précaution oratoire : « *Aperite aurem, virgines !* (Ouvrez l'oreille,

<hr>

(1) « Que l'on condamne Catulle, Lucrèce, Juvénal et Suétone, tant qu'on voudra, prend la peine de répondre Pierre Bayle aux Escobars qui l'accusaient d'avoir rempli d'obscénités son *Dictionnaire historique*, on ne pourra point condamner un écrivain qui les cite ! « Un prédicateur commet-il une obscénité de langage quand il parle, d'après la Bible, de la façon dont Onan se fait « sauter la cervelle », de Loth qui « pelotte » ses filles, de Sodome, digne du nom de la ville de Gaza où Bossuet fut évêque, etc. ? Casaubon dit oui et saint Jean Chrysostome, non ! « Il le faut faire, assure cet éloquent Père de l'Église, si l'on veut inspirer l'horreur des crimes que l'on dépeint. » Et dans l'ordre profane, Sénèque, le plus grave des philosophes, n'a-t-il pas décrit, dans son *Hexameron rustique* (journée II), avec la dernière naïveté, « les impuretés les plus infâmes ? »

Que si des lecteurs délicats — fanatiques de vertu — se choquent de l'impudicité de nos ouvrages, qu'ils s'en prennent donc au sujet traité et non à l'auteur.

Serions-nous revenus au jour, trois fois malheureux, où un ministre, M. de Muy, chargé d'accompagner à la Comédie le roi de Suède, le « pauvre homme » refusa de pénétrer dans la salle, en s'excusant : « Sire, dit le cafard, ma religion ne me permet pas de vous accompagner jusqu'ici ». Serions-nous encore au jour où le Censeur des théâtres royaux était l'abbé Cherrier, l'auteur de *Polissoniana* ? Un comble ! Mais cet auteur jovial se gardait bien, dans l'exercice partial de ses fonctions, de suivre notre précepte : « De l'indulgence pour tous, excepté pour soi-même ».

vierges !). Nous n'avons pas non plus offert au grand public des romans, où nous aurions d'ailleurs pu glisser les plus abominables turpitudes; sous une apparence légère et plaisante, *cum grano salis*, nous avons simplement présenté plusieurs volumes d'études sérieuses à des lecteurs non moins désireux de s'instruire que de se distraire.

.*.

Nos volumes relatifs aux *Seins* et à l'*Allaitement* (1) terminent une série d'études anatomico-physiologiques, littéraires, artistiques et anecdotiques, commencée dès 1874, avec le *Corps humain*, continuée et complétée par plusieurs ouvrages dont nous nous permettons d'énumérer brièvement les titres : la *Génération humaine*; les *Accouchements chez tous les peuples*; l'*Arsenal obstétrical*; les *Accoucheurs et Sages-femmes célèbres*; les *Naissances à la Cour*; l'*Obstétrique au théâtre, dans la littérature et les beaux-arts*; enfin, les *Anecdotes et Curiosités historiques sur les Accouchements*.

Nous n'avons pas besoin de rappeler ici à nos lecteurs le caractère hautement scientifique de ces travaux, où nous avons eu du moins le mérite de recueillir une foule de documents intéressants, qui ont été et seront encore utilisés pour la composition d'études plus approfondies sur les sujets qui nous occupent. Aussi a-t-on bien compris, en France et à l'étranger, la valeur de nos ouvrages : certains de nos volumes, d'un prix fort élevé, ont eu plus d'une édition; plusieurs ont été traduits, de notre consentement, en Anglais et en Espagnol, tandis que presque tous avaient les honneurs de la contrefaçon Belge, Allemande, Autrichienne, Russe et ... Finlandaise. Ajoutons, chose curieuse, que c'est précisément en Belgique et en Espagne, dans les pays les plus catholiques, où nos ouvrages ont eu le plus de succès.

Mais nous ne songeons nullement ici à présenter nous-même notre éloge, et nous nous bornerons à quelques remarques essentielles qui

(1) *Anecdotes historiques et religieuses sur les Seins et l'Allaitement ; Curiosités médicales, littéraires et artistiques sur les Seins et l'Allaitement ; Les Seins et l'Allaitement dans l'Histoire.*

pourront servir à mieux fixer Maître X sur la juste opinion qu'il doit
se faire de nos travaux.

Maître X, qui a certainement des lumières très étendues, conteste le
caractère scientifique de nos ouvrages ; qu'il sache pourtant que la
plupart d'entre eux ont été déposés sur le Bureau de l'Académie de
Médecine, où nos volumes sur les Seins et l'Allaitement, en particulier, ont été présentés par l'un des membres de cette Académie, dans
les termes les plus flatteurs (1). Si nous en croyons une des personnes qui
assistaient à cette séance, nos ouvrages furent assez bien reçus de
tous.

« Vos ouvrages, nous écrivait-on, ont eu hier un succès que ces présen-
tations obtiennent très rarement dans cette compagnie… Le Président,
qui ne demande jamais un livre, a voulu les emporter… Pendant toute
la séance, l'un et l'autre les a feuilletés avec intérêt. » *Caveant con-
sules !* Voilà certes une Assemblée devant laquelle Maître X devrait
bien aller prendre la défense de sa chère Morale. Maître, quittez le
barreau, il n'est que temps ! Et consacrez-vous tout entier à votre nouvel Apostolat.

Nous permettrez-vous encore quelques réflexions, Maître X ? Vous
aimez le clergé, n'est-ce pas, et considérez la caste des prêtres comme
un des derniers refuges de la Moralité proscrite ? Or savez-vous en
quelle faveur le clergé tient nos ouvrages ? Croirez-vous, qu'un matin,
comme nous nous trouvions chez M. Lemallier, libraire rue de Cha-

(1) Dans sa séance du 7 juin 1903, le Dr Porak, accoucheur de la Maternité, en dépo-
sant sur le bureau de l'Académie, les *Seins et l'Allaitement dans l'Histoire*, s'exprimait
ainsi :

L'auteur est bien connu par son importante contribution aux études de vulgarisation scientifique. Parmi les premiers qui ont eu quelque succès en représentant des planches anatomiques
superposées, il a tout d'abord établi des figures représentant par plans successifs l'anatomie
humaine générale et les organes génitaux de l'homme et de la femme. Depuis de nombreuses
années, il s'est surtout appliqué à recueillir des renseignements historiques sur la génération
humaine. L'histoire des accouchements chez tous les peuples, — les naissances à la cour,
les accoucheurs et les sages-femmes célèbres, — les accouchements dans la littérature, dans les
beaux-arts et au théâtre, — les curiosités historiques sur les accouchements, sont le résultat de
son labeur opiniâtre.

En 1898, l'auteur a entrepris l'étude des seins et a publié un premier ouvrage que je vous ai
déjà présenté. Il était intitulé : *Anecdotes historiques et religieuses sur les seins et l'allaitement, comprenant l'histoire du décolletage et du corset*. La publication actuelle donne peu
d'extension à l'un des chapitres de l'ouvrage précédent. Elle traite des faits légendaires et historiques sur les seins et leurs fonctions, sur le décolletage et le corset.

La collection de tous ces ouvrages constitue un recueil considérable de documents illustrés
de nombreuses figures, souvent rares et toujours curieuses. Elle sera consultée avec fruit par tous
ceux qui voudraient entreprendre l'histoire anecdotique, littéraire et artistique de la branche des
sciences obstétricales dont elle traite.

feandun, nous vîmes entrer un ecclésiastique qui demanda nos trois volumes sur les *Seins* et les acquit aussitôt ?

Bien plus, le clergé séculier nous estime assez pour nous plagier dans ses ouvrages de propagande ; c'est ainsi que plusieurs pages de notre *Vision* figurent, sans référence et sans guillemets, dans les *Merveilles de l'Œil*, « Étude d'anatomie et de physiologie religieuses », de l'abbé Roche, abbé sans-gêne qui fait mentir le proverbe : « On n'emprunte qu'aux riches ». Certes, nous pardonnons volontiers à ce saint homme, ne serait-ce que pour la satisfaction d'apprendre que nous avons fait de la science « religieuse », comme M. Jourdain, de la prose, sans nous en douter, mais n'en concluez-vous pas combien nos ouvrages sont prisés et lus dans un monde que vous estimez ?

Ajouterons-nous que nous sommes fort avantageusement connu du Saint-Père, lui-même ? Nous avons eu l'occasion de signaler, dans la *Chronique médicale*, les obscénités, généralement ignorées, qui s'étaient au milieu de Saint-Pierre, de Rome. L'abbé Vigouroux, frère de notre érudit et sympathique confrère, qui a reconnu l'exactitude de notre description, s'est chargé de la faire passer sous les yeux du Souverain Pontife. Si bien, qu'à choisir entre nous deux, Maître X, c'est encore à nous-même que le Pape enverrait sa bénédiction ; et nous sommes assuré qu'il trouverait fort mauvais que vous attaquiez la Moralité d'un coréligionnaire qui a rendu de si grands services à l'Église. Allons, Maître X, vous verrez qu'un beau jour quelque excommunication viendra vous surprendre au milieu de vos chevauchées pour la Morale, et nous vous avouons que ce n'est pas nous qui vous plaindrons.

En fait, nous croyons qu'aucune personne de bonne foi ne consentirait à prendre à son compte les imputations de Maître X. Elles témoignent évidemment d'une intelligence rétrécie et surtout d'une pudibonderie affectée qui n'est pas sans nous réjouir. Car la vertu de Maître X offre ce plaisant caractère d'être surtout offusquée par les *Seins*, qu'il « ne saurait voir », lui non plus; semblable à Louis XIII

« le Chaste », il crache dessus et n'y touche qu'avec des pincettes; nous
ne doutons pas qu'à sa naissance il ait même refusé de téter, à l'exemple de tel cornichon sanctifié. Détestant les *Seins*, Maître X a certainement conçu « pour tout le sexe une haine fatale »: il redoute ses
charmes et s'en écarte pudiquement. Prend-il pour modèle saint
Louis de Gonzague qui ne regarda jamais fixement une femme, pas
même la marquise sa mère, ou cet Adrien VI, qui, devant les belles
statues de Rome, baissait chastement les yeux ? Maître X nous l'appren-
dra quelque jour. Ce qui est sûr, c'est qu'il a horreur des formes cor-
porelles, des attributs les plus charmants, et même des mots qui les
expriment. Aussi Maître X a-t-il formé dans son cœur le grand projet
d'une réformation totale, dont vous jugerez par quelques traits.

Tout d'abord Maître X supprimera dans notre langue, si dangereuse
pour la Morale, tout ce qui peut éveiller l'idée de ce qu'il proscrit.
Certains mots seront bannis à jamais, d'autres amputés de syllabes
équivoques. En même temps Maître X habillera les statues et collera
des pains à cacheter aux endroits risqués des tableaux; il décrétera
pour tout l'univers une prise de voile universelle, et interdira à la
Vérité, elle-même, de se présenter jamais toute nue. Enfin, il vouera
à la malédiction de tous les purs, cette Nature dont les seuls aspects lui
paraîtront trop suggestifs. Il nous conviera à détourner les yeux des
belles croupes dorées des nuages et des flots qui se gonflent tumul-
tueusement sous le baiser du soleil; il rêvera d'assécher les fleuves
caressants comme de beaux bras alanguis; de couper à la base les
pures mamelles des montagnes, et de raser honteusement la chevelure frissonnante des bois. Tandis que, dans ce monde dépouillé d'impuretés, l'âme blanche de Maître X s'épanouira tout entière, transpor-
tée d'élans divins.

Et cependant, Maître X, saisi de scrupules toujours nouveaux et pris
d'un désir de Moralité sans cesse grandissant, ne songera plus qu'à
s'éloigner de la terre, crainte qu'un dernier souffle malfaisant ne vienne
ternir son éclatante Vertu. Alors, tel un stylite des temps anciens, il
grimpera sur sa colonne; il fermera les yeux, il se bouchera les oreilles;
il ne parlera même plus ! Et là, plein de ferveur, Maître X attendra
l'apothéose finale où il recevra de la Moralité elle-même la palme du
juste et les lauriers du triomphateur.

Mais que Maître X prenne garde! Car cette colonne qu'il rêve pourrait bien être le pilori où le clouera la juste indignation des hommes de cœur, las d'une telle hypocrisie et d'aussi ridicules prétentions.

> Je vous parle un peu franc; mais c'est là mon humeur
> Et je ne mâche point ce que j'ai sur le cœur.

CORRIGENDA

P. VI de l'Avertissement, ajouter à la liste des prélats galants, M. de Jarente, évêque d'Orléans, qui entretenait grassement, avec « la feuille des bénéfices », la maigre Guimard, toujours « mal en chair ». C'est ce qui faisait dire à Sophie Arnould : « Je ne conçois pas comment ce petit ver à soie est si maigre, il vit sur une si bonne feuille ! »

Page 6, ligne 8, au lieu de *pathogénique*, lisez : *pathologique*.

Page 22, ligne 7, au lieu de : o — q. v. o. lisez : x. o. v. o.

Page 23, ligne 8, au lieu de : *contre*, lisez : *conte*.

Page 24, ligne 19, au lieu de : *qui réclament*, lisez : *que réclament*.

Page 47, ligne 12, au lieu de : *précautions*, lisez : *précisions*.

Page 48, ligne 22, au lieu de : *baptême : la Vierge, la mère du fondateur du Christianisme, n'en a pas reçu d'autre*, lisez : *la Vierge, la mère du fondateur du Christianisme, n'a pas reçu d'autre baptême ?*

Page 92, ligne 11, au lieu de : *ne mes*, lisez : *même*.

Page 153, ligne 28, au lieu de : *séculiers*, lisez : *réguliers*.

Page 186, ligne 22, ajoutez : L'abbé Auber, dans son étude sur la *Symbolique*, signale à l'attention des curieux de l'Enluminure une miniature de la *Bible historiale*, manuscrit français du XVe siècle, qui montre quatre Philistins dont les rats dévorent les anches (*notes*).

Page 225, à propos de la figure 114 *bis*, rappelons, avec Mme de Boigne (*Mémoires*), un rude éclat de franchise d'un vieux loup de mer. Dans une réunion des grands dignitaires qui voulaient élever une statue au nouvel empereur, on discutait sur le costume ; l'amiral de Bruix, impatienté des flagorneries qu'il écoutait depuis deux heures, s'écria : « Faites-le tout nu, vous aurez plus de facilité à lui baiser le derrière ! »

Page 340, ligne 9, au lieu de : *comme l'oreiller*, lisez : *comme oreiller*.

Page 354, ligne 6, après : *Ève*, ajoutez : *et de ses filles*.

Page 380, ligne 13, au lieu de : *Madame*, lisez : *Ma dame*.

Ibid., ligne 29, au lieu de : *barbouilla*, lisez : *accusé d'avoir barbouillé*.

N. B. — Les figures 51, 57, 83, 114, 178, 183, 189, 206 *ter*, 216 *bis* sont tirées du *Musée de Peinture et de Sculpture*, dessiné et gravé par Réveil, avec notices de Duchesne aîné, 17 vol. in-12 (1828-1834) ; une seconde édition a été publiée, en 1875, avec notes de Louis et René Ménard, et est en vente chez Eggimann, Boulevard Saint-Germain, 196.

OBSERVATION IMPORTANTE. — Est-il nécessaire de déclarer que la note I de la page VI de l'avant-propos, *Les seins au prétoire*, ne vise en aucune façon maître Barboux, qui vient d'être reçu à l'Académie et n'a jamais parlé ni entendu parler de nous ? Notre boutade ironique était imprimée bien avant sa candidature et son élection, dont nous le félicitons sincèrement.

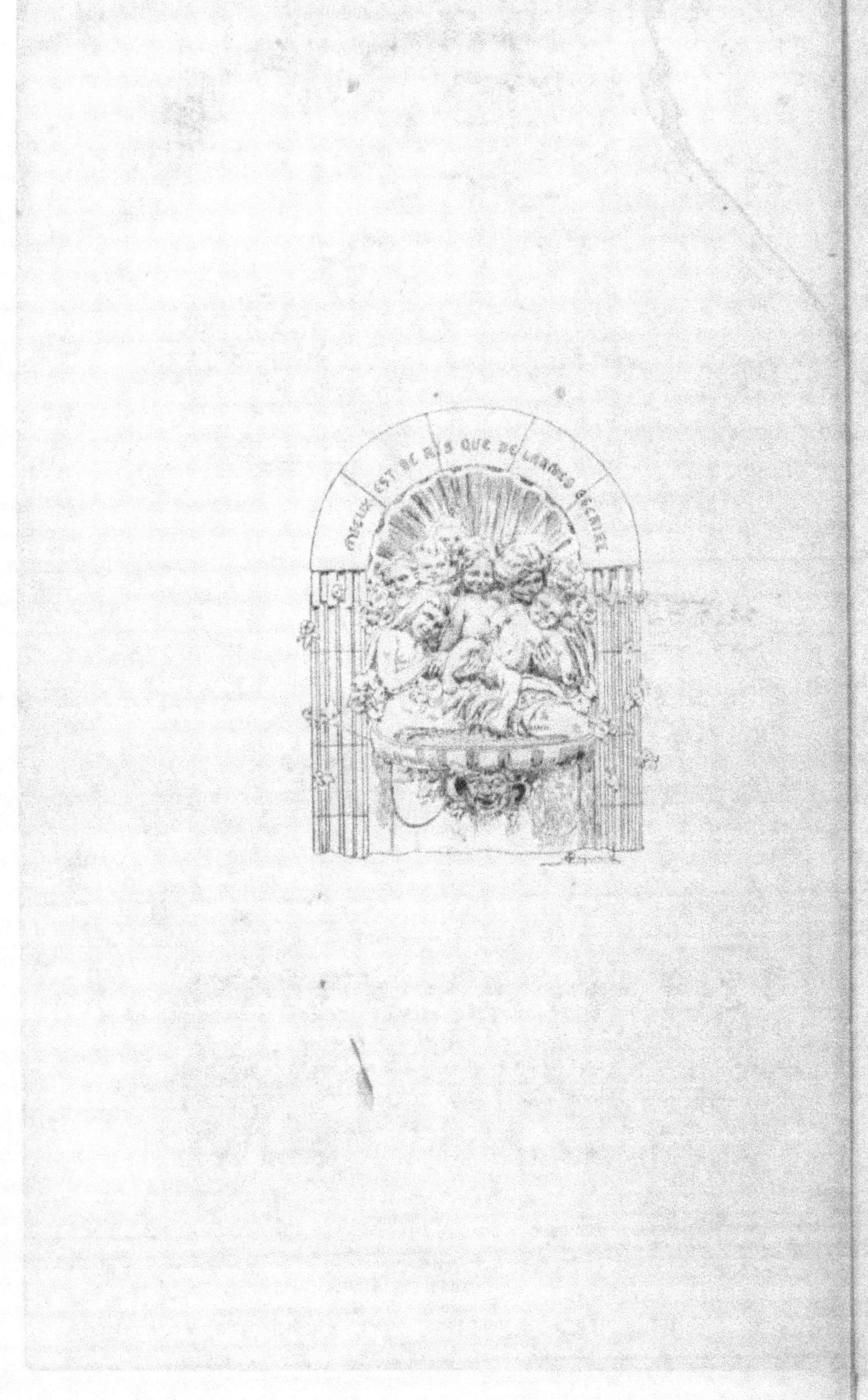